August Hirsch, Justus Friedrich Karl Hecker

Die großen Volkskrankheiten des Mittelalters

Historisch-pathologische Untersuchungen

Auxo

August Hirsch, Justus Friedrich Karl Hecker

Die großen Volkskrankheiten des Mittelalters

Historisch-pathologische Untersuchungen

ISBN/EAN: 9783956223228

Auflage: 1

Erscheinungsjahr: 2014

Erscheinungsort: Worpswede, Deutschland

Auxo

DIE GROSSEN

VOLKSKRANKHEITEN

DES MITTELALTERS.

Historisch-pathologische Untersuchungen

von

J. F. C. Hecker.

Gesammelt und in erweiterter Bearbeitung

herausgegeben

von

Dr. August Hirsch,

Professor der Medicin an der Universität zu Berlin.

BERLIN.
Verlag von Th. Chr. Fr. Enslin.
(Adolph Enslin.)
1865.

Vorwort des Herausgebers.

Es ist eine für einen Autor sehr misliche Situation, wenn er bei der Veröffentlichung seiner Arbeit dem Publikum gegenüber das Geständnifs abzulegen hat, dafs dieselbe nicht einer aus innerem Drange hervorgegangenen freien Entschliefsung, sondern zunächst einer von aufsen her an ihn herangetretenen Aufforderung, einem äufseren Impulse ihre Entstehung verdankt. In dieser Lage befindet sich nun der Herausgeber der vorliegenden Schrift, deren Ursprung zunächst auf den Wunsch des Herrn Verlegers zurückgeführt werden mufs, die, aus dem Buchhandel zum Theil schon verschwundenen, kleinen Schriften Hecker's, so weit dieselben historisch-pathologischen Inhalts sind, gesammelt dem gelehrten Publikum aufs Neue zugänglich zu machen, — ein Wunsch, an den sich die an den Herausgeber gerichtete, ihm so schmeichelhafte Aufforderung knüpfte, diese Sammlung der einzelnen kleinen Schriften zu übernehmen und den Stoff, in eine gewisse Form gebracht, als ein mehr abgerundetes Ganze zu veröffentlichen. — Ich zweifle nicht daran, dafs dieses Bekenntnifs bei manchem Leser eine ungünstige Meinung hervorrufen wird, allein eben so sicher bin ich, demselben und dem ganzen gelehrten Publikum ein wohlwollenderes Urtheil über diese meine Arbeit abzugewinnen, wenn ich die Gründe mittheile, welche mich zur Uebernahme, ja zur freudigen Uebernahme des mir gewordenen Auftrages bestimmt haben. — Noch niemals war mir so, wie bei dieser Aufforderung des Herrn Verlegers zur Redaction der Hecker'schen Schriften, die glänzende Gelegenheit geboten worden, einen Act der Pietät gegen einen Mann zu üben, an den mich ebenso das Gefühl der höchsten Bewunderung, wie der tiefsten Dankbarkeit fesselt; Hecker war mein Lehrer auf dem Gebiete der theoretischen Medicin und speciell auf dem Felde der Geschichte der Heilkunde, er war mir ein freundlicher Berather bei den ersten Arbeiten, die ich in dem Gebiete der historisch-geographischen Pathologie versuchte, und er ist, nachdem er mir und der ganzen gelehrten Welt leider zu früh durch den Tod entrissen, mir ein leuchtendes Beispiel auf dem Wege geblieben, den ich in meinen wissenschaftlichen Bestrebungen und Arbeiten seit jetzt nahe zwei Decennien eingeschlagen habe. Es mufste mir, sage ich, eine hohe Genugthuung gewähren, diesem Manne in der Redaction und Herausgabe eines Theiles der von ihm hinterlassenen Schriften ein Denkmal meiner Hochachtung und meiner Dankbarkeit zu setzen, ihm den immergrünen Lorbeerkranz aufs Haupt zu drücken, den er sich selbst gewunden hat. — Um so freudiger aber mufste ich mich zur Uebernahme der mir angetragenen Arbeit verstehen, als ich mich der Ueberzeugung hingeben durfte, der Wissenschaft und deren Jüngern einen Dienst zu leisten. Hecker ist der Begründer der historischen Pathologie: er war der Erste, der seinen Blick über die engen Gränzen Dessen, was man bis dahin „Geschichte der Krankheiten“ genannt hatte, erhob, der aus den, in dem beschränkten Kreise des pathologischen Geschehens und Werdens sich bewegenden, bisherigen Untersuchungen hinaustretend, die Beziehungen dieser einen Seite des Lebens zu dem ganzen Leben des Menschen und zu dem ihn umgebenden Universum ins Auge fafste, der die grofsen Volkskrankheiten als das Product einer zahlreichen Reihe von Factoren auffassen lehrte, die ebenso in der jeweiligen physischen und psychischen Stimmung des Menschen selbst, wie in den wechselnden Gestaltungen des politischen und socialen Lebens, in den Einflüssen atmosphärischer und tellurischer Bewegungen gegeben sind, der, mit klassischer Gelehrsamkeit, der höchsten ästhetischen Bildung, mit einem bewundernswerthen Fleifse und einer scharfen Kritik ausgestattet, zu dieser grofsartigen Anschauung von dem Werden, der Gestaltung und dem Vergehen der Volkskrankheiten vorgedrungen ist, und der sich damit nicht nur einen unvergänglichen Ruhm geschaffen, sondern auch Arbeiten geliefert hat, die für immer einen klassischen Werth bewahren werden; diese in einzelnen kleinen Monographien oder in Journalartikeln zerstreuten Arbeiten zu sammeln und zusammen zu stellen, schien mir eine würdige und eine lohnende Arbeit, und so glaube ich auch nach dieser Seite hin mein Verfahren um so mehr vollkommen gerechtfertigt zu sehen, als der Werth und die Bedeutung historisch-pathologischer Studien eine von Tag zu Tag sich steigernde, allgemeine Anerkennung findet — eine Anerkennung, die durch das gerade innerhalb der letzten Decennien erfolgte, weitverbreitete Auftreten einer Reihe bis dahin wenig beobachteter und daher wenig bekannter, bösartiger Volkskrankheiten wesentlich gefördert worden ist.

So bereitwillig ich mich daher zur Uebernahme der mir angetragenen Arbeit erklärte, so wenig verhehlte ich mir die Schwierigkeiten der mir gewordenen Aufgabe; es handelte sich von vorn herein, wie gesagt, nicht um eine bloſse Aneinanderreihung der einzelnen Arbeiten, sondern um eine Verknüpfung derselben zu einem Ganzen, demnächst aber muſsten die einzelnen in jenen Schriften behandelten Gegenstände in ihrer historischen Bearbeitung so weit ergänzt und erweitert werden, als das seit der Abfassung derselben neu angehäufte Material es ermöglichte, vor Allem muſsten, wenn möglich, diejenigen Verbindungspunkte, welche sich etwa noch zwischen jenen Volkskrankheiten des Mittelalters und den groſsen Seuchen der neueren und neuesten Zeit nachweisen lassen, aufgefunden und präcisirt, mit einem Worte, das Werk muſste in dem Sinne fortgeführt werden, in welchem Hecker die einzelnen Theile desselben geschrieben hatte. Die Aufgabe war also eine ebenso interessante und lohnende, als schwierige, und wenn ich in der Lösung derselben hinter den Erwartungen, und vor Allem weit hinter dem von mir selbst gesteckten Ziele zurück geblieben bin, so liegt der Grund hiefür gewiſs nicht in meinem guten Willen, sondern in der Lückenhaftigkeit des uns zu Gebote stehenden Materials. Hecker hat, in richtiger Erkenntniſs des Möglichen, gerade denjenigen Epochen in der Seuchengeschichte des Mittelalters seine specielle Aufmerksamkeit zugewendet, welche überhaupt noch eine historisch-pathologische Forschung gestatten, Alles, was zwischen diesen liegt, ist mit einem undurchdringlichen Schleier verhüllt, den der redlichste Wille und die umsichtigste Forschung nicht zu heben vermögen, die Verbindung jener einzelnen Facta konnte daher nur eine rein äufsere bleiben, und nur der Umstand, dafs eben die beiden grofsen Volkskrankheiten, welche beim Eintritte in das Mittelalter und beim Schlusse dieser Periode, die orientalische Beulenpest und der englische Schweifs, den Rahmen dieser historischen Darstellung bilden, gestattete eine Abrundung des Ganzen in Form einer „Geschichte der grofsen Volkskrankheiten des Mittelalters“, in welcher die einzelnen Glieder allerdings mehr oder weniger locker zusammenhängen. — So wenig ich also dieser Seite meiner Aufgabe gerecht zu werden vermochte, um so mehr war ich bestrebt, nach einer anderen Seite hin, — der auf die Ergänzung und Fortführung der Geschichte jener Krankheiten bis zur Gegenwart, und auf die Beziehungen, welche dieselben zu den jetzt herrschenden Volkskrankheiten erkennen lassen, zugewendeten, — der Aufgabe zu genügen, und in dieser Richtung glaube ich nicht zu hoch gesteigerten Ansprüchen nachgekommen zu sein. Seit der Abfassung der Hecker'schen Schriften hat der Fleifs der Forscher ein reiches Material für die weitere Bearbeitung der Seuchenlehre geschaffen und ich habe mich redlich bemüht, dieses Material für die vorliegende Arbeit nach besten Kräften so weit zu verwerthen, als der Plan des Ganzen es eben zweckmäfsig erscheinen liefs. — Das Pietätsgefühl gegen meinen grofsen Lehrer gebot es mir, den von ihm gelieferten Text wortgetreu, wie er geschrieben, beizubehalten, und ich hatte um so weniger Grund, in dieser Beziehung irgend eine Aenderung in der Redaction eintreten zu lassen, als die klassisch-schöne Sprache Hecker's gewifs nicht die kleinste Zierde seiner Arbeiten bildet; nur hie und da habe ich mir erlaubt, ein Wort zu streichen oder ein anderes einzuschalten, das ich in strengster Gewissenhaftigkeit stets in Klammern gestellt habe, um mich selbst dafür verantwortlich zn machen. Mehr als drei Decennien sind seit der Abfassung jener Schriften vergangen, die Heilkunde hat innerhalb dieser Zeit einen Umschwung erfahren, so grofsartig, wie wir ihn in der ganzen Entwickelungsgeschichte dieser Wissenschaft kaum noch einmal nachzuweisen vermögen, wir bewegen uns mit unseren Begriffen und Anschauungen auf einem vollkommen neuen Felde, und so mufs mancher Gedanke, manche Reflexion, die vor dreifsig Jahren, der damaligen Erkenntnifs der Thatsachen und dem damaligen Zeitgeiste entsprechend, sich glänzend ausnahm, heute antiquirt erscheinen, ein Schicksal, dem ohne Zweifel auch viele unserer Begriffe und Anschauungen entgegen gehen; derartige Erörterungen allein, so weit sie eben nur das Gebiet der Theorie betreffen, habe ich mir erlaubt, in der vorliegenden Ausgabe jener Schriften zu unterdrücken, und damit glaube ich dem Werthe der Hecker'schen Arbeiten keinen Eintrag gethan zu haben.

In diesem Sinne und mit diesen Voraussetzungen bin ich an die Redaction der vorliegenden Schrift gegangen, und es würde mir der schönste Lohn meiner Bemühungen sein, wenn ich zum Ruhme Hecker's mit dieser Arbeit in der That die Erkenntnifs der Volkskrankheiten um einen Schritt gefördert hätte. Eine solche Erkenntnifs aber, um mit den Worten Hecker's zu schliefsen, fordert dies Zeitalter von den Aerzten, deren Beruf es ist, das Leben nach allen Richtungen zu durchforschen. Es fordert von ihnen eine historische Pathologie, und zu diesem Zweige der Naturforschung ist das vorliegende Werk ein Beitrag.

Berlin, im Juni 1865.

August Hirsch.

Inhalts-Verzeichnifs.

I.

DIE PEST UND DIE BLATTERN

IM SECHSTEN JAHRHUNDERT.

Die Pest im sechsten Jahrhundert [1]).

Die Geschichtschreiber schildern mit düsteren Farben die Ereignisse, die während einiger Jahrhunderte den Fall der Völker des Alterthums vorbereitet haben. Dem ärztlichen Geschichtforscher steht es nicht minder zu, durch die Darstellung allgemeiner physischer Unfälle das Bild der Zerstörung zu vollenden, und somit das Seinige zur Entwickelungsgeschichte der Menschheit in jenem denkwürdigen Zeitabschnitte beizutragen. Denn es sind nicht bloſs die politischen Begebenheiten, Kriege, Eroberungen, Völkerwanderungen, die den Wechsel von Blüthe und Fall herbeiführen, auch der äuſseren Natur bedient sich die allwaltende Vorsehung zum Werkzeug der Erhaltung wie der Vernichtung, und weiſs ebensowohl durch die physischen wie durch die psychischen Einflüsse das Werk der Erziehung der Menschheit zu fördern. Dies anerkannt, ist vielleicht keine Epidemie welthistorisch von gröſseren Folgen gewesen, als die allgemeine Pest im sechsten Jahrhundert. Sie verdient daher die Aufmerksamkeit nicht nur der forschenden, die Krankheiten in allen Zeitaltern ergründenden Aerzte, sondern auch aller, denen die Geschichte der Menschheit eine Fundgrube ist für die Erkenntniſs ewiger Gesetze.

Nachdem zahllose feindliche Ereignisse überall Trauer verbreitet hatten, und die Gemüther in Aberglauben tief versunken waren, schienen im fünften Regierungsjahre Justinian's (531) der Welt groſse Erschütterungen bevorzustehen [2]). Im September erregte zu-

[[1]) Zuerst in des Verf. litter. Annalen der gesammten Heilkunde 1828, Bd. X. 1, später gleichlautend in des Verf. Geschichte der Heilkunde, Bd. II. 135 seq. erschienen.]

[[2]) Eine sehr vollständige und gründliche Schilderung der dem Ausbruche jener unter dem Namen der „Pest des Justinian" bekannten Pestconstitution des 6. Säc. vorerst ein grofser, hellleuchtender Komet am westlichen Himmel, man nannte ihn Lampadias, bange Besorgnifs[1]), derselbe, der 44 Jahre vor Christi Geburt nach dem Tode Cäsar's erschienen war, und in Zeiträumen von 575 Jahren siebenmal gesehen worden ist. Ein zweiter zeigte sich 8 Jahre später, und blieb vierzig Tage sichtbar. Erdbeben waren vorausgegangen und hatten herrliche Städte vernichtet: 250,000 Menschen waren unter den Trümmern von Antiochien begraben worden (529, den 20. Mai), und während der ganzen Regierung Justinian's wankte alljährlich der Erdboden des römischen Reiches. Berytus traf in der Folge ein gleiches Geschick wie Antiochien (551, den 9. Juli), ebenso Seleucia, Anazarbus u. m. a. Städte[2]), und während eines vierzigtägigen Erdbebens in Constantinopel, das auf dem ganzen Erdkreise verspürt wurde, verkündigten Wahrsager, die gewöhnliche Ausgeburt trüber Zeiten, den Schaaren Verzweifelnder den Untergang der Welt. Eine nie gesehene Gottesfurcht bemächtigte sich der Bewohner der Hauptstadt, bei Tag und bei Nacht strömten sie in die Kirchen, und bis der Boden wieder feststand, sah man nur Wohlthätigkeit, Entsagung und alle anderen christlichen Tugenden ausüben[3]). Bei diesem Aufruhr der Elemente blieben die Ueberschwemmungen nicht aus: der Nil bedeckte die Niederungen Aegyptens länger als seit Menschengedenken, Tarsus wurde von dem übergetretenen Cydnus verwüstet, Edessa durch den Scyrtus, und so nach und nach in vielen anderen Städten des Morgen- und Abendlandes die Luft durch Hitze und schädliche Ausdünstungen verpestet[4]).

Nach diesen Vorbereitungen brach nun endlich eine pestartige Krankheit aus, die länger als ein halbes Jahrhundert hindurch durch beispiellose Verbreitung und Sterblichkeit die menschlichen Verhältnisse aller Orten vernichtend umkehrte. Sie zeigte sich zu Constantinopel, unbestimmt, wo entstanden, zuerst in dem unglückschwan-

---

aufgehenden und sie begleitenden Naturerscheinungen hat neuerlichst Val. Seibel (Die grofse Pest zur Zeit Justinians I. und die ihr voraus und zur Seite gehenden ungewöhnlichen Naturereignisse, Dillingen 1857) veröffentlicht; einen Auszug hieraus giebt Häser, Lehrbuch der Gesch. der Medicin, 2. Aufl., Bd. II. 41, Jena 1859.]

[1]) Zonar. Annal. L. XIV. c. 6, p. 48. — Er ist zuletzt im J. 1680 beobachtet worden.

[2]) Procop. Histor. arcan. C. 18 s. f.

[3]) Agath. Schol. L. V. p. 203.

[4]) Procop. Histor. arcan. C. 18.

geren Jahre 531, nachdem im Januar bei einem stürmischen Aufstande der Grünen und Blauen der schönste Theil der Stadt mit dem grofsen Krankenhause, indem dabei alle Kranken umkamen, ein Raub der Flammen geworden war und an 40,000 Menschen ihr Leben verloren hatten[1]). Dies erste Auftreten der Pest, wenn auch Einzelnen höchst lebensgefährlich, war jedoch für die ganze Bevölkerung nicht eben bedeutend, und ist deshalb auch von mehreren Geschichtschreibern übergangen worden[2]). Wie in anderen Pestzeiten starben viele plötzlich, wie vom Schlage getroffen, andere kamen unter dem Ausbruche von Pestbeulen nicht leicht über den fünften Tag hinweg, und vor allen wurden die jungen kräftigen Männer weggerafft, während die Weiber mehr verschont blieben. Es ist nicht bekannt, wie lange das Uebel für diesmal wüthete, einmal ausgebrochen verschwand es aber in dreiundsechzig Jahren nie wieder ganz, verpflanzte sich schleichend von Ort zu Ort und schien nur vorläufig seine Kräfte zurückzuhalten, um unter günstigen Umständen die Städte zu veröden und blühende Felder in Todtenäcker zu verwandeln.

Dies geschah elf Jahre später (542). Die Pest brach mit unerhörter Wuth in Pelusium[3]) aus, überzog Aegypten, Syrien, das übrige Kleinasien, zeigte sich schon im folgenden Frühjahre in Constantinopel und verbreitete sich in bestimmten Zeiträumen über die ganze Welt, so dafs kein Ende der Verheerung abzusehen war. Keine Insel war so abgeschieden, keine Höhle, kein Berggipfel so unzugänglich, sie forderte überall unabwendbar ihre Opfer. Die Zufälle der Krankheit waren neu und von nie gesehener Bösartigkeit; die Aerzte wufsten nichts Erspriefsliches zu rathen, denn die Lehren der Vorzeit trafen nicht mehr ein, und so war überall nur Irrthum

---

[1]) Jo. Zonar. L. XIV. c. 6, p. 48.

[2]) Agathias berichtet ausdrücklich, indem er von dem Jahre 542 spricht, die Pest habe seit dem fünften Regierungsjahre Justinians (531), in dem sie zuerst in Constantinopel ausgebrochen sei, nie ganz aufgehört. Dies haben Procopius, Euagrius, dessen Abschreiber Nicephorus Callistus (Ecclesiast. hist. L. XVII. c. 18, p. 726. Ed. Paris. 1630. fol.) und nach ihnen sämmtliche neuere Geschichtschreiber übersehen. De Imper. et reb. gest. Justinian. Imp. L. V. p. 107.

[3]) Procop. Bell. persic. L. II. c. 22. — Procopius, Geheimschreiber des grofsen Belisar, ist ein unschätzbarer Augenzeuge der Begebenheiten dieses Jahrhunderts. Er sah selbst den Ausbruch der Pest in Constantinopel.

und Hülflosigkeit[1]). Die meisten[2]) erkrankten zuerst mit Kopfschmerzen, dann wurden ihnen die Augen blutig, das Gesicht schwoll an (ὀφθαλμοὶ αἱματώδεις καὶ οἰδαίνον πρόσωπον), darauf stieg es zum Halse hinab[3]) und dann waren die Kranken ohne Rettung verloren, gerade so, wie dieselben Zufälle in der morgenländischen Pest unausbleiblich den Tod bringen, denn die Krankheit war keine andere, als die bis auf den heutigen Tag unverändert gebliebene Bubonenpest. Andere bekamen Durchfall oder auch Eiterbeulen in den Weichen und starkes Fieber: diese starben in zwei oder drei Tagen, mit ungestörtem Geist und bei ziemlichem Wohlbefinden, als hätten sie nichts Uebeles erlitten. Eine gröfsere Zahl von Pestkranken verfiel jedoch in Rasereien und diese waren dann äufserst schwer zu bändigen[4]); viele von ihnen stürzten sich unbewacht aus den Fenstern, oder noch lieber ins Wasser, weniger aus Durst, als wegen brennender Fieberhitze, denn in Constantinopel entliefen sie häufig nach dem Strande. Andere wurden schlafsüchtig vom Tode übermannt. Denen aber am ganzen Körper schwarze Pusteln von der Gröfse einer Linse (φλυκταίναι μελαίναι ὅσον φακὸς μέγεθος)

[[1]) In den ärztlichen Schriften jener Zeit vermissen wir, wenn wir von dem in die Sammlung des Oribasius aufgenommenen Berichte des Rufus über die Beulenpest im Oriente absehen, welcher einer viel früheren Zeit angehört, jede Beschreibung der Krankheit. Dagegen mache ich auf eine bisher ganz übersehene Andeutung der Pest von Ahrun (in Rhazes Continens lib. XVIII. cap. VIII. Brix. 1486. fol. ll VIII *b*) aufmerksam, indem er erklärt: „Antram est apostema calidum vel *apostema epidemiale*, quod oritur in inguinibus et sub assellis et interimit quarto die vel quinto." Ahrun lebte im 6. oder 7. Säc. in Alexandrien, war also unzweifelhaft Zeuge der hier besprochenen Pestepidemie.]

[2]) Euagrii Scholastic. Histor. ecclesiast. L. IV. c. 29. Ed. Vales. Paris. 1673. p. 403.

[3]) Man vergleiche: Enr. di Wolmar, Abhandl. üb. d. Pest etc. Berlin 1827, S. 7: „Die Bubonen und Karbunkeln, die am Halse ausbrechen, sind die schlimmsten und pflegen den Kranken in einem Tage zu tödten." Es ist also bei Euagrius nicht von einer Halsentzündung die Rede, die Krause angenommen und sehr irrig auf Scharlach gedeutet hat. (Ueber das Alter der Menschenpocken und anderer exanthematischen Krankheiten. Hannover 1825, S. 106.) [Wenn die Deutung, welche Krause den Worten: „ἐς τὸν λαιμὸν κατῄει" giebt, auch im höchsten Grade gesucht erscheint, so wird man nicht weniger Anstand nehmen dürfen, die Erklärung von H. zu acceptiren. Das Wort λαιμὸς bedeutet zunächst Kehle oder Schlund, resp. das Innere des Halses und in eben diesem Sinne braucht es auch u. a. Galen in Hipp. de vict. rat. in acut. Comment. III. § 11. Ed. Kühn XV. 656, man könnte also wohl an eine Rachenentzündung (resp. secundäre Diphtherie) denken, wie auch Häser (l. c. 54) gethan, mir ist es am wahrscheinlichsten, dafs sich jene Worte auf Parotisgeschwulst beziehen.]

[4]) Procop. a. a. O.

ausbrachen, die überlebten den Tag nicht, sondern starben in derselben Stunde[1]). Ebenso war auch Blutbrechen auf der Stelle tödtlich[2]), und Mancher wurde weggerafft, dem Karbunkeln (ἄνθρακες) aus dem ganzen Körper hervorbrachen[3]). Man durfte hoffen, wenn die Leistenbeulen beträchtlich anschwollen und sich erweichten, denn eine reichliche Eiterung rettete; verloren waren aber die, denen sie lange unverändert blieben[4]). Die Krankheit trat nicht selten ganz gelinde auf; früh am Morgen, bei irgend einer Verrichtung, fühlten sich die Kranken von Fieber ergriffen, jedoch mit so geringem Mifsbehagen den ganzen Tag über, dafs sie sich aufser Gefahr wähnten, und darin noch von ihren Aerzten bestärkt wurden. Aber am folgenden Tage und noch später zeigte sich der verborgene Feind durch den Ausbruch von Bubonen in den Weichen, den Achseln, hinter den Ohren oder die Schenkel herunter. Wie elf Jahre früher den jungen Männern, so war diesmal die Pest den schwangeren Frauen verderblich, so dafs in Constantinopel bis auf drei alle gestorben sein sollen; auf der Stelle gebaren sie, gleichviel in welchem Monat und war auch das Kind lebensfähig, so fiel es doch sicher dem Tode anheim[5]). Der einzige Arzt für die Leidenden war die Natur; half sie nicht, durch Erregung irgend eines heilsamen Triebes, so war alle menschliche Berechnung nichtig, denn was dem Einen Linderung gebracht hatte, war dem Anderen nachtheilig und beschleunigte sein Ende.

In Constantinopel wüthete die Pest während ganzer vier Monate, anfangs mit geringer Sterblichkeit, aber bald mehrten sich die Todesfälle auf täglich 5000, ja in der schlimmsten Zeit selbst auf 10,000 und darüber. Kein Alter blieb verschont, kein Pallast, keine Hütte der Ansteckung unzugänglich, keine Lebensweise sicherte und die starre Furcht aller Gemüther öffnete der Seuche überallhin den Weg. Man sah in wundersamer Aufregung der Phantasie schreckende Gespenster in den Strafsen den Tod verkündigen; die ihrer ansichtig

---

[1]) Ohne Zweifel spricht Procop. nur von Petechien.

[2]) Wolmar S. 7.

[3]) Euagrius a. a. O. Hier fehlt die Angabe der näheren Umstände.

[4]) Procop. a. a. O. „Die kleinen sehr harten Bubonen, die entzündet sind ohne in Eiterung überzugehen, sind von sehr schlimmer Bedeutung.“ W. S. 7.

[5]) Procop. erinnerte sich nur eines einzigen erhaltenen, dessen Mutter umgekommen war.

wurden fühlten einen Schlag wie von einem Vorübergehenden, und im Augenblick befallen flohen sie nach den heiligen Stätten, aber da half kein Gebet, keine Sühnung, kein Ausrufen heiliger Namen: viele stürzten entseelt an den Stufen der Altäre nieder[1]). Vorsichtige verschlossen sich in ihre Wohnungen und versagten in strenger Abgeschiedenheit ihren nächsten Angehörigen den Zutritt, nicht im Bewufstsein, dafs sie das beste Schutzmittel ergriffen, sondern aus Furcht, die Gespenster könnten in Gestalt ihrer Verwandten zu ihnen eindringen. Viele bekamen zur Verkündigung ihres Geschicks schreckende Traumbilder, andere hörten sich von drohenden Stimmen zum Grabe rufen. So wurden nun bald ganze Strafsen verödet und von Todtengeruch verpestet; man sah nur Leichentragende, denn alles bürgerliche Treiben hatte aufgehört. Bald waren die gewöhnlichen Begräbnifsplätze überfüllt, man begrub auf den nächsten Feldern, und als auch diese nicht mehr zureichten, deckte man die Thürme der sycäischen Mauern ab, füllte sie mit Leichen an, baute die Dächer wieder darüber und öffnete so eine Quelle neuer Verpestung. Endlich sah der Kaiser, den die Pest auf seinem Throne erreichte, sich genöthigt, hülfreiche Hand zu bieten: er spendete Geld und bevollmächtigte einen Grofsen, — Theodorus, der zu diesem Zwecke mit der hohen Stelle eines Referendarius bekleidet wurde, und selbst sein Vermögen wohlwollend verwandte, — mit Hülfe von Soldaten seiner Leibwache das traurige Geschäft des Begrabens zu verwalten. Aber kaum reichte auch dies noch hin und nun warf man die Leichen ohne Ordnung an den Strand, von wo sie auf Schiffen abgeholt und in das Meer versenkt wurden.

Mächtig war der Einflufs dieser Schreckenszeit auf die Sitten: Alle Leidenschaften ruheten, aller Hafs wurde vergessen und gewifs

[1]) Der blitzschnell entstehende Schmerz, der den Griechen in Constantinopel das Gefühl eines Schlages verursachte, ist eine Erscheinung der Wirklichkeit, die mit Einbildungen der verschiedensten Art leicht in Zusammenhang tritt. Bei Vielen kündigt sich die haftende Ansteckung mit einem solchen Schmerze in irgend einem Theile des Körpers an (vgl. die Beob. bei Wolmar S. 223), was ohne Zweifel zu dem Aberglauben der Muhamedaner Anlafs gegeben hat, dafs in Pestzeiten ein von Gott gesandter Engel die Städte durchstreiche, den meisten unsichtbar, von Vielen aber gesehen, und seine Opfer mit der Spitze einer himmlischen Lanze berühre; dafs an der berührten Stelle sogleich ein Bubo oder Karbunkel ausbreche, und die so Bezeichneten ohne Rettung verloren seien; dafs aber auch zu gleicher Zeit ein böser Geist umherwandele, um Menschen zu berühren, aber nicht im Stande sei, diese durch die Pest zu tödten. W. S. 331.

gab es zahllose Beispiele edelmüthiger Hingebung; selbst die Wüstlinge suchten den Zorn des Himmels durch reinen Lebenswandel zu beschwören, aber kaum von der Pest genesen überliefsen sich die Ueberlebenden dem Frevel der Hauptstadt desto ungezügelter: man hätte nach dem Bericht der Augenzeugen glauben sollen, es wären nur die Verworfensten vom Tode verschont geblieben. Das Elend zu vollenden brach dann noch Hungersnoth herein, in Folge der Stockung alles Verkehrs, so dafs Tausende ohne Pflege und Erquickung verschmachteten, und Wiedergenesene einem noch qualvolleren Tode entgegengingen, als den ihnen die Krankheit hätte bringen können[1]).

Viele, die der Ihrigen beraubt worden waren, suchten verzweiflungsvoll den Tod, aber die Ansteckung haftete an ihnen ebenso wenig als an anderen, die mit Krankenpflege und Todtenbestattung anhaltend beschäftigt waren[2]). Manche Aerzte blieben ganz frei von der Pest, selbst die es wagten, Bubonen an den Leichen zu öffnen, um die Ursachen des unerhörten Uebels in ihrer auffallendsten Wirkung zu ergründen[3]). Dies waren jedoch nur Ausnahmen, denn in ihrer gewöhnlichen Verbreitung zeigte sich die Seuche nicht abweichend von der morgenländischen Pest. Die Berührung, die blofse Nähe des Kranken steckte an, das Eintreten in verpestete Häuser war gefährlich; Entflohene brachten die Pest in andere Städte, ohne selbst zu erkranken, auch wurden Viele mehrmals ergriffen und erlagen zuletzt, wiewohl doch in der Regel die einmal überstandene Krankheit einigen Schutz gegen die erneute Ansteckung verlieh, denn hatten irgendwo nur wenige Familien und nur in einzelnen Stadtvierteln gelitten, so blieben sie bei der nächsten Wiederkehr der Pest mehr verschont, während die übrigen um desto härter befallen wurden[4]). Reisende aus verpesteten Städten wurden an freigebliebenen Orten zuweilen allein ergriffen, ohne irgend die Ansteckung weiter zu verbreiten[5]), wenn die Reihe an diese Orte noch nicht gekommen war, denn die Seuche befiel nie ganze Länderstriche

---

[1]) Nachkrankheiten hat es gewifs viele gegeben, aber es wird nur eine Lähmung der Zunge aufgeführt, die vielleicht die häufigste gewesen ist. Procop. a. a. O.

[2]) Euagr. a. a. O. [3]) Procop. a. a. O. [4]) Euagr. a. a. O.

[5]) Procop. a. a. O.

zugleich, sondern liefs nur immer einzelne Orte ihre Wuth stärker fühlen, ohne je ganz auszugehen und kehrte mit ziemlicher Beständigkeit in funfzehnjährigen Zeiträumen wieder. Der Bischof Euagrius, dem wir diese Nachrichten verdanken, sah die Pest in Antiochien vier Mal, immer im zweiten Jahre jeder Indiction ausbrechen[1]), hatte selbst in der Jugend daran gelitten (542) und verlor durch sie von funfzehn zu funfzehn Jahren fast alle Seinigen. Sie richtete sich sonst nach keiner Jahreszeit, weder mit dem Anfang noch mit der Wiederkehr, begann aber immer an den Küsten und ging von da in das Binnenland.

Zu Ausgang des sechsten Jahrhunderts waren im Osten mehrere Städte ganz ausgestorben; wenige Menschen waren überhaupt ganz verschont geblieben[2]), Vielen war die Gesundheit zerrüttet, und noch vor ihrem Ende hatte die Seuche die Hälfte sämmtlicher Bewohner des oströmischen Kaiserthums weggerafft[3]).

Von Syrien aus verbreitete sich die Pest zu den Persern, tief in die Länder von Mittelasien hinein, jenseits der Donau zu den deutschen, hunnischen und slavischen Völkern[4]) und später über das ganze weströmische Reich.

Erst im Todesjahre Justinian's (565) wurde Italien und hier vornehmlich Ligurien [und Venetien] von der allgemeinen Seuche heimgesucht. Es war die unveränderte Bubonenpest (Pestis, clades inguinaria), die mit unaufhaltsamer Ansteckung Städte und Land so entvölkerte, dafs es an Händen fehlte, die Feldfrüchte einzusammeln, dafs die Heerden ohne Hüter umherirrten, und während die ausgestorbenen Häuser von wilden Thieren bewohnt wurden, alle Bande der Gesellschaft sich auflösten[5]). Um diese Zeit war die Natur im ganzen Abendlande in Aufruhr. Ein gewaltiger Bergsturz (des Mons Tauredunus) hemmte den Lauf der Rhone[6]), die meisten Flüsse in Italien traten aus, es zeigte sich ein neuer Komet und

---

[1]) In Constantinopel kam sie 558 wieder, ohne jedoch so grofse Verheerungen anzurichten wie 542.

[2]) Euagr. a. a. O.

[3]) Procop. a. a. O.

[4]) Ebendaselbst.

[5]) P. Warnefrid. De Gest. Longobard. L. II. c. 4, p. 426. Ed. Murator. Mediol. 1723.

[6]) Gregor. Turon. Hist. Francor. L. IV. c. 31, p. 318. Ed. du Chesne. Paris 1636. fol.

der aufgeregte Aberglaube sah und hörte Wunderzeichen. Man bemerkte Flecken (quaedam signacula) an Häusern, Thüren, Kleidern, Geschirren, die nach dem Abwaschen immer stärker hervortraten[1]), eine Erscheinung, die nicht füglich dem Wunderglauben zugeschrieben werden darf, indem sie sich zweiundzwanzig Jahre später (587) in Gallien, zwischen Chartres und Bordeaux wiederholt hat[2]), und ähnliches in der neueren Zeit beobachtet worden ist.

Es ist bei der Seuche des Jahres 565 auffallend, dafs sie die nördlichen Grenzen Italiens nicht überschritt und die benachbarten Bojer und Allemannen unberührt liefs[3]); doch waren die letzteren schon früher von ihr heimgesucht worden (552)[4]). Sie kehrte 590 und sonst zu unbestimmten Zeiten mit neuen Umwälzungen in der Natur wieder; selbst der römische Bischof Pelagius fiel ihr in jenem Jahre als Opfer[5]), und es fehlt nicht an Berichten über die Leiden einzelner Städte und Länderstriche. Aber die Angaben der abendländischen Schriftsteller über die Krankheit selbst durchkreuzen sich zu Ende des sechsten Jahrhunderts vielfältig. Bis zum siebenten Jahrhundert dauerte die Bubonenpest noch abwechselnd fort; glaubwürdige Schriftsteller[6]) gedenken ihrer von den Jahren 581[7]), 591[8])

---

[1]) Warnefrid. a. a. O.

[2]) Gregor. Turonens. a. a. O. L. IX. c. 5.

[3]) Warnefrid. a. a. O.

[4]) Agath. Scholiast. de Imp. et reb. gest. Justinian. Imp. L. II. p. 28. Ed. laud. [Aus den Mittheilungen Gregor's von Tours (Hist. Franc. IV. 5 u. a.) geht hervor, dafs die Seuche schon in den Jahren 545 und 546 in verschiedenen Gegenden Galliens und in den Ländern am linken Rheinufer ausgebrochen war, und sehr verderblich geherrscht hatte. Weiterhin ersehen wir aus dem Berichte von Gregor (ibid. lib. IX. cap. 22), dafs auch Spanien von der allgemein verbreiteten Seuche nicht verschont geblieben ist, indem die Krankheit im Jahre 589 in Marseille, durch ein Schiff von Spanien dahin verschleppt, ausbrach: eine insofern interessante Notiz, als hier zum ersten Mal von der Verschleppung contagiöser Krankheiten durch den Verkehr und speciell durch die Schiffahrt die Rede ist. — Wie weit die Pest bis in den Norden Europa's damals vorgedrungen ist, vermögen wir nicht zu entscheiden; Kircher (Scrutin. pest. Lips. 1659, 411) spricht von einer Verbreitung der Seuche schon im Jahre 565 in die nördlichen Gegenden Europa's, und Svedberg (Gudeliga dödstankar, 1711, 543) erwähnt einer „bösartigen Seuche" (svåra farsoter) vom Jahre 589 in Skandinavien; es bleibt dahingestellt, ob diese Angabe auf die Beulenpest zu beziehen ist.]

[5]) Warnefrid. L. III. c. 23, p. 447.

[6]) Siegfried von Meifsen, Marianus Scotus, Hermann u. m. a.

[7]) Sifrid. Presbyt. Misn. Epitom. L. I. (Pistor. Tom. I. p. 1024.)

[8]) Marian. Scot. Chronic. L. II. aet. 6. (Pistor. Tom. I. p. 620.)

und unter dem Namen Clades glandolaria vom Jahr 600[1]); es war wesentlich immer dieselbe Krankheit, mit nur geringen Veränderungen, wie diese bei wiederkehrenden Seuchen einzutreten pflegen.

Die Blattern im sechsten Jahrhundert.

Vom Jahr 580 an kommt indessen eine andere Volkskrankheit vor, für das Frankenreich von nicht geringer Bedeutung und mit nie gesehenen Zufällen, die mit der Bubonenpest auf keine Weise zusammenstimmen. Man nannte sie Lues cum vesicis, auch Pusula, Pusulae oder Pustulae, Morbus dysentericus cum pusulis. Die Kranken wurden von starkem Fieber ergriffen, und auf dem ganzen Körper brachen in unzählbarer Menge kleine weifse, harte und schmerzende Pusteln hervor, die nach erlangter Reife platzten und Eiter ausströmen liefsen, so dafs die Kleider widerlich und schmerzhaft an den Körper anklebten. Vielen Kranken waren die Hände und Füfse mit diesen Pusteln bedeckt; auch die Augen blieben vom Ausschlage nicht verschont und waren bis zur Erblindung verschwollen[2]). Die Aerzte vermochten nicht zu helfen, ja sie verschlimmerten wohl die Krankheit durch unzweckmäfsigen Rath, und so verliefs man sich auf die Anrufungen des heiligen Martin, sowie nicht minder auf Benetzungen der Kranken mit Wasser, womit das Grabmal dieses Heiligen gewaschen worden war. Viele Kranke starben während der Verdickung des Giftes (veneno incrassante), womit, wie es scheint, die Eiter- und Schorfbildung angedeutet ist[3]). Man war allgemein überzeugt, durch Hervorlockung des Pustelausschlages könne die Gefahr dieser Pest gebrochen werden und setzte zu dem Ende trockene Schröpfköpfe während des Ausbruches an die Schultern oder die Schenkel[4]); so glaubte man könne das Gift aus dem

[1]) Hermanni Contract. Chron. (Pistor. Tom. I. p. 189.) Man vergl. über diesen Gegenstand die treffliche Arbeit von C. Fr. Theod. Krause, Ueber das Alter der Menschenpocken und anderer exanthematischer Krankheiten. Hannover 1825. 8.

[2]) Gregor. Turonens. de Miraculis St. Martini L. III. c. 34. Dies ist die, früher noch unbeachtet gebliebene, Hauptstelle.

[3]) Gregor. Turonens. de Gloria Confessorum. C. 24.

[4]) Gregor. Turonens. Histor. Francor. L. V. c. 32, p. 343.

Innern des Körpers abgeleitet werden, wie denn auch die Benennung Corales, mit der das Volk diesen Ausschlag bezeichnete, auf die Reinigung des Körpers von Krankheitsgift hinweisen sollte[1]). Man suchte auch mit Cantharidenumschlägen den Ausbruch der Pusteln zu befördern, einem damals allgemein gebräuchlichen Mittel, das schon im ersten Jahrhundert in der einfachen Form der Einreibung gegen die Fallsucht angewandt wurde[2]). Der Bischof Felix von Nantes, der (im Jahre 582) von dieser Krankheit (den Corales) befallen wurde, legte sich einen solchen Umschlag, während die Pusteln hervorbrachen, auf die Unterschenkel, starb aber am zugetretenen Brande[3]).

Austrigildis, Gemahlin des Herzogs Gunthram von Orleans und Burgund, die ebenfalls ein Opfer dieser Seuche wurde, entlockte auf ihrem Todbette, von Rachsucht erfüllt, dem Herzoge das Versprechen, ihre beiden Aerzte, die nicht vermocht hatten ihr zu helfen, nach ihrem Verscheiden hinrichten zu lassen, was denn auch geschah[4]), zum Beweise der finsteren Barbarei der Franken, die sich bis auf spätere Zeiten der von den Römern ererbten Cultur roh entgegenstellte.

Die sonstigen Zufälle der Pusularkrankheit sind von den geistlichen Schriftstellern, den einzigen Augenzeugen der Pestzeiten, die Frankreich verheerten, nicht deutlich angegeben[5]). Alle Kranken klagten über starke Kopf- und Nackenschmerzen, die sich unter häufigem grünen Gallenerbrechen in die Lendengegend hinabzogen (renum nimius dolor); aufserdem wird ausdrücklich berichtet, dafs, so gefährlich auch die Seuche für Menschen jedes Alters gewesen, doch vor allen die Kinder von ihr weggerafft worden seien.

Im Jahre 582 herrschte wieder die Bubonenpest (Morbus in-

---

[1]) Wenn auch Willan's Ableitung des Wortes Coralis von dem Altdeutschen Koren, kören oder küren, soviel als auswählen, absondern, secernere, also pustulae secretoriae, nicht allen Zweifel ausschliefst, so ergiebt sich doch die Annahme jener Bedeutung aus Greg. Turon. Hist. Franc. L. V. c. 32 ganz deutlich: „Rusticiores vero, *corales* hoc pusulas nominabant. *Quod non est incredibile,* quia missae in scapulis sive cruribus ventosae, procedentibus erumpentibusque vesicis, decursa sanie multi liberabantur."

[2]) Aret. Cur. diuturn. morb. L. II. c. 4. Am Kopf, aber wahrscheinlich doch zu eingreifend, denn Aretäus verordnete seinen Kranken erst drei Tage vorher Milch zu trinken, um die Blase [Nieren] zu schützen. [Vgl. hierzu auch Celsus lib. V. c. 27, § 12.]

[3]) Gregor. Turon. Hist. Franc. L. VI. c. 15.

[4]) Ebendas. c. 36, p. 344. [5]) Ebendas. L. V. c. 32.

guinarius)[1] in Narbonne, was der Vermuthung Raum geben könnte, dafs die Pusularkrankheit vielleicht eine ausgeartete Bubonenpest gewesen sei, indem aller Erfahrung zufolge zwei so grofse und so verschiedene Seuchen nicht neben einander bestehen können, sondern sich gegenseitig verdrängen. Es kann jedoch nicht bewiesen werden, dafs beide an einem Orte zu gleicher Zeit geherrscht haben sollten, während es dagegen wahrscheinlich ist, dafs sie in verschiedenen Länderstrichen entweder zugleich oder kurz nach einander vorgekommen sind, oder auch in unmittelbarer Aufeinanderfolge dieselben Orte heimgesucht haben, und eben dies streitet mit keiner pathologischen Erfahrung. Denn die verschiedenartigsten Volkskrankheiten können in benachbarten Ländern zu gleicher Zeit bestehen, und ohne von ihrer Eigenthümlichkeit etwas auszutauschen oder diese im geringsten aufzugeben, unmittelbar hinter einander erscheinen, wie dies neuere Thatsachen namentlich von der morgenländischen Pest und einer Krankheit, die mit den Corales zusammenfällt, handgreiflich dargethan haben[2]). Die Annahme aber von einer Verwechselung des Ausschlages mit den Pestkarbunkeln (*ἄνθρακες*) wird durch die deutliche Beschreibung der Pusteln unbedingt beseitigt.

Da nun eben dieser Ausschlag, wie die Berichte der Augenzeugen ihn schildern, vereint mit den übrigen Zufällen und der grofsen Sterblichkeit der Befallenen in keiner anderen Krankheit vorkommt, als in den Pocken, so stehen wir nicht länger an, die Pustularpest des sechsten Jahrhunderts für Pocken zu erklären. Diese Annahme wird dadurch bekräftigt, dafs acht Jahre vor der ersten Pustularseuche in Frankreich (572, nach Gibbon 569) die Pocken in Arabien zuerst[3]) ausgebrochen sind, nicht als eine

---

[1]) Dieser Name wird mit den ähnlichen für die Bubonenpest beständig beibehalten und nie mit anderen zusammengeworfen. Gregor von Tours unterscheidet den Morbus cum pusulis et vesicis ganz sorgfältig von dem Morbus inguinarius. Der Beiname Morbus dysentericus aber, der für die Pusularkrankheit vorkommt, bezeichnet nur die Unterleibszufälle und ist somit unwesentlich, denn Ruhr heifst bei Gregor Dysenteria. — Histor. Francor. L. VI. c. 14, p. 361. — De Miraculis St. Martini L. III. c. 52.

[2]) Wolmar a. a. O. S. 13: „Vor dem Chamsin herrschen in jedem Jahre die Pocken in Cairo. Sind diese gutartig, so hat man nicht viel von der Pest zu befürchten; sind sie aber bösartig, sehr verbreitet und tödten einen grofsen Theil der Kranken, so macht die Pest, wenn sie durch Ansteckung dorthin gebracht wird, unaufhaltsame Fortschritte."

[[3]) Die Annahme, dafs dieser Ausbruch der Blattern in Arabien gegen Ende des 6. Säc., das erste Auftreten der Krankheit daselbst bezeichnet, beruht bekanntlich auf

neue, sondern als eine im östlichen Asien seit länger als 1500 Jahren vorhanden gewesene Krankheit, — und somit die Möglichkeit einer Verschleppung des Ansteckungsstoffes, auf die es hier ankommt, nicht zu leugnen ist.

[Es ist eine bemerkenswerthe, aus dem Charakter der damaligen Heilkunde aber wohl erklärliche Erscheinung, dafs von den ärztlichen Schriftstellern, welche mitten in der hier besprochenen, gewaltigen, Jahrzehnde ausfüllenden Pestseuche lebten und deren Werke uns noch aufbewahrt sind, dieser Krankheit, als einer von ihnen beobachteten, auch nicht mit einem Worte gedacht wird; der hippokratische Geist einer unbefangenen, voraussetzungslosen Beobachtung und Forschung, wie er uns noch in den Schriften eines Celsus und Aretäus entgegentritt, war aus der griechischen Heilkunde jener Zeit vollkommen verschwunden, es handelte sich zumeist um das Spiel mit den Galenischen Qualitäten oder den Communitäten der Methodiker, und so erscheint es begreiflich, dafs, wenn wir schon in den Werken eines Aetius, Caelius Aurelianus, Alexander oder Paulus, der letzten uns bekannt gewordenen würdigen Vertreter der griechischen Medicin, vergeblich nach irgend einer Kunde von den sie umgebenden, grofsartigen Erscheinungen im krankhaften Leben der Völker suchen, sich in den von der Mystik und der dürrsten Dialectik beherrschten Schriften der späteren Heilkünstler des Mittelalters auch nicht die Spur einer Nachricht über die während eben jener Zeit beobachteten Volkskrankheiten auffinden läfst.

In den Berichten der Geschichtsschreiber und Chronisten der nächstfolgenden Säculen finden sich zwar zahlreiche Mittheilungen über weit verbreitete und mörderische Seuchen, allein aus den wenigsten dieser Mittheilungen vermögen wir auch nur annähernd den Charakter der Krankheit zu erkennen, am wenigsten uns ein vollständigeres Bild derselben zu verschaffen; meist begnügen sich die Berichterstatter mit Anführung der Jahreszahl und der, nicht selten

---

ziemlich unsicheren Nachrichten arabischer Dichter und Chronisten; der erste deutliche ärztliche Bericht über Blattern findet sich, worauf ich an einem anderen Orte hingewiesen, in dem von Rhazes (Continens lib. XVIII. cap. VIII l. c.) aufbewahrten Fragmente der Pandectae des im 6. oder 7. Säc. lebenden Alexandrinischen Arztes Ahrun.]

offenbar arg übertriebenen, Zahl der Opfer der Seuche an den einzelnen Orten ihres Vorherrschens, und wenn wir unter jenen pestilentiae und febres pestilentes auch wohl Beulenpest, typhöse und exanthematische Krankheiten, weitverbreitete Ruhr u. s. w. vermuthen dürfen, so geht allen diesen Daten doch jede historische oder medicinisch-wissenschaftliche Bedeutung ab, und daher entbehrt auch eine chronologische Aufzählung derselben, wie eine solche von Webster, Schnurrer u. a., in neuester Zeit und in höchst mangelhafter Weise von Bascome gegeben ist, jedes wissenschaftlichen Interesses.

Die historisch-pathologische Forschung kann erst wieder an die in die Mitte des 14. Jahrhunderts fallenden Ereignisse anknüpfen, in welcher Zeit das Auftreten einer »neuen und unerhörten« Krankheit die in geistige Lethargie versunkene ärztliche Welt wach zu rütteln vermochte; erst aus der, unter dem Namen des »schwarzen Todes« bekannt gewordenen, Pandemie des 14. Säculums datiren wieder neben zahlreichen, zum Theil werthvollen Berichten nicht-ärztlicher Zeitgenossen, epidemiologische, aus ärztlicher Feder geflossene Mittheilungen, und wenn dieselben auch nur sparsam und lückenhaft erscheinen, jedenfalls nur in dieser Weise auf uns gekommen sind, so zeugen sie doch, an sich wie ihrer Form nach, von dem neuen Geiste, der schon damals unter dem Zusammentreffen mannigfacher äufserer Momente in das wissenschaftliche Leben jener Zeit eingedrungen war, und befähigen uns eben, einen klaren Blick in eine der gewaltigsten Volkskrankheiten zu werfen, die jemals das Menschengeschlecht heimgesucht hat und deren Geschichte das ärztliche Interesse um so mehr zu fesseln im Stande ist, als man die Spuren der, wie es schien, seit Jahrhunderten vollständig erloschenen Krankheit im fernen Osten wieder aufgefunden, als man die unter dem Namen des schwarzen Todes bekannte Pestform des Mittelalters als eine noch heute an den Abhängen des Himalaya vorherrschende, als »indische Pest« bezeichnete Volkskrankheit kennen gelernt hat. — Die Bekanntschaft mit dieser Thatsache trägt zu einem Verständnisse von der Geschichte des schwarzen Todes wesentlich bei, und der Herausgeber dieser Schrift glaubte daher der classischen Schilderung Hecker's von dieser Volksseuche einen kurzen Abrifs der Geschichte der indischen Pest und ihres Verhältnisses zum schwarzen Tode beifügen zu müssen, um der ihm gestellten Aufgabe vollkommen gerecht zu werden.]

II.

DER SCHWARZE TOD

IM VIERZEHNTEN JAHRHUNDERT.

Der schwarze Tod
im vierzehnten Jahrhundert.

[Diese Arbeit Hecker's erschien als Monographie unter dem Titel: „Der schwarze Tod im vierzehnten Jahrhundert. Nach den Quellen für Aerzte und gebildete Nichtärzte bearbeitet. Berlin 1832. 8." Seitdem sind wir in den Besitz einer Reihe zum Theil werthvoller Beiträge zur Geschichte der in Frage stehenden Krankheit gekommen, welche, zum Theil von Aerzten, zum Theil von Chronisten herrührend, ein helleres Licht über die Gestaltung und den Verlauf des schwarzen Todes gegeben und welche in dieser neuen Ausgabe der Hecker'schen Schrift daher die ihnen gebührende Berücksichtigung gefunden haben. Von den in dieser Weise benutzten ärztlichen Schriften erwähne ich namentlich:

1. den Bericht von Dionysius Colle, abgedruckt in Joh. Colle, Medicina practica, sive methodus cognoscend. et curandor. omnium affectuum malignor. et pestilentium. Pisauri 1617. fol. 570 seq. Häser hat diese Mittheilung aufgefunden und einen Abdruck derselben in seinen histor.-pathol. Untersuchungen II. 525 und in seinem Lehrbuche der Geschichte der Medicin. 2. Aufl. II. Anhang S. 41 gegeben;

2. das von Littré im Manuscript aufgefundene und in Biblioth. de l'école des Chartes (II. 201) veröffentlichte Gedicht von Simon von Couvin (Covino), im Auszuge mitgetheilt von Häser, Lehrb. etc., Anh. S. 30;

3. ein von Ozanam in der Bibliothek St. Pierre in Lyon im Manuscript aufgefundenes Gedicht, von welchem derselbe (Hist. des malad. épidémiques. Paris 1835. IV. 77) jedoch nur einen sehr mageren Auszug giebt;

4. die zuerst durch Fuchs (in Hecker, Annal. der gesammten Heilkunde, XXIX. 219) und später von Michon (Documents inédits sur la grande peste de 1348 etc. Paris 1860) nach Manuscripten in Pariser Bibliotheken veröffentlichten Compendium de epidemia per colle-
epidemia composi-
.o, anno 1349, denen
poetische Schilderung

Unter den neuerlichst bekannt gewordenen Mittheilungen über den schwarzen Tod von nicht-ärztlichen Zeitgenossen ist namentlich werthvoll:

1. Der Bericht von Gabriel de Mussis, im Manuscript von Henschel entdeckt und in Häser, Archiv f. d. ges. Med. II. 26 veröffentlicht.

Aufserdem finden sich wichtige von Hecker nicht benutzte Berichte über die Krankheit von Zeitgenossen in:

2. Philippe, Histoire de la peste noire d'après des documents inédits etc. Par. 1853.

3. Mahr, Erinnerungen an den schwarzen Tod in den Herzogthümern Schleswig-Holstein, in: Denkschrift zur Jubelfeier des 50jährigen Doctorats von F. H. Hegewisch etc. Hamb. 1855.

4. Meyer-Merian, Das grofse Sterbent etc. in: Basel im 14. Jahrhundert. Basel 1856.

5. Moll, Der schwarze Tod in Würtemberg, in Würtemberg. ärztl. Correspondenzblatt 1857, No. 32—34.

6. Herschel, Zur Gesch. des schwarzen Todes, in: Anzeiger für Kunde der deutschen Vorzeit 1860, No. 9. 10.

7. Ilmoni, Digerdöden i Norden, in: Bidrag till Nordens sjukdomshistoria I. 97. Helsingfors 1846.

Eine sehr gründliche Geschichte des schwarzen Todes, mit Benutzung der meisten hier genannten Schriften und anderer neuerdings bekannt gewordenen Quellen, hat neuerlichst Häser in seinem Lehrbuch der Gesch. der Medicin. 2. Aufl. II. 105 seq. veröffentlicht; schliefslich weiset der Herausgeber auf die von ihm (in Virchow, Archiv für pathol. Anat. V. 508 und Handbuch der histor.-geogr. Pathologie, Erlang. 1860, I. 109) mitgetheilte Geschichte der indischen Pest und des Verhältnisses dieser Krankheit zum schwarzen Tode hin.]

Man findet hier eine inhaltreiche Seite der Weltgeschichte aufgeschlagen. Sie handelt von einer Erschütterung des Menschengeschlechts, der an Umfang und Gewalt keine andere gleichgekommen ist, sie spricht von unglaublichen Niederlagen, von Verzweifelung und entfesselten dämonischen Leidenschaften, sie zeigt den Abgrund allgemeiner Gesetzlosigkeit in Folge einer Weltseuche, die sich von China bis nach Island und Grönland verbreitete.

Die Veranlassung, dieses Bild einer längst entschwundenen Zeit zu enthüllen, liegt am Tage. Eine neue Weltseuche hat fast dieselbe Ausdehnung erreicht[1]) und wenn auch weniger furchtbar, doch ähnliche Erscheinungen zum Theil hervorgerufen, zum Theil ange-

---

[1]) Verf. schrieb diese einleitenden Worte am 2. März 1832.

deutet. In ihren Ursachen, ihrer Verbreitung über Asien und Europa liegt die Aufforderung, sie von einem grofsartigen Gesichtspunkte aufzufassen, denn sie führt zur Ahnung des Weltorganismus, in welchem das organische Gesammtleben den grofsen Naturkräften unterthan ist. Nun ist menschliches Wissen noch nicht soweit gediehen, in die Vorgänge über und unter der Erde Zusammenhang zu bringen, oder auch nur die Naturgesetze vollständig zu ermitteln, deren Kenntnifs man bedürfte, viel weniger sie auf grofse Erscheinungen anzuwenden, in denen eine Triebfeder tausend andere in Bewegung setzt. Von dieser Seite ist also jener Gesichtspunkt nicht aufzufinden, wollen wir nicht in das unfruchtbare Gebiet der Vermuthungen gerathen, deren die Welt schon zu viele hat. Wohl aber zeigt er sich auf dem weiten und gedeihlichen Felde der historischen Forschung. Die Geschichte, dieser Spiegel des Menschenlebens in allen seinen Richtungen, bietet auch für die Weltseuchen eine unerschöpfliche, wenn auch wenig gekannte Fundgrube von Thatsachen dar, sie macht auch hier ihre Würde als wahrheitliebende Philosophie der Wirklichkeit geltend. Ihrem Geiste entspricht die Auffassung der Weltseuchen als Weltbegebenheiten, die Deutung ihrer Erscheinungen aus der Zusammenstellung des Gleichartigen, in der die Thatsachen durch sich selbst reden, indem sie aus höheren Gesetzen des fortschreitenden Menschenlebens hervorgegangen erscheinen. Kosmischer Ursprung und folgenreiche krampfhafte Regung der unterliegenden Völker sind die hervortretenden Seiten, auf welche sie bei allen Weltseuchen hinweist. Diese selbst aber gestalten sich in ihren Eingriffen auf den Organismus, wie in ihrer Verbreitung sehr verschieden, und es ist hier eine Entwickelung von Form zu Form in Jahrtausenden unverkennbar, so dafs die Weltgeschichte in grofse Zeiträume zerfällt, in denen bestimmt ausgeprägte Seuchen vorherrschten. Soweit unsere Zeitbücher reichen, kann hierüber noch mehr oder minder sichere Auskunft gegeben werden. Doch ist dieser Theil der medicinischen Geschichtschreibung, der in die Weltgeschichte so vielseitig und mächtig eingreift, kaum erst in der Anlage begriffen. Die Ehre der Wissenschaft, die menschlichem Thun und Treiben überall vorleuchten soll, läfst uns den Wunsch aussprechen, dafs er auf dem noch nicht ganz verschütteten Boden der deutschen ärztlichen Gelehrsamkeit erfreulich gedeihen möge.

1. Allgemeines.

In grofsen Seuchen offenbart sich die allwaltende Macht, welche den Erdball mit all seinen Geschöpfen zu einem lebendigen Ganzen gestaltet hat. Die Kräfte der Schöpfung treten in gewaltsamen Widerstreit: die trockene Schwüle des Luftkreises, die unterirdischen Donner, die Nebel der übertretenden Wasser verkünden Zerstörung, der Natur genügt nicht der gewöhnliche Wechsel von Leben und Tod, und über Menschen und Thiere schwingt der Würgengel sein flammendes Schwert.

Diese Umwälzungen geschehen in grofsen Umläufen, die dem Geiste des Menschen in seiner Beschränkung auf einen kleinen Kreis der Erkenntnifs, unerforschlich bleiben. Aber sie sind gröfsere Weltbegebenheiten, als irgend andere, die nur aus der Zwietracht, oder der Noth, oder den Leidenschaften der Völker hervorgehen. Sie erwecken durch die Vernichtung neues Leben und wenn der Aufruhr über und unter der Erde vorüber ist, verjüngt sich die Natur und der Geist erwacht aus Erstarrung und Versunkenheit zum Bewufstsein höherer Bestimmung.

Wäre es menschlicher Forschung noch irgend erreichbar, ein historisches Bild so mächtiger Ereignisse in lebendigem Zusammenhange zu entwerfen, wie die Geschichtschreiber von Kriegen und Schlachten und Völkerwanderungen entworfen haben, so würde die geistige Entwickelung des Menschengeschlechts auf klare Anschauungen zurückzuführen sein, und die Wege der Vorsehung würden deutlicher erkannt werden. Es würde nachzuweisen sein, dafs der Geist der Völker durch das zerstörende Widerspiel der Naturkräfte tiefe Eindrücke erleidet, und dafs in der allgemeinen Gesittung durch Niederlagen hervortretende Wendepunkte herbeigeführt werden. Denn alles. was in dem Menschen liegt. Gutes und Böses, wird durch die Gegenwart grofser Gefahr gesteigert, sein Inneres geräth in Aufruhr, wie bei dem Anblick eines jähen Abgrundes, — der Gedanke der Selbsterhaltung beherrscht die Gemüther, die Selbstverleugnung wird auf härtere Proben gestellt, und wo irgend Finsternifs und Rohheit walten, da fliehen die geängsteten Sterblichen zu den Götzen ihres Aberglaubens, und göttliche wie menschliche Gesetze werden frevelhaft übertreten.

Ein so gewaltsamer Zustand bringt nach einem allgemeinen Naturgesetze Veränderung hervor, eine heilsame oder nachtheilige, wie die Umstände sich gestalten, so dafs die Völker entweder höheren sittlichen Werth erringen, oder tiefer versinken. Dies alles aber geschieht nach einem viel gröfseren Maafsstabe, als durch den gewöhnlichen Wechsel von Krieg und Frieden, durch das Emporkommen oder den Fall der Reiche, weil die Naturkräfte selbst die Seuchen hervorbringen, und den menschlichen Willen unterjochen, der in den Kämpfen der Völker gewöhnlich allein hervortritt.

2. Die Krankheit.

Das denkwürdigste Beispiel hiervon giebt eine grofse Seuche des vierzehnten Jahrhunderts, welche Asien, Europa und Afrika verheerte und deren sich noch jetzt die Völker in düsteren Ueberlieferungen erinnern. Es war eine morgenländische [Beulen-] Pest, kenntlich an Brandbeulen und Drüsengeschwülsten, die in keiner anderen Fieberkrankheit vorkommen. Wegen dieser Brandbeulen und schwarzen Flecken auf der Haut, den Verkündern fauliger Entmischung, nannte man sie in Deutschland wie in den nordischen Reichen den schwarzen Tod, in Italien hiefs sie das grofse Sterben[1]). Nur wenige Zeugnisse über ihre Zufälle und ihren Verlauf sind uns erhalten, aber sie reichen hin, um das Bild der Krankheit zu erhellen, und sie werden durch Uebereinstimmung mit den Merkmalen desselben Uebels in neuerer Zeit glaubwürdig.

Der kaiserliche Schriftsteller Kantakuzenos[2]), dessen eigener

[1]) La Mortalega grande. Matth. de Griffonibus, bei Muratori, Script. rer. Ital. T. XVIII. p. 167 *D*. — Andere nannten sie Anguinalgia. Andr. Gratiol. Discurso di peste, Venet. 1576. 4. — Schwedisch: Digerdöden. Loccenii Histor. Suecan. Lib. III. p. 104 [oder Stordödin]. — Dänisch: den sorte Död. Pontan. Rer. danicar. Histor. L. VIII. p. 476. Amstelod. 1631. fol. — [Norwegisch: den store Mannadouen oder Mandedöd. — Finnisch: Iso Rutto, d. h. die grofse Pest.] — Isländisch: Svartur Daudi. Saabye, Tagebuch in Grönland, Einleit. XVIII. Mansa, de Epidemiis maxime memorabilibus, quae in Dania grassatae sunt etc. Part. I. p. 12. Havniae 1831. 8. — [In Rufsland: der schwarze Tod oder auch die schwarze Krankheit.] — In Westphalen war der Name „de groete Doet“ gebräuchlich. Meibom. a. u. a. O. — [In Frankreich kommt die Krankheit unter dem Namen peste noire (pestis nigra), auch unter der romanischen Bezeichnung mortalitat, mortaudat, empedimia de bossas vor: Michon l. c. 13.]

[2]) Joann. Cantacuzen. Histor. L. IV. c. 8. Ed. Paris, p. 730. 5. Der Exkaiser hat zwar einige Stellen aus Thucydides abgeschrieben, wie Sprengel ganz richtig bemerkt

Sohn Andronikus dieser Pest in Constantinopel erlag, berichtet von grofsen Eiterbeulen[1]) an den Oberschenkeln und Armen der Kranken, die durch Ergufs von übelriechender Jauche, wenn man sie öffnete, Erleichterung brachten. Damit sind offenbar die Bubonen, die untrüglichen Kennzeichen der morgenländischen Pest, bezeichnet, denn er spricht aufserdem noch von kleineren Beulen an den Armen und im Gesicht, wie an anderen Theilen des Körpers und unterscheidet diese ganz deutlich von den Brandblattern[2]), die nicht weniger von der Pest in allen ihren Formen hervorgebracht werden. Bei manchen brachen schwarze Stippchen[3]) über den ganzen Körper hervor, entweder einzeln oder zusammenhängend und verfliefsend. Diese Zufälle fanden sich nicht bei allen vereint, bei manchen reichte ein einziger hin, ihnen den Tod zu bringen, einige aber genasen mit allen behaftet wider Erwarten. Kopfzufälle waren häufig: viele Kranke wurden stumpfsinnig und verfielen in betäubenden Schlaf, auch verloren sie die Sprache durch Zungenlähmung. [Diese uns unverständliche Angabe einer Zungenlähmung als Symptom im schwarzen Tode findet sich schon in der Beschreibung der Pest des sechsten Jahrhunderts von Procop, wo desselben als einer Nachkrankheit der Pest gedacht wird, so dafs die davon Befallenen zeitlebens stotterten oder nur unarticulirte Laute hervorzubringen vermochten.] Andere waren schlaflos und angstvoll. Schlund und Zunge wurden schwarz und wie von Blut unterlaufen, kein Getränk löschte den brennenden Durst und so währte die Qual ohne Linderung bis zum Tode, den Viele durch Verzweiflung beschleunigten. Die Ansteckung war augenscheinlich, denn die Pfleger ihrer Verwandten und Freunde erkrankten und viele Häuser in der Hauptstadt starben bis auf den letzten Bewohner aus.

Bis hierher zeigte sich nur die gewöhnliche Beschaffenheit der morgenländischen Pest, es gesellten sich aber noch tiefere Leiden zu dieser Seuche, die zu anderer Zeit nicht vorgekommen sind.

(Beiträge zur Geschichte der Medicin. Bd. I. H. 1. S. 73), jedoch mehr der ästhetischen Rundung wegen. Seiner Glaubwürdigkeit geschieht hierdurch kein Abbruch, denn seine Angaben stimmen zu den übrigen Nachrichten.

[1]) Ἀποςάσεις μεγάλαι.

[2]) Μελαιναι φλυκτίδες.

[3]) — ὥσπερ στίγματα μέλανα: Petechien, ein in der Pest häufig beobachtetes Symptom.

Die Werkzeuge des Athmens wurden von fauliger [?] Entzündung ergriffen, ein heftiger Brustschmerz befiel die Kranken, Blut wurde ausgehustet und der Athem verbreitete einen verpestenden Geruch[1]).

Im Abendlande wurde diese Erscheinung beim Ausbruch der Seuche vorherrschend[2]). Ein hitziges Fieber, von Blutauswurf begleitet, tödtete in den ersten drei Tagen. Es scheint, dafs Bubonen und Brandbeulen zuerst gar nicht vorkamen, sondern dafs die Krankheit in der Gestalt des [pestilenziellen] Lungenübels die Zerstörung des Körpers vollendete, bevor noch die übrigen Zufälle sich entwickelten. So wüthete die Seuche in Avignon volle sechs oder acht Wochen lang und verursachte durch den verpesteten Athem der blutspeienden Kranken nah und fern eine so entsetzliche Ansteckung, dafs selbst Eltern ihre erkrankten Kinder flohen und alle Bande des Blutes sich lösten. Denn die Nähe eines der Pest Verfallenen war sicherer Tod[3]). Nach dieser Zeit sah man Bubonen in den Achseln wie in den Weichen, und Brandbeulen über den ganzen Körper, aber nur erst gegen den siebenten Monat genasen einige Kranke mit gereiften Bubonen, wie in der gewöhnlichen milderen Pest. So berichtet der muthvolle Guy von Chauliac, der die Ehre des Arztes darin suchte, der Gefahr Trotz zu bieten, der den Pestkranken wacker und rastlos beistand, und die Entschuldigung seiner arabistischen Genossen verschmähete, dafs ärztliche Hülfe vergebens sei, und dafs die Ansteckung zur Flucht berechtige. Zweimal sah er die Pest in Avignon, zuerst im Jahre 1348 vom Januar bis zum August, dann zwölf Jahre später, im Herbst, wo sie von Deutschland zurückkehrte und neun Monate lang Angst und Schrecken verbreitete. Das erste Mal wüthete sie mehr unter den Armen, im Jahre 1360 aber mehr unter den Reichen und Vornehmen, auch tödtete sie jetzt eine Ueberzahl von Kindern, die sie früher verschont hatte, und nur wenige Weiber.

[[1]) Des stinkenden Athems gedenken auch Covino (l. c. v. 918) mit den Worten: „amarus anhelitus oris" und mehrere deutsche Chronisten; cf. Pertz, Monum. XI. 675. 692.]

[2]) Guidon. de Cauliaco Chirurgia. Tract. II. c. 5, p. 113. Ed. Lugdun. 1572.

[3]) Et fuit tantae contagiositatis specialiter quae fuit cum sputo sanguinis, quod non solum morando, sed etiam inspiciendo unus recipiebat ab alio: intantum quod gentes moriebantur sine servitoribus, et sepeliebantur sine sacerdotibus, pater non visitabat filium, nec filius patrem: charitas erat mortua, spes prostrata.

Aehnliches sah man in Aegypten[1]; auch hier war die Lungenaffection vorherrschend und tödtete mit brennender Hitze und Blutspeien rasch und unfehlbar; auch hier verbreitete der Hauch der Kranken die tödtliche Ansteckung und menschliche Hülfe war so vergeblich wie für die Nahenden verderbenbringend.

Boccaccio, der in Florenz, dem Sitze der wiedererwachten Wissenschaften, Augenzeuge unglaublicher Niederlagen war, beschreibt die Zufälle der Krankheit lebendiger, als seine nichtärztlichen Zeitgenossen[2]). Sie begann hier nicht, wie im Orient, mit Nasenbluten, dem sicheren Zeichen unvermeidlichen Todes, sondern es entstanden, bei Männern wie bei Frauen, zu Anfang Geschwülste in den Weichen und in den Achseln von verschiedenem Umfang, bis zur Gröfse eines Apfels oder Eies, welche das Volk Pestbeulen (Gavoccioli) nannte. Bald darauf erschienen ähnliche Geschwülste ohne Unterschied an allen Theilen des Körpers und es zeigten sich schwarze oder blaue Flecke am Arm oder am Oberschenkel wie an allen anderen Stellen, entweder einzeln und grofs, oder klein und dichtgedrängt. Und sowie die Pestbeulen zuerst als ein sicheres Todeszeichen angesehen wurden, so waren es diese Flecken für Jeden, der sie bekam. Kein ärztlicher Rath, noch die Kraft einer Arznei brachte Hülfe, sondern es starben fast alle innerhalb der ersten drei Tage nach dem Erscheinen jener Zeichen, einige früher, andere später, und die meisten ohne alles Fieber und andere Zufälle. Die Seuche aber griff um so wüthender um sich, da sie sich von den Kranken den Gesunden mittheilte, wie das Feuer trockenen und fettigen Stoffen in seiner Nähe, und selbst das Berühren der Kleider und anderer Gegenstände, welche von den Verpesteten benutzt worden waren, die Krankheit zu übertragen schien. Nun wurden aber nicht nur Menschen von der Pest angesteckt, sondern auch Thiere erkrankten daran und starben in kurzer Zeit, wenn sie Sachen von Erkrankten oder Verstorbenen berührt hatten. So sah Boccaccio mit eigenen Augen zwei Schweine auf den Lumpen eines an der Pest Verstorbenen nach kurzem Herumwerfen todt zusammenstürzen, als hätten sie Gift bekommen. An anderen Orten starben Hunde,

[1]) Deguignes, Histoire générale des Huns, des Turcs, des Mongols etc. Tom. IV. Paris 1758. 4. p. 226.

[2]) Decameron. Giorn. I. Introd.

Katzen, Hühner und andere Thiere schaarenweise durch Pestansteckung[1]) und es ist zu vermuthen, daſs auch andere Thierseuchen sich entwickelten, wenngleich die unkundigen Schriftsteller des vierzehnten Jahrhunderts hierüber schweigen.

In Deutschland wiederholten sich durchweg dieselben Erscheinungen, überall finden sich die untrüglichen Merkmale der morgenländischen Bubonenpest mit unabwendbarer Ansteckung, doch waren hier die Niederlagen bei weitem nicht so groſs, wie in den übrigen Ländern Europa's[2]). Nicht alle Urkunden thun von dem Blutspeien Meldung, der eigenthümlichen Zugabe dieser mörderischen Seuche, doch ist hieraus auf keine erhebliche Milderung oder Veränderung der Krankheit zu schlieſsen. Denn es ist hierbei nicht nur die Unvollständigkeit der Chroniken in Anschlag zu bringen, sondern es wird auch einzelnen Angaben durch andere vielfältig widersprochen. So steht den Chroniken von Straſsburg, die nur von Beulen und Drüsen in den Achseln und Weichen berichten[3]), eine andere Angabe entgegen, wonach das tödtliche Blutspeien in Deutschland vorgekommen ist[4]), diese wird aber dadurch verdächtig, daſs der Berichterstatter den Tod der davon Befallenen bis zum sechsten und achten Tage hinausschiebt, während kein anderer Schriftsteller einen so langen Verlauf des Uebels bestätigt, und selbst in Straſsburg, wo eine Milderung der Pest noch am leichtesten angenommen werden könnte, weil im Jahre 1349 nur 13,000 Menschen weggerafft wurden, doch die meisten schon am dritten oder vierten Tage ihren Geist aufgaben[5]). In Oestreich, und hier besonders in Wien, war die Seuche vollkommen so bösartig, wie nur irgendwo, so daſs die Kranken, die rothe Flecke und schwarze Beulen hatten, wie die

---

[1]) Auger. de Biterris, Vitae Romanor. pontificum, bei Muratori, Scriptor. rer. Italic. Vol. III. p. II. p. 556.

[2]) Contin. altera Chronici Guilelmi de Nangis bei d'Acher, Spicilegium sive Collectio veterum scriptorum etc. Ed. de la Barre, Tom. III. p. 110.

[3]) Die lüte sturbent alle an bülen und an trüsen die sich erhubent under den armen und obenen an den beinen. — Jac. v. Königshoven, die alteste teutsche so wol allgemeine als insonderheit Elsassische und Straſsburgische Chronicke. Straſsburg. 1698. 4. Cap. 5. §. 86. S. 301.

[4]) Hainr. Rebdorff, Annales, bei Marq. Freher. Germanicar. rerum Scriptores. Francof. 1624. fol. p. 439.

[5]) Königshoven, a. a. O.

mit Drüsen Behafteten gegen den dritten Tag starben[1]), und endlich zeigten sich an den Küsten der Nordsee wie in Westphalen plötzliche Todesfälle ohne weitere Entwickelung der Krankheit überaus häufig[2]).

Nach Frankreich kam die Pest südlich von Avignon her, und war hier verheerender, als in Deutschland, so dafs an vielen Orten von zwanzig Einwohnern nur zwei überlebten. Viele wurden wie vom Blitz getroffen, und starben auf der Stelle, und zwar mehr Jugendkräftige, als Alte; mit Drüsen in den Achseln und Weichen brachten die Kranken kaum zwei oder drei Tage zu, und erschienen diese unheilbringenden Zeichen, so schlossen sie mit der Welt ab, und suchten nur noch Trost in dem Ablafs, den ihnen der Papst Clemens VI. in der Todesstunde verhiefs[3]).

In England erschien das Uebel ebenso wie in Avignon mit Blutspeien und mit derselben Tödtlichkeit, so dafs die Kranken, die mit diesem Zufall, oder auch mit Blutbrechen behaftet waren, entweder sogleich, oder in zwölf Stunden, oder höchstens in zwei Tagen dahinstarben[4]). Die Brandbeulen und Drüsen in den Weichen und Achseln erkannte man bald als Verkündiger der tödtlichen Krankheit, und ohne Hoffnung waren die verloren, denen sie in grofser Zahl über den ganzen Körper entstanden. Schnitt man die harten und trockenen Beulen auf, so entquoll ihnen spärlicher Eiter, doch wagte man dies erst zu Ende der Seuche, und rettete damit noch viele Kranke. Jeder Ort, den die Kranken berührt hatten, ihr Athem, ihre Kleider verbreiteten die Ansteckung, und wie überall wurden Angehörige und Freunde, die keine Gefahr sehen wollten, oder sie heldenmüthig verachteten, Opfer ihrer Theilnahme. Selbst die Augen der Kranken hielt man für Quellen fernwirkender Ver-

[1]) Anonym. Leobiens. Chron. L. VI., bei Hier. Pez, Scriptor. rer. Austriac. Lips. 1721. fol. Tom. I. p. 970. Die genannten Zufälle heifsen hier: rote sprinkel, swarcze erhubenn und druesz under den üchsen und ze den gemächten.

[2]) Ubb. Emmii rer. Frisiacar. histor. L. XIV. p. 203. Lugd. Bat. 1616. fol. — [Diese Fälle sogenannter Peste foudroyante, deren übrigens auch Covino (v. 1055) u. A. gedenken, haben durchaus nichts Auffallendes; sie bildeten in den späteren Epidemieen der orientalischen Beulenpest bis in die neueste Zeit eine sehr häufig beobachtete Erscheinung.]

[3]) Guillelmus de Nangis a. a. O.

[4]) Ant. Wood, Historia et antiquitates Universit. Oxoniens. 2. Voll. compreh. Oxon. 1764. fol. L. I. p. 172.

pestung[1]), sei es nun wegen ihres unheimlichen Glanzes oder der Entstellung, die sie in jeder Pest erleiden, oder einer uralten Vorstellung gemäfs, die in dem Blick den Träger dämonischer Bezauberung erkennen wollte. Den Furchtsamen frommte nur selten die Flucht aus verpesteten Städten, denn der Keim des Uebels haftete an ihnen, und sie erkrankten hülflos auf einsamen Landsitzen. So verbreitete sich die Seuche über England mit beispielloser Schnelligkeit, nachdem sie zuerst in der Grafschaft Dorset ausgebrochen war, von wo aus sie durch die Grafschaften Devon und Sommerset bis Bristol vordrang, und dann Glocester, Oxford und London erreichte. Wahrscheinlich wurden nur wenige Orte verschont, vielleicht gar keiner, denn die Jahrbücher der Zeitgenossen berichten, im ganzen Lande sei nur der zehnte Einwohner am Leben geblieben[2]).

Von England brachte ein Schiff die Ansteckung nach Bergen, der Hauptstadt von Norwegen, wo die Pest alsdann in ihrer schrecklichsten Form mit Blutbrechen [oder vielmehr Bluthusten] begann, und im ganzen Lande nur den dritten Theil aller Einwohner verschont liefs. Die Seefahrer fanden auf den Schiffen keine Freistätte, und oft sah man Fahrzeuge auf den Wellen treiben und stranden, deren Mannschaft bis auf den Letzten ausgestorben war[3]).

In Polen erkrankten die Verpesteten mit Blutspeien und starben innerhalb weniger Tage in so grofser Anzahl, dafs, wie versichert wird, kaum der vierte Theil der Einwohner übrig blieb[4]).

In Rufsland endlich erschien die Pest erst zwei Jahre später,

---

[1]) Mezeray, Histoire de France, Paris, 1685. fol. T. II. p. 418.

[2]) Barnes, der nach den Jahrbüchern des vierzehnten Jahrhunderts ein lebendiges Bild der schwarzen Pest in England entworfen hat, bezeichnet die äufseren Pestzufälle mit folgenden Ausdrücken: Knobs or swellings in the groin or under the armpits, called kernels (Bubonen), biles (Pestbeulen), blains (Geschwüre), blisters (Blasen), pimples (Pusteln), wheals or plaguesores (Karbunkeln). The History of Edward III. Cambridge, 1688. fol. p. 432.

[3]) Torfaeus, Historia rerum Norvegicarum. Hafn. 1711. fol. L. IX. c. 8. p. 478. — Dieser Schriftsteller hat nach Pontanus geschrieben (Rerum danicar. Historia. Amstelod. 1631. fol.), der über die Pest in Dänemark nur das Allgemeine, und nichts von den Zufällen berichtet. L. VIII. p. 476. [Eine sehr ausführliche Schilderung von der Verbreitung der Krankheit in Skandinavien und Rufsland findet man bei Ilmoni l. c.]

[4]) Dlugofs, s. Longini Histor. polonic. L. XII. Lips. 1711. fol. T. I. p. 1086. — [Ich mufs hier darauf hinweisen, dafs die von Dlugofs gegebene Schilderung der Krankheit so vollständig mit der von Chauliac entworfenen übereinstimmt, dafs er sie aus dem Werke dieses Arztes abgeschrieben zu haben scheint.]

als im südlichen Europa, und wiederum mit denselben Zufällen, wie überall. Russische Zeitgenossen haben aufgezeichnet, sie habe mit Frost, Hitze, stechendem Schmerz in den Schultern und im Rücken begonnen, sei von Blutspeien begleitet gewesen, und in zwei, höchstens drei Tagen tödtlich geworden. Erst im Jahre 1360 werden Drüsen am Halse, in den Achseln und in den Weichen erwähnt, die bei anhaltender Fortdauer des Blutspeiens erschienen wären. Nach den Erfahrungen im westlichen Europa kann aber nicht angenommen werden, dafs diese Erscheinungen sich nicht schon früher gezeigt haben sollten[1]), [eine Vermuthung, welche durch die neuerlichst von Ilmoni (l. c. 155) mitgetheilten Angaben von Karamsin vollkommen bestätigt wird].

So viel nach urkundlichen Quellen über die Natur des schwarzen Todes. Die mitgetheilten Beschreibungen enthalten mit wenigen unwesentlichen Ausnahmen alle Zufälle, die in neuerer Zeit in der morgenländischen Pest beobachtet worden sind. Hierüber kann kein Zweifel obwalten, die Thatsachen liegen klar vor Augen. Man erinnere sich aber wohl, dafs diese gewaltige Krankheit nicht immer in derselben Gestalt erscheint, sondern dafs sie bei unverändertem Wesen des Giftes, das sie hervorbringt, und von ihr so reichlich aus dem Körper des Kranken ausgeschieden wird, proteusartig wechselt, von der unscheinbarsten fieberlosen Brandblase, die erst nach einiger Dauer ihr Gift nach dem Innern entsendet, und dann erst Fieber und Bubonen hervorruft, bis zu den mörderischen Formen, wo pestilenzielle Entzündungen edele Eingeweide befallen. In einer solchen Form zeigte sich die Pest des vierzehnten Jahrhunderts, denn das sie begleitende Brustleiden, welches in allen Ländern erschien, aus denen uns Nachrichten erhalten worden sind, kann nach aller Vergleichung mit ähnlichen und bekannten Zufällen für kein anderes genommen werden, als für den Lungenbrand[2]) der neuern

---

[1]) W. M. Richter, Geschichte der Medicin in Rufsland. Moskwa, 1813. 8. S. 215. Richter hat seine Nachrichten über den schwarzen Tod in Rufsland handschriftlichen russischen Urkunden entnommen.

[2]) [Ich habe diesen Ausdruck Heckers hier beibehalten, offenbar aber war es nicht Lungenbrand, sondern hämorrhagische Pneumonie, eine, wie bekannt, in typhösen Fiebern und namentlich im Typhus exanthematicus vorzugsweise häufig beobachtete Erscheinung; diese von mir ausgesprochene Ansicht wird übrigens durch die in der indischen Pest gemachten Erfahrungen vollkommen bestätigt.]

Heilkunde, eine Krankheit, die sich gegenwärtig nur einzeln entwickelt, und bei fauliger Entmischung der Säfte sich wahrscheinlich mit Blutflüssen aus den Lungengefäfsen verbindet. Wie nun aber jeder [Localisationsheerd der Pest], sei er in der Haut, oder in inneren Theilen, den Ansteckungsstoff, der ihn hervorgebracht hat, in reicher Fülle ausbrütet, so mufste in dieser Pest der Athem des Kranken gifteschwanger, und eben dadurch die Ansteckungskraft derselben wunderbar gesteigert werden, wonach die Annahme unverwerflich erscheint, dafs bei zunehmender Zahl der Kranken nicht nur einzelne Zimmer und Häuser, sondern ganze Städte verpestet wurden, die überdies im Mittelalter, mit wenigen Ausnahmen, eng zusammengebaut, unrein gehalten und mit sumpfigen Gräben umzogen waren[1]). So konnte mithin den Furchtsamen die Flucht nicht frommen, denn hatten sie auch alle Gemeinschaft mit Kranken und Verdächtigen ängstlich vermieden, so waren ihre Kleider doch schon von verpesteter Luft durchzogen[2]), und jeder Athemzug führte ihnen die Keime der mörderischen Krankheit zu, die in der grofsen Mehrzahl der Körper nur allzuleicht aufgehen. Hierzu kam die gewöhnliche Verbreitung der Pest durch Kleider und Betten und tausend andere Dinge, an denen das Pestgift haftet — eine Verbreitung, die sich bei mangelnder Aufsicht bis ins Unendliche vervielfältigen mufste, und weil Gegenstände dieser Art, dem Zutritt der Luft entzogen, den Ansteckungsstoff nicht nur auf eine unberechenbare Zeit aufbehalten, sondern auch seine Wirksamkeit steigern [?], dem ersten Wüthen der Seuche noch viele Jahre später furchtbare Nachwehen folgen liefs.

Das oft in unbestimmten Ausdrücken, und zuweilen als Blutbrechen erwähnte Magenleiden war ohne Zweifel nur eine untergeordnete Erscheinung, wenn es überhaupt feststeht, dafs wirkliches Blutbrechen stattgefunden habe. Denn die Schwierigkeit, den Magen-

---

[1]) Von Avignon, Paris u. a. O. versichert Chalin de Vinario ausdrücklich, dafs die Unreinlichkeit der Strafsen die Verbreitung der Pest wesentlich gesteigert habe, [und eben hiermit dürfte die von Covino hervorgehobene Thatsache im innigsten Verbande stehen, dafs namentlich die Vorstädte (suburbia) von der Seuche heimgesucht waren.]

[2]) [Eben hierauf dürfte auch wohl die von de Mussis hervorgehobene Verbreitung der Krankheit durch Flüchtlinge zurückgeführt werden, welche, ohne selbst zu erkranken, den Keim der Pest Gegenden zuführten, die von der Krankheit bisher verschont geblieben waren].

blutflufs von dem Blutspeien zu unterscheiden, ist für den Nichtarzt schon in gewöhnlichen Fällen nicht unbedeutend, wie sollte sie nicht viel gröfser gewesen sein in einer so entsetzlichen Krankheit, wo die Helfenden nicht nahen durften, ohne den sichern Tod vor Augen zu haben? Nur zwei ärztliche Beschreibungen[1]) des Uebels sind auf uns gekommen, die eine von dem heldenmüthigen Guy von Chauliac, die andere von Raimund Chalin de Vinario, einem vielerfahrnen Gelehrten, der sich in der Denkweise seines Jahrhunderts überaus geistreich bewegte. Jener berichtet nur von tödtlichem Bluthusten, dieser neben dem Bluthusten auch von Nasenbluten, Blutharnen und Darmblutflüssen, als Zufällen von so entschiedener und schneller Tödtlichkeit, dafs die Kranken, bei denen man sie beobachtet, schon an demselben oder dem folgenden Tage den Geist aufgegeben hätten[2]).

Dafs das Blutbrechen nicht hier und da vorgekommen sei, vielleicht selbst an manchen Orten vorgewaltet habe, ist bei Erwägung des Wesens der Krankheit keinesweges in Abrede zu stellen, denn jede faulige Entmischung der Säfte begründet Neigung zu Blutungen aller Art; hier kommt es jedoch auf historische Gewifsheit an, die nach jenen Zweifeln keinesweges feststeht. Wäre nicht dem Blutspeien ein so schleuniger Tod gefolgt, so würden wir gewifs noch von anderen Blutflüssen ausführlichere Nachricht erhalten haben, so jedoch war dem Uebel keine Zeit vergönnt, seine Wirkungen auf die Gefäfsenden weiter zu verbreiten. Nach ihrer ersten Wuth aber

[1]) Ich habe im Eingange zu dieser Darstellung des schwarzen Todes diejenigen ärztlichen Mittheilungen über die Krankheit angeführt, welche späteren Forschern bekannt geworden sind.]

[2]) De Peste Libri tres, opera Jacobi Dalechampii in lucem editi. Lugduni, 1552. 16. p. 35. — Dalechamp hat an diesem Werke, einem der werthvollsten Denkmäler des vierzehnten Jahrhunderts, nur die Sprache gebessert, und nichts weiter hinzugefügt, als eine Vorrede in Form zweier Briefe. [Ein Manuscript der Schrift von Chalin de Vinario findet sich in der Bibliothek der Marienkirche in Danzig. — Sehr beachtenswerth ist der Umstand, dafs auf der Dalechamp'schen Ausgabe dieser Schrift der Verfasser gar nicht genannt, das Werk daher in den Katalogen meist unter dem Namen von Dalechamp aufgeführt ist.] — Raimund Chalin de Vinario lebte zu gleicher Zeit mit Guy von Chauliac zu Avignon, hochberühmt und in sehr glänzenden Verhältnissen. Oft spricht er von Cardinälen und vornehmen Beamten des päpstlichen Hofes, die er behandelt, es ist selbst wahrscheinlich, wenn auch nicht erwiesen, dafs er Arzt Clemens VI. (1342—1352), Innocenz VI. (1352—1362) und Urban V. (1362—1370) gewesen sei. Er und Guy von Chauliac erwähnen einander nirgends.

ging die Seuche in die gewöhnliche fieberhafte Form der morgenländischen Pest über, es bildeten sich nicht mehr [pestilenzielle] Entzündungen innerer Theile aus, und Blutflüsse wurden so unwesentliche Erscheinungen wie in jeder andern fieberhaften Krankheit.

Chalin, der nicht nur das grofse Sterben von 1348 und die Pest von 1360, sondern auch die von 1373 und 1382 beobachtet hat, spricht aufserdem noch von Halszufällen, und beschreibt die schwarzen Flecken der Pestkranken genügender als alle anderen Zeitgenossen. Jene kamen nur bei wenigen vor, und bestanden in [bösartiger] Entzündung des Schlundes mit erstickender Beschwerde beim Schlucken[1]), wozu bei einigen noch Entzündung der Ohrspeicheldrüsen mit sehr entstellender Geschwulst hinzutrat. Kranke dieser Art waren zwar auch mit Blutspeien behaftet, doch starben sie gewöhnlich erst den sechsten, oder noch später, bis gegen den vierzehnten Tag[2]). Dasselbe Leiden ist bekanntlich auch in anderen Pestseuchen nicht ungewöhnlich, sowie die Blasen an verschiedenen Theilen der Oberfläche des Körpers, in deren Nähe, umgeben von mifsfarbigen und schwarzen Striemen, Drüsen und Brandbeulen entstanden, die Merkmale der Aufnahme des Giftes. Man nannte die striemenförmigen Flecke mit bezeichnender Vergleichung den Gürtel, und hielt diese Erscheinung mit Recht für überaus gefährlich[3]).

[[1]) Ohne Zweifel ist hier Diphtherie gemeint.]

[2]) A. a. O. p. 205. — Ebendaselbst und p. 32. 36 werden die Pestausschläge mit den gewöhnlichen unbestimmten Ausdrücken erwähnt: Exanthemata viridia, caerulea, nigra, rubra, lata, diffusa, velut signata punctis etc.

[3]) „Pestilentis morbi gravissimum symptoma est, quod zonam vulgo nuncupant. Ea sic fit: Pustulae nonunnquam per febres pestilentes fuscae, nigrae, lividae existunt, in partibus corporis a glandularum emissariis seiunctis, ut in femore, tibia, capite, brachio, humeris, quarum fervore et caliditate succi corporis attracti, glandulas in traiectione replent, et attollunt, unde bubones fiunt atque carbunculi. *Ab iis tanquam solidus quidam nervus in partem vicinam distentam ac veluti convulsione rigentem producitur, puta brachium vel tibiam, nunc rubens, nunc fuscus, nunc obscurior, nunc virens, nunc Iridis colore, duos vel quatuor digitos latus.* Huius summo, qua desinit in emissarium, plerumque tuberculum pestilens visitur, altero vero extremo, qua in propinquum membrum porrigitur, carbunculus. Hoc scilicet malum vulgus zonam cinctumve nominat periculosum minus, cum hic tuberculo, illic carbunculo terminatur, quam si tuberculum in capite solum emineat.“ p. 198.

3. Ursachen.

Die Untersuchung der Ursachen des schwarzen Todes bleibt für die Lehre von den Weltseuchen nicht ohne wichtige Ergebnisse, wenngleich sie nicht über das Allgemeine hinausgehen kann, ohne in ein durchaus unbekanntes und bis auf diese Stunde unbearbeitetes Gebiet zu gerathen. Mächtige Umwälzungen in dem Erdorganismus waren vorausgegangen, wir haben von ihnen noch sichere Kunde: Von China bis an den atlantischen Ocean bebte der Erdboden, in ganz Asien und Europa gerieth der Luftkreis in Aufruhr, und gefährdete durch schädliche Einflüsse das Pflanzen- und Thierleben.

Die Reihe dieser grofsartigen Ereignisse beginnt schon im Jahre 1333, funfzehn Jahre vor dem Ausbruch der Pest in Europa; ihr erster Schauplatz war China. Hier entstand zuerst in den von den Flüssen Kiang und Hoai durchströmten Länderstrichen eine versengende Dürre, begleitet von einer Hungersnoth. Hierauf folgten in und um King-sai, der damaligen Hauptstadt des Reiches, so gewaltige Regengüsse, dafs der Sage nach über 400,000 Menschen in den überfluthenden Wassern umkamen. Endlich stürzte der Berg Tsincheou ein und es entstanden grofse Erdrisse. Im folgenden Jahre (1334) wurde, mit Uebergehung fabelhafter Ueberlieferungen, die Umgegend von Canton von Ueberschwemmungen heimgesucht, während in Tche nach einer beispiellosen Dürre eine Pest entstand, die an fünf Millionen Menschen weggerafft haben soll. Wenige Monate darauf erfolgte in und um King-sai ein Erdbeben, und nach dem Einsturz des Gebirges Ki-ming-chan bildete sich ein See von mehr als hundert Stunden im Umfange, wobei wiederum Tausende ihr Grab fanden. In Hou-kouang und Honan währte eine Dürre fünf Monate lang, unabsehbare Heuschreckenschwärme verheerten die Felder und Noth und Seuchen blieben nicht aus. Zusammenhängende Nachrichten über den Zustand Europa's vor der grofsen Katastrophe kann man vom vierzehnten Jahrhundert nicht erwarten, auffallend ist es aber, dafs gleichzeitig mit einer Dürre und neuen Ueberschwemmungen in China im Jahre 1336 viele ungewöhnliche Lufterscheinungen und im Winter häufige Gewitter im nördlichen Frankreich beobachtet wurden, und dafs schon in dem verhängnifsvollen Jahre 1333 der Aetna einen Ausbruch machte[1]). Nach chinesischen Jahrbüchern sollen 1337 in der Gegend von Kiang vier Millionen Menschen durch eine Hungersnoth umgekommen sein und Ueberschwemmungen, Heuschreckenschwärme und ein sechstägiges Erdbeben unglaubliche Verwüstungen bewirkt haben. In demselben Jahre erschienen in Franken die ersten Heuschreckenschwärme, denen in den nächsten Jahren unzählige folgten. 1338 wurde Kingsai von einem zehntägigen Erdbeben heimgesucht — zu gleicher Zeit litt Frankreich durch eine Mifsernte — und von jetzt an bis 1342 wechselten in China Ueberschwemmungen, Erdbeben und Hungersnoth mit einander ab. Dasselbe Jahr zeichnete sich auch in den Rheingegenden und Frankreich durch grofse Ueberschwemmungen aus, die man nicht blos dem Regen zuschreiben konnte; denn aller Orten, selbst auf den Gipfeln der Berge, sah man Quellen hervorrieseln, und trockene Gegenden wurden auf unerklärliche Weise unter Wasser gesetzt. Im folgenden Jahre stürzte in China der Berg Hong-tchang zusammen, und es entstand danach eine zerstörende Wasserfluth; auch folgten auf einen dreimonatlichen Regen in Pien-tcheou und Leang-tcheou unerhörte Ueberschwemmungen, die sieben Städte verwüsteten. In Aegypten und Syrien entstanden gewaltige Erdbeben, und in China wurden diese von jetzt an immer häufiger, denn sie wiederholten sich 1344 in Ven-tcheou, wo in Folge davon das Meer übertrat, 1345 in Ki-tcheou, und in den beiden folgenden Jahren in Canton mit unterirdischem Donner. Dazwischen kamen wieder Ueberschwemmungen und Hungersnoth hier und da vor, nach 1347 aber beruhigte sich in China das Toben der Elemente[2]).

Erst 1348 traten in Europa die Zeichen des tellurischen Aufruhrs ein, nachdem die zwischenliegenden Länderstriche Asiens wahrscheinlich auf gleiche Weise heimgesucht worden waren. Auf der Insel Cypern war die Pest von Osten her schon hereingebrochen, als ein Erdbeben die Grundfesten der Insel erschütterte, begleitet von einem so furchtbaren Orkan, dafs die Einwohner, die ihre mu-

[1]) v. Hoff, Geschichte der natürlichen Veränderungen der Erdoberfläche. Bd. II. Gotha 1824. 8. S. 264. Diesem Ausbruch folgten in diesem Jahrhundert keine späteren, weder vom Aetna noch vom Vesuv.

[2]) Deguignes a. a. O. p. 226; nach chinesischen Quellen.

hamedanischen Sclaven getödtet hatten, um nicht von ihnen selbst unterjocht zu werden, in sinnlosem Schrecken hierhin und dorthin flohen. Das Meer fluthete über, die Schiffe zerschellten an den Felsen, und wenige überlebten das wunderbare Ereignifs, wodurch dies blühende Eiland einer Wüste gleich verödet wurde. Vor dem Erdbeben hatte ein verpestender Wind einen so giftigen Geruch verbreitet, dafs viele Einwohner, davon überwältigt, zu Boden stürzten und in grausem Todeskampfe ihre Seele aushauchten[1]).

Diese Erscheinung ist eine der seltensten, die je wahrgenommen worden, denn nichts ist beständiger, als die Mischung des Luftmeers, — von keiner Seite hat die Natur das organische Leben sorgsamer gesichert; nie haben Naturforscher fremdartige Stoffe in der Atmosphäre aufgefunden, die, mit sinnlichen Merkmalen begabt und von Winden getragen, Krankheit erregend über ganze Welttheile, von Land zu Land sich verbreitet hätten, wie vom Jahre 1348 erzählt wird. Um so mehr haben wir zu bedauern, dafs in dieser aufserordentlichen Zeit, die bei tiefem Stande der Wissenschaften überaus arm an guten Beobachtern war, so wenig Zuverlässiges über jene ungewöhnlichen Vorgänge im Luftmeer aufgezeichnet worden ist. Doch sagen deutsche Nachrichten ausdrücklich, ein dicker, riechender Nebel sei von Osten herangezogen und habe sich über Italien verbreitet[2]); auch konnte man sich wohl über eine so handgreifliche Erscheinung nicht täuschen, — die Glaubwürdigkeit schlichter Ueberlieferungen, mögen sie auch physicalischer Forschung wenig genügen, kann bei Erwägung des Zusammenhanges der Ereignisse schwerlich in Zweifel gezogen werden. Denn gerade jetzt war das

---

[1]) Ebendas. p. 225.

[2]) „So waren auch viel Hewschrecken gewesen, die der Wind mit einem Sturm ins Meer geworffen, und darnach das Wasser wider todt aufgeschlagen hatte, davon ein böser fauler stanck entstanden, daher die Lufft sehr vergifftet worden, und hat man klar am Himel gesehen, wie sich ein grawsamer, zuvor ungewöhnlicher Nebel, von Morgen am Himel hergezogen, und in Welschland nidergelassen.“ Mansfeldische Chronica, durch M. Cyriac. Spangenberg. Eisleben 1572. fol. Cap. 287, fol. 336*b*. — Vergl. Staind. Chron. (?) bei Schnurrer: („Ingens vapor magnitudine horribili boreali movens regionem, magno adspicientium terrore dilabitur.“), und Ad. v. Lebenwaldt, Land- Stadt- und Hausarzneybuch, Nürnberg 1695. fol. S. 15, der von einem schwarzen, dicken Dampfe spricht, welcher auch die Erde bedeckte. Chalin drückt sich hierüber folgendermafsen aus: „Coelum ingravescit, *aër impurus sentitur: nubes crassae ac multae luminibus coeli obstruunt, immundus ac ignavus tepor hominum emollit corpora, exoriens sol pallescit.*“ p. 50.

Erdbeben allgemeiner, als je in historischen Zeiten; an tausend Stellen öffneten sich Abgründe, aus denen schädliche Dünste emporstiegen, und wie denn natürliche Vorgänge ins Wunderbare verkehrt werden, so ging die Sage von einer feurigen Dunstkugel, die im fernen Osten sich zur Erde herabgesenkt, in einem Umkreis von mehr als hundert Stunden alles Lebende vernichtet und die Luft weit und breit verpestet habe[1]). Hierzu kamen die Folgen unzählbarer Ueberschwemmungen; grofse Flufsgebiete waren in Sümpfe verwandelt worden, aller Orten erhoben sich faule Dünste, verstärkt durch den Geruch verwesender Heuschrecken, die vielleicht nie in dichteren Schwärmen die Sonne verfinstert hatten[2]), sowie zahlloser Leichen, die man selbst nicht in den wohlgeordneten Städten Europa's dem Anblick der Lebenden rasch genug zu entziehen wufste. Es ist also wahrscheinlich, dafs die Atmosphäre in grofser Ausdehnung fremdartige, sinnlich erkennbare Beimischungen erhielt, die wenigstens in den niederen Regionen nicht zersetzt oder bis zur Unwirksamkeit zertheilt werden konnten.

Verfolgen wir nun den Gang der grofsartigen Umwälzungen weiter, so erhalten wir Kunde von einem Erdbeben ohne Beispiel, das am 25. Januar 1348 Griechenland, Italien und die angrenzenden Länder erschütterte. Neapel, Rom, Pisa, Bologna, Padua, Venedig und viele andere Städte litten bedeutend, ganze Ortschaften versanken, Burgen, Häuser und Kirchen stürzten zusammen, und Hunderte von Menschen wurden unter Trümmern begraben[3]). In Kärnthen fielen dreifsig Ortschaften und alle Kirchen zusammen, mehr als tausend Leichen wurden unter dem Schutt hervorgezogen, die Stadt Villach wurde so von Grund aus zerstört, dafs nur wenige Einwohner sich retteten, und als der Boden aufhörte zu schwanken, sah man Berge von ihrer Stelle gerückt und viele Dörfer verschüttet[4]). Bei diesem Erdbeben soll der Wein in den Fässern trübe ge-

---

[1]) Mezeray, Histoire de France. Tom. II. (Paris 1685. fol.), p. 418. Vergl. Oudegheerst, Chroniques de Flandres. Anvers 1571. 4. Chap. 175. fol. 297 b.

[2]) Sie verbreiteten sich über die meisten Länder, aus denen wir Nachrichten erhalten haben, in der Richtung von Osten nach Westen. Anonym. Leobiens. Chron. a. a. O.

[3]) Giov. Villani, Istorie Fiorentine, L. XII. c. 121. 22; bei Muratori, T. XIII. p. 1001. 2. — Vergl. Barnes a. a. O. p. 430.

[4]) J. Vitoduran. Chronicon, bei Füfsli, Thesaurus Histor. Helvet. Tigur. 1735. fol. p. 84.

worden sein, eine Angabe, die den Beweis stattgefundener entmischender Luftveränderungen darbietet; hätten wir aber auch keine andere Nachricht, aus der die Anregung widerstreitender Naturkräfte während dieser Erschütterungen hervorgehen könnte, so ist in neuerer Zeit durch wissenschaftliche Beobachtungen dargethan worden, dafs das Verhältnifs der Atmosphäre zum Erdkörper durch vulcanischen Einflufs sich ändert: wie sollte hieraus nicht auf jene aufserordentlichen Ereignisse zurückgeschlossen werden können? Wir wissen aber noch aufserdem, dafs während dieses Erdbebens, dessen Dauer von einigen auf acht, von anderen selbst auf vierzehn Tage angegeben wird, die Menschen eine ungewöhnliche Betäubung und Kopfschmerz empfanden, viele sogar ohnmächtig wurden[1]). Bis in die Gegend von Basel erstreckten sich die zerstörenden Erderschütterungen[2]), und sie wiederholten sich bis gegen 1360 in ganz Deutschland, Frankreich, Schlesien, Polen, England und Dänemark, und weiter hinauf im hohen Norden[3]). Grofse und seltene Meteore erschienen an vielen Orten, und wurden mit dem Grausen des Aberglaubens angestaunt; eine Feuersäule, die am 20. December 1348 bei Sonnenaufgang eine Stunde lang über dem Pallaste des Papstes in Avignon stand[4]), und eine Feuerkugel, die im August desselben Jahres bei Sonnenuntergang über Paris gesehen wurde, und sich vor ähnlichen Erscheinungen durch längere Dauer auszeichnete[5]), anderes nicht zu erwähnen, was die Chroniken dieses Jahrhunderts, vermischt mit wundersamen Sagen und Deutungen, darbieten.

Schon 1345 und früher begannen in Europa die Vorzeichen dieser Erschütterungen: die Ordnung der Jahreszeiten schien verändert, Regen, Ueberschwemmungen, Mifswachs waren so allgemein,

---

[1]) Albert. Argentiniens. Chronic., bei Urstis., Script. rer. Germanic. Francof. 1585. fol. P. II. p. 147. — Vergl. Chalin a. a. O. [Bei Crusius (Annal. Suevic. Francof. 1596, 249) heifst es: „Zu dieser Stunde waren die Leute wie unsinnig und hatten Kopfschmerzen, wenn sie gingen, so verirrten sie unterwegs, wollten sie aber stehen, so konnten sie nicht stehen bleiben.“]

[2]) Petrarch. Opera. Basil. 1554. fol. p. 210. — Barnes a. a. O., p. 431.

[3]) „Un tremblement de terre universel, mesme en France et aux pays septeutrionaux, renversoit les villes toutes entières, déracinoit les arbres et les montagnes, et remplissoit les campagnes d'abysmes si profondes, qu'il sembloit que l'enfer eût voulu engloutir le genre humain.“ — Mezeray a. a. O., p. 418. — Barnes p. 431.

[4]) Villani a. a. O., c. 119, p. 1000.

[5]) Guillelm. de Nangis, Cont. alt. Chron. a. a. O., p. 109.

dafs nur wenige Gegenden verschont blieben, und wenn ein Geschichtschreiber dieses Jahrhunderts versichert, es wäre Ueberflufs in den Scheunen und Vorrathskammern gewesen[1]), so widerstreiten ihm einstimmig alle seine Zeitgenossen. Bald wurden die Folgen des Mifswachses fühlbar, besonders in Italien und den angrenzenden Ländern, wo in dem genannten Jahre ein vier Monate anhaltender Regen die Saaten verdorben hatte. In den gröfseren Städten mufste man schon im Frühjahr 1347 zu Brodvertheilungen unter die Armen schreiten, namentlich in Florenz, wo man grofse Bäckereien errichtete, aus denen im April täglich 94,000 Portionen Brod zu zwölf Unzen verabreicht wurden[2]); aber es liegt am Tage, dafs die Menschenliebe die allgemeine Noth nur hier und da zu lindern, ihr aber nicht ganz zu steuern vermochte. Krankheiten, die unabwendbaren Folgen der Hungersnoth, brachen auf dem Lande wie in den Städten aus, Kinder starben vor Hunger in den Armen ihrer Mütter, Mangel, Elend, Verzweiflung waren allgemein in der ganzen Christenheit[3]).

Dies sind die Ereignisse vor dem Ausbruche der schwarzen Pest in Europa. Die Zeitgenossen haben sie nach ihrer Art gedeutet, und haben damit, wie unter ähnlichen Umständen ihre späten Nachkommen, den Beweis gegeben, dafs den Sterblichen weder die Sinne noch hinreichende Geistesschärfe zu Gebote stehen, die Regungen des Erdorganismus in ihren Erscheinungen, geschweige denn in ihren Wirkungen wissenschaftlich zu erkennen. Der Aberglaube, die Selbstsucht in tausend Gestalten, der Dünkel der Schulen bemächtigen sich einzelner Wahrnehmungen; sie wähnen in dem Einzelnen das Ganze zu erfassen, und ahnen nicht den Weltgeist, der die Triebfedern alles Seins in innigem Verein mächtiger Naturkräfte belebt, und keine Erscheinung aus vereinzelten Ursachen entstehen läfst. Fünf Jahrhunderte nach jenem Zeitalter der Zerstörung die Ursachen eines kosmischen Aufruhrs, der in gleicher Ausdehnung nie wiedergekehrt ist, zu deuten, die Einflüsse wissenschaftlich zu bezeichnen, die in den Leibern der Menschen und Thiere ein so

---

[1]) Guillelm. de Nangis a. a. O., p. 110.

[2]) Villani a. a. O., c. 72, p. 954.

[3]) Anonym. Istorie Pistolesi, bei Muratori, T. XI. p. 524. „Ne gli anni di Chr. 1346 et 1347 fu grandissima carestia in tutta la christianità, in tanto che molta gente moria di fame e fue grande mortalità in ogni paese del monde,"

furchtbares Gift hervorriefen, geht über menschliche Einsicht. Vermögen wir selbst jetzt nicht, mit allen Hülfsmitteln einer vielseitigen Naturlehre, die Zustände der Atmosphäre anzugeben, durch welche Seuchen hervorgebracht werden, so dürfen wir um so weniger Rückschlüsse von dem neunzehnten auf das vierzehnte Jahrhundert versuchen[1]); betrachten wir aber die Vorgänge in ihrer Allgemeinheit, so giebt uns dieses Jahrhundert gehaltvolle, für alle Zeiten hochwichtige Lehren. Deutlich offenbart sich in dem Fortschreiten zusammenhängender Naturwirkungen von Osten nach Westen jenes grofse Naturgesetz, das in dem Leben des Erdorganismus, wie in dem davon abhängigen Leben der Völker, schon oft und augenfällig hervorgetreten ist. Im innersten Schoofse der Erde war im Jahre 1333 die Anregung gegeben, die in unablässiger Aufeinanderfolge sechsundzwanzig Jahre hindurch bis an die westlichen Meeresufer Europa's die Erdoberfläche erschütterte. Gleich anfangs nahm der Luftkreis Theil an den tellurischen Erschütterungen: Atmosphärische Wasser überflutheten die Länder, oder versengender Brand liefs Pflanzen und Thiere verschmachten. Die Insectenwelt wurde wunderbar belebt, es schien, als sollte das Lebende die Zerstörung vollenden, welche die astralischen und tellurischen Kräfte begonnen hatten. So gewann dies grause Werk der Natur von Jahr zu Jahr gröfsere Ausdehnung, es war eine fortschreitende Ansteckung der Zonen, die über und unter der Erde ihre mächtigen Schwingen regte, und schon in den ersten Jahren des tellurischen Aufruhrs in China, erkennbar an leichteren Vorbedeutungen, den ganzen Erdball durchzuckte.

4. Verbreitung.

Die Natur der ersten Seuchen in China ist unbekannt; wir haben erst sichere Kunde von der Krankheit, nachdem sie schon in

[[1]) Die Nachrichten der Zeitgenossen, und speciell der ärztlichen Berichterstatter, über die Gestaltung der Witterungsverhältnisse vor dem Auftreten und zur Zeit des Vorherrschens der Seuche sind so mangelhaft, und zudem durch den Standpunkt der Anschauungen der Beobachter, welche nur für die sideralen, resp. Constellations- und tellurischen Einflüsse Sinn und Verständnifs hatten, so getrübt, dafs Hecker gewifs mit Recht auf eine weitere Erörterung dieser Frage hier nicht eingegangen ist; auch alle später bekannt gewordenen ärztlichen und chronistischen Mittheilungen enthalten in dieser Beziehung nichts Erwähnenswerthes.]

die westlichen Länderstriche Asiens eingedrungen war. Hier zeigte sie sich als die morgenländische Pest mit Lungenerkrankung, als welche sie vielleicht auch in China begonnen haben mochte, d. h. als ein Uebel, welches sich mehr als irgend ein anderes durch Ansteckung verbreitet, eine Ansteckung, die in gewöhnlichen Pestseuchen die unmittelbare Berührung, und nur unter seltenen ungünstigen Umständen die blofse Nähe des Kranken erfordert. Gewifs war der Antheil dieser Ursache an der Verbreitung der Pest über den ganzen Erdkreis ein überaus wichtiger, und die Vermuthung, der schwarze Tod hätte vom westlichen Europa durch gute Mafsregeln, ähnlich den jetzt erprobten, abgehalten werden können, würde alle Gründe der neueren Erfahrung für sich haben, wenn irgend zu beweisen wäre, dafs diese Seuche wirklich aus dem Orient hereingebracht worden sei, oder dafs die morgenländische Pest überhaupt, so oft sie in Europa sich gezeigt, jedesmal in Asien oder Aegypten ihren Ursprung genommen habe. Ein solcher Beweis kann aber auf keine Weise überzeugend geführt werden, denn er würde durch die unmögliche Voraussetzung bedingt werden, dafs entweder in den Culturverhältnissen der europäischen Völker in den ältesten und in den neueren Zeiten kein wesentlicher Unterschied statt finde, oder dafs Schädlichkeiten, die nur erst der Entwilderung der menschlichen Gesellschaft und dem regelmäfsigen Anbau der Länder gewichen sind, ehedem die Bubonenpest nicht unterhalten konnten. Die Pest war vielmehr in Europa, bevor noch Handel und gesellschaftlicher Verkehr die Völker vereinte[1]); es ist daher mit Grund zu vermuthen, dafs sie sich durch rohe Lebensweise und die Uncultur des Bodens selbstständig entwickelt hat, Einflüsse, welche die Entstehung schwerer Krankheiten recht eigentlich begünstigen. Nun brauchen wir nicht einmal in die früheren Jahrhunderte

---

[1]) Nach Papon verliert sich ihre Entstehung in den Urzeiten, und vor der christlichen Zeitrechnung haben schon viele nachweisbare Pestepidemieen statt gefunden. De la peste, ou époques mémorables de ce fléau, et les moyens de s'en préserver. T. II. Paris, an 8 de la rép. 8. [Die historischen Untersuchungen Papon's entbehren der Verläfslichkeit; die ersten Nachrichten über die Beulenpest haben wir vielleicht in den von Hippocrates und Aretäus gegebenen Andeutungen über „bösartige Fieber mit Bubonen", sicher in den von Rufus aufbewahrten und in der Collectio des Oribasius mitgetheilten Berichten der (Alexandrinischen?) Aerzte Dionysius, Dioskorides und Posidonius zu suchen.]

zurückzugehen, denn das vierzehnte selbst zählte vor seiner Mitte bereits fünf oder sechs Pestseuchen[1]). Erwägen wir daher die Eigenthümlichkeit der Pest, dafs sie in den Ländern, die sie einmal heimgesucht hat, noch eine längere Zeit in milderen Formen fortdauert, und dafs die epidemischen Einflüsse von 1342, wo sie sich zum letzten Male gezeigt hatte, bis 1348 ihrem stillen Fortwuchern überaus günstig waren, so ergiebt sich die Annahme, dafs auch in diesem verhängnifsvollen Jahre Keime der Pest im südlichen Europa vorhanden waren, welche durch atmosphärische Schädlichkeiten geweckt werden konnten, dafs also der schwarze Tod, wenigstens zum Theil, in Europa selbst entstanden sei. Die Verderbnifs des Luftmeers kam von Osten, aber die Krankheit selbst kam nicht auf den Flügeln des Windes, sondern sie wurde von der Atmosphäre nur angeregt und vergröfsert, wo sie schon vorhanden war.

[Diese Ansicht von der autochthonen Entstehung der Pest, und speciell der unter dem Namen des schwarzen Todes bekannten Pestseuche, in Europa, unterliegt sehr erheblichen Bedenken, die hier zu erörtern nicht wohl der Ort ist; Hecker weiset — und gewifs mit allem Rechte — auf die Unterschiede in den Culturverhältnissen der Völker innerhalb der verschiedenen Zeiträume und die daraus hervorgehenden wechselnden Krankheitsgestaltungen hin, allein so hoch wir dieses Moment in seiner pathogenetischen Bedeutung auch veranschlagen müssen, so läfst sich das Entstehen und Verschwinden contagiöser Krankheiten, wie namentlich der Pest, daraus allein nicht erklären; wir vermögen in jenem Momente, je nach seiner Gestaltung, nur ein, allerdings sehr mächtiges, Förderungs- oder Beseitigungsmittel für die Verbreitung der Pest zu entdecken, die Heimath der Krankheit aber haben wir in, wie es scheint, sehr begrenzten Gebieten des Orients zu suchen, von wo aus sich die Krankheit durch Contagium weiter verbreitet, und in den hygienischen Mifsständen früherer Jahrhunderte ein ebenso üppiges Brütebett, als in den Sperr- und Quarantaine-Mafsregeln, wie in den geläuterten Culturverhältnissen

[1]) 1301 im südlichen Frankreich, 1311 in Italien, 1316 in Italien, Burgund und im nördlichen Europa; 1335, dem Heuschreckenjahre, im mittleren Europa, 1340 in Oberitalien, 1342 in Frankreich, und 1347 in Marseille und auf den meisten grofsen Inseln des mittelländischen Meeres. Ebendas. T. II. p. 273. [Ob die hier angeführten „Pestilenzen" in der That sämmtlich der „Beulenpest" angehörten, ist sehr fraglich.]

der neueren und neuesten Zeit das wesentliche Hemmnifs für ein allgemeines Vorherrschen gefunden hat.]

Dieser Ursprung der schwarzen Pest war jedoch nicht der alleinige. Denn noch viel mächtiger als die Anregung schon vorhandener Pest durch atmosphärischen Einflufs wirkte die Ansteckung der Völker unter einander auf den grofsen Heerstrafsen und in den Häfen des mittelländischen Meeres. Von China ging der Zug der Caravanen durch Mittelasien im Norden des caspischen Meeres bis nach Taurien; hier harreten Schiffe, um die Erzeugnisse des Orients nach Constantinopel zu bringen, der Hauptstadt des Handels und dem Mittelpunkt der Verbindung von Asien, Europa und Afrika[1]). Andere Züge gingen aus Indien nach Kleinasien, und berührten die Städte im Süden des caspischen Meeres, und endlich von Bagdad aus über Arabien nach Aegypten; auch war die Schifffahrt auf dem rothen Meere von Indien nach Arabien und Aegypten nicht unerheblich. In allen diesen Richtungen bahnte sich die Ansteckung ihre Wege, und ohne Zweifel sind Constantinopel und die kleinasiatischen Häfen als die Heerde der Verpestung anzusehen, von denen diese nach entfernten Hafenstädten und Inseln ausstrahlte. Nach Constantinopel war die Pest von den Nordküsten des schwarzen Meeres gebracht worden[2]), nachdem sie bereits die Länder zwischen jenen Handelsstrafsen entvölkert hatte, und schon 1347 zeigte sie sich in Cypern, Sicilien, Marseille und einigen Hafenstädten Italiens; die übrigen Inseln des mittelländischen Meeres, besonders Sardinien, Corsica und Majorca, wurden eine nach der anderen heimgesucht. An der ganzen Südküste Europa's waren also Heerde der Ansteckung bereits in voller Wirksamkeit, als die Seuche im Januar 1348 in Avignon[3]) und in anderen südfranzösischen und norditalischen Städten, sowie in Spanien erschien. Die Tage ihres Ausbruchs in den einzelnen Ortschaften sind nicht mehr auszumitteln, aber gleichzeitig war dieser nicht; [die zuerst, und zwar schon Ende des Jahres

[1]) Vergl. Deguignes a. a. O., p. 228.

[2]) Nach der allgemeinen byzantinischen Bezeichnung „aus dem Lande der hyperboräischen Scythen." Kantakuzen. a. a. O. [Besonders wichtig sind die erst neuerlichst bekannt gewordenen und oben citirten Nachrichten von Gabriel de Mussis über das Auftreten des schwarzen Todes 1346 in der Krimm und die weitere Verschleppung der Krankheit von hier nach Italien.]

[3]) Guid. Cauliac. a. a. O.

1347 oder doch Anfang 1348, ergriffenen Orte waren, wie namentlich aus dem Berichte von de Mussis hervorgeht, Genua und Venedig, schon im Januar 1348 trat die Seuche in Modena und anderen Ortschaften Oberitaliens auf]; in Florenz erschien die Krankheit zu Anfang April[1]), in Cesena den 1. Juni[2]), und das ganze Jahr über wurde ein Ort nach dem anderen ergriffen, so dafs die Seuche, nachdem sie ganz Frankreich und Deutschland, wo sie jedoch erst im folgenden Jahre ihre gröfsten Verheerungen machte, durchwandert hatte, erst im August in England ausbrach, wo sie denn auch nur so allmählich fortschritt, dafs sie erst drei Monate später London erreichte[3]). Die nordischen Reiche wurden von ihr 1349, und zwar Schweden erst im November dieses Jahres, befallen, also fast zwei Jahre nach ihrem Ausbruch in Avignon[4]). Polen erhielt die Seuche im Jahre 1349 wahrscheinlich aus Deutschland[5]), wo nicht aus den nordischen Ländern, in Rufsland aber zeigte sie sich erst 1351, länger als drei Jahre nach ihrem Ausbruch in Constantinopel. Anstatt von Taurien und vom caspischen Meere nordwestlich vorzudringen, hatte sie also den grofsen Umweg vom schwarzen Meere über Constantinopel, das südliche und mittlere Europa, England, die nordischen Reiche und Polen gemacht, bevor sie die moskowitischen Gauen erreichte, eine Erscheinung, die bei späteren, aus Asien stammenden Weltseuchen nicht wieder vorgekommen ist.

5. Menschenverlust.

Die Verheerungen der schwarzen Pest zu beurtheilen, haben wir keinen sicheren Mafsstab, wenn Zahlenverhältnisse verlangt werden, wie in neueren Zeiten. Man versetze sich einen Augenblick zurück in das vierzehnte Jahrhundert. Die Völker waren noch wenig entwildert. Die Kirche hatte sie wohl gebändigt, aber sie litten alle an den Nachwehen ursprünglicher Rohheit. Die Herrschaft der

---

[1]) Matt. Villani, Istorie, bei Muratori, T. XIV. p. 14.

[2]) Annal. Caesenat. Ebendas. p. 1179.

[3]) Barnes a. a. O.

[4]) Olof Dalin's Svea-Rikes historie. 3 Bände, Stockholm 1747—61. 4. Bd. II. c. 12, S. 496.

[5]) Dlugoss. Histor. Polon. L. IX. p. 1086. T. I. Lips. 1711. fol.

Gesetze war noch nicht befestigt, noch überall hatten die Fürsten mächtige Feinde der inneren Ruhe und Sicherheit zu bekämpfen; die Städte waren Festungen zu eigener Nothwehr, an den Wegen lagerten Raubritter, der Landmann war Lehnsknecht, ohne eigenen Besitz, Rohheit allgemein, Menschlichkeit noch nicht in der Sinnesart der Völker. Die Scheiterhaufen der Hexen und Ketzer loderten hoch auf, sanfte Herrscher erschienen schwach, überall wilde Leidenschaften, Härte, Grausamkeit; — Menschenleben hatte geringen Werth, die Staaten kümmerten sich nicht um die Zahl ihrer Unterthanen, für deren Wohl zu sorgen ihnen oblag. Das erste Erfordernifs also, um den Menschenverlust zu ermessen, die Kenntnifs der Volkszahl, geht uns durchaus ab, und nun sind wiederum die überlieferten Angaben dieses Verlustes so ungenau, dafs auch von dieser Seite nur Raum bleibt für ungefähre Vermuthungen.

Cairo verlor während der gröfsten Wuth der Seuche täglich 10—15,000 Menschen [?], soviel als hier in neuerer Zeit grofse Pesten im Ganzen weggerafft haben. In China sollen über dreizehn Millionen [?] gestorben sein, und dem entsprechen die gewifs übertriebenen Berichte aus dem übrigen Asien. Indien wurde entvölkert, die Tartarei, das tartarische Reich Kaptschak, Mesopotamien, Syrien, Armenien waren mit Leichen bedeckt, die Kurden flohen, ohne Rettung zu finden, in die Berge, Caramanien und Cäsarea starben aus; an den Wegen, auf den Lagerplätzen, in den Caravanserai's sah man nur unbeerdigte Todte, und nur einige Städte (arabische Geschichtschreiber nennen Maara el nooman, Schisur und Harem) blieben auf unerklärbare Weise frei. In Aleppo starben täglich 500, in Gaza innerhalb sechs Wochen 22,000 Menschen und die meisten Thiere; Cypern verlor fast alle seine Einwohner[1]), und oft sah man im mittelländischen Meere, wie später in der Nordsee, Schiffe ohne Lenker umhertreiben, die die Pest verbreiteten, wo sie auf den Strand geriethen[2]). Dem Papste Clemens in Avignon wurde berichtet, im ganzen Orient, wahrscheinlich mit Ausnahme von China, wären 23,840,000 Menschen von der Pest weggerafft worden[3]). Die Genauigkeit dieser Angabe könnte Verdacht erregen, wenn man

---

[1]) Deguignes a. a. O., p. 223 f.

[2]) Matt. Villani, Istorie, a. a. O., p. 13.

[3]) Knighton, bei Barnes a. a. O., p. 434.

sich der Begebenheiten des vierzehnten und funfzehnten Jahrhunderts erinnert. Wie hätten so grofse Kriege geführt, so gewaltige Anstrengungen unternommen, das griechische Kaiserthum nur hundert Jahre später gestürzt werden können, wenn die Völker wirklich so ganz aufgerieben gewesen wären? Aber die Erfahrung, dafs die Paläste der Fürsten den Seuchen weniger zugänglich sind, und dafs an wichtigen Orten die Einwanderung aus verschonteren Gegenden selbst die gröfsten Verluste bald ersetzt, macht diese Nachricht glaublich; sie erinnert uns auch, dafs mit den todten Zahlen ohne eindringende Kenntnifs des Wesens der menschlichen Gesellschaft nicht eben viel gethan ist. Wir wollen uns darauf beschränken, einige der zuverlässigeren Nachrichten aus europäischen Städten aufzuführen:

In Florenz starben an der schwarzen Pest:	60,000 [1])
In Venedig	100,000 [2])
In Marseille in einem Monat	16,000 [3])
In Siena	70,000 [4])
In Paris	50,000 [5])
In St. Denys	14,000 [6])
In Avignon	60,000 [7])
In Strafsburg	16,000 [8])
In Lübeck	9,000 [9])

---

1) Jo. Trithem. Annal. Hirsaugiens. (Monast. St. Gall. Hirsang. 1690. fol.) T. II. p. 296. — Nach Boccaccio a. a. O. 100,000; nach Matt. Villani a. a. O. p. 14. 3 von 5.

2) Odoric. Raynald. Annal. ecclesiastic. Colon. Agripp. 1691. fol. Vol. XVI. p. 280.

3) Vitoduran. Chronic. bei Füfsli a. a. O.

4) Tromby, Storia de S. Brunone e dell' ordine Cartusiano. Vol. VI. L. VIII. p. 235. Napol. 1777. fol.

5) Barnes p. 435.

6) Ebend.

7) Baluz. Vitae Papar. Avenionens. Paris 1693. 4. Vol. I. p. 316. — Nach Rebdorf, bei Freher a. a. O. in der schlimmsten Zeit täglich 500.

8) Königshoven a. a. O.

9) Nach Reimar Kork von Pfingsten bis Michaelis 1350, 80—90,000, worunter 11 Rathsmitglieder und der Bischof Johann IV. Siehe: Joh. Rud. Becker, Umständliche Geschichte der Kais. und des H. R. R. freien Stadt Lübeck. Lübeck 1782, 84, 1805. 3 Bde. 4. Bd. 1. S. 269. 71. Wiewohl Lübeck damals in seiner gröfsten Blüthe war, so erscheint diese Angabe, mit der die von Paul Lange übereinstimmt, doch übertrieben. (Chronic. Citiziense, bei J. Pistorius, Rerum Germanic. Scriptores aliquot insignes, cur. Struve. Ratisb. 1626. fol. p. 1214.) Wir haben daher die geringere eines Ungenannten: Chronic. Sclavic. bei Erpold Lindenbrog, Scriptores rerum Germanic.

In Basel	14,000
In Erfurt wenigstens	16,000
In Weimar	5,000 [1])
In Limburg	2,500 [2])
In London wenigstens	100,000 [3])
In Norwich	51,100 [4])
Hierzu kamen:	
Barfüfser Mönche in Deutschland	124,434 [5])
Minoriten in Italien	30,000 [6])

Dieses kurze Verzeichnifs könnte durch mühsame und unsichere Berechnung anderweitiger Angaben noch leicht vervielfältigt werden, würde aber doch niemals ein anschauliches Bild der geschehenen Verheerungen gewähren. Lübeck — damals das nordische Venedig — das die zuströmende Volksmenge nicht mehr fassen konnte, gerieth bei dem Ausbruch der Pest in so grofse Verwirrung, dafs seine Bürger wie im Wahnsinne von dem Leben Abschied nahmen. Kaufleute, denen Erwerb und Besitz über alles ging, entsagten kalt und willig ihren irdischen Gütern. Sie trugen ihre Schätze in die Klöster und Kirchen, um sich ihrer auf den Stufen der Altäre zu entledigen; aber für die Mönche hatte das Gold keinen Reiz, denn es brachte den Tod. — Sie schlossen die Pforten — doch warf man es ihnen noch über die Klostermauern; man wollte kein Hindernifs an dem letzten frommen Werke, zu dem die stumme Verzweifelung gerathen. Als die Seuche vorüber war, glaubte man nur noch unter Leichen

septentrional. vicinorumque populor. diversi, Francof. 1630. fol. p. 225, und Spangenberg's a. a. O. gewählt, mit der nur wieder die Versicherung beider Schriftsteller, es wären am 10. August 1350 1500 oder 1700 (nach Becker 2500) Menschen gestorben, nicht übereinstimmt. — Vergl. Chronik des Franciscaner Lesemeisters Detmar, nach der Urschrift und mit Ergänzungen aus anderen Chroniken herausgeg. von F. H. Grautoff. Hamburg 1829. 30. 8. Th. I. p. 269. Anhang: p. 471.

[1]) Förtemann, Versuch einer Geschichte der christlichen Geifslergesellschaften, in Stäudlin's und Tzschirner's Archiv für alte und neue Kirchengeschichte. Bd. III. 1817.

[2]) Limburger Chronik, herausg. von C. D. Vogel. Marburg 1828. 8. S. 14.

[3]) Barnes a. a. O.

[4]) Ebend.

[5]) Spangenberg, fol. 339 *a*. „Grawsam Sterben vieler faulen Tropffen."

[6]) Vitoduran a. a. O.

zu wandeln, denn alle Ueberlebenden waren von widriger Todtenfarbe entstellt, in Folge ausgestandener Angst und unabwendbarer Verpestung der Luft [1]). Einen ähnlichen Anblick mögen viele andere Städte gewährt haben, und es ist ausgemacht, dafs eine grofse Anzahl Flecken und Dörfer, die man nicht zu hoch auf 200,000 angiebt [2]), aller ihrer Einwohner beraubt worden sind. In Frankreich blieben an vielen Orten von zwanzig Einwohnern nur zwei am Leben [3]), und die Hauptstadt fühlte die Wuth der Seuche in den Wohnungen der Armen wie in den Pallästen. Zwei Königinnen [4]), ein Bischof [5]) und andere Vornehme in grofser Anzahl wurden als ihre Opfer betrauert, über fünfhundert starben täglich im Hôtel-Dieu, unter der treuen Pflege barmherziger Schwestern, deren entsagender Muth unter den schönsten Zügen menschlicher Tugend in diesem grauenvollen Jahrhundert hervorleuchtet. Denn obwohl sie der sichtlichen Ansteckung erlagen, und ihre Schaar sich mehrmals erneute, so fehlte es doch nie an Neueintretenden, denen unchristliche Todesfurcht fremd und fromme Hingebung heiliger Beruf war. Bald waren die Kirchhöfe überfüllt, und nicht wenige verödete Häuser verfielen in Trümmer [6]). In Avignon sah der Papst sich genöthigt, die Rhone zu weihen, damit die Leichen ohne Aufschub hineingeworfen werden konnten, als die Kirchhöfe nicht mehr ausreichten [7]), wie denn in allen volkreichen Städten ungewöhnliche Mafsregeln ergriffen wurden, um sich der Todten schnell zu entledigen. In Wien, wo eine Zeitlang täglich an 1200 Einwohner starben [8]), wurde die Bestattung der Leichen auf den Kirchhöfen und innerhalb der Kirchen sofort untersagt, und nun reihte man die Todten schichtweise zu Tausenden in sechs grofse Gruben aufser-

---

[1]) Becker a. a. O.

[2]) Hainr. Rebdorf a. a. O., p. 630.

[3]) Guillelm. de Nang. a. a. O.

[4]) Johanna, Königin von Navarra, Tochter Ludwigs X., und Johanna von Burgund, Gemahlin des Königs Philipp von Valois.

[5]) Fulco von Chanac.

[6]) Mich. Felibien, Histoire de la ville de Paris. Liv. XII. Vol. 2. p. 601. Paris 1725. fol. — Vergl. Guilelm. de Nangis a. a. O., und Daniel, Histoire de France. T. II. p. 484. Amsterd. 1720. 4.

[7]) Torfaeus a. a. O.

[8]) Nach einer andern Nachricht 960. Chronic. Salisburg. bei Pez a. a. O. T. I. p. 412.

halb der Stadt[1]), wie dies schon in Kairo und Paris geschehen war. Doch wurden noch viele heimlich begraben, denn zu allen Zeiten hängt das Volk an der geweihten Ruhestätte seiner Todten, und mag sich die hergebrachte Weise der Bestattung nicht nehmen lassen. Gerüchte verbreiteten sich an vielen Orten, man habe Pestkranke lebendig begraben[2]), wie dies geschieht bei sinnlosem Schreck und unziemlicher Eilfertigkeit, und so stieg allenthalben das Entsetzen unter dem geängsteten Volke. In Erfurt wurden, nach Ueberfüllung der Kirchhöfe, 12,000 Leichen in 11 grofse Gruben geworfen, und Aehnliches könnte mehr oder minder genau von allen gröfseren Städten berichtet werden[3]); feierliche Leichenbestattung, der letzte Trost der Hinterbliebenen, war aller Orten unausführbar. In ganz Deutschland sollen, nach wahrscheinlicher Berechnung, doch nur 1,244,434 Einwohner gestorben sein[4]); dies Land blieb indessen mehr verschont, als die übrigen. Italien aber wurde am härtesten betroffen, man sagt, es habe die Hälfte seiner Einwohner verloren[5]), und diese Angabe ist glaubwürdig bei den ungeheuren Verlusten der einzelnen Städte und Landschaften. Denn in Sardinien und Corsica blieb nach dem Berichte des trefflichen Florentiners Johann Villani, den die schwarze Pest selbst abforderte, kaum der dritte Theil der Volksmenge am Leben[6]), und von den Venetianern wird erzählt, sie hätten zu hohen Preisen Schiffe gemiethet, um nach den Inseln zu entfliehen, so dafs die stolze Stadt, nachdem die Pest drei Viertheile ihrer Einwohner weggerafft, öde und menschenleer geworden[7]). In Padua fehlten nach dem Aufhören der Seuche zwei Drittheile der Einwohner, und in Florenz erging ein Verbot, die

---

[1]) Nach einem ungenannten Chronikenschreiber sollen in jede dieser Gruben 40,000 gekommen sein, worunter wohl nur eine beliebige runde Summe zu verstehen ist. Anonym. Leobiens. bei Pez, p. 970. Nach demselben starben in manchen Häusern über 70, viele verödeten ganz, und allein zu St. Stephan wurden 54 Geistliche weggerafft.

[2]) Auger. de Biterris, bei Muratori, Vol. III. P. II. p. 556. — Von Paderborn versichert dies Gobelin. Person. bei Henr. Meibom, Rer. Germanic. Scriptt. T. I. p. 286. Helmstad. 1688. fol.

[3]) Spangenberg a. a. O. Cap. 287. fol. 337 *b*.

[4]) Barnes p. 435.

[5]) Trithem. Annal. Hirsaug. a. a. O.

[6]) A. a. O. L. XII. c. 99. p. 977.

[7]) Chronic. Claustro-Neoburg., bei Pez, Vol. I. p. 490. — Vergl. Barnes p. 435. — Raynald, Histor. ecclesiastic. a. a. O. Ein entflohener Venetianer soll hiernach die Pest nach Padua gebracht haben.

Zahl der Verstorbenen bekannt zu machen, und sie mit Grabgeläute zu bestatten, damit die Lebenden sich nicht der Verzweiflung hingäben[1]).

Von England haben wir genauere Nachrichten. Die meisten grofsen Städte erlitten unglaubliche Verluste, vor allen Yarmouth, wo 7052 Einwohner starben, Bristol, Oxford, Norwich, Leicester, York und London, wo allein auf einem Begräbnifsplatze über 50,000 Leichen, schichtweise in grofse Gruben eingereiht, beerdigt wurden[2]). Man sagt, es sei im ganzen Lande kaum der Zehnte am Leben geblieben[3]), doch ist diese Angabe offenbar zu hoch; schon geringere Verluste konnten die Erschütterungen hervorbringen, deren Folgen in einer nachtheiligen Richtung des bürgerlichen Lebens noch einige Jahrhunderte fühlbar blieben, und ihren mittelbaren Einflufs, den Engländern unbewufst, vielleicht bis in die neuere Zeit fortgepflanzt haben. Durchweg verschlechterten sich die Sitten, der Gottesdienst wurde grofsentheils eingestellt, denn an vielen Orten verödeten die Kirchen, ihrer Priester beraubt: der Volksunterricht wurde gelähmt[4]), die Habsucht nahm zu, und als die Ruhe wiedergekehrt war, erstaunte man über die grofse Zunahme von Rechtsanwalten, denen die endlosen Erbstreitigkeiten reichlichen Erwerb darboten. Dabei wirkte der Mangel an Priestern im ganzen Lande überaus nachtheilig auf das Volk, dessen niedere Stände den Verheerungen der Seuche am meisten blofsgestellt waren, während die Häuser der Lords verhältnifsmäfsig mehr verschont blieben, und es konnte nicht frommen, dafs ganze Schaaren unwissender Laien, die während der Pest ihre Frauen verloren, sich in die geistlichen Orden drängten, um an dem Ansehn des Priesterstandes und den reichen Erbschaften Theil zu nehmen, die der Kirche von allen Seiten zugefallen waren. Die Sitzungen des Parlaments, der Kings-Bench und der meisten anderen Gerichte wurden, so lange die Pest wüthete, ausgesetzt: die Gesetze des Friedens galten nicht während der Herr-

---

1) Giov. Villani L. XII. c. 83. p. 964.

2) Barnes p. 436.

3) Wood a. a. O.

4) Nach Wood zählte Oxford vor der Pest 13,000 Studirende, eine Zahl, die einen ungefähren Maafsstab der Cultur in England geben kann, wenn man erwägt, dafs die Hochschulen des Mittelalters auch von den jüngern Scholaren bezogen wurden, die in neuerer Zeit die Gymnasien nicht vor dem achtzehnten Jahre verlassen.

schaft des Todes. Diesen Zustand der Auflösung benutzte der Papst Clemens, um den blutigen Hader zwischen Eduard III. und Philipp VI. zu schlichten, doch gelang ihm dies nur für die Zeit, als die Pest Frieden gebot, der Tod Philipp's (1350) vernichtete alle Verträge, und man erzählt, dafs Eduard zwar mit anderen Söldlingen, aber mit denselben Heerführern und Rittern wieder ins Feld gezogen sei. Irland wurde viel weniger als England heimgesucht; die Gebirgsgegenden dieses Reiches soll die Pest kaum berührt haben; und auch Schottland würde vielleicht frei geblieben sein, wenn nicht die Schotten die Niederlage der Engländer zu einem Einfall in ihr Gebiet benutzt hätten, der damit endete, dafs ihr Heer von der Seuche und vom Schwert aufgerieben wurde, und die Entkommenen die Pest über das ganze Land verbreiteten.

Zu Anfang war in England Ueberflufs an allen Lebensbedürfnissen, aber bald gesellte sich zu der Pest, die das einzige Uebel zu sein schien, eine mörderische Viehseuche. Zu Tausenden fielen die Thiere, die ohne Hüter umherirrten, an den Hecken und Zäunen, und wie man ähnliches in Afrika gesehen, so sollen auch hier die Vögel und Raubthiere sie nicht angerührt haben. Von welcher Art diese Seuche gewesen, kann ebensowenig bestimmt werden, als ob sie durch Ansteckung von Pestkranken oder aus anderen Ursachen entstanden sei; nur so viel ist gewifs, dafs sie erst nach dem Anfang der schwarzen Pest ausbrach. In Folge dieser Viehseuche, und weil das Getreide von den Feldern nicht eingebracht werden konnte, entstand überall grofse Theuerung, die Vielen unerklärlich schien, weil die Ernte gesegnet war, von Anderen dem bösen Willen der Arbeiter und Verkäufer beigemessen wurde, jedoch in wirklichem, durch die Umstände bedingten Mangel ihren Grund hatte, aus dem jederzeit einzelne Classen Vortheil zu ziehen pflegen. Ein ganzes Jahr lang, bis zum August 1349, hauste die schwarze Pest in diesem schönen Lande, und vergiftete überall die Quellen des behaglichen Wohlergehens[1]). In anderen Ländern war sie gewöhnlich nur von halbjähriger Dauer, doch kehrte sie an einzelnen Orten häufig wieder, worin Einige, ohne genügenden Beweis, einen siebenjährigen Umlauf annehmen wollten[2]).

---

[1]) Barnes und Wood a. d. a. O.

[2]) Gobelin. Person. bei Meibom a. a. O.

Spanien wurde von der schwarzen Pest bis über das Jahr 1350 hinaus unablässig verheert, wozu die häufigen inneren Fehden und die Kriege mit den Mauren nicht wenig beitrugen. Alphons XI., den sein kriegerischer Eifer zu weit fortrifs, starb an ihr bei der Belagerung von Gibraltar, den 26. März 1350 — der einzige König in Europa, den sie abforderte; aber schon vor dieser Zeit waren zahllose Familien in Trauer versenkt worden[1]). Im übrigen scheint die Sterblichkeit in Spanien geringer als in Italien, und ebenso bedeutend als in Frankreich gewesen zu sein.

Der Zeitraum des verderblichen Wüthens der schwarzen Pest fiel für ganz Europa, mit Ausnahme von Rufsland, auf die vier Jahre von 1347 bis 1350. Die Seuchen, die späterhin, bis 1383[2]) oftmals wiederkehrend die Völker heimsuchten, zählen wir nicht mehr zu dem »grofsen Sterben«, sondern es waren gewöhnliche Pesten, ohne Lungenaffection, wie in der Vorzeit und in den nächsten Jahrhunderten, hervorgerufen durch überall verhaltenen Ansteckungsstoff, der bei jeder günstigen Gelegenheit neuen Boden gewinnen konnte, wie dies zu geschehen pflegt bei dieser furchtbaren Krankheit[3]). Das

[1]) Juan de Mariana, Historia general de España; illustr. p. Don José Sabau y Blanco. Tom. IX. Madrid 1819. 8. Libr. XVI. p. 225. — D. Dieg. Ortiz de Zúñiga, Anales ecclesiasticos y seculares de Sevilla. Madrid 1795. 4. Tom. II. p. 121. — D. Juan de Ferreras, Historia de España. Madrid 1721. Tom. VII. p. 353.

[2]) Gobel. Person. a. a. O. Vergl. Chalin p. 53.

[[3]) Diese Angabe ist, meiner Ansicht nach, wesentlich zu modificiren, insofern es mir unzweifelhaft erscheint, dafs wenn auch nicht alle, so doch viele der in den folgenden Jahren bis vielleicht 1380 an den verschiedenen Punkten Europas beobachteten Pestepidemieen unter den Erscheinungen des schwarzen Todes verlaufen sind; wenn sich in den Berichten der Chronisten in dieser Beziehung auch fast keine bestimmten Angaben finden, so hat es ohne Zweifel darin seinen Grund, dafs die mit den Krankheitserscheinungen vertraut gewordenen Zeitgenossen eine besondere Erwähnung jener nicht mehr für geboten erachteten, während es ihnen andererseits, wie man aus gewissen Wendungen im Ausdrucke schliefsen darf, darauf ankam, auf ein erneuertes Auftreten gerade jener Pestform hinzuweisen; so heifst es vom Jahre 1356 in der Limburgischen Chronik (1619 fol. 15) „in demselben Jahre erhub sich ein grofser Jammer und kam das zweite grofse Sterben, also dafs die Leut an den Enden sturben in Teutschland mit grofsen Haufen an derselben Suchte, als sie sturben im ersten Sterben (1349)," und nicht weniger scheint aus der Art, wie Chanliac des Wiederausbruches der Pest 1360—61 in Avignon gedenkt, darauf zu schliefsen sein, dafs es sich auch hier um ein zweites Auftreten des schwarzen Todes handelt: in dem Capitel „de apostematibus pectoris" (Chirurgia. Lugd. 1572. 113) macht er eine „transgressionem de mortalitate", in welcher er eben die Geschichte des schwarzen Todes im Jahre 1348 daselbst giebt und am Ende seines Berichtes über diese „mortalitas", hinzufügt: „post vero anno 60 retrogradando

Zusammenströmen grofser Menschenmassen war besonders gefährlich, und so bewirkte denn, noch während der grofsen Epidemie, die vorzeitige Feier des Jubeljahres (1350), zu welcher Clemens VI. die Gläubigen nach Rom beschied, einen neuen Ausbruch der Seuche, der von hundert Pilgern kaum einer entgangen sein soll[1]). Italien wurde dadurch aufs Neue entvölkert, und die Rückkehrenden verbreiteten Gift und Sittenverderbnifs wiederum nach allen Richtungen[2]). Es leuchtet um so weniger ein, wie jener sonst so weise und besonnene Papst, der sich unter den schwierigsten Verhältnissen auf dem Wege der Vernunft und Menschlichkeit zu halten wufste, zu einer so verderblichen Anordnung gekommen, da er selbst von der Heilsamkeit der Sperre so überzeugt war, dafs er während der Pest in Avignon bei beständig unterhaltenem Kaminfeuer keinem Sterblichen ihm zu nahen erlaubte[3]), und auch im Uebrigen nur Befehle gab, die vieles Elend verhüteten, oder linderten.

Die Veränderungen, die um diese Zeit im hohen Norden vorgingen, sind denkwürdig genug, um bei ihnen einige Augenblicke zu verweilen. In Schweden starben zwei Prinzen, Håkan und

---

de Alemania et partibus septentrionalibus revenit ad nos mortalitas.“ Ganz entscheidend für die vorliegende Frage sind aber zwei Mittheilungen von Chronisten, die Hecker nicht bekannt geworden sind; in dem Chronicon Placentinum von Johannes de Mussis (in Muratori Rer. Ital. script. XVI, 505) heifst es vom Jahre 1361: „eodem anno de Mense Junii incoepit morbus sive mortalitas maxima in civitate et districtu Placentiae ... morientibus quibusdam apparebat humor coagulatus in modum cuticelle sub ascellis vel in inguinibus, et aliquibus apparebant pustulae sive apostemata ... et aliqui spuebant sanguinem putridum, quod erat pessimum signum,“ und genau dieselbe Thatsache findet man in einem Anhange zu dem von Henschel aufgefundenen Berichte des Gabriel de Mussis, „de mortalitate quae fuit anno domini 1361“, in welchem es bezüglich des Auftretens der Krankheit in der Lombardei im Allgemeinen, und speciell in Pavia, heifst: „et illa signa morientibus apparebant tum in inguinibus et sub ascellis, quam in sputo sanguinis, quam eciam in sopore, que et sicut in supra scripto morbo de MCCCXLVIII apparebant.“ — Die Angabe von Dlugofs über das Wiedererscheinen des schwarzen Todes 1360 in Polen ist allerdings ohne Bedeutung, da er auch diese Notiz fast wörtlich aus Guido's Bericht abgeschrieben hat; bemerkenswerther sind die Mittheilungen, welche Ilmoni (l. c. I, 182 seq.) aus russischen Chroniken giebt und aus welchen hervorgeht, dafs die 1360—1364 in Rufsland beobachteten Pestepidemien zum Theil vollkommen den (nosologischen) Charakter des schwarzen Todes getragen haben.]

[1]) Guilelm. de Nangis a. a. O.

[2]) Spangenberg fol. 337*b*. — Limburger Chronik S. 20. „Und die auch von Rom kamen, wurden eines Theils böser, als sie vor gewesen waren.“

[3]) Guill. de Nangis a. a. O. und bei vielen anderen.

Knut, Halbbrüder des Königs Magnus, und in Westgothland allein 466 Priester[1]). Die Bewohner von Island[2]) und Grönland fanden in der Kälte ihres unwirthbaren Himmelsstriches keinen Schutz gegen den südlichen Feind, der aus glücklicheren Ländern zu ihnen gedrungen war; die Pest hauste weidlich unter ihnen, die Natur brachte ihre beständigen Kämpfe gegen die Elemente und den ihnen so kärglich zugemessenen Lebensgenufs, nicht zu ihren Gunsten in Anschlag[3]). In Dänemark und Norwegen aber war man mit dem eigenen Elend so beschäftigt, dafs die gewöhnlichen Grönlandsfahrten unterblieben. Zugleich thürmten sich Eisberge an den Küsten von Ostgrönland, — in Folge der allgemeinen Erschütterungen des Erdorganismus, — und kein Sterblicher hat fortan diese Gestade und ihre Bewohner je wieder gesehen[4]).

Dafs in Rufsland die schwarze Pest erst 1351 ausbrach, nachdem sie den Süden und Norden Europa's bereits durchwandert hatte, ist oben bemerkt worden. Auch in diesem Lande war die Sterblichkeit aufserordentlich grofs, und es wiederholten sich dieselben Scenen der Trauer und Verzweiflung wie bei den Völkern, die nun schon das Schlimmste überstanden hatten: dieselbe Art der Todtenbestattung, dieselbe grauenvolle Gewifsheit des Todes, dieselbe dumpfe Erstarrung der Gemüther. Reiche entsagten ihren Schätzen, und schenkten ihre Dörfer und Ländereien den Kirchen und Klöstern, denn dies war nach den Vorstellungen des Zeitalters das

---

[1]) Dalin's Svea Rikes Historie, Bd. II. Cap. 12, p. 496.

[[2]) Von Norwegen aus soll die Seuche nach den Faröer, den Orkaden und den Shettlands-Inseln verschleppt worden sein, aber ob sie auch nach Island gedrungen ist, ist nicht ausgemacht: Ilmoni (l. c. I. 132) führt zwar eine Volkskrankheit auf dieser Insel vom Jahre 1351 an, Schleisner (Island undersögt fra et laegevidenskabel. synspunkt. Kjöbenh. 1849. 56) aber, dem bessere Quellen zu Gebote standen, bemerkt ausdrücklich, dafs zur Zeit des Vorherrschens des schwarzen Todes im Norden Europa's auf Island keine Epidemie vorgekommen ist, und als die demnächst zuerst bekannt gewordene gröfsere Volksseuche daselbst citirt er die Blatternepidemie vom Jahre 1380. Dagegen unterliegt es keinem Zweifel, dafs Grönland vom schwarzen Tode heimgesucht worden ist, und einige Geschichtsforscher sind sogar geneigt, den Verfall der Cultur in diesem Lande von jener Pest her zu datiren, Ilmoni, l. c. I. 132.]

[3]) Saabye, Tagebuch in Grönland. Einleit. XVIII. — Torfaei Histor. Norveg. Tom. IV. L. IX. c. 8, p. 478, 79. — F. G. Mansa, De epidemiis maxime memorabilibus quae in Dania grassatae sunt, et de medicinae statu. Partic. I. Havn. 1831. 8. p. 12.

[4]) Torfaei Groenlandia antiqua, s. veteris Groenlandiae descriptio. Havn. 1715. 8. p. 23. — Pontan. Rer. danicar. Histor. Amstelod. 1631. fol. L. VII. p. 476.

sicherste Mittel, der Gnade des Himmels theilhaftig und der Vergebung begangener Sünden gewiſs zu werden. Auch in Ruſsland brachte Furcht und Grauen die Stimme der Natur zum Schweigen: Väter und Mütter verlieſsen ihre Kinder, und Kinder ihre Eltern in der Stunde der Gefahr[1]).

Von allen Annahmen über die Gröſse des Menschenverlustes in Europa ist die wahrscheinlichste, daſs im Ganzen der vierte Theil der Einwohner von der schwarzen Pest weggerafft worden sei. Wenn nun gegenwärtig Europa von 210 Millionen bewohnt wird, so betrug die Volksmenge im vierzehnten Jahrhundert, um eine höhere Angabe zu vermeiden, die leicht gerechtfertigt werden könnte, mindestens 105 Millionen. Es kann also mit Grund und ohne Uebertreibung angenommen werden, daſs Europa durch die schwarze Pest fünfundzwanzig Millionen Einwohner verloren hat.

Daſs die Völker eine so furchtbare Erschütterung im Aeuſseren doch so bald verwinden, und sich überhaupt ohne gröſsere Rückschritte, als wirklich geschahen, so entwickeln konnten, wie sie in den folgenden Jahrhunderten auftraten, ist der überzeugendste Beweis der Unverwüstlichkeit der menschlichen Gesellschaft in ihrer Gesammtheit. Anzunehmen, daſs diese in ihrem Inneren keine wesentlichen Veränderungen erlitten habe, weil dem Anscheine nach alles beim Alten blieb, widerstreitet indessen einer richtigen Ansicht von Ursache und Wirkung. Viele Geschichtschreiber scheinen sich zu einer solchen Meinung zu bekennen, gewohnt, nach ihrer Weise, den sittlichen Zustand der Völker allein nach dem Wechsel der irdischen Macht, den Ausgängen der Kämpfe, und dem Einfluſs der Religion zu beurtheilen, an den groſsen Naturerscheinungen aber, die nicht nur die Oberfläche der Erde, sondern auch die Gemüther umgestalten, gleichgültig vorüberzugehen, wie denn die meisten unter ihnen das groſse Sterben im vierzehnten Jahrhundert nur oberflächlich berührt haben. Wir unseres Theils sind der Ueberzeugung, daſs der schwarze Tod zu den gröſsten Weltbegebenheiten gehört, welche den gegenwärtigen Zustand von Europa vorbereitet haben. Hierzu werden sich vielleicht für den umsichtigen Beobachter des

---

[1]) Richter a. a. O.

menschlichen Gemüths, wie für den Kenner der geistigen Kräfte, welche Völker und Staaten in Bewegung setzen, im Folgenden einige Beweise ergeben. Vor der Hand war die Steigerung der Hierarchie in den meisten Ländern auffallend, denn die Kirche erwarb aller Orten Schätze und grofsen Länderbesitz, mehr noch, als nach den Kreuzzügen; die Erfahrung aber hat gezeigt, dafs ein solcher Zustand den Völkern verderblich ist, und sie zu Rückschritten veranlafst, deren ohnehin schon viele geschahen.

Nach dem Aufhören der grofsen Pest war eine gröfsere Fruchtbarkeit der Weiber überall auffallend — dieselbe grofsartige Erscheinung, die nach jeder verheerenden Seuche das Walten einer höheren Macht in der Richtung des organischen Gesammtlebens — wenn irgend ein anderer Vorgang — überzeugend beweist. Die Ehen waren fast ohne Ausnahme gesegnet, und häufiger als sonst wurden Zwillinge und Drillinge geboren, wobei wir der sonderbaren Sage gedenken müssen, dafs nach dem grofsen Sterben die Kinder weniger Zähne erhalten haben sollen, als früher, worüber die Zeitgenossen sich gewaltig entsetzten, und auch Spätere leichtgläubig in Verwunderung gerathen sind. Geht man dieser oft wiederholten Angabe auf den Grund, so ergiebt sich bald, dafs man sich nur eigentlich darüber wunderte, bei den Kindern nur zwanzig oder höchstens zweiundzwanzig Zähne ausbrechen zu sehen, als ob ihnen jemals mehr zu Theil geworden wären[1]). Irgend einige Schriftsteller von Gewicht, wie z. B. der Arzt Savonarola[2]) in Ferrara, die wahrscheinlich achtundzwanzig Zähne bei den Kindern suchten, liefsen darüber ihr Bedenken laut werden; man schrieb ihnen nach, ohne selbst zu sehen, wie oft bei anderen Dingen, die ebenso am Tage liegen, und siehe da, die Welt glaubte an das Wunder einer Unvollkommenheit des menschlichen Körpers, die von der schwarzen Pest bewirkt worden sei. Allmählich verschmerzten die Völker die ausgestandenen Leiden, die Todten wurden betrauert und vergessen,

[1]) Diese Ansicht gestaltet sich aus den hierher gehörigen Stellen bei Guillelm. de Nangis und Barnes, wenn man sie mit Aufmerksamkeit liest. — Vergl. Olof Dalin a. a. O.

[2]) Practica de aegritudinibus a capite usque ad pedes. Papiae 1486. fol. Tract. VI. c. 7.

und die Welt gehörte den Lebenden im regen Wechsel des Daseins[1]).

6. Moralische Folgen.

Die Erschütterung der Gemüther während der schwarzen Pest war bei allen Völkern ohne Beispiel und über alle Beschreibung. Die Gefahr erschien den Kleinmüthigen als Gewifsheit des Todes, viele starben vor Furcht beim Herannahen der Krankheit[2]), und selbst die Standhaften verloren die Zuversicht. So löste sich allmählich, nachdem die Hoffnung auf die Zukunft entschwunden war, das geistige Band, das den Menschen mit den Seinigen und seinen Mitbürgern vereint. Die Gottesfürchtigen schlossen mit der Welt ab, die Ewigkeit that sich ihren Blicken auf, und sie begehrten nur noch die Segnungen der Religion, der Tod hatte für sie seine Schrecken verloren. Reue bemächtigte sich der Frevler, die noch übrigen Stunden sollten christlicher Tugend geweiht sein; allgemein waren die Gemüther dem Jenseits zugewandt, und Kinder, welche höhere Gefühle ungetrübt wiedergeben, sah man oftmals, von der Pest ergriffen unter Gebet und heiligen Gesängen ihre Seele aushauchen[3]). Ein banger Bufsgedanke ergriff alle christlichen Gemeinden, man wollte den Lastern entsagen, geschehenes Unrecht noch vor dem Hinscheiden wieder gut machen, mit Gott sich versöhnen, die Strafe begangener Sünden abwenden durch harte Selbstzüchtigung. Erhaben würde die menschliche Natur erscheinen, wenn die tausend edelen Handlungen, welche in Zeiten so grofser Gefahr in der Stille geübt werden, der Nachwelt zur Erinnerung aufge-

---

[1]) „Darnach da das Sterben, die Geiselfarth, Römerfarth, Judenschlacht, als vor geschrieben stehet, ein End hatte, da hub die Welt wieder an zu leben und frölich zu seyn, und machten die Männer neue Kleidung.“ Limburger Chronik, S. 26.

[2]) Chalin a. a. O., p. 92. — Detmar's Lübecker Chronik, Bd. I. S. 401.

[3]) Chronic. Ditmari, Episcop. Mersepurg. Francof. 1580. fol. p. 358. — Spangenberg S. 338: „Es ist ein erbermiglicher Jammer gewesen, dabey man sich nichts denn alleine des getrösten gehabt, das sich ein jeder in diesem schrecken zu einem seligen Sterben hat bereiten müssen, denn da war nichts anders, denn der gewisse Todt, darüber schlug mancher in sich selbst, kehrete sich zu Gott, und lies von seinem bösen Leben, und die Eltern warneten ihre Kinder, lereten sie beten, und sich in Gottes willen ergeben, gleicher gestalt ermanete ein Nachbar den andern, denn da war keiner eine Stunde seins Lebens sicher, und hierüber trug sichs dann gleichwohl zu, dafs man die Leute, auch junge Kinder sahe mit freuden etliche betend, etliche singend, von dieser welt abscheiden.“

zeichnet werden könnten. Sie sind es indessen nicht, die in den Gang der Begebenheiten eingreifen, darum werden sie nur den stummen Augenzeugen bekannt, und versinken bald in Vergessenheit. Aber die Heuchelei, der Wahn, die Scheinheiligkeit treten mächtig hervor, sie entweihen das Erhabene und benutzen das Göttliche zu den unreinen Zwecken der Selbstsucht, welche das Gute in die fehlerhafte Regung des Zeitalters mit fortreifst. So geschah es in den Jahren dieser Seuche. Das Mönchthum war im vierzehnten Jahrhundert noch in seiner vollen Blüthe, der Macht der geistlichen Orden und Brüderschaften wurde von den Völkern gehuldigt, noch immer war die Hierarchie dem weltlichen Zepter furchtbar. Es lag also in dem Zustande der menschlichen Gesellschaft, dafs der frömmelnde Wahn, der in Zeiten dieser Art öffentliche Bufsübungen zur Schau trägt, sich des geistlichen Scheines bemächtigte. Doch geschah dies in der Art, dafs das losgebundene eigenwillige Bufsgefühl in Freiheitsschwindel gerieth, der Hierarchie den Gehorsam aufkündigte, und der in veralteten Formen erstarrten Kirche ein furchtbares Widerspiel bereitete.

Während nun alle Länder von Jammer und Wehklage erfüllt waren, trat zuerst in Ungarn[1]), und darauf in Deutschland, die Brüderschaft der Geifseler oder Flagellanten auf, die sich auch Kreuzbrüder und Kreuzträger nannten, um die Reue des Volkes über die begangenen Sünden auf sich zu nehmen, und Gebete zur Abwendung der Pest ertönen zu lassen. Sie bestand gröfstentheils aus Menschen der niederen Volksclasse, die entweder wahre Reue fühlten, oder sich eines Vorwandes zum Müfsiggange erfreuten, und von sinnverwirrendem Wahne ergriffen waren; als aber das Ansehn der Geifselbrüderschaften gestiegen war, und das Volk ihnen mit Verehrung und offenen Armen entgegenkam, gesellten sich ihnen auch viele Adlige und Geistliche zu, und oft sah man ihre Schaaren von Kindern, ehrbaren Frauen und Nonnen verstärkt, so mächtig ergriff die Ansteckung die verschiedenartigsten Gemüther[2]). In wohl-

---

[1]) Torfaei Hist. rer. Norvegic. L. IX. c. 8. p. 478. (Havn. 1711. fol.) — Die Cronica van der hilliger Stat van Coellen, off dat tzytboich. Coellen 1499. fol. S. 263. „In dem vurfs jair erhoiff sich eyn alzo wunderlich nuwe geselschaft in Ungarien," u. s. w.

[2]) Albert. Argentinens. Chronic., p. 149, bei Chr. Urstisius, Germaniae historicorum illustrium Tomus unus. Francof. 1585. fol. — Guillelm. de Nangis

geordneten Processionen, mit Anführern und Vorsängern, durchzogen sie die Städte, das Haupt bis zu den Augen bedeckt, den Blick zur Erde gesenkt, mit den Merkmalen der tiefsten Reue und Trauer. Angethan mit düsteren Gewändern trugen sie auf der Brust, dem Rücken und dem Hute rothe Kreuze, und führten grofse dreisträngige Geifseln mit drei oder vier Knoten, in welche eiserne Kreuzspitzen eingebunden waren[1]). Kerzen und prangende Fahnen von Sammet und Goldstoff wurden ihnen vorgetragen, und wo sie kamen, läutete man mit allen Glocken, und das Volk strömte ihnen entgegen, ihren Gesang zu vernehmen, und ihren Bufsübungen mit Andacht und in Thränen beizuwohnen. In Strafsburg zogen im Jahre 1349 zuerst 200 Geifseler ein, die mit grofsem Beifall aufgenommen und gastfreundlich von den Bürgern beherbergt wurden; mehr als Tausend traten zu ihrer Brüderschaft, die nun einem wandernden Heere glich, und sich theilte, um nach Norden und Süden zu ziehen. Dann kamen länger als ein halbes Jahr wöchentlich neue Schaaren, und jedesmal verliefsen Erwachsene und Kinder die Ihrigen, um ihnen beizutreten, bis endlich ihre Heiligkeit verdächtig wurde, und man ihnen die Thüren der Häuser und Kirchen verschlofs[2]). In Speier traten 200 zwölfjährige und noch jüngere Knaben zu einer Kreuzbrüderschaft zusammen, Nachahmer der Kinder, die hundert Jahre früher unter Anführung fanatischer Mönche das heilige Grab erobern wollten. Alle Einwohner wurden in dieser Stadt von dem Wahn fortgerissen, man führte die Fremdlinge lobpreisend nach Hause, um sie festlich über Nacht zu bewirthen; die Frauen stickten ihnen Fahnen, und überall beeiferte man sich, ihren Pomp zu verherrlichen, mit jedem neuen Zuge wuchs ihre Macht und ihr Ansehn[3]). Es waren nicht einzelne Länderstriche, die sie inne hatten, ganz Deutschland, Ungarn, Polen, Böhmen, Schlesien

---

a. a. O. — Man vergleiche noch aufserdem: Sachsisches Chronicon durch Mattheum Drefseren, D. und Professorem zu Leiptzigk. Wittenberg 1596. fol. S. 340, die angeführte Limburger Chronik, — Germaniae Chronicon. Von des ganzen Teutschlands aller Teutschen völcker herkommen, Namen, Händeln etc. Durch Seb. Francken zu Wörd. Tübingen 1534. fol. S. 201.

[1]) Ditmar a. a. O.

[2]) Königshoven, Elsassische und Strafsburgische Chronicke, a. a. O. S. 297 f.

[3]) Albert. Argentin. a. a. O. — Sie blieben nicht länger als über Nacht in einem Orte.

und Flandern huldigten ihrem Wahn, und zuletzt wurden sie der weltlichen wie der geistlichen Macht furchtbar. Die Wirkung dieses Fanatismus war also grofsartig und gefahrdrohend, der Aufregung vergleichbar, welche 250 Jahre früher die Völker Europa's in die Wüsten von Syrien und Palästina rief. Die Erscheinung an sich war nicht neu. Schon im elften Jahrhunderte zerlästerten sich in Asien und im südlichen Europa viele Gläubige mit Geifselhieben. Man nennt einen Mönch zu St. Croce d'Avellano, Dominicus Loricatus, als Meister und Vorbild dieser Art von Leibesertödtung, welche nach uralten Begriffen asiatischer Anachoreten für wahrhaft christlich gehalten wurde. Der Urheber feierlicher Geifsler-Umzüge soll der heilige Antonius († 1231) gewesen sein; schon zu seiner Zeit wurden diese Bufsübungen ein denkwürdiger Wahn, den die Weltgeschichte als folgenreich zu bezeichnen hat. 1260 traten die Geifsler als Devoti in Italien auf: »Damals als viele Laster und Verbrechen dies Land schändeten[1]), überfiel plötzlich eine unerhörte reuige Stimmung der Gemüther die Völker Italiens. Es kam die Furcht Christi so sehr über sie, dafs Edle und Unedle, Greise und Jünglinge, selbst Kinder von fünf Jahren, nackt bis auf die bedeckten Schamtheile, paarweise in feierlichem Aufzuge durch die Städte zogen. Alle hatten Geifseln von ledernen Riemen in den Händen, womit sie sich, unter Seufzen und Weinen, so heftig schlugen, dafs das Blut danach flofs. Nicht nur am Tage, sondern auch des Nachts, im strengsten Winter, zogen sie mit brennenden Kerzen zu Tausenden und Zehntausenden, angeführt von Priestern, mit Kreuzen und Fahnen durch die Städte und nach den Kirchen, und warfen sich vor den Altären nieder. Also thaten sie auch in den Dörfern, und Felder und Berge hallten wieder von den Stimmen derer, die zu Gott schrieen. Ueberall nur Trauergesang der Büfsenden. Alle Feinde versöhnten sich miteinander. Männer und Weiber thaten so grofse Werke der Barmherzigkeit, als ob sie fürchteten, die göttliche Allmacht werde sie strafend vernichten.« Diese Geifselfahrten verbreiteten sich durch alle Gebiete des südlichen Deutschlands, bis nach Sachsen, Böhmen, Polen und noch weiter, doch widerstanden endlich die Geistlichen der ihnen gefährlichen Geifselwuth, ohne

---

[1]) Worte des Monachus Paduanus, in Förstemann's angeführter Abhandlung, der besten über diesen Gegenstand.

diesen Wahn ausrotten zu können, der, so lange er sich ihrer Herrschaft fügte, der Hierarchie förderlich war. Regnier, ein Einsiedler in der Gegend von Perugia, wird als damaliger fanatischer Bufsprediger genannt, von dem die Ueberspannung ausgegangen sei[1]). 1296 sah man eine grofse Geifselfahrt in Strafsburg[2]), und 1334, vierzehn Jahr vor dem grofsen Sterben, vermochte die Predigt des Dominicaners Venturinus von Bergamo mehr als 10,000 Menschen zu einem neuen Geifselzuge. In Kirchen geifselten sie sich, auf öffentlichen Plätzen wurden sie auf gemeine Unkosten gespeist. In Rom ward Venturinus verhöhnt, der Papst verwies ihn in die Gebirge von Ricondona; er ertrug alles, ging nach dem gelobten Lande und starb 1346 zu Smyrna[3]). Man sieht also, die Geifselsucht war eine Manie[4]) des Mittelalters, die im Jahr 1349 bei so furchtbarer Veranlassung und bei so frischer Erinnerung keines neuen Stifters bedurfte, von dem überdies alle Ueberlieferungen schweigen. Sie regte sich wahrscheinlich an vielen Orten zugleich, indem der Todesschrecken, der alle Völker durchzuckte, und so gewaltige Triebfedern wie mit einem Schlage in Aufruhr brachte,

---

[1]) Schnurrer, Chronik der Seuchen, Bd. I. S. 291.

[2]) Königshoven a. a. O.

[3]) Förstemann a. a. O. Die Geifselfahrten im J. 1349 waren nicht die letzten. Noch im vierzehnten Jahrhundert regte sich die Geifselsucht einige Mal, wenn auch nie wieder in so grofser Ausdehnung; im funfzehnten hielt man es an einigen Orten in Deutschland für nothwendig, sie mit Feuer und Schwert auszurotten, und noch 1710 sah man in Italien Umzüge von Kreuzträgern. Wie tief diese Manie gewurzelt war, zeigt die gerichtliche Aussage eines Nordhäuser Bürgers (1446), dafs seine Frau, im Glauben, ein christliches Werk zu thun, ihre Kinder sogleich nach der Taufe habe geifseln wollen.

[[4]) Die Auffassung der Geifslerfahrten als Act einer psychischen Aberration scheint mir die unzweifelhaft richtige zu sein, wenn auch nicht in Abrede zu stellen, dafs die eigentlichen Urheber jener Flagellantenzüge, oder doch diejenigen, welche sich später an die Spitze derselben stellten, und die Masse für ihre Zwecke ausbeuteten, von wohlberechneten, politischen Motiven bewegt wurden, und sich andererseits später ein Haufen von Müfsiggängern, liederlichem und gemeinem Volke den von der heiligen Ekstase Getriebenen aus den unlautersten Gründen anschlofs. Die Geifslerfahrten des Mittelalters sind im Principe in demselben Sinne, wie die Kinderfahrten jener Zeit, sie sind als eine jener psychischen Verirrungen aufzufassen, für deren Genese die Culturverhältnisse des Mittelalters uns hinreichenden Aufschlufs geben, ohne dafs man jedoch irgendwie berechtigt wäre, sie den eigentlichen Geisteskrankheiten — im gewöhnlichen Wortverstande — anzureihen; von eben diesem Standpunkte haben wir, meiner Ueberzeugung nach, die in der folgenden Abhandlung besprochenen, sogenannten psychischen Epidemien des Mittelalters nicht weniger, wie ähnliche Erscheinungen aus der neueren und neuesten Zeit zu beurtheilen.]

leicht auch den Fanatismus der überspannten und alles mit sich fortreifsenden Reue heraufbeschwören konnte.

Die Weise und das Treiben der Geifseler im dreizehnten und vierzehnten Jahrhundert sind sich ganz gleich. Kam ihnen aber auch während der schwarzen Pest der einfältige Glaube zu Hülfe, der das schnödeste Blendwerk religiöser Schwärmerei als trostreich ergriff, so zeigt sich doch schon in der blofsen Erscheinung dieses Fanatismus, dafs die Anführer eng verbrüdert sein mufsten, und die Macht einer geheimen Verbindung ausübten. Auch waren es gewöhnlich Gebildete, welche den rohen Haufen im Zaume hielten, und zum Theil gewifs andere Zwecke im Auge hatten, als die sie zur Schau trugen. Wer in die Brüderschaft treten wollte, mufste sich verpflichten, vierunddreifsig Tage darin zu bleiben[1]), und täglich vier Pfennige zu verzehren haben, um Niemandem beschwerlich zu fallen; auch mufste er, war es ein Ehemann, von seiner Hausfrau beurlaubt sein, und die Versicherung geben, er habe Jedermann verziehen. Die Kreuzbrüder durften keine freie Herberge fordern, oder auch nur in ein Haus gehen, sie mufsten denn eingeladen sein; auch mit Frauen sollten sie nicht reden, und hatten sie wider diese Vorschriften gesündigt, oder die Vorsicht aus den Augen gesetzt, so waren sie gehalten, ihrem Meister zu beichten, der ihnen einige Streiche mit der Geifsel als Bufse auferlegte. Geistliche hatten unter ihnen als solche keinen Vorrang; nach ihrem ursprünglichen Gesetz, das jedoch oft übertreten worden ist, sollten sie auch nicht Meister werden, und an ihren geheimen Berathungen Theil nehmen können. Zweimal täglich hielten sie Bufsübungen, Morgens und Abends, zogen dann paarweise unter Gesang und Glockengeläut hinaus ins Freie, und wenn sie an der Geifselstatt angekommen waren, entkleideten sie den Oberleib und entledigten sich der Schuhe, so dafs sie nur noch mit einem leinenen Unterkleid vom Nabel bis an die Knöchel angethan blieben. Darauf legten sie sich in einem weiten Kreise nieder, in verschiedenen Stellungen, je nach der Art ihrer Sünden, der Ehebrecher mit dem Gesicht zur Erde, der Meineidige auf eine Seite, und drei Finger erhoben, und danach geifselte sie der Meister, den Einen mehr, den Anderen weniger, und hiefs

[1]) Nach Anderen, namentlich Guill. de Nangis, dreiunddreifsig.

sie aufstehen mit einer üblichen Formel[1]). Wenn dies geschehen war, so geifselten sie sich selbst unter Gesang, überlautem Gebet um Abwendung der Pest, Kniebeugungen und sonstigen Gebräuchen, von denen die Zeitgenossen Verschiedenes berichten, wobei sie nicht unterliefsen, von ihrer Bufse zu rühmen, dafs das Blut ihrer Geifselwunden mit dem Blute des Heilandes sich vermische[2]). Endlich aber trat Einer unter ihnen auf, um mit lauter Stimme einen Brief vorzulesen, den, wie man vorgab, ein Engel in der St. Peterskirche zu Jerusalem vom Himmel gebracht hatte, des Inhalts, dafs Christus, erzürnt über die Sünden der Menschen, die Fürbitte der heiligen Jungfrau und der Engel dahin beantwortet habe, dafs Jeder, der vierunddreifsig Tage lang umherzöge und sich geifselte, der göttlichen Gnade theilhaftig werden sollte[3]). Diese Scene berauschte die Gläubigen nicht minder, als einst die Auffindung der heiligen Lanze in Antiochien, und fragte einer unter den Geistlichen, wer denn den Brief besiegelt, so antworteten sie keck, derselbe, der das Evangelium besiegelt hätte.

Dies alles that eine so grofse Wirkung, dafs die Kirche in keine geringe Gefahr gerieth; denn man glaubte ihnen mehr, als den Priestern, denen sie sich so ganz entzogen, dafs sie sich unter einander selbst lossprachen. Ueberdies nahmen sie aller Orten die Gotteshäuser in Beschlag, und ihre neuen Lieder, welche von Mund zu Mund gingen, sprachen die Sinnesart des Volkes mächtig an. Hohe Begeisterung und ursprünglich frommer Sinn giebt sich in diesen Liedern ganz deutlich zu erkennen, vornehmlich in dem noch erhaltenen Hauptliede der Kreuzträger, das in ganz Deutschland in verschiedener Mundart gesungen wurde, und höchstwahrscheinlich älteren Ursprunges ist[4]). Aber die Entartung folgte bald, Frevel

---

[1]) Königshoven S. 298: „Stant uf durch der reinen martel ere, Und hüte dich vor der Sünden mere."

[2]) Guill. de Nangis a. a. O.

[3]) Albert. Argentinens. a. a. O.

[4]) In den Chroniken kommt es in gröfseren oder kleineren Bruchstücken vor; vollständig hat es sich nur in einer Handschrift erhalten, welche sich in der für deutsche Litteratur überaus werthvollen Bibliothek des Herrn Präsidenten v. Meusebach befindet. Nach derselben hat es Mafsmann mit beigedruckter Uebertragung herausgegeben: Erläuterungen zum Wessobrunner Gebet des achten Jahrhunderts. Nebst zweien noch ungedruckten Gedichten des vierzehnten Jahrhunderts. Berlin 1824. 8. — Als ein sprechendes Document des Zeitalters werden wir es am Schlufs dieser Abhand-

wurden überall begangen, und es fand sich kein hochstrebender Mann, der die geistige Aufregung auf reinere Zwecke geleitet hätte, wenn überhaupt wirksamer Widerstand gegen die veraltende Kirche schon jetzt zeitgemäfs, und es möglich gewesen wäre, der Ueberspannung Meister zu werden. Ihre Wunderthätigkeit stellten die Geifseler wohl zuweilen auf die Probe, wie in Strafsburg, wo sie in ihrem Kreise ein todtes Kind erwecken wollten; aber es gelang ihnen nichts, und ihre Ungeschicklichkeit gereichte ihnen zum Schaden, wenn sie auch hier und da durch das Vorgeben, den Teufel austreiben zu können, das Vertrauen auf ihren heiligen Beruf rege erhielten[1]). Vierunddreifsig Jahre sollten die Geifselfahrten währen, so war es von den Kreuzbrüdern verkündigt, und viele ihrer Meister hatten ohne Zweifel den Vorsatz, dauernde Verbindungen gegen die Kirche zu gründen, aber sie waren zu weit gegangen, und noch in demselben Jahre setzte der allgemeine Widerwille ihren Umtrieben ein Ziel, so dafs die strengen Verordnungen Kaiser Karl's IV. und des Papstes Clemens[2]), der sich in dieser ganzen Schreckenszeit klug, edelmüthig und seiner hohen Stellung würdig benahm, leicht ausgeführt werden konnten[3]). Schon hatten die Sorbonne in Paris und Kaiser Karl beim heiligen Stuhl um Abhülfe von einem so bedenklichen und ketzerischen Unfug gebeten, denn wenig fehlte, so hätte das Anseln des Clerus aller Orten darnieder gelegen, als in Avignon hundert Kreuzbrüder aus Basel ankamen, und Einlafs begehrten. Da untersagte ihnen der Papst, die Fürsprache einiger Cardinäle nicht achtend, ihre öffentlichen Bufsübungen, zu denen er sie nicht berechtigt, und verbot in der ganzen Christenheit, bei Strafe der Excommunication, die Fortsetzung der Geifselfahrten[4]).

lung mittheilen. — Die Limburger Chronik versichert zwar, es sei erst in dieser Zeit gedichtet, doch ist ein Theil davon, wo nicht das ganze Lied, schon bei den Geifselfahrten von 1260 gesungen worden. Siehe: Incerti auctoris Chronicon rerum per Austriam vicinasque regiones gestarum inde ab anno 1025 usque ad annum 1282. Munich. 1827. 8. p. 9.

[1]) Trithem. Annal. Hirsaugiens. T. II. p. 206.

[2]) Er erliefs wider sie 1349 d. 20. Oct. eine Bulle. Raynald. Trithem. a. a. O.

[3]) „Aber da man letzlich sich nicht mehr über sie verwundert, die glocken nicht mehr zu ihrer ankunft leutet, unnd sie nicht als vor, ehrlich empfing, zergingen sie, als menschen gedicht pflecht zu zerrinnen." Sächsisches Chronicon durch Mattheum Drefseren. Wittenberg 1596. fol. S. 340. 41.

[4]) Albert. Argentinens. a. a. O.

Gestützt auf das verdammende Gutachten der Sorbonne, versagte Philipp VI. den Kreuzbrüdern die Aufnahme in Frankreich[1]), zugleich drohte ihnen König Manfred von Sicilien mit Todesstrafe, und im Osten widerstanden ihnen einige Bischöfe, wie Janussius von Gnesen[2]) und Preczlaw von Breslau, der einen ihren Meister, einen gewesenen Diaconus, zum Tode verurtheilen, und der Rohheit des Zeitalters gemäfs, öffentlich verbrennen liefs[3]). In Westphalen verfuhr man gegen die noch vor kurzem verehrten Kreuzbrüder mit eiserner Strenge[4]), und in der Mark wie in allen übrigen deutschen Landen verfolgte man sie, als wären sie die Anstifter alles Unheils gewesen[5]). Unstreitig haben die Geifselfahrten die Verbreitung der Pest überall begünstigt, und es liegt am Tage, dafs der finstere Wahn, der sie veranlafste, ein neues Gift werden mufste für die ohnehin schon tief versunkenen Gemüther.

Dies alles hielt sich noch in den Schranken der rohen Schwärmerei, aber grauenvoll waren die Judenverfolgungen, die man sich in den meisten Ländern mit noch gröfserer Erbitterung erlaubte, als im zwölften Jahrhundert, während der ersten Zeit der Kreuzzüge. Bei jeder mörderischen Seuche denkt das Volk zuerst an Vergiftung. Keine Belehrung fruchtet, der vermeinte Augenschein ist ihm Beweis, und es fordert gebieterisch die Opfer seiner Rache. Und wen konnte diese wohl anders treffen, als die Juden, die wuchernden, und in Erbitterung gegen die Christen lebenden Fremdlinge? Ueberall glaubte man, sie hätten die Brunnen vergiftet, oder die Luft verpestet[6]); sie allein sollten das grause Sterben über die Christenheit gebracht haben[7]). Dafür wur-

---

[1]) Guillelm. de Nangis.

[2]) Ditmar a. a. O.

[3]) Klose, Von Breslau. Documentirte Geschichte und Beschreibung, Bd. 2. Breslau 1781. 8. S. 190.

[4]) Limburger Chronik, S. 17.

[5]) Kehrberg's Beschreibung der Stadt Königsberg i. d. Neumark. 1724. 4. S. 240.

[6]) So berichtet der polnische Geschichtschreiber Dlugofs a. a. O., während die meisten Zeitgenossen doch nur von Brunnenvergiftung sprechen. Man sieht, es kam bei der vorhandenen Gesinnung wenig darauf an, dieser Beschuldigung noch eine weit gefährlichere hinzuzufügen.

[7]) In Städten, wo keine Juden vorhanden waren, wie in Leipzig, Magdeburg, Brieg, Frankenstein u. m. a., beschuldigte man die Todtengräber desselben Verbrechens. S. Möhsen, Geschichte der Wissenschaften in der Mark Brandenburg. Bd. II. S. 265.

den sie mit schonungsloser Grausamkeit verfolgt, und der Wuth des Volkes entweder unmittelbar preisgegeben, oder von Blutgerichten verurtheilt, die nach aller Form der Gesetze die Scheiterhaufen errichten liefsen. In Zeiten dieser Art ist zwar viel die Rede von Schuld oder Unschuld, aber Hafs und Rachsucht reifsen den Verstand mit sich fort, und der geringste Anschein steigert den Verdacht zur Ueberzeugung. Es zeigt sich in diesen Blutscenen, die Europa im vierzehnten Jahrhundert befleckt haben, eine ähnliche Manie des Zeitalters, wie in den Verfolgungen der Hexen und Zauberer, und sie beweisen, wie diese, dafs der Wahn, der sich mit Hafs verbrüdert, und mit den niedrigsten Leidenschaften verflochten ist, in ganzen Völkern mächtiger sein kann, als Religion und gesetzliche Ordnung, ja selbst des Anscheins beider sich zu bemächtigen weifs, um das Schwert der lange verhaltenen Rache desto sicherer mit Blut zu tränken.

Ihren Anfang nahmen die Judenverfolgungen in Chillon, am Genfer See, im September und October 1348[1]), wo man die erste peinliche Untersuchung gegen sie veranlafste, nachdem sie schon lange vorher von dem Volke der Brunnenvergiftung beschuldigt worden waren; dann folgten ähnliche Auftritte in Bern und Freiburg im Januar 1349. Von Schmerz getrieben, gestanden die Gefolterten dies Verbrechen ein, und nachdem man in Zoffingen wirklich Gift in einem Brunnen gefunden haben wollte, so waren solche Beweise für alle Welt überzeugend, und die Verfolgung der verhafsten Schuldigen schien gerechtfertigt. Nun mögen wir auch gegen diese Thatsachen ebenso wenig einwenden, als gegen die tausendfältigen Geständnisse der Hexen, denn die Fragen der fanatischen Blutgerichte waren so verwebt, dafs mit Hülfe der Folter die Antwort, die man haben wollte, erfolgen mufste; auch entspricht es der menschlichen Natur, dafs Verbrechen, die in aller Munde sind, wirklich von Einigen aus Muthwillen oder Rache, oder wahnsinniger Erbitterung begangen werden; Verbrechen und Beschuldigung aber sind unter Umständen dieser Art nichts weiter, als die Ausgeburt eines wuthkranken Geistes der Völker, und die Ankläger, nach sittlichen Begriffen, die über allen Zeitaltern stehen, die schuldigeren Frevler.

---

[1]) Siehe die Originalverhandlungen hierüber im Anhange.

Schon im Herbst 1348 verbreitete sich ein panischer Schrecken ob der geglaubten Vergiftung unter alle Völker, und vornehmlich in Deutschland überbaute man ängstlich alle Quellen und Brunnen, damit Niemand aus ihnen trinken, oder die Speisen mit ihrem Wasser bereiten möchte; die Einwohner unzähliger Städte und Dörfer bedienten sich lange Zeit hindurch nur des Regen- und Flufswassers[1]). Auch verwahrte man mit grofser Strenge die Stadtthore, nur Zuverlässige wurden eingelassen, und fand man bei Fremden Arzneien oder andere Dinge, die man für giftig halten konnte — Viele mögen dergleichen zu eigenem Schutz bei sich geführt haben — so zwang man sie, davon einzunehmen[2]). Durch diesen peinlichen Zustand von Entbehrung, Mifstrauen und Argwohn steigerte sich begreiflich der Hafs gegen die vermeinten Vergifter, und artete oftmals in grofse Volksbewegungen aus, die nur noch mehr geeignet waren, die wildesten Leidenschaften durcheinander toben zu lassen. Vornehme und Geringe verschworen sich ohne Scheu, die Juden mit Feuer und Schwert zu vertilgen und sie ihren Beschützern zu entreifsen, deren sich so wenige fanden, dafs in ganz Deutschland nur einige Orte genannt werden konnten, an denen man jene Unglücklichen nicht als Geächtete betrachtet und sie gemartert und verbrannt hätte[3]). Von Bern ergingen feierliche Aufforderungen an die Städte Basel, Freiburg im Breisgau und Strafsburg, die Juden als Giftmischer zu verfolgen. Nun widersetzten sich zwar die Burgemeister und Rathsherren diesem Anmuthen, in Basel nöthigte sie aber das Volk zu dem eidlichen Versprechen, die Juden zu verbrennen, und ihren Religionsverwandten auf zweihundert Jahre die Stadt zu untersagen. Hierauf wurden sämmtliche Juden in Basel, deren Anzahl gewifs nicht unbedeutend war, in ein hölzernes, hierzu erbautes Behältnifs eingesperrt, und mit diesem verbrannt, blofs auf das Geschrei des Volkes, und ohne Urtheil und Recht, das ihnen überdies nichts gefrommt haben würde. Bald darauf geschah dasselbe in Freiburg. Nun wurde auch ein förmlicher Landtag in

[1]) Hermanni Gygantis Flores temporum, sive Chronicon universale. Ed. Meuschen. Lugdun. Bat. 1743. 4. p. 139. — Hermann, ein Franciscaner-Mönch in Franken, schrieb im Jahre 1349 als Augenzeuge, während die empörendsten Blutscenen in ganz Deutschland vorgingen.

[2]) Guid. Cauliac. a. a. O.

[3]) Hermann a. a. O.

Bennefeld im Elsaſs gehalten, wo die Bischöfe, Herren und Barone, sowie Abgeordnete der Grafen und der Städte sich beriethen, wie fernerhin gegen die Juden zu verfahren sei, und als sich hier die Abgeordneten von Straſsburg — nicht aber der Bischof dieser Stadt, der sich als ein wüthender Fanatiker zeigte — zu Gunsten der Verfolgten vernehmen lieſsen, da sie nichts Nachtheiliges von ihnen wüſsten, so erregten sie lauten Unwillen, und man fragte sie stürmisch, warum sie denn ihre Brunnen verdeckt und die Eimer abgenommen? So kam ein blutiger Beschluſs zu Stande, und fand unter dem Pöbel, der dem Rufe der Groſsen und der hohen Geistlichkeit folgte, nur allzubereitwillige Vollstrecker[1]). Wo man nun die Juden nicht verbrannte, da verjagte man sie wenigstens, und so fielen sie umherirrend den Landleuten in die Hände, die mit Feuer und Schwert gegen sie wütheten, ohne menschliches Gefühl und ohne Scheu vor irgend einem Gesetz. In Speier versammelten sich die Juden in wilder Verzweifelung in ihren Häusern, und verbrannten sich selbst mit den Ihrigen. Die wenigen übrig gebliebenen wurden zur Taufe genöthigt, die Leichen der Ermordeten aber, die auf den Straſsen umherlagen, steckte man in leere Weinfässer und rollte sie in den Rhein, damit sie nicht die Luft verpesteten. Zugleich wurde das Volk verhindert, in die Brandstätten der Judengasse einzudringen, denn der Rath lieſs selbst nach den Schätzen suchen, und soll deren beträchtliche gefunden haben. In Straſsburg wurden zweitausend Juden auf ihrem Begräbniſsplatze verbrannt, wo man ein groſses Gerüst aufgebaut hatte; wenige, die versprachen Christen zu werden, lieſs man leben, und nahm ihre Kinder wieder vom Scheiterhaufen. Auch erregte die Jugend und Schönheit einiger Jungfrauen Mitleid, und man entriſs sie wider ihren Willen dem Tode, Viele aber, die von der Brandstätte gewaltsam entsprangen, wurden in den Straſsen ermordet. Alle Pfänder und Schuldbriefe lieſs der Rath den Schuldnern zurückgeben, und das vorgefundene Geld unter die Handwerke vertheilen[2]). Doch wollten Viele ein so

[1]) Albert. Argentin. — Königshoven a. a. O.

[2]) „Dies was ouch die vergift, die die Juden döttete," bemerkt Königshofen, wobei noch in Anschlag kommt, daſs ihre Vermehrung in ganz Deutschland bedenklich wurde, und die Art ihres Erwerbes, die man ihnen gleichwohl allein übrig lieſs, aller Orten den Groll gegen sie nährte.

schnödes Blutgeld nicht annehmen, sondern schenkten es nach der Bestimmung ihrer Beichtväter Klöstern, empört über die Auftritte mordgieriger Habsucht, über die das wuthberauschte Volk der Pest zu vergessen schien[1]). In allen rheinischen Städten wiederholten sich während der nächsten Monate diese Gräuel, und nachdem einige Ruhe wiederhergestellt war, glaubte man ein gottgefälliges Werk zu thun, wenn man von den Steinen der verbrannten Häuser und den Grabmälern der Juden verfallene Kirchen wiederherstellte und Glockenthürme erbauete[2]).

In Mainz allein sollen 12,000 Juden einen qualvollen Tod gefunden haben. Geifseler hielten hier im August ihren Einzug: Juden geriethen hierbei mit Christen in Streit, und tödteten deren viele; als sie aber sahen, dafs sie der anwachsenden Uebermacht weichen mufsten, und nichts sie vom Untergange retten konnte, so verbrannten sie sich in ihren Häusern mit allen Ihrigen. So gaben denn auch an anderen Orten fanatische Geifselfahrten die Losung zu blutigen Auftritten, und da man überall mit der Mordgier eine unselige Bekehrungssucht verband, so wurde auch unter den Juden ein fanatischer Eifer rege, als Märtyrer ihres alten Glaubens zu sterben. Wie hätten sie sich auch mit Ueberzeugung dem Christenthum in die Arme werfen können, dessen Gebote nie frevelhafter übertreten worden sind? In Efslingen verbrannte sich die ganze jüdische Gemeinde in ihrer Synagoge[3]), und oftmals sah man Mütter mit eigenen Händen ihre Kinder auf den Scheiterhaufen werfen, damit sie nicht getauft werden sollten, und dann selbst in die Gluth nachspringen[4]); kurz, wozu Fanatismus, Rachsucht, Habgier und Verzweifelung im furchtbaren Vereine den Menschen irgend treiben können — und wo ist hier die Grenze? — das geschah im Jahr 1349 in ganz Deutschland, Italien und Frankreich ungestraft und vor aller Welt Augen. Es schien, als wären der Pest nur Schandthaten und wahnsinniger Taumel, nicht aber Trauer und Betrübnifs gefolgt; die meisten, welche Erziehung und Standpunkt beriefen, die Stimme

---

[1]) Man rifs z. B. reichen Israeliten auf ihrem Wege zur Brandstätte die Kleider vom Leibe, der eingenäheten Goldstücke wegen. Albert. Argentinens.

[2]) Ebendas.

[3]) Spangenberg a. a. O.

[4]) Guillelm. de Nang. — Dlugofs a. a. O.

der Vernunft zu reden, führten selbst den rohen Haufen zu Mord und Plünderung. Fast alle Juden, die in der Taufe das Mittel zu ihrer Rettung gefunden, wurden späterhin nach und nach verbrannt, denn man liefs nicht ab, sie der Vergiftung des Wassers und der Luft zu beschuldigen, auch wurden mit ihnen viele Christen gefoltert und hingerichtet, die ihnen aus Menschenliebe oder Eigennutz Schutz hatten angedeihen lassen[1]). Andere zum Christenthum Uebergetretene bereueten ihren Abfall, und suchten, ihrem Glauben treu, den Tod[2]).

Der Menschlichkeit und Vernunft Clemens VI. ist auch in dieser Angelegenheit mit ehrender Anerkennung zu gedenken; doch war selbst die höchste kirchliche Macht unzureichend, der zügellosen Wuth Einhalt zu thun. Er beschützte nicht nur die Juden in Avignon, so viel er vermochte, sondern erliefs auch zwei Bullen, in denen er sie für unschuldig erklärte, und die christlichen Völker, wenn auch ohne Erfolg, ermahnte, von einer so grundlosen Verfolgung abzustehen[3]). Auch Kaiser Karl IV. war ihnen günstig, und suchte das Verderben von ihnen abzuwenden, wo er nur immer konnte: doch durfte er nicht das Schwert der Gerechtigkeit ziehen, und sah sich sogar genöthigt, dem Eigennutz der böhmischen Edelleute nachzugeben, die eine so erwünschte Gelegenheit nicht unbenutzt lassen wollten, sich ihren jüdischen Gläubigern mit Hülfe eines kaiserlichen Mandates zu entziehen[4]). Herzog Albert von Oestreich brandschatzte und plünderte seine Städte, die sich Judenverfolgungen erlaubt hatten, — ein zweckloses und unmenschliches Verfahren, das überdies vom Verdachte der Habsucht nicht frei ist, — doch konnte er in seiner eigenen Feste Kyburg einige hundert aufgenommene Juden nicht schützen, die von den Einwohnern schonungslos verbrannt wurden[5]). Noch einige andere Fürsten und Grafen, wie Ruprecht von der Pfalz, nahmen sich der Juden gegen grofses Schutzgeld an; dafür nannte man sie aber Judenherren, und sie geriethen in Gefahr, von dem Volke und ihren mächtigen Nachbarn

[1]) Albert. Argentinens.

[2]) Spangenberg beschreibt eine solche Scene in Kostnitz.

[3]) Guillelm. de Nang. — Raynald.

[4]) Histor. Landgrav. Thuring. bei Pistor. a. a. O. V. I. p. 948.

[5]) Anonym. Leobiens. bei Pez a. a. O.

bekämpft zu werden[1]). Den Verfolgten und Gemifshandelten blieb zuletzt, wenn nicht Menschenfreunde auf eigene Gefahr sich ihrer erbarmten, oder ihnen Reichthümer zu Gebote standen, sich Schutz zu verschaffen, keine Freistätte, als das ferne Litthauen, wo der Herzog von Polen, Boleslav V. (1227—1279), ihnen schon früher Gewissensfreiheit bewilligt hatte, und König Casimir der Grofse (1333—1370), den Bitten seiner jüdischen Geliebten Esther nachgebend, sie aufnahm und ihnen ferneren Schutz angedeihen liefs[2]), woher dies Land noch gegenwärtig von einer grofsen Anzahl Juden bewohnt wird, die, wenn irgend eine Völkerschaft in Europa, die Erinnerung an das Mittelalter in eigenthümlicher Abgeschlossenheit festgehalten haben.

Noch einmal auf die Beschuldigungen gegen die grausam Verfolgten zurückzukommen, so ging in ganz Europa die Rede, die Juden ständen mit geheimen Vorstehern in Toledo in Verbindung, deren Anordnungen sie befolgten, und von denen sie Befehle erhielten über Vergiftung, Falschmünzerei, Ermordung von Christenkindern und dergl.[3]). Das Gift bekämen sie über See, aus fernen Landen, bereiteten es aber auch selbst aus Spinnen, Eulen und anderen giftigen Thieren. Das Geheimnifs wäre aber, um nicht verrathen zu werden, nur ihren Rabbinern und Reichen bekannt[4]). Augenscheinlich waren es nur Wenige, die eine so abenteuerliche Beschuldigung nicht für gegründet hielten, es spricht sich sogar in vielen Schriften des vierzehnten Jahrhunderts grofse Erbitterung

---

[1]) Spangenberg. In der Mark ging es den Juden nicht besser als in ganz Deutschland. Markgraf Ludwig der Römer begünstigte sogar ihre Verfolgung, worüber Kehrberg a. a. O. S. 241 folgende urkundliche Nachricht erhalten hat: „Coram cunctis Christi fidelibus praesentia percepturis, ego Johannes dictus de Wedel, Advocatus inclyti Principis Domini Ludovici Marchionis, publice profiteor et recognosco, quod nomine Domini mei civitatem Königsberg visitavi et intravi, et ex parte Domini Marchionis Consulibus ejusdem civitatis in adjutorium mihi assumtis, *Judaeos inibi morantes igne cremavi,* bonaque omnia eorundem Judaeorum ex parte Domini mei totaliter usurpavi et assumsi. In cujus testimonium praesentibus meum sigillum appendi. Datum A. D. 1351 in Vigilia S. Matthaei Apostoli."

[2]) Basnage, Histoire des Juifs. A la Haye 1716. 8. Tome IX. Part. 2, Liv. IX. Chap. 23, § 12. 24, p. 664. 679. — Ueber den Zustand der Juden im Mittelalter gewährt dies ausgezeichnete Werk genügende Belehrung. Vergl. J. M. Jost, Geschichte der Israeliten seit der Zeit der Maccabäer bis auf unsere Tage. Th. VII. Berlin 1827. 8. S. 8. 262.

[3]) Albert. Argentin. [4]) Hermann. Gygas a. a. O.

gegen die vermeinten Giftmischer aus, die das furchtbare Vorurtheil recht deutlich erkennen läfst. Unglücklicherweise entlockte die Folter, nach den Geständnissen der ersten Schlachtopfer in der Schweiz, deren noch andere an vielen Orten. Einige bekannten sogar, Giftpulver in Beuteln aus Toledo und Verhaltungsbefehle durch heimliche Boten erhalten zu haben, auch fand man nicht selten Beutel dieser Art in den Brunnen, doch ermittelte sich auch nicht selten, dafs Christen sie hineingeworfen, wahrscheinlich um Mord und Plünderung zu veranlassen, wie denn Aehnliches auch bei den Hexenverfolgungen nachgewiesen werden kann[1]).

Diese Darstellung bedarf keiner weiteren Zusätze. Ein lebendiges Bild der schwarzen Pest und des moralischen Elendes in ihrem Gefolge wird hiernach dem Kenner der Natur und der menschlichen Gesellschaft deutlich vorschweben. Ueber das Leben und die Zerrüttung in dem Innern der Häuser während dieser Weltseuche haben wir fast nur aus Italien glaubwürdige Nachrichten von guter Hand, welche der Vorstellung von dem Zustand der Familien in ganz Europa. bei Erwägung des Volksthümlichen in jedem Lande, zu Hülfe kommen können. »Als das Uebel allgemein geworden war« (es ist von Florenz die Rede), »da verschlossen sich die Herzen der Einwohner der Menschenliebe. Sie flohen die Kranken, und alles, was ihnen angehörte, und hofften auf diese Weise sich zu retten. Andere verschlossen sich mit ihren Weibern, Kindern und Gesinde in ihre Häuser, afsen und tranken, was köstlich und theuer war, aber mit äufserster Mäfsigkeit und mit Beseitigung alles Ueberflusses. Niemand erhielt zu ihnen Zutritt, keine Todes- und keine Kranken-

---

[1]) Man siehe hierüber Königshoven, der die schätzbarsten Originalverhandlungen aufbewahrt hat. Die wichtigsten sind zehn peinliche Verhöre ebenso vieler Juden zu Chillon. am Genfer See, gehalten im September und October 1348. (Im Anhange.) Sie förderten die abenteuerlichsten Bekenntnisse zu Tage, und bestätigten auf dem sogenannten Wege Rechtens den blutdürstigen Wahn, der die Scheiterhaufen anzündete. Abschriften dieser Acten wurden nach Bern und Strafsburg geschickt, wo sie die ersten Judenverfolgungen in Gang brachten. — Ferner die Urkunde über ein Schutz- und Trutzbündnifs des Bischofs von Strafsburg, Berthold von Götz, und vieler mächtigen Grafen und Herren, zu Gunsten der Stadt Strafsburg gegen Kaiser Karl IV. Dieser sah sich dadurch genöthigt, der Stadt Strafsburg eine Amnestie wegen der Judenverfolgungen zu bewilligen, die man in unseren Zeiten einer Kaiserkrone für unwürdig halten würde. Einiger anderen Actenstücke nicht zu gedenken, die nicht weniger deutlich den Geist des vierzehnten Jahrhunderts bezeichnen. S. 1021 f.

nachricht durfte ihnen hinterbracht werden, im Gegentheil vertrieben sie sich die Zeit mit Gesang, Musik und mancherlei anderer Kurzweil. Andere dagegen hielten dafür, viel Essen und Trinken, Vergnügen aller Art und Befriedigung aller Neigungen sei, mit leichtem Sinn über alles, was da vorfiel, verbunden, die beste Arznei, und handelten auch danach. Sie wanderten Tag und Nacht von einem Wirthshause zum andern, und zechten ohne Maafs und Ziel, so viel sie gelüstete. Auf diese Weise wichen sie stets, so gut es gehen wollte, jedem Kranken aus, und überliefsen Haus und Gut dem Zufall, wie Menschen, deren Todesstunde geschlagen hat. Unter diesem allgemeinen Jammer und Elende war in der Stadt die Kraft und das Ansehn göttlichen und weltlichen Gesetzes verschwunden. Die meisten Beamten waren an der Pest gestorben, oder lagen krank, oder hatten so viele Glieder ihrer Familie verloren, dafs sie keine Dienste verrichten konnten; daher that von nun an ein Jeder, was ihm beliebte. Andere wählten in ihrer Lebensweise einen Mittelweg. Sie afsen und tranken nach Gefallen, gingen aus und trugen wohlriechende Blumen, Kräuter oder Gewürze mit sich herum, an denen sie von Zeit zu Zeit rochen, in der Meinung, dadurch das Haupt zu stärken, und den schädlichen Einflufs der durch die vielen Pestleichen und Kranken faul gewordenen Luft abzuwehren. Andere trieben die Vorsicht noch weiter, und dachten, kein besseres Mittel dem Tode zu entrinnen, sei, als zu fliehen. Diese verliefsen daher die Stadt, ihre Wohnungen, ihre Verwandten, und zogen, Weiber wie Männer, auf das Land. Dennoch starben auch viele von diesen, und zwar gewöhnlich einsam und von aller Welt verlassen, weil sie früher selbst das Beispiel dazu gegeben hatten. So geschah es denn, dafs nun bereits ein Bürger den anderen, ein Nachbar den anderen, der Verwandte den Verwandten floh, oder unbesucht liefs, und zuletzt (so weit hatte der Schrecken alle Gefühle erstickt) der Bruder den Bruder, die Schwester die Schwester, die Gattin den Mann, und endlich sogar der Vater seine eigenen Kinder verliefs, und unbesucht und ungepflegt ihrem eigenen Schicksal preisgab! Also blieben alle jene, welchen Hülfe gebrach, die Beute einiger habsüchtigen Dienstboten, die um hohen Lohn den Kranken blofs Speise und Arznei reichten, und bei ihrem Tode zugegen waren, aber nicht selten unmittelbar ein Raub des Todes, und ihres schändlichen Gewinnes nicht froh wurden. Da erlosch auch alle Scham und Zucht bei den Hülflosen. Frauen und Jungfrauen vergafsen des Schamgefühls, und überliefsen die Sorge ihres Körpers ohne Unterschied Weibern und Männern des niedrigsten Standes. — Die Frauen, Verwandten und Nachbarn fanden sich nicht mehr wie sonst im Hause des Verstorbenen ein, um mit den Angehörigen desselben Leid zu tragen. Die Leichname wurden nicht mehr von den Nachbarn, nicht von einer zahlreichen Priesterschaft, unter Gesang und mit brennenden Wachskerzen, zu Grabe begleitet und von anderen Bürgern ihres Standes hinausgetragen. Viele starben ohne eines Menschen Gegenwart an ihrem Sterbebette, und nur sehr Wenige waren so glücklich, unter Thränen und Beileid ihrer Freunde und Verwandten von hinnen zu scheiden. An die Stelle des Schmerzes und der Trauer war Gleichgültigkeit, Lachen und Scherz getreten, weil man dies, und zwar besonders von Seiten des Frauenvolkes, für heilsam hielt. Selten folgten zehn oder zwölf Begleitende dem Sarge, und an die Stelle der gewöhnlichen Leichenträger und Todtengräber waren gedungene Menschen von der niedrigsten Volksclasse getreten, die um den Lohn das Geschäft übernahmen, und von wenigen Priestern, oft ohne eine einzige Kerze, begleitet, den Leichnam in die erste nächste Kirche trugen, und dort in das nächste beste Grab versenkten, das noch Raum für denselben hatte. — Unter der Mittelclasse, besonders aber unter dem gemeinen Volke, war das Elend noch weit gröfser. Da blieben die allermeisten entweder aus Armuth oder aus Sorglosigkeit in ihren Wohnungen oder den nächsten Umgebungen, und starben daher zu Tausenden dahin. Viele endeten bei Tage oder bei Nacht ihr Leben auf der Strafse. Von vielen gab erst der Gestank ihrer verwesenden Leichname die Kunde des Todes den Nachbarn. Um nicht angesteckt zu werden, liefsen diese gewöhnlich die Leichen aus den Wohnungen wegnehmen, und vor die Hausthüre legen, wo jeden Morgen der Vorübergehende ganze Reihen derselben antreffen konnte. Man hatte nicht mehr für jeden Leichnam seine Bahre; gewöhnlich wurden deren drei und vier zusammengelegt, und es geschah, dafs Gatte und Gattin, Vater und Mutter, sammt zwei bis drei Söhnen, mit einander in derselben Bahre zu Grabe getragen wurden. Oft ereignete es sich, dafs zwei Priester unter Vortragung des Kreuzes einen Sarg begleiteten, auf dem Wege aber vier bis fünf andere an den Zug sich anschlossen, so dafs nun statt eines einzigen Todten, fünf bis sechs zu begraben waren.«

So weit Boccaccio, [und dem hier entworfenen sehr ähnliche Bilder finden wir auch bei Covino, de Mussis u. a.]. Ueber das Verhalten der Priester bemerkt ein anderer Zeitgenosse[1]), in kleinen und grofsen Städten hätten sie sich furchtsam zurückgezogen, einigen Pflichttreuen und Muthvollen die geistlichen Verrichtungen überlassend. Auf den ganzen geistlichen Stand kann dies ebenso wenig ein nachtheiliges Licht werfen, als ähnliche Beweise von Furcht und Herzlosigkeit auf die übrigen Stände. Die wohlthätigen Orden haben sich während der schwarzen Pest trefflich bewährt, und so viel Gutes gestiftet, als einzelnen Körperschaften in Zeiten so grofser Noth und Verderbnifs verstattet ist, wo Ergebung, Muth und edele Gefühle nur bei Wenigen angetroffen werden, und Kleinmüthigkeit, Selbstsucht und böser Wille, mit verwandten Leidenschaften im Gefolge, die Herrschaft behaupten. Es war so viel Frevelhaftes und in so grofser Ausdehnung geschehen, dafs die Blüthen früherer Entwickelung verwelkten, und die Menschheit in den nächsten Geschlechtern ein böses Gewissen zurückbehielt.

7. Die Aerzte.

Wenden wir uns jetzt zu der ärztlichen Einsicht, welche dem »grofsen Sterben« entgegentrat, so mufs das Mittelalter Entschuldigung finden, wenn selbst Neuere der Meinung sind, dafs die Kunst des Arztes der morgenländischen Pest nicht gewachsen sei, und nur unter äufserst günstigen Umständen Rettung bringen könne[2]). Auch möge man wohl bedenken, dafs menschliche Wissenschaft und Kunst in grofsen Weltseuchen überaus ohnmächtig erscheinen, weil sie mit Naturkräften in Kampf gerathen, die sie nicht kennen, und die, wenn sie auch je in ihrem Gesammtwirken begriffen worden wären, oder begriffen werden könnten, ihnen doch immer unerreichbar bleiben würden, vornehmlich bei ungeordnetem Zustande der menschlichen Gesellschaft. Ueberdies hat jede neue Seuche ihr Eigenthüm-

[1]) Guillelm. de Nangis, p. 110.

[2]) „Curationem omnem respuit pestis confirmata." Chalin, p. 33.

liches, das auf den ersten Blick um so weniger durchschaut werden kann, als während der Niederlagen Furcht und Bestürzung den stolzen Geist demüthigen. Die Aerzte des vierzehnten Jahrhunderts haben während der schwarzen Pest geleistet, was bei dem Zustand ihrer Heilkunde menschlicher Einsicht möglich war, und ihre Erkenntnifs der grofsen Krankheit war keinesweges gering. Sie haben nach Menschenart Vorurtheile gehegt, und diese vielleicht zu hartnäckig vertheidigt; einige dieser Vorurtheile lagen aber in der Denkweise des Jahrhunderts, und galten als unbezweifelte Wahrheit, andere bestehen noch bis auf diese Stunde fort. Ihre Nachkommen im neunzehnten Jahrhundert mögen daher die Vorzüge ihres Wissens nicht zu hoch anschlagen, auch sie werden dereinst strenger Beurtheilung nicht entgehen, auch sie wird man mit Grund menschlicher Schwäche und Kurzsichtigkeit beschuldigen.

Die medicinische Facultät zu Paris, die berühmteste des vierzehnten Jahrhunderts, erhielt den Auftrag, über die Ursachen der schwarzen Pest und eine zweckmäfsige Lebensordnung während ihres Herrschens, ihr Gutachten abzugeben. Dies ist merkwürdig genug, um hier eine Stelle zu finden:

»Wir, die Mitglieder des Collegiums der Aerzte zu Paris, haben nach reiflicher Ueberlegung und Berathung über das jetzige Sterben, den Rath unserer alten Meister in der Kunst eingeholt, und wollen hiermit die Ursachen dieser Pestilenz deutlich und offener an den Tag legen, als es nach den Regeln und Grundsätzen der Astrologie und Naturwissenschaft geschehen könnte. Demnach erklären wir: Es ist bekannt, dafs in Indien, in der Gegend des grofsen Meeres, die Gestirne, welche die Strahlen der Sonne und die Wärme des himmlischen Feuers bekämpften, ihre Macht besonders gegen jenes Meer ausübten, und mit seinen Gewässern heftig stritten. Daher entstehen oft Dämpfe, welche die Sonne verhüllen, und ihr Licht in Finsternifs verwandeln. Diese Dämpfe wiederholten ihr Auf- und Niedersteigen 28 Tage lang unaufhörlich, aber am Ende wirkten Sonne und Feuer so gewaltig auf das Meer, dafs sie einen grofsen Theil desselben an sich zogen, und sich das Meeres-Gewässer in Dampfsgestalt emporhob. Dadurch wurden nun in einigen Gegenden die Gewässer dermaafsen verdorben, dafs die Fische in denselben starben. Dieses verdorbene Wasser aber konnte die Sonnenhitze nicht verzehren, und ebensowenig konnte anderes gesundes Wasser, Hagel oder Schnee und Reif daraus entstehen. Vielmehr verbreitete sich dieser Dampf durch die Luft in viele Weltgegenden, und hüllte dieselben in Nebel ein. Solches geschah in ganz Arabien, einem Theile von Indien, auf Kreta, in den Ebenen und Thälern von Macedonien, in Ungarn, Albanien und Sicilien. Kommt eben dasselbe nun auch noch nach Sardinien, so bleibt kein Mensch am Leben, und das Gleiche wird auch auf allen Inseln und in den anstofsenden Ländern der Fall sein, wohin dieser verdorbene Seewind aus Indien kommt oder bereits gekommen ist, so lange die Sonne im Zeichen des Löwen steht. Wenn die Bewohner jener Gegenden nicht nachfolgende oder ähnliche Mittel und Vorschriften anwenden und befolgen, so künden wir ihnen den unausbleiblichen Tod an, wenn anders die Gnade Christi ihnen das Leben nicht erhält.«

»Wir sind des Dafürhaltens, dafs die Gestirne mit Hülfe der Natur sich bestreben, durch ihre göttliche Macht das Menschengeschlecht zu schützen und zu heilen, sofort mit den Sonnenstrahlen den Nebel zu durchbrechen, durch die Kraft des Feuers wirkend. Es wird demnach binnen zehn Tagen, und bis zum 17. nächsten Monats Juli, dieser Nebel sich in einen stinkenden, schädlichen Regen verwandeln, wodurch die Luft wieder sehr gereinigt werden wird. Sobald nun dieser Regen sich durch Donner oder Hagel ankündigt, soll jedermann von euch sich vor der Luft hüten und sowohl vor als nach dem Regen starkes Feuer von Reebholz, grünem Lorbeer oder anderem grünen Holz anzünden. Auch soll man Wermuth und Chamomillen in grofser Quantität auf den öffentlichen Plätzen, in anderen stark bewohnten Gegenden und in den Häusern verbrennen. Bevor nun die Erde nicht ganz wieder ausgetrocknet ist, und noch drei Tage danach, soll Niemand auf das Feld gehen. Während dieser Zeit soll man nicht vielerlei Speise zu sich nehmen und sich vor der Kühle des Abends, der Nacht und des Morgens in Acht nehmen. Schwimmendes oder fliegendes Geflügel, junge Schweine, altes Ochsenfleisch und überhaupt fettes Fleisch soll man nicht essen. Dagegen esse man Fleisch, das sein gehöriges Alter hat, warmer und trockener Natur ist, keineswegs aber hitzend und reizend. Brühen mit gestofsenem Pfeffer, Ingwer und Gewürznelken versetzt, soll man essen, besonders sollen das jene thun, welche gewohnt sind, mäfsig und mit Auswahl zu speisen. Schlafen bei Tage ist nachtheilig; man schlafe Nachts bis Sonnenaufgang oder etwas länger. Zum Frühstück trinke man wenig, das Abendessen nehme man um 23 Uhr, wobei man dann mehr trinken kann, als am Morgen. Zum Getränk bediene man sich klaren, leichten Weines, mit einem Fünftel oder Sechstel Wasser vermischt. Getrocknete oder frische Früchte mit Wein genossen, schaden nicht, aber ohne Wein werden sie tödtlich. Rothe Rüben und anderes Gemüse, eingemacht oder frisch genossen, ist schädlich. Dagegen sind gewürzhafte Kräuter, als: Salbei oder Rosmarin, sehr gesund. Der Genufs kalter, feuchter, wässeriger Speisen ist gröfstentheils nachtheilig. Ausgehen bei Nacht, und zwar bis zur dritten Stunde nach Mitternacht, ist des Reifes wegen lebensgefährlich. Von Fischen soll man nur kleine und aus Flüssen kommende essen. Zu viel Bewegung ist nachtheilig; man halte sich mehr warm, als gewöhnlich, und schütze sich vor Feuchtigkeit und Kälte. Mit Regenwasser soll man nicht kochen, und jedermann hüte sich vor dem Regen. Regnet es, so geniefse man nach Tische etwas feinen Theriak. Wer fett ist, setze sich der Sonne nicht aus. Man wähle nur guten, feinen Wein, trinke des Tages öfter, aber jedesmal nur wenig. Olivenöl zur Speise ist tödtlich. Ebenso nachtheilig sind Fasten oder übermäfsige Enthaltsamkeit, Gemüthsunruhe, Zorn und unmäfsiges Trinken.«

»Die jungen Leute haben insbesondere sich im Herbst von allen diesen Dingen zu enthalten, wenn sie nicht Gefahr laufen wollen, an der Dysenterie zu sterben. Um den Leib gehörig offen zu erhalten, soll man, wenn es nöthig wird, ein Klystier oder andere leichte Mittel anwenden. Bäder sind schädlich. Der Weiber mufs man sich bei Todesgefahr enthalten, und denselben weder beiwohnen, noch mit ihnen in einem Bette schlafen. Das soll sich jedermann wohl gesagt sein lassen, besonders jene, die am Meere oder auf einer Insel wohnen, wohin der schädliche Wind gedrungen ist[1]).«

Auf welche Veranlassung dies abenteuerliche Gutachten[2]) aus-

---

[1]) Jacob. Francischini de Ambrosiis. Im Anhange der Istorie Pistolesi, bei Muratori, Tom. XI. p. 528.

[[2]) Denselben abentheuerlichen Charakter tragen die nur wortreicheren und umfänglicheren von der Pariser Facultät und dem Arzte aus Montpellier veröffentlichten, uns aus den Mittheilungen von Fuchs und Michon bekannt gewordenen Rathschläge.]

gearbeitet worden sei, kann nicht mehr ausgemittelt werden, wenn selbst daran gelegen wäre, es zu wissen. Offenbar gereicht es aber weder der Pariser Facultät, noch überhaupt dem vierzehnten Jahrhundert zur Ehre. Die berühmte Facultät befand sich in der peinlichen Lage, auf Verordnung weise zu sein und einen Kernschufs von Gelehrsamkeit nach einem Feinde zu thun, der sich in düstere Nebel hüllte, von dessen Natur sie keine Ahnung hatte. Sie liefs sich daher verleiten, ihre Unwissenheit mit absprechenden Behauptungen zu verdecken, und indem sie der Welt in ihrem Glanze erscheinen wollte, zeigte sie sich den Verständigen in kläglicher Schwäche. Nun möchten wohl einige glauben, dafs bei dem Zustande der Wissenschaften im vierzehnten Jahrhundert überhaupt keine verständigen Aerzte gelebt haben; aber das ist ganz gegen die Gesetze menschlicher Entwickelung und widerstreitet der Geschichte. Die wahre Einsicht eines Zeitalters zeigt sich allein in seiner Litteratur: hier legen die Besten die Früchte ihrer Erfahrungen und ihres Nachdenkens nieder, ohne Eigenliebe und selbstsüchtige Zwecke, hier allein redet der Genius der Wahrheit vernehmbar. Es ist kein Grund vorhanden, zu glauben, dafs Männer dieser Art im vierzehnten Jahrhundert um ihre Ansicht öffentlich befragt worden wären: um so mehr mufs die unbestechliche Geschichte sich ihrer annehmen und ihnen Gerechtigkeit widerfahren lassen.

Die erste Stimme in dieser Angelegenheit gebührt einem sehr berühmten Lehrer in Perugia, Gentilis von Foligno, der am 18. Juni 1348 als Opfer seiner Pflichttreue von der Pest weggerafft wurde[1]). Arabischen Vorbildern und dem allverehrten Galen ergeben, glaubte er, wie alle seine Zeitgenossen, an eine faulige Verderbnifs des Blutes in den Lungen und im Herzen, die von der verpestenden Atmosphäre veranlafst werde und sich alsbald dem ganzen Körper mittheilte. Es schien ihm daher alles auf hinreichende Luftreinigung durch grofse Loderfeuer aus wohlriechendem Holze, in der Nähe der Gesunden wie der Kranken, und nicht minder auf eine zweckmäfsige Lebensordnung anzukommen, damit die Fäulnifs die Kranken nicht überwältige. Althergebrachten Begriffen gemäfs

[1]) Gentilis de Fulgineo Consilia. De peste Cons. I. II. fol. 76. 77. Venet. 1514. fol.

verliefs er sich auf anfängliche Reinigungsaderlässe und Abführungen, verordnete den Gesunden, sich häufig mit Essig oder Wein zu waschen, ihre Wohnungen mit Essig zu scheuern, und oftmals an Kampher oder anderen flüchtigen Stoffen zu riechen. Hierüber gab er in arabistischer Weise weitläufige Vorschriften, mit grofsem Aufwande verschiedenartiger Arzneien, von deren Heilkräften wundersame Dinge geglaubt wurden. Von superlunarischen Einflüssen hielt er wenig, sofern es ihm auf die Krankheit selbst ankam; deshalb liefs er sich auch auf die grofsen Streitigkeiten der Astrologen nicht ein, sondern behielt nur immer als ärztlichen Gegenstand die Vergiftung des Lungen- und Herzblutes im Auge. Er glaubte an eine fortschreitende Verpestung von Land zu Land, wie diese noch heutigen Tages angenommen werden müfste, und die Ansteckungskraft des Uebels, selbst in der Nähe der Pestkranken, war ihm aufser allem Zweifel[1]). Hierin waren überhaupt alle verständigen Zeitgenossen eines Sinnes, auch erforderte es wohl keiner grofsen Geistesgaben, von einem so handgreiflichen Augenschein sich überzeugen zu lassen. Ueberdies stammen richtige Begriffe über Ansteckung schon aus dem fernen Alterthum und waren in das vierzehnte unverändert übergegangen. Schon in Plato's Zeitalter war die Kenntnifs der Ansteckungskraft bösartiger Augenentzündungen, an der auch im Mittelalter kein Arzt zweifelte[2]), allgemein unter dem Volke[3]). Die ganze Sprache des Alterthums hatte sich den Begriffen des Volkes über Ansteckung von pestartigen Krankheiten angeschlossen und ihre Bezeichnungen waren ohne Vergleich sinnreicher, als in den Zungen neuerer Völker[4]).

Anordnungen zum Schutz der Gesunden gegen ansteckende Krankheiten, deren Nothwendigkeit sich aus diesen Begriffen ergiebt, wurden von den Völkern des Alterthums als nützlich angesehen und von vielen, deren Verhältnisse es gestatteten, in ihren Häusern ausgeführt. Es wurde selbst eine vollständige Absonderung der Kranken von den Gesunden, dies unerläfsliche Schutzmittel gegen Berührungsansteckung, von Aerzten im zweiten Jahrhundert n. Chr.

---

[1]) — „venenosa putredo circa partes cordis et pulmonis de quibus exeunte venenoso vaporo, periculum est in vicinitatibus." Cons. I. fol. 76 *a*.

[2]) Lippitudo contagione spectantium oculos afficit. — Chalin de Vinario p. 149.

[3]) S. des Verf. Geschichte der Heilkunde. Bd. II. S. 111.

[4]) Vergl. Marx, Origines contagii. Caroliruh et Bad. 1824. S.

in Vorschlag gebracht, damit der Verbreitung des Aussatzes Einhalt geschähe; aber man erklärte sich entschieden dagegen, weil die Heilkunst einer solchen Härte sich nicht schuldig machen dürfe[1]). Diese Milde im Alterthum, in dessen Sinnesart Unmenschlichkeit so oft und so unverhüllt hervortritt, könnte Verwunderung erregen, wenn sie nicht blos scheinbar wäre. Der wahre Grund der Unterlassung öffentlichen Schutzes gegen pestartige Krankheiten lag in der ganzen Idee und Verfassung der menschlichen Gesellschaft, er lag in der Nichtachtung des Menschenlebens, von welcher die grofsen Völker des Alterthums auf jeder Seite ihrer Geschichte Beweise gegeben haben. Man glaube ja nicht, dafs diesen die Einsicht über die Verbreitung ansteckender Krankheiten abgegangen sei. Sie war vielmehr bei ihnen so vollständig und wohlbegründet, wie nur irgend in neueren Zeiten; aber sie trat nur hervor, wo das Eigenthum, nicht wo Menschenleben im Grofsen zu schützen war. Daher hemmte man im Alterthume die Viehseuchen ganz allgemein durch Absonderung der gesunden von den erkrankten Thieren. Die Heerden allein erfreuten sich des Schutzes gegen ansteckende Krankheiten, den man in der menschlichen Gesellschaft für unausführbar hielt, weil man ihn nicht anwenden wollte[2]). Dafs die Staaten im vierzehnten Jahrhundert noch nicht so weit fortgeschritten waren, um allgemeine Mafsregeln zur Hemmung der Pest in Ausführung zu bringen, bedarf wohl keines besonderen Beweises. Die Aerzte konnten daher nur öffentliche Luftreinigung durch grofse Feuer anrathen, wie dies auch im Alterthum oftmals in Anwendung gekommen war, und mufsten den einzelnen Familien es überlassen, entweder in der Flucht ihr Heil zu suchen, oder sich in ihre Wohnungen einzuschliefsen[3]), ein Mittel, das in gewöhnlichen Pesten ausreicht, hier aber keine

[1]) Cael. Aurelian. Chron. L. IV. c. I. p. 497. Ed. Amman. „Sed hi aegrotantem destituendum magis imperant, quam curandum, quod a se alienum humanitas approbat medicinae."

[2]) Geschichte der Heilkunde. Bd. II. S. 248.

[3]) Chalin versichert ausdrücklich, dafs viele Nonnenklöster bei verschlossenen Pforten von der Ansteckung frei geblieben wären. Bemerkenswerth ist es und den herrschenden Begriffen ganz angemessen, dafs man allgemein den Aufenthalt in dicker, feuchter Luft für zuträglicher und schützender hielt, weil sie dem astralischen Einflusse undurchdringlicher sei, indem die niedere Ursache die höhere abhalte. Chalin p. 48.

vollkommene Sicherheit gewährte, weil während der gröfsten Wuth der Seuche die Pestluft ganze Städte durchdrang.

Von astralischen Einflüssen, welche das grofse Sterben hervorgebracht haben sollten, waren Aerzte und Gelehrte so vollkommen überzeugt, wie vom Augenschein des Wirklichen. Allgemein wurde eine grofse Conjunction der drei oberen Planeten, Saturn, Jupiter und Mars, im Zeichen des Wassermannes, welche nach Guy von Chauliac am 24. März 1345 erfolgt war, als Hauptursache der schwarzen Pest angenommen. In der Angabe des Tages stimmte dieser, in die Astrologie tief eingeweihte Arzt mit anderen nicht überein[1]), woraus sich mannigfache, für das Zeitalter wichtige, für uns aber gleichgültige Streitigkeiten entspannen; darin kam man jedoch überein, dafs Conjunctionen von Planeten die untrüglichsten Vorzeichen mächtiger Begebenheiten wären, grofser Umwälzungen der Reiche, neuer Propheten, mörderischer Seuchen und anderer Dinge, welche die Menschen in Angst und Schrecken setzten. Kein ärztlicher Schriftsteller des vierzehnten und funfzehnten Jahrhunderts vergifst sie unter den allgemeinen Vorboten grofser Seuchen aufzuführen, wenn die Gelegenheit sich darbietet. Wir unseres Theils können die Astrologie des Mittelalters nicht für eine blofse Ausgeburt des Aberglaubens halten. Sie hat nicht nur eine hohe historische Bedeutung, wie alle Ideen, welche die Menschen begeistern und leiten, ganz abgesehen von Irrthum oder Wahrheit — denn der Einflufs beider ist gleich mächtig —, sondern es erhielten sich auch in ihr, wie in der Alchymie, grofsartige Gedanken des Alterthums, deren sich die neuere Naturphilosophie so wenig schämt, dafs sie dieselben als ihr Eigenthum in Anspruch nimmt. Hierher gehört vor allem die Idee von dem allgemeinen Leben, das sich durch das ganze Weltall ergiefst, ausgesprochen von den gröfsten hellenischen Weisen, und vererbt auf das Mittelalter durch die neuplatonische Naturphilosophie. Dieser Ahnung eines Weltorganismus konnte die Annahme eines gegenseitigen Einflusses der Weltkörper[2])

[[1]) In dem Compendium der Pariser Facultät wird der 20. März als der Tag jener Conjunction der Gestirne angegeben.]

[2]) Man nannte denselben Affluxus oder Forma specifica, und verglich ihn mit der Wirkung des Magnets auf das Eisen und des Bernsteins auf die Spreu. Chalin de Vinar. p. 23.

nicht fremd bleiben, die nur erst aufhörte, einer höheren Naturansicht zu entsprechen, als die Astrologen mit kleinlichen und mystischen Berechnungen die Grenzen menschlicher Kenntnifs überschritten.

Guy von Chauliac hielt den Einflufs der Conjunction, den man sich als ganz dynamisch vorstellte, für die höhere allgemeine Ursache der schwarzen Pest; die krankhafte Beschaffenheit der Körper, Verderbnifs der Säfte, Schwäche, Verstopfung und dergleichen, für die besondere, untergeordnete[1]). Durch jene wurde seiner Meinung nach die Beschaffenheit der Luft und der übrigen Elemente so verändert, dafs sie, gleichwie der Magnet Eisen anzieht, giftige Säfte nach den inneren Theilen des Körpers in Bewegung setzte, woraus anfänglich Fieber und Blutspeien, späterhin aber Ablagerung in Form der Drüsen und Brandbeulen entstand. Hierin lag der Begriff der epidemischen Constitution klar und zeitgemäfs ausgesprochen. Von der Ansteckung war Guy von Chauliac vollkommen überzeugt, suchte sich selbst dagegen durch die gebräuchlichen Mittel zu schützen[2]), und wahrscheinlich war er es, der dem Papst Clemens VI. den Rath ertheilte, sich für die Dauer der Seuche einzuschliefsen. Für die Stadt Avignon aber war die Erhaltung dieses Papstes überaus segensreich, denn er überhäufte die Armen mit zweckmäfsigen Wohlthaten, sorgte für gute Krankenwärter, und besoldete selbst Aerzte, um zu helfen, wo menschliche Kräfte nützen konnten, eine Einrichtung, deren sich vielleicht keine andere Stadt zu erfreuen hatte[3]). Nun war aber die Behandlung der Pestkranken in Avignon keineswegs verwerflich, denn nach den gebräuchlichen Aderlässen und Abführungen, wo die Umstände diese oder jene erforderten, suchte man die Drüsengeschwülste zu zeitigen, die Brandbeulen aber schnitt man ein, oder brannte sie

[1]) Causa universalis agens — causa particularis patiens. — Dem entsprechen bei Chalin die Ausdrücke Causa superior et inferior.

[2]) Abführungen mit Aloëpillen, Aderlafs, Luftreinigung durch grofse Feuer, Gebrauch des Theriaks, häufiges Riechen an flüchtigen Stoffen, aus denen man eigene „poma“ bereitete, Einnehmen von armenischem Bolus, einem von den Arabern herstammenden, und im ganzen Mittelalter ebenso beliebten als gemifsbrauchten Pestmittel, und Genufs säuerlicher Dinge, um der Fäulnifs zu widerstehen. Die Flucht scheint G. v. Chauliac Vielen angerathen zu haben. A. a. O. p. 115. — Vergl. Chalin L. II, der hierüber die trefflichsten Vorschriften giebt.

[3]) Auger. de Biterris a. a. O.

mit dem Glüheisen, ein Verfahren, das zu allen Zeiten sich als hülfreich bewährt, und in der schwarzen Pest Unzählige erhalten hat. Am meisten wurden in dieser Stadt die in thierischer Unreinlichkeit lebenden Juden und die Spanier heimgesucht, welche Chalin grofser Unmäfsigkeit bezüchtigt[1]), [wogegen Colle, dessen Beobachtungen sich auf Oberitalien beziehen, erklärt, dafs die Gerber, die Arbeiter, welche sich mit der Reinigung der Latrinen beschäftigten, und die Dienerschaft in den stinkenden Xenodochien (Xenodochiis foetore gravi molestis) von der Seuche fast ganz geschont geblieben sind, wie er hinzufügt, weil ein Gift das andere vertreibt].

Noch deutlichere Begriffe über die Ursachen der Pest trug Galeazzo di Santa Sofia seinen Zeitgenossen im vierzehnten Jahrhundert vor, ein Paduanischer Gelehrter, der auch in Wien, jedoch unbestimmt, in welchem Jahre, Pestkranke behandelt hat[2]). Er unterscheidet sorgfältig die Pestilenz von der Epidemie und Endemie. Der Gesammtbegriff der beiden ersten fällt genau mit dem von epidemischer Constitution zusammen, denn beide bestehen ihm in einer unbekannten Luftveränderung oder Verderbnifs, nur dafs die Pestilenz Krankheiten verschiedener Art, die Epidemie dagegen immer dieselbe Krankheit hervorruft. Als Beispiel einer Epidemie führte er einen Husten (Influenza) auf, welchen man in allen Erdstrichen zu gleicher Zeit ohne wahrnehmbare Ursache beobachtet habe; das Herannahen einer Pestilenz aber erkannte er, abgesehen von ungewöhnlichen Naturerscheinungen, aus dem häufigeren Vorkommen verschiedenartiger Fieber, welchen die neueren Aerzte einen nervösen und fauligen Charakter beilegen würden. Die Endemie entsteht nach ihm nur aus örtlichen tellurischen Veränderungen, aus schädlichen Einflüssen, die sich in der Erde und im Wasser entwickeln, ohne Luftverderbnifs. Diese Begriffe wurden zu seiner Zeit verschiedentlich durcheinander geworfen, wie alles von dem menschlichen Verstande durch zu scharfe Grenzlinien Geschiedene; die Würdigung der kosmischen Einflüsse aber in der Epidemie und Pestilenz ist überaus beifallswerth, und Santa Sofia stimmt hier nicht nur mit den Einsichtsvollen des vierzehnten und funfzehnten Jahrhunderts überein, sondern er hat auch einen Gedanken ausgesprochen,

[1]) L. I. c. 4. p. 39.

[2]) Fol. 32 a. a. O.

der noch gegenwärtig den kaum angefangenen Untersuchungen über kosmische Einflüsse zum Grunde gelegt werden mufs[1]). Pestilenz und Epidemie bestehen nicht in Veränderungen der vier ersten Qualitäten[2]), sondern in einer dynamischen, den Sinnen nicht erkennbaren, durchaus immateriellen Luftverderbnifs (corruptio aëris non substantialis, sed qualitativa), und derselben Ueberzeugung ist der geistreiche Chalin[3]). Ursachen der Pestilenz und der Epidemie sind vor allen astralischer Einflufs, besonders bei Conjunctionen von Planeten, ausgebreitete Fäulnifs thierischer und vegetabilischer Körper, und tellurische Schädlichkeiten (corruptio in terra), wozu noch aufserdem schlechte Nahrung und Mangel das Ihrige beitragen können. Fäulnifs der im Meere umgekommenen und wieder ausgeworfenen Heuschrecken, vereint mit astralischem und tellurischem Einflufs, hielt Santa Sofia für die Ursache der Pestilenz in den verhängnifsvollen Jahren des grofsen Sterbens.

Alle Fieber, welche durch Pestilenz hervorgerufen werden, gehören ihm zu den fauligen, denn sie entstehen hauptsächlich durch Fäulnifs des Herzblutes, die bei dem Einathmen der verpesteten Luft unvermeidlich ist. Die morgenländische Pest aber wird zwar zuweilen durch Pestilenz veranlafst (?), welche ihr einen der menschlichen Natur feindlichen Charakter (qualitas occulta) mittheilt, aber bei weitem nicht immer, sondern sie entsteht auch oft aus anderen Ursachen, unter denen dieser Arzt auch die Ansteckung zu würdigen wufste, — wobei noch bemerkt zu werden verdient, dafs er Pocken- und Masernepidemieen, wie noch gegenwärtig Aerzte und Völker im Orient[4]), für die unverkennbaren Vorboten von Pestseuchen hielt.

In der Aufstellung der therapeutischen Gesichtspunkte der Pest zeigt sich bei Santa Sofia wiederum eine Klarheit des Geistes,

---

[1]) Galeacii de Sancta Sophia Liber de Febribus. Venet. 1514. fol. (Zusammengedruckt mit Guilelmus Brixiensis, Marsilius de Sancta Sophia, Ricardus Parisiensis. fol. 29 seq.)

[2]) Wärme, Kälte, Trockenheit, Feuchtigkeit.

[3]) „Obscurum interdum esse vitium aëris, sub pestis initia et menses primos, hoc est argumento: *quod cum nec odore tetro gravis, nec turpi colore foedatus fuerit, sed purus, tenuis, frigidus, qualis in montosis et asperis locis esse solet, et tranquillus, vehementissima sit tamen pestilentia infestaque*, etc., p. 28."

[4]) Vergl. Enr. di Wolmar, Abhandlung über die Pest. Berlin 1827. 8.

die dem Zeitalter zur Ehre gereicht. Es schien ihm anzukommen: 1. auf Ausleerung der fauligen Stoffe durch Abführungen und Aderlässe; doch wollte er diese nicht ohne Unterschied und Ueberlegung verordnet wissen, am wenigsten, wo die Beschaffenheit des Blutes untadelhaft sei; auch erklärte er sich entschieden gegen das Aderlafs bis zur Ohnmacht (venaesectio eradicativa); 2. Stärkung des Herzens und Hinderung der Fäulnifs; 3. zweckmäfsige Lebensordnung; 4. Luftverbesserung; 5. zweckmäfsige Behandlung der Drüsengeschwülste und Brandbeulen, mit erweichenden, selbst scharfen Umschlägen (Senf, Lilienzwiebeln), sowie mit glühendem Gold und Eisen; endlich 6. Beachtung hervorstechender Zufälle. Die Vorräthe der arabistischen Heilmittellehre, die er zu allen diesen Zwecken in Bewegung setzte, waren allerdings sehr beträchtlich; man bedenke aber wohl, dafs gröfstentheils gelinde Mittel gehäuft wurden, die im Falle des Mifsbrauches nicht eben schaden konnten, denn der Charakter der arabischen Heilkunde, deren Grundsätze in dieser Zeit überall befolgt wurden, war Milde und Vorsicht. Deshalb können wir auch nicht glauben, dafs eine sehr weitschweifige Abhandlung von Marsigli di Santa Sofia[1]), einem gleichzeitigen Verwandten von Galeazzo, über die Vorbauung und Behandlung der Pest, erheblichen Schaden gestiftet haben möge, wiewohl man vielleicht auch im vierzehnten Jahrhundert eine behagliche Breite und zuversichtliche Behauptungen über Dinge, die kein Sterblicher erforscht hat, oder die zu unterscheiden, sehr gleichgültig ist, für Beweise eines kostbaren praktischen Talentes hielt.

Dafs die mitgetheilten Ansichten der berühmtesten Aerzte des vierzehnten Jahrhunderts allgemein wurden, zeigt die Uebereinstimmung der gleichzeitigen und späteren Schriftsteller. Unter ihnen ist Chalin de Vinario der erfahrenste. Der Astrologie noch mehr als sein berühmter Zeitgenosse ergeben, erkennt er doch auch die grofse Wirksamkeit tellurischer Einflüsse an, und erklärt sich sehr verständig über die ganz unbestrittene Ansteckung, bemüht, die Pflichtvergessenheit vieler Chirurgen und Aerzte seiner Zeit damit zu entschuldigen[2]). Kühn und der Wahrheit gemäfs sprach er aus,

---

[1]) Tractatus de febribus. fol. 48 b. i. d. a. A.

[2]) De Peste Liber, pura latinitate donatus a Jacobo **Dalechampio**. Lugdun. 1552. 16. p. 40. 188. „Longe tamen plurimi congressu eorum qui fuerunt in locis pesti-

dafs alle epidemischen Krankheiten ansteckend[1]), und alle Fieber epidemisch werden können, was aufmerksame Beobachter aller späteren Jahrhunderte bestätigt haben. Ueber das Aderlafs äufsert er sich mit Einsicht, wie ein vielerfahrener Arzt, doch konnte er begreiflich die Blutgier unwissender Mönche nicht bezähmen. Kranken unter vierzehn Jahren scheute er sich, Blut aus der Ader zu entziehen, nur durch blutiges Schröpfen bekämpfte er bei ihnen entzündliche Aufwallungen, und suchte die Entzündung der Drüsen durch Blutegel zu mäfsigen[2]). Die meisten, denen man zur Ader gelassen, starben, deshalb sparte er dies Mittel für die Vollblütigen auf, besonders für die päpstlichen Hofleute und die gleifsenden Priester, die er sinnlichen Begierden fröhnen, und während sie Christus pomphaft heuchelten, dem Epikur nachahmen sah[3]). Mit dem Glüheisen wollte er die Beulen nur in der fieberlosen Pest brennen, die in einzelnen Fällen vorkam[4]), immer bereit, die voreiligen Wundärzte zurechtzuweisen, die mit Feuer und scharfen Arzneien den Kranken unersetzlichen Schaden zufügten[5]). Michael Savonarola, Lehrer in Ferrara († 1462), äufsert sich über die Empfänglichkeit der Menschen, von der Pest ergriffen zu werden, als der Hauptursache des so verschiedenartigen Erkrankens, wie nur immer neuere Aerzte sich hierüber aussprechen könnten, und die Annahme der Ansteckung war bei ihm in die Begriffbestimmung

---

lentibus periclitantur et gravissime, quoniam e causa duplici, nempe et aëris vitio, et eorum qui versantur nobiscum, vitio. *Hoc itaque modo fit, ut unius accessu in totam modo familiam, modo civitatem, modo villam, pestis invehatur.*" Vergl. p. 20: „Solae privatorum aedes pestem sentiunt, *si adeat qui in pestilenti loco versatus est.*" — „Nobis proximi ipsi sumus, nemoque est tanta occoecatus amentia, qui de sua salute potius quam aliorum sollicitus non sit, maxime in contagione tam cita et rapida." Eine ziemlich lockere Moral, welche niedriger Gesinnung sehr förderlich und der Ehre des ärztlichen Standes sehr gefährlich werden könnte; bei Chalin aber, abgesehen von der Unvermeidlichkeit der Pestansteckung in unreinlichen Wohnungen, darin Entschuldigung findet, dafs er sie nicht auf sich selbst angewandt hat.

[1]) Morbos omnes pestilentes esse contagiosos, audacter ego equidem pronuntio et assevero. p. 149.

[2]) p. 162. 163.

[3]) p. 97. 166. „Qualis (vita) esse solet eorum, qui sacerdotiorum et cultus divini praetextu, genio plus satis indulgent et obsequuntur, ac Christum speciosis titulis ementientes, Epicurum imitantur." Eine im vierzehnten Jahrhundert gewifs denkwürdige Freimüthigkeit!

[4]) p. 183. 151.

[5]) p. 159. 189.

der Pest übergegangen[1]). Nicht geringerer Beachtung sind die Ansichten des berühmten Valescus von Taranta werth, der noch während der letzten Nachwehen des schwarzen Todes, 1382, in Montpellier als Arzt auftrat, und den Nachkommen überlieferte, was sich im funfzehnten und sechzehnten Jahrhundert in unzähligen Pestschriften wiederholt hat[2]).

Von allen diesen Begriffen und Ansichten über die Pest, deren Entwickelung wir dargestellt haben, treten besonders zwei als historisch wichtig hervor: der Ausspruch gelehrter Aerzte, dafs die Pestilenz oder epidemische Constitution, die Mutter verschiedenartiger Krankheiten sei, dafs die Pest zwar zuweilen, aber doch bei weitem nicht immer aus ihr entstehe, dafs, um in der Sprache der Neueren zu reden, die Pestilenz sich zur Ansteckung, wie disponirende Ursache zur Gelegenheitsursache verhalte, — und die durchaus allgemeine Ueberzeugung von der Ansteckungskraft jener Krankheit. Allmählich fafste man nun die Ansteckung fester ins Auge, man glaubte in ihr die wirksamste Gelegenheitsursache vermeiden zu können, die Möglichkeit, ganze Städte zu schützen, wenn man nur sie abhielte, leuchtete mehr und mehr ein, und so grausenerregend war die Erinnerung an die verhängnifsvollen Jahre des grofsen Sterbens, dafs man schon im vierzehnten Jahrhundert, noch ehe die Nachwehen der schwarzen Pest vorüber waren, die Wiederkehr dieses Feindes durch ernsten und wirksamen Schutz zu verhüten suchte. Die erste Verordnung, welche zu diesem Zwecke erlassen wurde, rührt vom Visconte Bernabo her, und ist vom 17. Januar 1374. »Jeder Pestkranke sollte aus der Stadt auf das Feld hinausgebracht werden, um dort zu sterben, oder zu genesen. — Diejenigen, die einem Pestkranken beigestanden, sollten zehn Tage abgesondert bleiben, bevor sie wieder mit jemandem umgingen. — Die Geistlichen sollten die Kranken untersuchen, und den Abgeordneten anzeigen, bei Strafe der Einziehung ihrer Güter und

---

[1]) Canonica de Febribus, ad Raynerium Siculum. 1487. s. l. Cap. 10 sine pag. „Febris pestilentialis est febris contagiosa ex ebullitione putrefactiva in altero quatuor humorum cordi propinquorum principaliter."

[2]) Valesci de Tharanta Philonium. Lugduni 1535. 8. L. VII. c. 18, fol. 401*b* seq. — Vergl. Astruc, Mémoires pour servir à l'histoire de la Faculté de médecine de Montpellier. Paris 1767. 4. p. 208.

des Scheiterhaufens. — Wer die Pest hereinbrächte, dessen Güter sollten der Kammer verfallen sein. — Endlich sollte, aufser den dazu bestimmten Leuten, niemand den Pestkranken beistehen, bei Todesstrafe und Verlust des Vermögens[1]).« Diese dem Geiste des vierzehnten Jahrhunderts entsprechenden Befehle sind entschieden genug, um darin Erinnerungen an glückliche Erfolge von Einschliefsungen und Fernhaltung Pestverdächtiger zu erkennen. Sollte doch Mailand selbst im Jahre 1348 durch strenge Thorsperre und Verrammelung dreier Häuser, in denen die Pest ausgebrochen war, sich eine Zeit lang von dem grofsen Sterben frei erhalten haben[2]), und Beispiele von Erhaltung einzelner Familien durch strenge Absonderung waren gewifs sehr häufig. Dafs jene Verordnungen durch ungewohnten Zwang allgemeine Betrübnifs erregen mufsten, wie wir dies namentlich von der Stadt Reggio wissen, ist leicht begreiflich, doch liefs sich Bernabo von seinem Vorhaben nicht abschrecken, sondern verbot, als im Jahre 1383 die Pest wiederkehrte, bei Todesstrafe, Menschen aus verpesteten Orten in sein Gebiet einzulassen[3]).

Bernabo's Beispiel fand Nachahmung, es war aber auch kein Jahrhundert geeigneter, den Regierungen kräftige Mafsregeln gegen die Pest zu empfehlen, als das vierzehnte. Denn es war bereits das sechszehnte Mal, als sie im Jahre 1399 in Italien ausbrach, und immer wieder und wieder ihre Opfer verlangte, häufige Masern- und Pockenseuchen gar nicht in Anschlag zu bringen. In eben diesem Jahre verordnete Visconte Johann in milderen Ausdrücken als sein Vorfahr, es sollten keine Fremden aus verpesteten Orten eingelassen, und die Stadtthore streng bewacht werden. Verpestete Häuser sollte man wenigstens acht oder zehn Tage lang lüften und durch angezündete Feuer und Räucherungen mit balsamischen und gewürzhaften Dingen von schädlichen Dünsten reinigen. Stroh, Lumpen und dergleichen sollte man verbrennen, und die gebrauchten Bettstellen vier Tage lang dem Regen oder dem Sonnenscheine aus-

---

[1]) Chronicon Regiense, bei Muratori, Tom. XVIII. p. 82.

[2]) Adr. Chenot, Hinterlassene Abhandlungen über die ärztlichen und politischen Anstalten bei der Pestseuche. Wien 1798. 8. S. 146. — Nach dieser Zeit war es im Mittelalter gewöhnlich, dafs man Thüren und Fenster verpesteter Häuser verrammelte, und ihre Bewohner ohne Erbarmen umkommen liefs. S. Möhsen a. a. O.

[3]) Chron. Reg. a. a. O.

setzen, damit durch den einen oder den anderen der krankmachende Dunst zerstört würde. Niemand sollte sich unterfangen, Kleider oder Betten aus verpesteten Wohnungen zu benutzen, wenn sie nicht vorher gewaschen und am Feuer oder an der Sonne getrocknet worden wären; auch sollte man Häuser, in denen Pestkranke gewesen, so lange als möglich vermeiden[1]).

Einen Fortschritt kann man in diesen zu allgemeinen Verordnungen nicht gerade erkennen, man überzeugte sich vielleicht auch von den unübersteiglichen Hindernissen, welche den Sperrungen im offenen Binnenlande entgegenstehen, wo befreundete Volksmassen der Gewohnheit eines gewinnreichen Verkehrs zu entsagen, auch durch den härtesten Zwang nicht vermocht werden können. Ohne Zweifel hat nun auch wohl die Natur das Meiste gethan, die morgenländische Pest aus dem westlichen Europa zu verbannen, wo der zunehmende Anbau des Bodens, und die fortschreitende Ordnung in der bürgerlichen Gesellschaft sie verhinderte einheimisch zu bleiben, was sie in älterer Zeit höchstwahrscheinlich gewesen ist.

Im funfzehnten Jahrhundert, wo sie siebzehn Mal an verschiedenen Stellen in Europa ausbrach[2]), kam es schon mehr darauf an, ihrem Eindringen aus Asien, Afrika und dem türkisch gewordenen Griechenland einen Damm entgegenzusetzen, denn selbstständig hätte sie sich schwerlich mehr erhalten können. Von den südlichen Handelsstaaten aber, die hierbei das Beste zu thun hatten, war es hauptsächlich das von der schwarzen Pest einst so hart betroffene Venedig, das dem gefährlichen Erwerb der Kaufleute die nöthigen Zügel anlegte. Bis gegen das Ende des funfzehnten Jahrhunderts war der sehr bedeutende Verkehr mit dem Orient frei und ungehindert. Oftmals hatten Schiffer handeltreibender Städte die Pest herübergebracht, ja es war selbst der vorzeitige Ausbruch des grofsen Sterbens durch Seefahrer veranlafst worden. Denn als im Spätherbst 1347 vier Schiffe voll Pestkranker aus der Levante nach Genua zurückgekehrt waren, verbreitete sich hier die Seuche mit reifsender Schnelle. Im folgenden Jahre verwehrten daher die Genueser verdächtigen Schiffen das Landen, diese segelten nach Pisa und anderen Seestädten, wo bereits die Natur den Empfang der

[1]) Muratori, Tom. XVI. p. 560. — Vergl. Chenot a. a. O. S. 146.

[2]) Papon a. a. O.

schwarzen Pest so mächtig vorbereitet hatte, und es erfolgte, was wir gesehen haben[1]).

Im Jahre 1485, wo von den oberitalischen Städten besonders Mailand die Geifsel der Pest fühlte, wurde in Venedig ein eigener Gesundheitsrath aus drei Edelen niedergesetzt, der gegen das Eindringen dieser Seuche wahrscheinlich alles versuchte, was in seinen Kräften stand, und allmählich alle die Einrichtungen ins Leben rief, die in späterer Zeit den übrigen südeuropäischen Staaten zum Muster gedient haben. Seine Bemühungen waren jedoch ohne vollständigen Erfolg, deshalb steigerte man im Jahre 1504 seine Gewalt, indem man ihm das Recht über Leben und Tod der Beklagten einräumte[2]). Gesundheitspässe wurden wahrscheinlich erst im Jahre 1527 während einer mörderischen Pest eingeführt[3]), welche Italien fünf Jahre lang (1525—30) heimsuchte, und zu verdoppelter Vorsicht aufforderte. Wahrscheinlich schon 1485 wurden in einiger Entfernung von der Stadt auf Inseln die ersten Pestlazarethe angelegt, in denen man alle aus pestverdächtigen Orten ankommende Fremde zurückhielt. Zeigte sich nun die Pest in der Stadt selbst, so wurden die Erkrankten mit ihren Familien nach dem sogenannten alten Lazareth geschafft, dort mit Lebensmitteln und Arzneien versehen, und wenn sie genesen waren, sammt allen denen, die mit ihnen in Verbindung gestanden hatten, noch vierzig Tage lang in dem auf einer anderen Insel belegenen neuen Lazareth zurückgehalten. Alle diese Anordnungen wurden von Jahr zu Jahr vollkommener, man steigerte die nöthige Strenge, so dafs von 1585 an von dem Ausspruche des Gesundheitsrathes keine Appellation mehr gestattet wurde, und allmählich kamen die übrigen handeltreibenden Völker den Venetianern durch übereinstimmende Einrichtungen zu Hülfe[4]). Doch wurden die Gesundheitspässe erst vom Jahre 1665 an allgemein[5]).

Die Bestimmung einer vierzigtägigen Frist, von der die Qua-

---

[1]) Chenot S. 145.

[2]) Le Bret, Staatsgeschichte der Republik Venedig. Riga 1775. 4. Thl. II. Abth. 2, S. 752.

[3]) Zagata, Cronica di Verona. Verona 1744. 4. III. p. 93.

[4]) Le Bret a. a. O. Vergl. Hamburger Remarquen vom Jahre 1700, S. 282 u. 305.

[5]) Göttinger gelehrte Anzeigen. 1772. S. 22.

rantainen ihren Namen erhalten, hat durchaus nichts Willkürliches, sondern wahrscheinlich einen ärztlichen Grund, der zum Theil aus der Lehre von den kritischen Tagen herzuleiten ist. Denn der vierzigste Tag ist nach den ältesten Annahmen immer als der letzte der hitzigen und die Grenzscheide dieser und der chronischen Krankheiten angesehen worden; man war gewohnt, die Wöchnerinnen vierzig Tage lang einer genaueren Aufsicht zu unterwerfen, auch war in ärztlichen Schriften viel die Rede von vierzigtägigen Zeitabschnitten in der Ausbildung der Leibesfrucht, nicht zu gedenken, dafs die Alchymisten länger dauernde Umwandlungen in vierzig Tagen erwarteten, welche Zeit sie den philosophischen Monat nannten. Es lag mithin nahe genug, diese in natürlichen Vorgängen für allgemein gehaltene Periode auch für die entscheidende bei der Erforschung der Wirksamkeit verhaltener Ansteckungsstoffe anzunehmen und gesetzlich einzuführen, da öffentliche Verordnungen Bestimmungen dieser Art nicht entbehren können, sollte sie auch die Natur der Sache nicht ganz rechtfertigen. Man hat aufserdem noch in dieser Angelegenheit grofsen Werth auf theologische und juristische Gründe gelegt, die im funfzehnten Jahrhundert gewifs von gröfserem Gewicht waren, als in neuerer Zeit[1]). Hierüber mögen wir jedoch nicht entscheiden, da es hier nur darauf ankam, den Ursprung eines politischen Schutzmittels gegen eine Krankheit anzudeuten, die seit Menschengedenken das mächtigste Hindernifs der Civilisation gewesen ist, eines Mittels, das wie Jenner's Vaccine nach zwölfhundertjährigem Wüthen der Pocken in Europa, durch Vermeidung hemmender Sterblichkeit dem Leben und Treiben der Völker dieses Welttheils eine neue, kaum irgend abzusehende Richtung gegeben hat.

[1]) Die vierzigtägige Dauer der Sündfluth, der vierzigtägige Aufenthalt von Moses auf dem Berge Sinai, das eben so lange Fasten des Heilandes in der Wüste; endlich die sogenannte sächsische Frist, welche vierzig Tage dauert u. s. w. Vergl. G. W. Wedel, Centuria Exercitationum medico-philologicarum. *De quadragesima medica.* Jenae 1701 4. Dec. IV. p. 16.

ANHANG.

I.

Das alte Geiſslerlied.

Nach Maſsmann's Ausgabe von Herrn Professor Lachmann mit der Handschrift verglichen.

Sve ſiner ſele wille pleghen
De ſal gelden unde weder geuen
So wert ſiner ſele raed
Des help uns leue herre goed
Nu tredet here we botſen wille
Vle wi io[1]) de hetſen helle
Lucifer is en boſe geſelle
Sven her hauet
Mit peke he en lauet[2])
Datz vle wi ef wir hauen ſin
Des help uns maria koninghin
Das wir dines kindes hulde win
Jeſus criſt de wart ge vanghen
An en cruce wart he ge hanghen
Dat cruce wart des blodes rod
Wer klaghen ſin marter unde ſin dod

Sunder war mide wilt tu mi lonen
Dre negele unde en dornet crone
Das cruce vrone en ſper en ſtich
Sunder datz leyd ich dor dich
Was wltu nu liden dor mich
So rope wir herre mit luden done
Unſen denſt den nem to lone
Be hode uns vor der helle nod

Wer seiner Sele will pflegen,
Der soll gelten[3]) und wiedergeben:
So wird seiner Sele Rath.
Deſs hilf uns, lieber Herre gut!
Nu tretet her, wer büſsen will:
Fliehen wir die heiſse Hölle;
Lucifer ist ein böser Geselle:
Wen er hat,
Mit Pech er ihn labt.
Das fliehen wir, wenn wir haben Sinn:
Dazu hilf uns, Maria Königin,
Daſs wir deines Kindes Huld gewinnen.
Jesus Christus, der ward gefangen,
An ein Kreuz ward er gehangen;
Das Kreuz ward vom Blute roth,
Wir beklagen seine Marter und seinen Tod. —

„Sünder, womit willst du mir lohnen?
„Drei Nägel und eine dornige Krone,
„Das heilige Kreuz, ein Sper, ein Stich,
„Sünder, das litt ich durch dich!
„Was willst du nun leiden durch mich?"
So rufen wir, Herr, mit lautem Tone:
„Unsern Dienst, den nimm zu Lohne!
„Behüte uns vor der Höllenoth —

---

[1]) Oder ie.

[2]) Zeile 8. 9, Z. 38. 39, Z. 47. 48, Z. 80. 81, Z. 82. 83 stehen in der Handschrift je in einer Zeile. [3]) Zahlen.

Des bidde wi dich dor dinen dod	„Deſs bitten wir dich durch deinen Tod;
Dor god vor gete wi unſe blot	„Für Gott vergieſsen wir unser Blut,
Dat is uns tho den ſuden guot	„Das ist uns zu den Sünden gut."
Maria mnoter koninginghe[1]	Maria, Mutter, Königin!
Dor dines leuen kindes minne	Durch deines lieben Kindes Minne
Al unſe nod ſi dir ghe klaghet	All unsre Noth sei dir geklagt,
Des help uns moter reyne. maghet	Deſs hilf uns Mutter, reine Magd.
De erde beuet och kleuen de ſteyne[2]	Die Erde bebet, auch klaffen die Steine:
Lebe hertze du ſalt weyne	Liebes Herze, du sollst weinen! —
Wir wenen trene mit den oghen	Wir weinen Thränen mit den Augen
Unde hebben des ſo guden louen	Und haben dessen so guten Gelauben
Mit unſen ſinnen unde mit hertzen	Mit unsern Sinnen und mit Herzen.
Dor uns leyd criſt vil manighen ſmertzen	Durch uns litt Christ viel manchen Schmerz.
Nu ſlaed w ſere	Nu schlagt euch sehr
Dor criſtus ere.	Durch Christi Ehre!
Dor god nu latet de ſunde mere[3]	Um Gotteswillen lasset die Sünde fürder
Dor god nu latet de ſunde varen	Um Gotteswillen nu lasset die Sünde fahren:
Se wil ſich god ouer uns en barmen	So will sich Gott über uns erbarmen.
Maria ſtund in grotzen noden	Maria stand in groſsen Nöthen,
Do ſe ire leue kint ſa doden	Da sie ihr liebes Kind sah tödten:
En ſvert dor ire ſele ſnet	Ein Schwert durch ihre Sele schnitt,
Sunder dat la di weſen led	Sünder, das laſs dir sein leid!
In korter vriſt	In kurzer Frist
God tornich iſt	Gott zornig ist!
Jeſus wart gelauet mid gallen	Jesus ward gelabt mit Gallen,
Des ſole wi an en cruce vallen	Dafür sollen wir kreuzweis niederfallen.
Er heuet uch mit uwen armen	Erhebet euch mit euren Armen:
Dat ſie god ouer uns en barme	Daſs sich Gott über uns erbarme!
Jeſus dorch dine namen dry	Jesus, durch deine Namen drei[5]
Nu make uns hir van ſunde vry	Nu mach uns hier von Sünde frei!
Jeſus dor dine wnden rod	Jesus, durch deine Wunden roth
Be hod uns vor den gehen dod	Behüt' uns vor dem gähen Tod!
Dat he ſende ſinen geiſt	Damit er sende seinen Geist
Und uns dat kortelike leiſt[4]	Und uns das kürzlich[6] leiste.

[1] Gewiſs koninghinne zu lesen.

[2] Man sehe hieraus, mit welchen Gefühlen die unterirdischen Donner vom Volke vernommen wurden.

[3] Von Z. 38. 39. 40 wird in der oben S. 63 Anmerk. 4 angeführten Chronik ausdrücklich angegeben, daſs sie im Jahre 1260 gesungen wurden.

[4] Z. 57. 58 gehören wahrscheinlich hinter Z. 53.

[5] Um deiner Trinität willen.

[6] d. i. in kurzer Zeit, bald.

De vrowe unde man ir e tobreken
Dat wil god ſelven an en wreken
Sveuel pik und och de galle
Dat gutet de duuel in ſe alle
Vor war ſint ſe des duuels ſpot
Dor vor behode uns herre god
De e de iſt en reyne leuen
De had uns god ſelven gheuen
Ich rade uch vrowen unde mannen
Dor god gy ſolen houard annen

Des biddet uch de arme ſele
Dorch god nu latet houard mere
Dor god nu latet houard varen
So wil ſich god ouer uns en barmen
Chriſtus rep in hemelrike
Sinen engelen al gelike
De criſtenheit wil mi ent wichen
Des wil lan[1]) och se vor gaen

Maria bat ire kint ſo[2]) ſere
Leue kint la ſe di boten
Dat wil ich ſceppen dat ſe moten
Bekeren ſich.
Des bidde ich dich
Gi logenere
Gy meynen ed ſverer[3])
Gi bichten reyne nnd lan de ſunde uch ruwen
So wil ſich god in uch vor nuwen
Owe du arme wokerere
Du bringeſt en lod up en punt
Dat ſenket din[4]) an der helle grunt
Ir morder und ir ſtraten rouere
Ir ſint dem leuen gode un mere
Ir ne wilt uch ouer nemende barmen

Des ſin gy eweliken vor loren
Were duſſe bote nicht ge worden

Frau und Mann ihre Eh zerbrechen;
Das will Gott selber an ihnen rächen.
Schwefel, Pech und auch die Galle
Das gieſset der Teufel in sie alle:
Fürwahr sind sie des Teufels Spott,
Davor behüte uns, Herre Gott!
Die Eh die ist ein reines Leben,
Die hat uns Gott selber gegeben.
Ich rathe euch, Frauen und Männern,
Um Gotteswillen ihr sollet Hoffart rächen.

Darum bittet euch die arme Sele
Durch Gott, nun lasset Hoffart fürder,
Durch Gott, nun lasset Hoffart fahren:
So will sich Gott über uns erbarmen.
Christus rief im Himmelreiche
Seinen Engeln allgleiche[5])
„Die Christenheit will mir entweichen,
Darum will (ich) lassen sie auch vergehen!“

Maria bat ihr Kind so sehre:
„Liebes Kind, laſs sie dir büſsen,
Das will ich schaffen, daſs sie müssen
Bekehren sich,
Darum bitte ich dich!“ —
Ihr Lügener,
Ihr meinen (falschen) Eidschwörer,
Beichtet reine und lasset die Sünde euch reuen!
So will sich Gott in euch verneuen!
O weh du armer[6]) Wucherer,
Du bringst ein Loth auf ein Pfund,
Das senket dich in der Hölle Grund!
Ihr Mörder und ihr Straſsenräuber,
Ihr seid dem lieben Gott zuwider,
Ihr wollt euch über Niemand (er)barmen:

Darum seid ihr ewiglich verloren.
Wäre diese Buſse nicht geworden,

---

[1]) Es scheint vielmehr lati. Die ganze Stelle ist nicht in Ordnung.
[2]) Vor ſo ist al vertilgt.
[3]) Meyn (falsch) ist Eigenschaftswort zu Eidschwörer.
[4]) Din für di. [5]) d. i. sämmtlich. [6]) Verworfener.

De criſtenheit wer gar vorſunden	Die Christenheit wäre (ganz und) gar verschwunden!
De leyde duuel had ſe ge bunden	Der leidige Teufel hat sie gebunden!
Maria had loſt unſen bant	Maria hat gelöst unser Band.
Sunder ich ſaghe di leue mere	Sünder, ich sage dir liebe Mähr:
Sunte peter is portenere	Sankt Peter ist Pförtner:
Wende dich an en he letſet dich in	Wende dich an ihn, er lässet dich ein,
He bringhet dich vor de koninghin	Er bringt dich vor die Königinn.
Leue herre ſunte Michahel	Lieber Herre, Sankt Michael,
Du biſt en plegher aller ſel	Du bist ein Pfleger aller Sel',
Be hode uns vor der helle nod	Behüte uns vor der Höllenoth,
Dat do dor dines ſceppers dod	Das thu durch deines Schöpfers Tod!

II.

Verhöre der Brunnenvergiftung beschuldigter Juden[1]).

Castellani Chillionis Antwort-Schreiben ahn die Statt Strassburg, sampt einer Copia der Inquisition und Confession verschiedener Juden in castro Chillionis detentorum, super facto tossici et veneni, des Vergifftens halben, de Anno 1348.

Denen Edlen und Fürsichtigen Schultheiſsen, Rath und Gemeinde der Stadt Straſsburg, Chastellan zu Chillion, Stadthalter Herrn Amtmann zu Chablais. Sich mit aller Dienstfertigkeit und Ehrerbietung empfehlende. Weil ich verstanden, daſs ihr verlangt zu wissen die Bekanntnisse der Jüden und verführten Beweiſsthum wider dieselben, So thue hiermit Euch und iedem der Eweren der das zu wissen begehrt, durch dieses gegenwertiges kund, daſs die Berner Copie gehabt, der Inquisitionen und Geständnissen der Juden, so sich neulich derer Orten uffgehalten, und beschuldiget seyn worden, daſs sie Gifft in die Brunnen, und an viel andere Orten gelegt, und wie darinnen enthalten, daſs solches gantz wahr sey. Und weil vil Juden zur peinlichen frage gezogen, auch etliche mit derselben verschont blieben, weil sie es gestanden, und sonst vor das Gericht gefordert und verbrannt worden. Auch etliche Christen denen die Juden etwas von dem Gifft gegeben hatten, die Christen zu vergiften, sind auf das Rad gelegt und gemartert worden. Innassen dieser Juden-Brand und

[1]) Zu S. 72. Sie haben zu allen späteren Judenverfolgungen den rechtlichen Schein gegeben, und verdienen daher als wichtige historische Documente mitgetheilt zu werden. Ursprünglich sind sie lateinisch, doch haben wir die deutsche Uebersetzung in Königshoven's Chronik (S. 1029) vorgezogen.

Peinlichkeit der gemelten Christen an vielen Orten in der Graffschaft Savoyen geschehen. Der Allmächtige bewahre Euch.

Die im Jahr Christi 1348. den 15. Sept. uff dem Schloſs Chilion erfolgte Bekantnis der Juden, die in der Neustadt daselbsten verhafftet, über der Vergifftung, derer sie beschuldigt worden, so wol der Brunnen und Quellen, als anderer Orten, auch Speisen und anders, die gantze Christenheit zu sterben und auszurotten.

Erstlich Balavignus der Jud, Wundartzt, Inwohner zu Thonon, wie wol er zu Chillion verhafftet, weil er in Castellan ist betroffen worden, ist ein wenig zur Folter gebracht, und nachdem er wieder herunter gelassen, hat er nach langer Zeit bekant, daſs es an die zehen Wochen wären, da Meister Jakob zu Chamberi sich von Ostern an uff ergangene Citation uffhaltende, und von Toledo kommen war, ihme nach Thonon durch einen Judenknaben geschickt hätte von Gifft bei einer Momée eines eyes, dieses sey ein pulver gewesen, in einem ledern dünnen und geneheten Seckel, nebenst einem Schreiben, worinnen er ihm geboten, daſs er bey Straff des Banns und Gehorsam ihres Gesetzes, denselben Gifft in den gröſsern und gemeinern Brunnen seiner Stadt legen, als dessen er sich gebraucht, die Leuthe zu vergifften, die sich des Wassers daselbsten erhohleten, und daſs er solches keinem Menschen vertrauen solte, bey vorbesagter Straffe, auch in solchem Schreiben bedeutet, daſs er dergleichen Gebot in mehr unterschiedlichen Orten ergehen lassen, uff Anordnung der Jüdischen Rabbinen oder Meister ihres Gesetzes, und hat bekannt, daſs er besagte Quantität Gifft oder Pulvers in einem Brunnen des Ufers bei Thonon an einem Abend unter einen Stein heimlich gelegt habe. Hat auch bekannt, daſs besagter Knabe ihm mehr Schreiben von solcher Sache gebracht habe, so an viel andere Juden gerichtet gewesen, und insonderheit waren etliche gehalten an den Mossoiet Banditon und Samoleto zu Neustadt, an ieden eines, auch etliche andere an Musseo Abramo und Aqueto von Montreantz den Juden zum Thurn in Vivey, etlich andere an Benetono zu St. Moritz und sein Sohn, unn etliche andere an Vivianum Jacobum, Aquetum und Sonetum, Juden zu Aquani. Desgleichen auch etliche andere an den Abram und Musset die Juden zu Moncheoli, und viel andere Schreiben mehr hätte der Knabe getragen, wie er gesagt, an unterschiedene und entlegene Orte, wüste aber nicht, an wem sie gehalten. Desgleichen hat er gestanden, daſs als er den besagten Gifft in den Brunnen zu Thonon gelegt, er seim Weib und Kindern ausdrücklich verboten hette, daſs sie des Brunnens sich nicht gebraucheten, hatte ihnen aber die ursach nicht melden wollen. Das vorherstehende hat er bei seinem Gesetze und bey allem dem das in den fünff Büchern Mosis enthalten, durchgehends wahr zu seyn gen in beysein vieler wahrhafften Personen gestanden und bekannt.

Desgleichen hat er der Balavignus den folgenden Tag in Gegenwart vieler glaubwürdigen Personen die obgesetzte Ausgabe freiwillig und aufser der Peinlichkeit gestanden, dafs obige Bekantnifs wahr sey, und hat sie von wort zu wort wiederhohlt, und hat noch von freien Willen bekannt, dafs er eins tags von Tour bey Vivay kommen sey, und eine Quantität Giffts in einem Läpplein die ihm Aquetus von Montreantz, Innwohner zu besagten Tur gegeben, in einen Brunnen unterhalb Mustruez, nemlich im Brunnen de la Coneravde geworffen, einer grofsen Nufs grofs, dafs er solchen Gifft gelegt, hatte er gesagt und offenbahrt dem Juden Manssiono Inwohnern zu Neustadt und Delosaz seinem Sohn, dafs sie nicht daraufs trinken sollten, hat auch die Farbe des Giffts beschrieben, dafs er roth und schwartz sey.

Item den 19. Tag des September Monats hat der besagte Balavignus bekant, ohn Peinlichkeit, dafs der Jud Mussus zu Neustadt drey Wochen nach Pfingsten ihm gesagt hette, dafs er Gifft gelegt in deren Borneller eigenem Brunnen zu Neustadt im Zollhause, und dafs er nicht mehr daraufs trincke, sondern aus der See. Gestehet auch, dafs diser Jud Mussus ihm gesagt, dafs er auch zu Chillion in der Borneller Brunnen im Zollhause unter die steine von dem Gifft gelegt hette, in welchem Brunnen alsdann nachgesucht un bemelter Gifft gefunden worden, Davon dann einem Juden zur Probe gegeben worden, der davon gestorben, Sagt auch, dafs ihre Rabbinen ihm und andern Jüden befohlen, dafs sie sich der vergifteten Wasser zu trincken die nechsten neun Tage nach legung des Giffts enthalten sollten, Sagt ferner, dafs sobald er den Gifft gelegt gehabt, er wie oben gesagt, alsbald den andern Juden es offenbahrt. Er gestehet auch, dafs wol zwo Monat verflossen, dafs er zu Evian gewesen, und mit dem Juden Jacob wegen dieses Handels geredet, und ihn unter andern gefragt, ob er wie andere Schreiben und Gifft habe, der ihm mit ja beantwortet. Ferner hätte er denselben befragt, ob er dem Befehl wäre nachkommen, welcher geantwortet, dafs ers nicht gelegt, sondern den Gifft dem Juden Saveto gegeben, der hätte ihn gelegt zu Evian in den Brunnen de Morer, und hätte ihm, dem Balavigny befohlen, dafs er dergleichen wol verrichtete, wie es befohlen sey. Er sagt, der Aquet von Montreantz ihm berichtet, dafs er von dem Gifft gelegt hette in den Brunnen über Tour, von dem er etlich mahl zu Tour getruncken gehabt. Er bekennt, dafs Samolet zu ihm gesagt, dafs er das Gifft, so er bekommen, gelegt hätte in einen Brunnen, den er ihn aber nicht benennen wollen. Dieser Balavigny sagt auch, weil er ein Wundartzt ist, wenn einer von solchem Giffte angesteckt wird, und ein ander ihn anrühret in solcher seiner Schwachheit wenn er schwitzet, dafs er von solchem anrühren gar leicht angesteckt wird, auch von dem anhauchen eines angesteckten, und das glaube er wahr zu seyn, weil ers von erfahrnen Medicis gehört, und sey er gewifs, dafs sich andere Jüden davon nicht entschuldigen können, als die sich dessen wol bewufst, und an vorbesagten dingen schuldig. Dieser Balavigny ist durch den See in einem Schiffe von Chillion nach Clarens geführt, zu besehen und zu weisen den Brunnen darin das Gifft gelegt worden, wie er ausgesagt hat, als er dahin kommen, hat man ihn lassen aufssteigen, und da er den Brunnen und den Ort do er den Gifft gelegt gehabt, gesehen, hat er gesagt: das ist der Brunnen da ich den Gifft gelegt, diesen Brunnen hat man in seiner Gegenwart untersucht, und das leinen Tuch, darein das Gifft gewickelt war, in des Brunnen Aufslauffe gefunden, durch einen Notarium Publ. Heinrich Gerharden, in beyseyn vieler Leuthe, und ist dem besagten Juden gezeigt worden. Da hat er gestanden und bekannt, dafs dieses das leinen Tüchlein sey darin das Gifft gewesen, und das er in den offenen Brunnen gelegt gehabt, und gesaget, dafs es von zweyerley Farben sey, schwartz und roth. Dieses leinen Tüchlein ist mitgenommen worden, und wird verwahrt. Diser Balavigny hat bekannt, dafs dieses vorher erzehlte alles und jedes wahr sey, und dafs er glaube, dafs in diesem Giffte sey etwas von dem Basilico, weil das besagte Gifft nicht könne verfertiget werden, als vermittelst des Basilici, wie er hette hören sagen, und er dessen gewifs sey.

2. Banditono Jud von Neustadt, ist am 15. Sept. ebenmessig ein wenig uff die Folter gebracht, hernach wieder herab gelassen, nach einer langen weile hat er gestanden, dafs er eine quantität Gifft ohngefehr einer grofsen Nufs grofs, und die ihm Musseus der Jud zu Tour bei Vivay gegeben gehabt, in den Brunnen zu Carutet gelegt habe, dieselben Leuthe zu vergifften.

Item des folgenden Tags hat dieser Banditono freywillig und ohn der Peinlichkeit gestanden und bekannt, dafs seine vorige Aussage wahr sey, auch dieses bekennet, dafs Meister Jacob von Pasche, der von Toleta kommen, und zu Chamber sich gesetzet, ihme von dem Gifft geschickt gehabt, an der Gröfse als eine grofse Nufs, nach Pilliex durch einen Jüdischen Knecht mit einem Schreiben, darin enthalten, dafs er den Gifft in die Brunnen legen sollte bey Straff des Banns, diesen Gifft hätte er in den Brunnen Cercleti de Roch gelegt, und sey in einem ledernen Seckel gewesen. Bekennet auch, dafs er viel andere Schreiben gesehen, die der besagte Knecht gehabt, die an die Juden hielten. Hätte auch gesehen, dafs besagter Knecht ein Schreiben Samuleto dem Juden zu Neustadt zugestellt, aufserhalb des obern Thores, Er sagt auch, dafs der Jud Massolet ihm vermeldet, dafs er Gifft gelegt in den Brunnen bei der Brücken zu Vivay, u. s. w.

3. Besagter Mamsson der Jud von Neustadt ist berührten 15. Tag des ermelten Monats zur Folter gebracht, hat nichts gestanden von den obigen, vorgebend er wisse gantz und gar hiervon nichts, aber den Tag darauff hat er freywillig und ohn aller Peinlichkeit in beyseyn vieler, bekannt, dafs er an einem Tage, in der vergangenen Pfingstwoche und noch ein Jud genannt Provenzal von Moncheolo gangen wären, und im gehen berührter Provenzal zu ihm gesagt, Es mufs seyn, dafs du von Gifft den ich dir geben wil, in jenen Brunnen legest, oder wehe deiner, und

das wäre der Brunnen von Chabloz Crüez zwischen Vyona und Mura gewesen, Er der Mamsson hätte diese quantität Gifft genommen einer Nufs grofs und in den Brunnen gelegt, und er glaubte, dafs über diesen Gifftshandel die Juden der Orten bey Evian vor Pfingsten einen Rath gehabt und gehalten unter sich, Sagt ferner, dafs ihm besagter Balavigny eines Tages eröffnet, dafs er Gifft gesetzt in den Brunnen de la Conery unterhalb Mustruez, Sagt auch, dafs sich niemand der Juden wegen dises Handels entschuldigen könne, sintemahl alle mit einander durchgehends Wissenschafft tragen, un daran schuldig seyn.

Dieser Mamson ist den 3. Oct. darauff vor die Commissarien gebracht worden, und hat an dieser Aussage nichts geändert, ohn dafs er das Gifft in besagten Brunnen nicht gelegt.

Dieses alles haben die vorgemelten Juden vor ihrer Hinrichtung bey ihrem Gesetz behaben, dafs es wahr sey, und dafs alle Juden von sieben Jahren und darum nicht zu entschuldigen wären, dann sie alle durchgehends darvon Wissenschafft und an diesem Handel Schuld hätten.

Die übrigen sieben Verhöre unterscheiden sich von den vorstehenden fast nur in den Personen, und gewähren wenig Abwechselung. Es mag daher nur noch eine charakteristische Stelle am Schlufs dieses Aktenstücks folgen. Das Ganze spricht durch sich selbst.

Es sind aber noch viel andere Beschuldigungen und Beweifsthüme wider besagte Juden und andere in andern Orten der Graffschafft Savoyen sich befindende, so wol von Juden und Christen ergangen, welche auch schon wegen dieses überaufs grofsen Verbrechens abgestrafft worden, die ich aber vor itzo nicht bey handen gehabt, und nicht mitschicken können. Und solt wissen, dafs alle Juden, so zu Neustadt gewesen, durch Urthel und Recht verbrannt seyn. Es ist auch zu Augst wegen des Vergifftens dreyen Christen die Haut abgezogen worden, darbey ich gegenwärtig gewesen. Es sind auch an viel anderen Orten gleichfalls viel Christen wegen solcher Unthat ergriffen worden, Insonderheit zu Evian, Gebenne, Krusilien und Hochstett, die endlich und in ihren letsten Zügen gestanden und bekannt, dafs sie den Gifft, so sie gelegt, von den Juden empfangen, dieser Christen seynd etliche geviertheilt, etliche geschunden und auffgehenkt worden. Und sind gewisse Commissarien von der Herrschafft verordnet, die Juden abzustraffen, von denen ich glaube, dafs keiner überbleiben wird u. s. w.

Die indische Pest.

[Die Geschichte der hier unter dem Namen des »schwarzen Todes« beschriebenen Pestepidemie des 14. Jahrhunderts bildet einen nicht weniger interessanten, als in mehrfachen Beziehungen wichtigen Abschnitt in der Geschichte der Volkskrankheiten, und insofern es eben die Aufgabe der Geschichtsforschung ist, nicht nur eine wahrheitsgetreue Darstellung der Thatsachen an sich zu geben, sondern auch sich reflectirend über dieselben zu erheben, um an ihnen, so weit unsere Erkenntnifs es eben gestattet, den inneren Zusammenhang des Geschehenen, die Zusammengehörigkeit der anscheinend vereinzelt dastehenden Facten nachzuweisen, glaube ich, um der mir gewordenen Aufgabe gerecht zu werden, um so mehr, einzelne jener Beziehungen hier weiter verfolgen und hervorheben zu müssen, als die denselben zu Grunde liegende Thatsachen Hecker selbst fremd geblieben, und erst in der neuesten Zeit bekannt geworden sind, zum Theil selbst erst unseren Tagen angehören, eben darum auch unsere Aufmerksamkeit wieder auf jene grofse Pest des 14. Jahrhunderts hingelenkt und uns in der Betrachtung derselben mehr als ein rein historisches Interesse haben finden lassen.

Wir lernen im schwarzen Tode eine Krankheitsform kennen, welche sich einerseits durch charakteristische Erscheinungen (Drüsengeschwülste, resp. Pestbeulen, Anthrax, typhöse Hirnerscheinungen u. s. w.) der orientalischen Beulenpest enge anschliefst, andererseits sich von derselben durch die von allen Beobachtern jener fürchterlichen Volksseuche als constant und charakteristisch hervorgehobene, und in tödtlicher Hämoptoë ausgesprochene Lungenaffection unterscheidet. Bei dem Mangel jeder exacteren Untersuchung und Schilderung bleiben wir über die Natur dieser Lungenerkrankung im schwarzen Tode vorläufig im Dunkel; a priori läfst sich vermuthen, dafs jenem Bluthusten eine hämorrhagische Pneumonie zu Grunde lag, welche die Gefahr bei der an sich schon so tödtlichen Krankheit wesentlich erhöhte und so jene enorme Sterblichkeit herbeigeführt hat: der Verfolg der vorliegenden Untersuchung wird diese Voraussetzung gerechtfertigt erscheinen lassen, hier haben wir uns zunächst davon zu überzeugen, dafs die im schwarzen Tode so constante und so ausgesprochene Lungenaffection eine gerade dieser Pestepidemie wesentlich eigenthümliche Erscheinung, ein Charakteristicon derselben war, welches nicht weniger, als die durch die Seuche herbeigeführten Verheerungen die Aufmerksamkeit der Zeitgenossen in einem so hohen Grade erregt hat, dafs sie in ihren, immerhin sehr mageren, Berichten diesen Umstand ganz besonders hervorzuheben sich veranlafst sahen, eine Thatsache, deren ganzes Gewicht man recht versteht, wenn man sich mit dem stereotypen Charakter der damaligen ärztlichen Litteratur bekannt gemacht hat.

Ueber die Gestaltung der Beulenpest vor Auftreten des schwarzen Todes wissen wir allerdings zu wenig, um mit Sicherheit eine Vergleichung zwischen derselben und der des schwarzen Todes anstellen zu können; jedenfalls aber ist es bemerkenswerth, dafs in dem frühesten Berichte über jene Krankheit, den bekannten, in den Collectaneen des Oribasius aufbewahrten, Mittheilungen von Rufus, Bluthusten mit keinem Worte erwähnt wird, dafs wir ebenso wenig dieser Erscheinung in den Berichten gedacht finden, welche wir über die sogenannte Justinianeische Pest und spätere Pestepidemien des Mittelalters besitzen, und endlich, dafs der schwarze Tod nicht blofs von den Zeitgenossen, sondern auch von späteren ärztlichen Forschern als eine neue, unerhörte Krankheit (nova, insolita febris) bezeichnet wurde, bei welcher wir das »Neue« und »Ungewöhnliche« nur in der eigenthümlichen Complication der Beulenpest mit jener Lungenaffection zu finden vermögen. — Mit bei weitem gröfserer Sicherheit vermochte man den schwarzen Tod mit den im 15. und 16. Säculum beobachteten Pestepidemien bezüglich der Krankheitsgestaltung zu vergleichen, und sich davon zu überzeugen, dafs eben damals, wie in allen späteren Pestepidemien des 17., 18. und 19. Jahrhunderts Hämoptoë eine, wenn überhaupt, so jedenfalls äufserst selten beobachtete

Erscheinung war, dafs somit die Geschichte des schwarzen Todes, insofern wir unter diesem Namen eine durch Lungenaffection wesentlich modificirte Beulenpest zu verstehen haben, mit dem Auftreten der Krankheit in der Mitte des 14. Jahrhunderts beginnt und schon nach wenigen Decennien, jedenfalls vor Schlufs desselben Säculums, endet. — So weit reichte die Erkenntnifs der Thatsachen vor nicht gar langer Zeit, als es mir, nachdem ich durch ärztliche Berichte auf eine eigenthümliche, während der ersten Hälfte dieses Jahrhunderts in dem nördlichen Theile Hindostans beobachtete Krankheitsform aufmerksam gemacht worden war, gelang, den Faden der Geschichte jener eigenthümlichen Pest wieder aufzunehmen, und die Vermuthung zu begründen, dafs die unter dem Namen des schwarzen Todes bekannte Pestform eine in gewissen, an den südlichen Abhängen des Himalaya gelegenen Gegenden endemisch herrschende Krankheit ist, welche noch in der neueren Zeit wiederholt eine weitere epidemische Verbreitung in Hindostan gefunden hat, und dafs es eben diese indische Pest ist, welche unter dem Namen »des schwarzen Todes« im 14. Jahrhunderte von ihrem Heimathsheerde aus den gröfsten Theil der östlichen Hemisphäre pandemisch überzogen, auch den nördlichsten Theil der westlichen Erdhälfte (Grönland) nicht unberührt gelassen hat, seitdem aber, wie es scheint, in ihrem Vorherrschen lediglich auf ihre Heimath und die nächste Nachbarschaft derselben beschränkt geblieben ist.

Ich halte es aus den oben angeführten Gründen für meine Pflicht, hier eine kurze Erörterung dieser Thatsachen folgen zu lassen, und speciell die eigentlich pathologische Seite der Frage näher ins Auge zu fassen, insofern uns dieselbe auch einen klareren Einblick in das Wesen, resp. die Natur des schwarzen Todes selbst gestattet.

1. Geschichte der indischen Pest.

Im Frühling des Jahres 1815 trat auf der, im Jahre zuvor von einer Hungersnoth heimgesuchten Insel Katsch, sowie in einzelnen Gegenden des benachbarten Gudscherat und Katjawar eine äufserst mörderische Krankheit auf, welche sich in diesem und den olgenden Jahren über die benachbarten Gegenden, nördlich bis nach Haidarabad (Sinde), südöstlich bis an die brittischen Besitzungen von Ahmedabad (23° N. Br.) und Dholera (22° 11′ N. Br.) verbreitete, viele Orte wiederholt heimsuchte, und endlich im Anfang des Jahres 1821 erlosch. — Aus den ärztlichen Berichten[1]), welche wir über diese Epidemie besitzen, erfahren wir, dafs es sich um eine, den englischen Aerzten nicht weniger, wie der von der Seuche heimgesuchten Bevölkerung vollkommen neue und unbekannte Krankheit gehandelt hat, welche zwei Decennien später auf einem, jenen Gegenden benachbarten, Territorium Hindostans von Neuem, und nicht weniger mörderisch auftrat, und die Aufmerksamkeit der brittischen Behörden nicht nur, sondern auch des dortigen ärztlichen Publicums in so hohem Grade auf sich zog, dafs eben damals erst die Vorgänge aus den Jahren 1815—21 zur allgemeinen Cognition gelangten.

Bei diesem zweiten epidemischen Auftreten der in Frage stehenden, und diesmal mit dem Namen der »Pest von Pali (Pali-Plague)« bezeichneten Krankheit bildeten, wie wir aus den Berichten[2]) ersehen, die südlichen Gegenden der Radjastan-Staaten, namentlich Marwar und Mewar, den Schauplatz ihrer Verheerungen: die Seuche zeigte sich zuerst im Juli 1836 in Pahli (25° 48′ N. Br.), dem Emporium für den Handel zwischen den Häfen von Gudscherat und den nordwestlichen Provinzen Indiens, verbreitete sich von hier aus mit grofser Schnelligkeit nach allen Richtungen, so dafs sie im

[1]) Glen in Quart. Journ. of the Calcutta med. Society 1837, 433. — Whyte in Transact. of the Bombay med. Soc. I. 155. — Mac Adam ibid. 183. — Gilder ibid. 190.

[2]) Irvine in Quart. Journ. of the Calcutta med. Soc. 1837, 241. — Panton ibid. 442. — Maclean ibid. 17 und in India Journ. of med. Sc. New. Ser. I. 617, II. 380. — Berichte ibid. 388. 478. 550. — Forbes in Transact. of the Bombay med. Soc. II. 1. — Ranken, Report of the malignant fever, called the Pali-Plague etc. Calcutta 1838.

October schon in Dschodpur (der Hauptstadt von Marwar) auftrat, überschritt im Anfange des folgenden Jahres die Hügelkette, welche Marwar von Mewar trennt, erschien hier im März in Deoghar (25° 31′ N. Br.) und gelangte in ihrer weiteren Verbreitung über diesen Staat bis an die brittischen Cantonnements von Naserabad, die jedoch vermittelst einer rigorös durchgeführten Sperre verschont blieben; gegen Ende des Jahres brach die Krankheit in Marwar, und speciell in Pahli, von Neuem aus und herrschte hier bis zum Frühjahre 1838, so dafs diese zweite Epidemie im Ganzen einen Zeitraum von zwei Jahren ausfüllt. — Seitdem hatte man aus jenen Gegenden über das Vorherrschen dieser Krankheit nichts weiter gehört, und der Gegenstand schien wieder alles ärztliche Interesse verloren zu haben, als die Aufmerksamkeit auf denselben zum dritten Male, und in einer nachhaltigeren Weise, durch einen Bericht hingelenkt wurde, den Allan Webb[1]) über das endemische Vorherrschen einer der Beulenpest vollkommen ähnlichen, und daselbst unter dem Namen Mah-murree bekannten Krankheit im nördlichen Theile der Provinz Garwal (am südlichen Abhange des Himalaya) gegeben hat; diesem Berichte schlossen sich zunächst die schon von Ranken (l. c.) gegebene Notiz über das Vorherrschen einer der Pali-Pest identischen Krankheitsform im Jahre 1823 im gebirgigen Territorium der, östlich von Garwal gelegenen Provinz Kumaon, sodann aber die werthvollen, späteren Mittheilungen von Renny[2]) und Pearson[3]) an, aus welchen allen wir schliefslich die Ueberzeugung gewinnen, dafs es sich bei dieser, von mir mit dem Namen der »indischen Pest« bezeichneten Krankheit um ein Leiden handelt, welches an dem südlichen Abhange des Himalaya (speciell in den Provinzen Garwal und Kumaon) endemisch herrscht, innerhalb der letzten Decennien eben dort nachweisbar wiederholt eine epidemische Verbreitung erlangt und dabei enorme Verheerungen angerichtet, nicht selten ganze Ortschaften entvölkert hat, den Krankheitserscheinungen nach die vollkommenste Identität mit den in den Jahren 1815—21 und 1836—38 in den zuvor genannten Gegenden Hindostans beobachteten Epidemien zeigt, und — was eben hier unser

[1]) Pathologia indica. Sec. Edit. Lond. 1848, 212.

[2]) Med. report on the Mahamurree in Gurhwal in 1849—50. Agra 1851.

[3]) In India Annals of med. Science II. 1854, April, 627.

speeielles Interesse erregt, — sich ebenso, wie diese Seuchen, vollkommen unter dem Bilde des schwarzen Todes gestaltet hat.

2. Beschreibung der indischen Pest.

Nach einem mehr oder weniger ausgesprochenen, den typhösen Infectionskrankheiten im Allgemeinen eigenthümlichen, Vorbotenstadium erfolgte der Krankheitsausbruch meist plötzlich mit heftigem Froste und bald darauf folgender Hitze: gleichzeitig klagten die Kranken über Schmerzen im Kopfe, Rücken und den Extremitäten, sie fühlten sich äufserst kraftlos, schwindlig und zeigten bald eine stark entwickelte geistige Apathie. Der anfangs beschleunigte Puls wurde weich, klein, leicht weg zu drücken und erreichte eine Frequenz von 100—120 Schlägen: die Haut war brennend heifs und trocken, es trat Lichtscheu und Röthung der Conjunctiva ein, das Gesicht glühte und trug den Ausdruck einer entsetzlichen Angst. Die anfangs weifslich belegte, oder auch wohl normal gefärbte Zunge wurde trocken, roth, rissig, es trat Uebelkeit, selten Erbrechen galligter oder blutiger (kaffeesatzähnlicher) Massen ein, der Unterleib erschien aufgetrieben, hart, beim Drucke nicht schmerzhaft, der Stuhlgang war meist angehalten, nur selten und erst gegen Ende der Krankheit beobachtete man blutige Ausleerungen: der sparsam gelassene Urin erschien hochgestellt, die Kranken klagten über heftigen Durst, und verfielen alsbald in Delirien oder tiefen Sopor.

Unter diesen Zufällen traten am 2. oder 3. Tage der Krankheit die eigenthümlichen, den Krankheitsprocefs charakterisirenden Erscheinungen, Bluthusten und Drüsengeschwülste (Bubonen) auf; die Kranken klagten über ein Gefühl von Druck oder auch über heftigen Schmerz unter dem Brustbein und über Athemnoth, sie warfen mit dem Husten reines Blut oder blutig gefärbten Schleim aus, und Unruhe und Angst erreichten den höchsten Grad. Die Bubonen erschienen meistens in der linken Leistengegend, seltner in den Achselhöhlen oder am Nacken, meist einzeln, nur ausnahmsweise in gröfserer Zahl. — Mit dem Auftreten dieser Erscheinungen steigerten sich alle zuvor genannten Zufälle: das glühend rothe Gesicht, die gerötheten, glasigen Augen, der wilde, stiere Blick gaben dem Kranken den

Ausdruck eines Trunkenen, Zunge und Zähne bedeckten sich mit einem fuliginösen Belag, der Athem wurde stinkend, und unter allmäligem Sinken der Kräfte, Kleinwerden und Intermittiren des Pulses, kalten Extremitäten, Coma und anderen Erscheinungen einer allgemeinen Paralyse trat, gewöhnlich schon am 3. Tage der Krankheit. der Tod ein. — Ueberlebten die Kranken den 4. Tag, so waren sie meistens gerettet; in diesem Falle nahmen die anfangs kleinen, unter der Haut beweglichen, sehr schmerzhaften Drüsengeschwülste schnell an Gröfse zu, sie wurden weich, abscedirten und entleerten, geöffnet, einen reinen oder mit Zellgewebsfetzen vermischten Eiter, oder sie blieben, nachdem sie die Gröfse einer Wallnufs und darüber erreicht hatten, längere Zeit stationär und das Exsudat wurde später wieder allmälig resorbirt. — In diesen günstig verlaufenden Fällen liefsen Fieber, Kopfschmerz, Delirien und der quälende Durst bald nach, die Genesung aber erfolgte meist sehr langsam. — Niemals scheinen Carbunkel beobachtet worden zu sein, dagegen sahen einzelne Aerzte zuweilen ein roseolaartiges Exanthem, und Glen bemerkt hierzu, dafs er, auch bei Abwesenheit des Exanthems, in der Reconvalescenz stets Abschuppung der Oberhaut bemerkt habe.

Nicht immer verlief die Krankheit mit der Summe aller hier geschilderten Zufälle; namentlich erscheint der Umstand wichtig, dafs der Krankheitsprocefs sich häufig nur einem der beiden wesentlichen Localisationsheerde, den Lungen oder den Lymphdrüsen, zuwendete und so gewissermafsen eine Theilform der Krankheit zur Beobachtung kam. Daher unterschied das Volk in der Epidemie 1819—1821 in Gudscherat die Bubonenkrankheit (Ghant-ka-roy) und die Lungenkrankheit (Kokla-ka-roy); die Fälle, in welchen die Lungen vorzugsweise den Focus des Krankheitsprocesses abgaben, verliefen viel schneller und bösartiger, als jene, in welchen es zur Entwickelung von Bubonen kam; nicht selten erlagen die Kranken alsdann schon nach 48 Stunden, und wohl noch früher, wenn, wie es zuweilen der Fall gewesen zu sein pflegt, Bluthusten gleich im Beginne der Krankheit auftrat: die Kranken verfielen unter diesen Umständen schnell in Coma und gaben schon nach wenigen Stunden den Geist auf. In einzelnen Gegenden herrschte diese »Lungenpest« besonders vor, und zwar, was für die vorliegende Untersuchung von besonderem Interesse ist, machte sich diese Form von Erkrankung gewöhnlich im Anfange der Epidemie vorzugsweise bemerklich, während sie später seltner war und erst als secundäre Erscheinung zur Drüsenaffection hinzutrat. — Schliefslich ist hier noch der in der indischen Pest, wie in der Beulenpest im Allgemeinen, beobachteten Thatsache zu gedenken, dafs viele Individuen einen Bubo bekamen, mit demselben unter leichtem Uebelbefinden umher-, und ihren Geschäften nachgingen, und nach Abscedirung oder Resorption der Geschwulst genesen waren, andere aber unter demselben Verhältnifs plötzlich heftig erkrankten und schnell zu Grunde gingen.

Alle Beobachter stimmen darin überein, dafs in prognostischer Beziehung Lungenaffection das schlimmste Zeichen war und dafs von Kranken, die blutigen Auswurf hatten, nur sehr wenige genasen; war es zur Bildung von Bubonen gekommen, so hing die Rettung des Kranken von der schnellen Entwickelung und Vereiterung der Drüsengeschwulst ab: zögerten diese Erscheinungen, so war der üble Ausgang ziemlich sicher.

Das Sterblichkeitsverhältnifs war im Allgemeinen ein enormes, und soll das durch Cholera bedingte relativ und absolut weit übertroffen haben. Wenn auch die Zählungen der Erkrankten und Gestorbenen aller Verläfslichkeit entbehren, da sie meist nur von Eingeborenen ausgingen, und zudem den brittischen Aerzten und Behörden nur zum kleinsten Theile bekannt geworden sind, so haben sich die englischen Aerzte und Beamten, welche die von der Krankheit heimgesuchten Gegenden bereiseten, doch davon mit Bestimmtheit überzeugt, dafs die Annahme eines Mortalitätsverhältnisses von 75—80 % der Erkrankten nicht zu hoch gegriffen ist. Zur ungefähren Schätzung der Erkrankungsverhältnisse will ich aus der Epidemie 1836—1838 nur die eine, von mehreren Beobachtern bestätigte und daher ziemlich verläfsliche Thatsache anführen, dafs in Pahli, einer Stadt von ungefähr 20000 Einwohnern, von denen übrigens ein grofser Theil nach Ausbruch der Seuche die Stadt verlassen hatte, während der, 7 Monate (Juli 1836 bis Januar 1837) dauernden Epidemie 4000 Menschen als Opfer gefallen waren, so dafs, bei einer Mortalität von nur 70%, 6000, d. h. mehr als 30% der gesammten Bevölkerung, erkrankt gewesen sein mufsten. — Noch fürchterlicher gestaltete sich das Leiden in den Gebirgsgegenden, wo in der That ganze Strecken durch dasselbe entvölkert worden zu sein scheinen; bei der ersten darauf hin gerichteten Untersuchung von Seiten der brittischen Behörden fand man einzelne Dörfer menschenleer, indem der gröfste Theil der Bewohner gestorben, der Rest derselben in Angst und Verzweifelung den Wohnsitz verlassen hatte und in die Wälder und Jungles geflohen war; Renny besuchte ein Dorf, in welchem 88% der Bewohner erkrankt und von den Erkrankten 88% gestorben waren, so dafs man in der That die indische Pest als die bei weitem verderblichste aller bekannten epidemischen Krankheitsformen ansehen mufs.

Ueber den anatomischen Befund bei den der indischen Pest Erlegenen besitzen wir leider nur sehr mangelhafte Notizen; die englischen Aerzte, welche die Krankheit auf der indischen Ebene beobachtet haben, schweigen hierüber ganz. Webb[1]) hat in einem Falle Gelegenheit gehabt, Section zu machen: dieser Fall betraf einen 24jährigen Mann, der am 8. Tage der Krankheit fast unbesinnlich ins Hospital (in Simlah) gebracht wurde; das Aussehen des Kranken war das eines Trunkenen, er hustete grofse Massen Blut aus, die Haut war mit Petechien bedeckt, der Puls fadenförmig, 100 Schläge in der Minute, die Respiration 17, die Percussion der Brust gab starke Dämpfung, in beiden Leisten vereiterte Bubonen; der Tod erfolgte am Abend nach seiner Aufnahme, die Section ergab einen reichlichen serösen Ergufs unter die Arachnoidea, das Gehirn blutreich, der Medullartheil an einzelnen Stellen auffallend weich, Oedem der Epiglottis, die Lungen blutreich (congested?), besonders im hinteren Theile, die Bronchialschleimhaut lebhaft geröthet (of a brick red color), das Pericardium ecchymosirt, das rechte Herzohr und die grofsen Venen mit schwarzem Blute überfüllt und Faserstoffgerinnsel enthaltend, im Magen und Dünndarm Blutextravasate zwischen der Muskel- und Schleimhaut, diese mit Schleim bedeckt, die Leber hyperämisch, vergröfsert, ebenso die Milz ums 4fache vergröfsert und sehr brüchig, so dafs sie unter dem Fingerdrucke wie ein Blutcoagulum zerrifs, unter der Harnblasenschleimhaut ebenfalls kleine Blutextravasate, in den Leisten und in der Achselhöhle Bubonen. — Pearson giebt in der von ihm mitgetheilten Casuistik

[1]) l. c. 205.

den Sectionsbefund von 3 Krankheitsfällen; der erste betraf eine 45jährige Frau, die seit 24 Stunden erkrankt war, der Puls war klein und frequent, die Zunge feucht, weifslich belegt, die Haut mäfsig heifs, etwas Dyspnöe, der Percussionston auf beiden Seiten der Brust durchweg gedämpft, häufiger Drang zum Uriniren, der Urin sparsam entleert, hochgestellt, allgemeine Prostration, Bluthusten, die Augen glasig, blutunterlaufen, starker Kopfschmerz, heftiger Druck in den Präcordien; der Tod erfolgte 48 Stunden später, die Section ergab starken Blutgehalt in den Sinus und Gefäfsen der dura mater, etwas Serumgehalt unterhalb der Arachnoidea und in beiden Ventrikeln, ungefähr eine Unze blutiger Flüssigkeit auf der Basis cranii, die Lungen tiefblau gefärbt, auf beiden Seiten frische Adhäsionen, besonders rechts, durchweg, namentlich im hinteren Theile, sehr blutreich und mehr oder weniger im Zustande der Hepatisation (in a state resembling hepatization), im Pericardium etwa 2 Unzen seröse Flüssigkeit, im rechten Ventrikel ein grofses Faserstoffgerinnsel, die Leber sehr blutreich und brüchig, die Gallenblase von dunkler Galle strotzend gefüllt, Milz und Nieren hyperämisch, Harnblase leer und zusammengezogen. In den andern beiden Fällen, welche Knaben von je 8 und 6 Jahren betrafen, war der Sectionsbefund wesentlich derselbe, wie in dem hier in extenso mitgetheilten Falle.

3. Der Charakter und die Genese der indischen Pest.

Es dürfte nach der hier gegebenen Darstellung der indischen Pest wohl kaum noch ein Zweifel darüber bestehen, dafs die Krankheit vollkommen den Charakter der orientalischen Beulenpest trug, sich von derselben nur durch ein vorwiegendes Lungenleiden unterschied, das wir, soweit wir darüber eben urtheilen können, als eine hämorrhagische Pneumonie ansehen dürfen, und durch welches sich diese Krankheit eben dem schwarzen Tode aufs innigste anschliefst. — Schon unter den ersten Beobachtern der indischen Pest sprachen sich einzelne für die Identität dieser Krankheit mit der Bubonenpest aufs Bestimmteste aus; andere, offenbar ganz unbekannt mit dem Charakter des letztgenannten Leidens, glaubten die Krankheit als eine Form der in Indien endemisch herrschenden (Malaria- oder typhösen) Fieber bezeichnen zu müssen; noch andere, welche die charakteristischen Erscheinungen der Beulenpest nicht zu leugnen vermochten, nahmen Anstand, beide Krankheiten mit einander zu identificiren, und zwar einzelne dem alten Dogma zu Liebe »östlich vom Indus keine Pest und kein Typhus«, andere, weil sie, ferne davon, die Krankheit als eine in Indien originär entstandene oder endemische anzusehen, eine Einschleppung des Pestcontagiums in das Centrum Hindostans von aufsen her für unmöglich erklärten, und mit diesem negativen Beweise die Unhaltbarkeit jener Annahme von der Identität der beiden Krankheiten begründen zu können glaubten. — Alle diese Zweifel sind nun in Folge der neuesten Erfahrungen von Webb, Renny und Pearson aufs Gründlichste beseitigt worden, namentlich ist es Pearson, der auf die Frage nach dem Charakter der indischen Seuche erklärt: »wir halten die Krankheit in allen ihren wesentlichen Eigenthümlichkeiten für identisch mit der Egyptischen Pest«, während Webb bereits früher die vollkommene Aehnlichkeit derselben mit dem schwarzen Tode hervorgehoben hatte, und so dürfen wir es für ein constatirtes Factum erklären, dafs in einigen nordwestlichen Gegenden Hindostans, und speciell in den am südlichen Abhange des Himalaya gelegenen Provinzen Garwal und Kumaon, eine Krankheitsform endemisch herrscht, welche sich als eine, durch entzündliches Lungenleiden (hämorrhagische Pneumonie) eigenthümlich modificirte, Form der orientalischen Beulenpest darstellt, und sich somit, ihrem Charakter nach, der, unter dem Namen des schwarzen Todes bekannt gewordenen, Pestepidemie vollkommen anschliefst.

Das tiefe Dunkel, welches über der Genese der Infectionskrankheiten im Allgemeinen schwebt, ist auch bezüglich der indischen Pest, trotz sorglicher Forschungen, ungelichtet geblieben; alle die Fragen über den pathogenetischen Einflufs der Witterung und Jahreszeit, der Bodenverhältnisse, der aus dem socialen Elende hervorgehenden Schädlichkeiten u. s. w., welche die Forscher bezüglich der Pest der Levante seit Jahrhunderten so lebhaft beschäftigt haben, sind auch von den indischen Aerzten betreffs der von ihnen beobachteten Pestseuche aufs Neue aufgenommen worden, allein mit so geringem Erfolge, dafs Glen in seinem amtlichen Berichte[1]) mit Recht sagen konnte: »Die ärztliche Behörde wird aus dieser Darlegung der Thatsachen ersehen, wie viel leichter es ist, zu erklären, worin die Krankheitsursachen nicht begründet seien, als dieselben namhaft zu machen,« ja es mufsten sogar einzelne der bei dem Vorherrschen der Indischen Pest beobachteten Thatsachen erschütternd auf Anschauungen zurückwirken, welche man bezüglich der Pestgenese im Allgemeinen bereits positiv begründet zu haben glaubte. — Eine eingehende Erörterung dieses Verhältnisses liegt aufserhalb der Gränzen meiner Aufgabe, ich werde mich daher darauf beschränken, den positiven oder negativen Einflufs der einzelnen ätiologischen Momente auf den Ursprung und die Verbreitung der indischen Pest hervorzuheben.

Die indische Pest hat in ihrem Auftreten und Vorkommen eine, man darf unbedenklich sagen, absolute Unabhängigkeit von klimatischen und Witterungseinflüssen gezeigt, und so gilt jedenfalls für diese Krankheitsform nicht, was man für die Pest im Allgemeinen hat geltend machen wollen, dafs sich die tropisch gelegenen Gegenden einer vollkommenen Immunität von derselben erfreuen, dafs sie bei tropischer Hitze und absoluter Kälte (Frost) nicht auszudauern vermöge. Auf der indischen Ebene hat die Pest in Breiten zwischen 21—25°, und zwar in allen Jahreszeiten und bei allen Witterungsverhältnissen geherrscht: in Gudscherat trat sie 1819 zur Regenzeit auf, in Katjawar erschien sie in der kalten Jahreszeit und herrschte bis in den (ächt tropischen) Sommer hinein, ohne durch die Witterungsveränderung irgend welche Beeinträchtigung zu erfahren; vom 1. November schrieb Maclean aus Pahli: »wenn es wahr ist, dafs die Pest bei einer Temperatur von über 80° F. (26,6° C.) nicht auszudauern vermag, so mufs die Pali-Krankheit innerhalb weniger Monate eines natürlichen Todes sterben,« allein der Erfolg rechtfertigte diese Erwartung keineswegs, hier erlosch die Seuche erst mit Eintritt der Regen, während sie in eben dieser Zeit in der Umgegend von Nasirabad ausbrach und bis in die trockene Jahreszeit fortherrschte. Dieselben Verhältnisse aber

[1]) l. c. 438: „the medical Board will perceive from this statement, how much more easy it is to say, what are not, than what are the causes of this malady."

finden wir im Verlaufe der Epidemie in Garwal; Renny weist darauf hin, dafs die Pest hier, ganz im Gegensatze zu allen in Europa und Afrika gemachten Erfahrungen, in ihrem Vorherrschen ganz unbeeinflufst von den stärksten Temperaturextremen blieb: sie wüthete hier ebenso in den in der Schneeregion gelegenen Ortschaften (so u. a. in Sarkote in 10000′ Höhe) bei sehr tief stehendem Quecksilber, wie in Bhungdar bei einer Temperatur von 83° (28,4° C.) im Schatten, oder in Deghat zur Zeit, als das Thermometer um 3 h. p. m. 95° (35° C.) zeigte.

Ebensowenig, wie bezüglich des Climas und der Witterung, läfst sich ein fördernder oder hemmender Einflufs auf die Pathogenese betreffs gewisser Bodenverhältnisse nachweisen; die Krankheit hat mit demselben nosologischen Charakter, mit derselben Bösartigkeit im Niveau der Meeresfläche, wie auf Höhen von 10,000′ geherrscht, sie hat ebensowenig das felsige Ufer von Katjawar, wie die sandigen, sterilen Ebenen von Ahmedabad und Marwar, oder die sumpfigen Flufsufer und Jungles von Garwal verschont, und dafs gerade hier bei dem Vorherrschen der Krankheit nicht an Malaria-Einflüsse gedacht werden kann, geht schon daraus hervor, dafs sie in Höhen und bei Temperaturen beobachtet worden ist, die eine solche Schädlichkeit an sich ausschliefsen.

Es ist eine Eigenthümlichkeit aller zu den sogenannten »typhösen Krankheiten« gezählten Krankheitsformen, dafs sie vorzugsweise üppig in den schmutzigen, stinkenden Höhlen der Armuth und des Elends gedeihen und sich verbreiten, dafs sie unter dem Einflusse dieser oder ähnlicher hygieinischer Mifsstände besonders häufig aufzutreten, und mit Beseitigung derselben nicht selten zu verschwinden oder doch eine wesentliche Abnahme zu zeigen pflegen. Wie man sich dieses Verhältnifs zwischen der genannten Schädlichkeitskategorie und der Pathogenese auch vorstellen mag, das Eine wird man jedenfalls nicht aufser Augen lassen dürfen, dafs bei der, wohl kaum noch beanstandeten, Specificität der einzelnen typhösen Krankheitsformen einer jeden derselben eine eigenthümliche, specifische Schädlichkeit zu Grunde liegen mufs, und dafs, wenn man in den, mit jenen socialen Mifsständen gegebenen, Zersetzungsheerden organischer Stoffe die eigentliche Quelle des Typhus-Giftes (sit venia verbo) suchen darf, man für jede Form ein besonderes, eigenthümlich wirkendes Zersetzungsproduct als specifische Krankheitsursache supponiren mufs. Allerdings kennen wir vorläufig weder jene eigenthümlichen, specifisch wirkenden Typhusgifte, noch vermögen wir in den Zersetzungsheerden und Zersetzungsproducten organischer Stoffe, aus welchen sich dieselben zu entwickeln scheinen, die angedeuteten specifischen Unterschiede nachzuweisen, allein tausendfache Erfahrungen weisen uns mit unsern ätiologischen Forschungen immer wieder auf jene Schädlichkeiten als die Quelle der eigentlichen Krankheitsursache hin, die, einmal entwickelt, sich durch Infection und Contagion allerdings weit über ihre Ursprungsstätte zu verbreiten vermag, überall aber um so üppiger gedeihen und Boden gewinnen wird, je mehr die hygieinischen Verhältnisse den Charakter der an ihrer Ursprungsstätte vorherrschenden tragen. — Dies gilt, wie für die verschiedenen typhösen Fieber, so auch für die Pest, und speciell für die indische Pest.

Wenn wir bei den sparsamen und den Thatbestand jedenfalls nicht erschöpfenden Berichten der indischen Aerzte über das Vorkommen und die Verbreitung der indischen Pest die Grenzen des von der Krankheit im Allgemeinen heimgesuchten Gebietes mit Sicherheit nicht zu ziehen vermögen, so unterliegt es doch wohl keinem Zweifel, dafs sie in den am südlichen Abhange des Himalaya gelegenen Provinzen Garwal und Kumaon als endemisches Leiden vorherrscht. Wann und unter welchen Umständen die Krankheit hier zuerst aufgetreten ist, darüber fehlt jede Nachricht[1]); die erste Kunde von derselben datirt aus dem Jahre 1823, allein erst in den Jahren 1834—1835 wurden die englischen Behörden auf die fürchterlichen Verheerungen aufmerksam, welche die Seuche in einzelnen Bezirken von Garwal, und zwar namentlich in den Districten von Budha (an den Ufern des Piridah und an den Bergabhängen) und von Nagpur, anrichtete, seit eben dieser Zeit haben sich die Nachrichten über das bald vereinzelte, bald epidemische Vorkommen der Krankheit an den verschiedensten Punkten der genannten Provinzen in einem solchen Grade gehäuft, dafs die brittische Regierung sich

---

[1]) Aus dem Umstande, dafs Fraser in seinem, aus dem Jahre 1820 datirenden, Reiseberichte aus jenen Gegenden der Krankheit mit keinem Worte gedenkt, läfst sich, meiner Ansicht nach, wohl kein Schlufs ziehen.

veranlafst sah, eine gründliche Erhebung des Thatbestandes vornehmen zu lassen und energische Sanitätsmafsregeln zur möglichsten Beschränkung der Seuche anzuordnen, und die Resultate dieser Untersuchung, sowie der Erfolg, den die ausgeführten Mafsregeln gehabt, legen ein sprechendes Zeugnifs von dem wesentlichen Einflusse ab, den die in jenen Gegenden vorherrschende, sociale Misere nicht blos auf die Verbreitung, sondern auch auf die Entstehung der Seuche hat. — So wenig also über den localen Ursprung der Seuche in diesen Gegenden, und über die, sie veranlassenden oder doch fördernden Momente der geringste Zweifel bestehen kann, so ausgemacht scheint auch die Uebertragbarkeit der Krankheit von Individuum zu Individuum, resp. die Verschleppbarkeit derselben von Ort zu Ort zu sein. Allerdings liegen eine Reihe theils positiver, theils negativer Thatsachen vor, welche der Annahme eines in der indischen Pest entwickelten Contagiums zu widersprechen scheinen; man hat die Krankheit nicht selten vereinzelt auftreten, und, trotz ungehinderter Communication, sich weder über die nächste Umgebung der Erkrankten, noch auf weitere Distanzen verbreiten gesehen, man hat mehrfach die Beobachtung gemacht, dafs die Bewohner eines von der Seuche ergriffenen Ortes, mit Zurücklassung der Kranken, in benachbarte Gegenden ausgewandert sind, ohne den Krankheitsstoff mit sich zu führen, ja dafs sie in derartigen Fällen sogar die Pestheerde zur Verpflegung der Kranken und zur Beerdigung der Todten betraten, ohne sich selbst die Krankheit zuzuziehen, oder sie, bei der Rückkehr nach ihren Zufluchtsorten, etwa dahin zu verschleppen. Alle diese und ähnliche Momente aber beweisen in der Vereinzelung, in welcher sie constatirt sind, nichts weiter, als dafs die Verbreitung des Contagiums nach gewissen Gesetzen erfolgt, welche wir nach allen Richtungen hin noch nicht kennen. — Pearson erklärt, dafs, in Anbetracht des Umstandes, dafs die Krankheit innerhalb der letzten Decennien eine immer weitere Verbreitung in den zuvor genannten Gegenden gefunden hat, eine Verschleppung derselben in die Ebene Indiens keineswegs zu den Unmöglichkeiten gehört, und dafs, wenn das Krankheitsgift hier einen, seinem Gedeihen günstigen Boden findet, es auch hier Wurzel schlagen und in immer weitere Kreise um sich greifen kann.

Ob jenes Auftreten der indischen Pest in den Jahren 1815—1821 in Katsch und Gudscherat, und 1836—1838 in den Radjastan-Staaten mit einer solchen Verschleppung des Pestgiftes zusammenhängt, oder ob die indische Pest auch hier einen originären Ursprung hat — darüber vermag man, bei dem Mangel aller darauf hingerichteten, localen Untersuchungen, mit Sicherheit nicht zu entscheiden; es ist allerdings sehr bemerkenswerth, dafs die Eingeborenen dieser Gegenden die Krankheit bei ihrem Auftreten als »eine ihnen vollkommen neue und unerhörte« bezeichneten, und dafs in der That in den historischen Ueberlieferungen der letztvergangenen Jahrhunderte aus jenen Districten Nichts auf ein früheres Vorkommen, oder gar auf ein endemisches Vorherrschen der Krankheit daselbst hindeutet.

Wir dürfen hier also an eine Verschleppung der indischen Pest im Kleinen denken, und dabei drängt sich uns, Angesichts der vorliegenden und hier mitgetheilten Thatsachen, die Vermuthung auf, ob nicht vielleicht auch zwischen dieser indischen Pest und der, unter dem Namen des schwarzen Todes bekannten, Pestseuche des 14. Jahrhunderts, an deren vollkommenen nosologischen Identität wohl kaum noch ein Zweifel bestehen kann, ein ähnlicher, innerer Zusammenhang gesucht, ob nicht vielleicht der schwarze Tod als eine von ihrer Ursprungsstätte her über den gröfsten Theil der Erdoberfläche verbreitete Epidemie der indischen Pest aufgefafst werden dürfte. — Die Berichte aller Zeitgenossen stimmen darin überein, dafs der schwarze Tod sich vom Osten her über den westlichen Theil Asiens und über Europa und Afrika verbreitet habe; bezüglich des eigentlichen Ausgangspunktes der Krankheit lauten die Angaben allerdings zum gröfsten Theile sehr unbestimmt, oder sie beziehen sich auch wohl auf nachweisbar erst später von der Seuche heimgesuchte Gegenden, dagegen erklären russische Chronisten, merkwürdiger Weise, wie Richter[1]) sagt, dafs die Seuche aus Indien gekommen sei, und ebenso lesen wir bei Fracastoro[2]), der allerdings erst 150 Jahre nach dem ersten Auftreten des schwarzen Todes gelebt hat:

---

[1]) Geschichte der Medicin in Rufsland. Moskwa 1813. I, 208.
[2]) In dem Gedichte de syphilide lib. I. Opp. Venet. 1584. bl. 172 *a*.

Bis centum fluxere anni, cum flammea Marte
Lumina Saturno tristi immiscente, *per omnes*
Aurorae populos, per quae rigat aequora Ganges,
Insolita exarsit febris, quae pectore anhelo
Sanguineum sputum exagitans (miserabile visu)
Quarta luce frequens fato perdebat acerbo.

So gewagt die hier ausgesprochene Vermuthung auf den ersten Blick erscheinen mag, und so wenig sie auch, vorläufig wenigstens, exact begründet werden kann, so bietet uns die Geschichte der Krankheiten für dieselbe doch manche Analogien, am bemerkenswerthesten in dieser Beziehung aber ist die Geschichte einer Krankheit, die demselben Boden, wie die indische Pest, entsprungen, nachweisbar den hier präsumirten Verlauf genommen hat, ich meine die Cholera: die Geschichte dieser Krankheit, als eines endemischen, auf einzelne Gegenden des Landes beschränkten, Leidens Indiens, läfst sich bis in die entferntesten Zeiträume verfolgen, erst im Jahre 1816, also nach tausendjährigem Bestande, hat die Krankheit die von ihr bis dahin inne gehaltenen Grenzen ihrer Ursprungsheerde zum ersten Male überschritten, sich zunächst über ganz Indien, und sodann fortschreitend allmälig fast über die ganze bewohnte Erde verbreitet. — Halten wir diese, 500 Jahre nach dem ersten allgemeinen Auftreten des schwarzen Todes beobachtete, Thatsache fest, so verliert jene von mir ausgesprochene Vermuthung alles Auffallende, und wir wollen es der Zukunft gerne gönnen, nach einem viel kürzeren Zeitabschnitte, als fünf Jahrhunderten, die Geschichte der Cholera, ihres tausendjährigen endemischen Vorherrschens in Indien, ihrer pandemischen Verbreitung über die Erdoberfläche, und ihres allmäligen Zurückschreitens bis auf ihre Ursprungsheerde in derselben Weise verfolgen zu können, wie ich es hier von der Geschichte des schwarzen Todes zu thun versucht habe.

Was aus der indischen Pest werden wird — wer vermag es zu sagen? Mehr als zwei Decennien sind bereits über das letzte Auftreten der ägyptischen Beulenpest vergangen, und die Vermuthung, dafs diese Krankheit unter dem Einflusse einer gesundheitsgemäfsen Hygieine für immer vom Erdboden verbannt ist, gewinnt immer mehr und mehr Bestand. Was aber hier in der Levante möglich geworden, das dürfte auch dort in Indien erreicht, und so eine entsetzliche Geifsel des Menschengeschlechtes für immer vertilgt werden, deren Schrecken heute allerdings nur noch in der Erinnerung leben, die aber — und man thut gut, sich dieser Besorgnifs nicht ganz zu verschliefsen — wieder ihr Haupt erheben, und die Schrecknisse längstvergangener Jahrhunderte noch einmal wach rufen kann.

III.

DIE PSYCHOPATHIEN

DES MITTELALTERS.

Die Psychopathien des Mittelalters.

Die Erscheinungen, von denen im Folgenden die Rede ist, gewähren einen tiefen Blick in das geistige Wesen der menschlichen Gesellschaft. Sie gehören der Geschichte an, und werden so wie sie waren, nie wiederkehren, aber sie zeigen eine verwundbare Stelle des Menschen, den Trieb der Nachahmung, und stehen daher in sehr naher Beziehung zum menschlichen Gesammtleben. Es schien der Mühe werth, Krankheiten zu beschreiben, die sich auf den Strahlen des Lichtes, auf den Flügeln der Gedanken verbreiten, Krankheiten, welche durch sinnlichen Reiz den Geist erschüttern, und in die Nerven, die Wege seines Willens und seiner Gefühle, wunderbar ausstrahlen; — des Versuches werth, diese Krankheiten zwischen die Seuchen zu stellen, die gröberen Ursprungs mehr den Körper als die Seele ergreifen, und alle Leidenschaften und Regungen, welche an das grofse Gebiet der Krankheiten grenzen, bereit in jedem Augenblicke, diese Grenze zu überschreiten. Sollte aus den hier entwickelten Thatsachen der ernsten Geschichte ein überzeugender Beweis entnommen werden können, dafs die Menschheit in der Schöpfung, die sie umgiebt, an Leib und Seele sich als ein Ganzes regt, so würde der Verfasser hoffen können, seinem Ideale einer grofsartigen Auffassung der Krankheiten in Zeit und Raum näher gekommen zu sein, und durch die Theilnahme Wahrheit suchender Zeitgenossen sich ermuthigt fühlen, auf dem betretenen Wege der Forschung weiter vorzudringen.

[Mit diesen Worten leitet der Verfasser die Geschichte einer Reihe eigenthümlicher abnormer Erscheinungen im Gebiete des geistigen Lebens der europäischen Bevölkerung während des Mittelalters ein, welche, wie auch Hecker gewifs sehr richtig angedeutet hat, wenngleich nicht gerade zu den Volkskrankheiten gezählt, und ohne Weiteres als »epidemische Psychopathien« im gewöhnlichen Wortverstande bezeichnet werden dürfen, doch in ihrer culturhistorischen Bedeutung die Aufmerksamkeit des Geschichtsforschers nicht weniger, wie die des Arztes in hohem Grade zu fesseln vermögen, und eine Erörterung derselben erscheint hier um so mehr gerechtfertigt, als sie, zum Theil wenigstens, in einen unmittelbaren causalen Zusammenhang mit dem schwarzen Tode und seinen Schrecknissen gebracht werden müssen, und so gewissermafsen eine Ergänzung jenes düsteren Gemäldes geben, das der Verfasser mit classischen Zügen vor uns entworfen hat.

Die Geschichte der »Kinderfahrten« und der »Tanzwuth« ist ursprünglich in zwei gesonderten Abhandlungen erschienen, von denen die erste nicht in den Buchhandel gekommen ist; der Herausgeber hat diese beiden Arbeiten hier in eins verschmolzen, und damit gewifs im Sinne des Autors gehandelt, der in der, später erschienenen, Geschichte der Kinderfahrten selbst erklärt, »dafs er dieselbe seiner Monographie der Tanzwuth recht wohl hätte anschliefsen können, diese Arbeit aber, in der ohnehin sehr Verschiedenartiges zur Sprache gekommen ist, nicht habe überladen wollen.« Dies Bedenken der Ueberladung fällt für die vorliegende Herausgabe der genannten beiden Schriften aber um so mehr fort, als der Herausgeber es für gerathen erachtet hat, die der Geschichte der Tanzwuth und des Tarantismus vom Verfasser angehängten Mittheilungen über den Tigretier, und andere verwandte Erscheinungen aus der neueren und neuesten Zeit zu unterdrücken. — Bezüglich des Tigretier, welchen Hecker nach dem von Pearce[1]) gegebenen Berichte beschrieben hat, haben neuere Untersuchungen von le Roy de Méricourt[2]) gelehrt, dafs es sich bei jenen von Pearce be-

[1]) The life and adventures of Nathaniel Pearce, written by himself, during a residence in Abyssinia, from the years 1810 to 1819. Lond. 1831. 8. Vol. I. chap. IX. p. 290.

[2]) Archiv. génér. de Méd. 1858, Août. p. 129.

schriebenen Verrenkungen und Verdrehungen des Körpers keineswegs um einen der Tanzwuth ähnlichen Zustand, sondern um gewisse magische Proceduren bei Heilung von Kranken, ohne Zweifel um einen »frommen Betrug« (des pratiques superstitieuses usitées en Abyssinie dans le but de guérir les maladies indistinctement, et souvent sans doute mises à profit par la ruse) handelt, eine Angabe, die auch später Courbon[1]) mit den Worten bestätigt: »J'ai fait des nombreuses recherches sur cette maladie, et il en resulte, qu'elle n'existe pas ... Tout ce qu'en a dit Pearce n'est en effet qu'une fable, et la plupart des circonstances qu'il a supposées, telles que les bandes de musiciens et les bains froids, ne sont pas même réalisables en Abyssinie.« — In dem zweiten, unter dem Titel »Sympathie« gegebenen, Anhange zur Geschichte der Tanzwuth erinnert Verfasser an die der Tanzwuth analogen, geistigen Verirrungen der französischen Convulsionairs, der Jumpers, amerikanischer methodistischer Religionsgesellschaften und an andere, meist dem Boden religiöser Schwärmerei entsprungener Ausschweifungen, »die noch in unseren Tagen den Quell des Lebens so vieler Tausende trüben, und den Völkern des neunzehnten Jahrhunderts dasselbe Schreckbild von Zerrüttung des Geistes zeigen, wie einst der St. Veitstanz dem finsteren Mittelalter.« Auch diese kurzen Notizen, mit welchen Verfasser den Gegenstand auch nicht entfernt zu erschöpfen gesonnen gewesen ist, durften hier unterdrückt werden, und ebenso mag es die Verschmelzung beider genannten Schriften entschuldigen, wenn der Herausgeber sich erlaubt hat, die Einleitung in die Geschichte der Kinderfahrten hier etwas gekürzt zu geben.]

---

[1]) Observations topogr. et médicales recueillies dans un voyage à l'isthme de Suez etc. Paris 1861, p. 39.

I. Kinderfahrten[1]).

Von allen Gemüthsregungen wirken ganz offenbar die religiösen am meisten auf die Volksmassen, sie sind es daher vor allen anderen, welche die Pathologie mit einer grofsen Menge höchst verschiedenartiger, unheimlicher, oft wunderbarer und schwer begreiflicher, deshalb auch selten oder fast nie verstandener Formen von Nervenkrankheiten versehen haben, und zwar bei Völkern der verschiedensten Bekenntnisse, von der antiken Götterlehre an, bis auf die neuesten christlichen Secten. Kein Bekenntnifs scheint darin vor den übrigen etwas voraus zu haben, wenn es bis zu einer gewissen krankhaften Höhe des religiösen Gefühls getrieben wird, in ihrer Wirkung auf das Nervensystem aber stimmen sie alle überein, und es sind vorzüglich Geistes- und Bewegungs-, also Hirn- und Rückenmarkskrankheiten, welche wir aus der Quelle der überspannten religiösen Gefühle entspringen sehen.

Es wäre jetzt gerade Zeit die religiösen Gemüthsregungen von ihrer pathologischen Seite scharf ins Auge zu fassen, so nah auch die Gefahr liegt, bei Untersuchungen dieser Art mifsverstanden, oder wie dies von jeher geschehen ist, von den Orthodoxen aller Secten verketzert zu werden. Seit den letzten funfzehn Jahren[2]) haben sie in einer auffallenden Weise zugenommen, bei allen Völkern und in allen Bekenntnissen. So sehr sie sich in kleinen wie in grofsen Kreisen geltend zu machen suchen, so haben sie freilich noch nicht diesem Zeitalter seinen Charakter benehmen können, es ist und

[1]) Diese Arbeit erschien zuerst als Monographie, Berlin 1845 (nicht im Buchhandel), später auszugsweise in des Verfassers kleiner Schrift: Ueber Sympathie. Berlin 1846.

[[2]) Ich bemerke, dafs dies im Jahre 1845 geschrieben ist.]

bleibt ein Zeitalter des Verstandes, des siegreichen Kampfes gegen die natürlichen Beschränkungen des menschlichen Lebens, ein Zeitalter der materiellen Interessen, wie es genannt wird, aber im bessern Sinne. In der Wissenschaft wie im Leben darf nie der Gegensatz fehlen, und hat nie gefehlt, jede Hauptseite mufs ihre Kehrseite haben. Es liegt auch am Tage, dafs sie bei weitem noch nicht die Bedeutung erlangt haben, wie in älterer Zeit, sie sind weder so allgemein, noch so wahr, wie in einigen früheren Jahrhunderten, grofsentheils absichtlich und von politischer Farbe, sie entbehren daher der mächtigen, alles mit sich fortreifsenden Innigkeit, die man zu Zeiten an ihnen gewahrte, aber sie verleugnen deshalb nicht ihre wesentliche Natur. Die körperlichen Gefühle von überspannten religiösen Regungen sind im Allgemeinen sehr intensiv. Man unterscheidet unbehagliche, wie Beklommenheit und Angst, und behagliche, angenehme, die an ein süfses Gefühl von Wollust nah gränzen, und in ein solches oft genug übergehen. In diesem Falle spielen sie leicht und unvermerkt in die Geschlechtssphäre über, verbinden sich mit hysterischen und hypochondrischen Zuständen, wie dies aus tausend Beispielen hinreichend bekannt ist, ja es steht fest, dafs hysterische Geschlechtsaufregung und der Zustand verbrauchter hypochondrischer Wollüstlinge zu aller Art von Bigotterie und Aberglauben ganz besonders geneigt macht. Ueberdies kommen die überspannten wahren mit den erkünstelten und erlogenen religiösen Gefühlen in ihrer Wirkung auf das Nervensystem völlig überein, ja es erregen diese noch viel leichter als jene Nervenkrankheiten, weil sie erzwungen sind und eben deshalb von Hause aus das Nervensystem in einen zwangvollen, unnatürlichen Zustand versetzen. Dämonomanieen, Verzückungen, Somnambulismus, Catalepsie, Bewegungskrankheiten aller Art kommen jetzt aller Orten, wo fanatisirte Secten ihr Wesen treiben, in derselben Bedeutung vor, wie sonst zu irgend einer Zeit, nur in mehr beschränkten Kreisen, wobei denn auch leicht zu bemerken ist, dafs in dem grofsen Haufen der Zuschauer ungefähr dieselben Regungen vorkommen, wie in irgend einem früheren Jahrhundert, und jene krankhaften Erscheinungen sehr allgemein für Offenbarungen heiligster Begeisterung, ja selbst für Wunder genommen werden, wenn sie oft nichts weiter sind, als sehr materielle Folgen eines Nervenkitzels. Die praktische Psychologie scheint in manchen Kreisen noch nicht über ihre Kinderjahre hinausgekommen zu sein.

Mit der Gegenwart will ich mich jetzt nicht beschäftigen, wiewohl sie lehrreichen Stoff für diese Art Untersuchungen in Fülle darbietet. Statt dessen will ich einige Bilder aus der fernen Vergangenheit aufstellen, die, wie sich ergeben wird, sprechende und grofsartige Züge darbieten.

Die Kinderfahrten des Mittelalters sind in neuerer Zeit noch zu wenig untersucht worden; sie haben alle eine gemeinsame Ursache im religiösen Enthusiasmus, und kommen daher in der Hauptsache überein, so verschieden auch ihre religiösen Motive an sich, und so ungleich sie waren in Betreff ihrer Ausdehnung.

Die grofsartigste Erscheinung dieser Art, der die Geschichte überhaupt nichts Aehnliches zur Seite setzen kann, war der Knabenkreuzzug vom Jahre 1212. Von dieser Begebenheit besitzen wir denn auch, weil sie grofsentheils politischer Natur waren, die zuverlässigsten Nachrichten von Augenzeugen, von denen freilich eine genauere Beobachtung des Pathologischen nicht erwartet werden darf. In dieser Zeit war das heilige Land bekanntlich schon längst wieder unter die Herrschaft der Saracenen gekommen. Der Schmerz über diesen Verlust und mit ihm die Sehnsucht nach dem Wiederbesitz des theuersten Gutes der Christenheit verbreitete sich mit erneuter Innigkeit und Gewalt unter alle Völker des Abendlandes. Neuere Geschichtsschreiber haben die Idee der Kreuzzüge vom Standpunkte des Verstandes beurtheilt; von diesem erscheint sie freilich als sehr materiell und geringfügig, aber eine solche Betrachtungsweise ist von Hause aus falsch. Im Kleinen wie im Grofsen ist es gerade das Wesen der Gemüthsbewegungen und Leidenschaften, dafs sie den Verstand und alle übrigen Geistesthätigkeiten sich völlig unterthan machen und in Besitz nehmen. Die gröfsten Erschütterungen der Welt sind durch Gemüthsregungen zu Stande gekommen, deren Motive vor dem Richterstuhl des Verstandes nicht immer bestehen konnten. Diese Gemüthsregungen waren deshalb nicht weniger wahr und ehrwürdig. Unwürdig der menschlichen Natur ist überhaupt nur der Glaubensrausch, den geistliche Herrschsucht in der unwissenden Menge, selbst ohne Glauben, für ihre Zwecke anregt.

Die Idee der Wiedereroberung des heiligen Landes ergriff also die Gemüther um jene Zeit nicht weniger mächtig, als etwa die Manie des Märtyrerthums zu Anfang des vierten Jahrhunderts, woran die Kinder in grofser Anzahl Theil nahmen. Wer Kinder mit Aufmerksamkeit beobachtet, sieht leicht, dafs sie von allen Gemüthsregungen der Erwachsenen in ihrer Weise entschieden mitergriffen werden, schon deshalb, weil der mächtigste Trieb in ihnen der der Nachahmung ist. Religiöse und politische Leidenschaften ohne alle Ausnahme, selbst bis auf die kleinlichsten Regungen gehen auf sie so über, dafs sie in ihnen noch viel stärker hervortreten und auf den ersten Anblick zuweilen noch viel widersinniger erscheinen, als bei ihren Vorbildern. Die Weichheit ihres Nervensystems vermittelt in ihnen viel stärkere körperliche Gefühle, und diese wie die geringe Stärke ihres Willens enthalten den Grund, warum es alsdann viel leichter bei ihnen zu Nervenkrankheiten kommt, als bei Erwachsenen. Die Grenze zwischen Vorbereitung und Krankheit ist hier ganz deutlich und scharf gezogen, es ist die Verhängung des Willens, die schon Paracelsus als solche bei Gelegenheit des Veitstanzes sehr richtig und scharfsinnig angegeben hat.

Bei dem Zustande der Gemüther im Jahre 1212 konnten Ausbrüche überspannter Regungen nicht lange ausbleiben. Den ersten Anstofs gab ein Hirtenknabe Etienne, aus dem Dorfe Cloies bei Vendôme, von dem sich wunderbare Erzählungen mit unbegreiflicher Schnelle durch ganz Frankreich verbreiteten. Er hielt sich für einen Abgesandten des Herrn, der ihm in Gestalt eines unbekannten Fremden erschienen sei, von ihm Brot angenommen, und ihm einen Brief an den König übergeben habe. Seine Schaafe sollten vor ihm niedergekniet sein, um ihn zu verehren, und vielleicht bedurfte es kaum dieses Wunders, um ihn mit einem Heiligenschein zu umgeben. Die Hirtenknaben der Umgegend versammelten sich um ihn, und bald strömten über dreifsigtausend Menschen zusammen, um seiner Offenbarungen theilhaftig zu werden, und durch seine Reden in Verzückung zu gerathen. In St. Denys wirkte er Wunder, er war der Heilige des Tages, der Gottgesandte, vor dem das Volk die Kniee beugte, und als der König, besorgt ob dieses

Taumels einer unabsehbaren Menge, aber nicht ohne die Hochschule von Paris befragt zu haben, die Versammlungen verbot, so achtete Niemand der weltlichen Macht. Täglich erhoben sich neue acht- oder zehnjährige Propheten, predigten, wirkten Wunder, begeisterten und führten ganze Heere verzückter Kinder dem heiligen Stephanus zu. Fragte man diese Knaben in Pilgerröcken, wohin sie wollten, so antworteten sie wie aus einem Munde: »zu Gott«. Ihren geordneten Zügen wurden Oriflammen voraufgetragen, viele erschienen mit Wachskerzen, Kreuzen und Rauchfässern, und sie sangen unablässig Hymnen in begeisterter Andacht und nach neuen Weisen, in denen die Worte oft wiederkehrten: »Herr erhebe die Christenheit«, und »gieb uns das wahre Kreuz wieder«. Es ist zu bedauern, dafs die Zeugen einer die ganze Kinderwelt wie in einen Strudel fortreifsenden Bewegung weder diese Lieder noch die Weisen, nach denen sie gesungen wurden, aufgezeichnet haben. Denn es ist nicht zu bezweifeln, dafs mit ihnen die schönsten Blüthen der Volkspoësie verloren gegangen sind, so überspannt und krankhaft auch die Anregung gewesen sein mag, die sie hervortrieb.

Die Bestürzung der Aeltern über diese Begebenheit war ohne Grenzen. Keine Ueberredung, nicht die Verzweiflung und die Thränen der Mütter konnten die Knaben zurückhalten. Fanden sie Hindernisse, so weinten sie Tag und Nacht, verfielen in verzehrenden Gram und erkrankten mit Zittern der Glieder, so dafs man sie endlich ziehen liefs. Andere spotteten der Schlösser und Riegel und wufsten die wachsamsten Wärter zu überlisten, um sich den Stellvertretern des Hirtenknaben Stephanus anzuschliefsen, und dieses heiligen Kreuzpredigers endlich selbst ansichtig zu werden. Auch war kein Unterschied des Standes. Die Kinder der Grafen und Barone entflohen wie die Söhne der Bürger und die ärmsten Bauerknaben, nur gaben die reichen Aeltern ihren Kindern, die sie nicht zurückhalten konnten, Führer zur Begleitung, die in der Stille viele gerettet haben mögen. Viele Aeltern forderten ihre Kinder selbst auf, das Kreuz zu nehmen, andere liefsen geschehen, was sie nicht hindern konnten. Sie wagten nicht den Lobrednern der kleinen Kreuzprediger zu widerstehen. Nur wenige Verständige, unter ihnen selbst Geistliche, schüttelten die Köpfe, allein sie versuchten vergebens die Menge von der Bethörung, von einem Schwindel zurückzuhalten, der bald genug zu einem Abgrund führen mufste. Sie durften ihre Stimme nicht einmal laut werden lassen, aus Furcht verketzert zu werden, hatte man doch selbst den Befehl des Königs nicht geachtet.

Die Bewegung währte nicht lange, so hatte sich bei Vendôme ein unabsehbares Heer bewaffneter und unbewaffneter Knaben versammelt, viele zu Pferd, die meisten zu Fufs, und unter ihnen nicht wenige verkleidete Mädchen. Ihre Zahl wird auf mehr als dreifsigtausend angegeben.

Sie erkannten alle den geliebten Stephanus als ihren Herrn und Führer nach dem heiligen Lande, das sie den Saracenen entreifsen wollten, setzten ihn auf einen Wagen, den sie mit Fahnen und Teppichen schmückten, und die Vornehmsten bildeten, in stattlicher Ritterrüstung, seine Leibwache, deren er bedurfte, um den Andrang der Gläubigen zurückzuhalten, denn jeder schätzte sich glücklich, auch nur einige Fäden seines Gewandes davon zu tragen, wenn seine Worte die Flamme der Andacht und Begeisterung zur Gluth entzündet hatten. Bei Veranlassungen dieser Art entstand zuweilen ein so starkes Gedränge um den Wagen des Kinderpropheten, dafs nicht Wenige erdrückt wurden. So setzte sich nun dieser wunderliche Zug von Vendôme nach Marseille in Bewegung. Der Juli war heifs und trocken, aber keine Beschwerden der Pilgerfahrt, nicht der Durst auf der heifsen und staubenden Ebene der Provence, nicht der Mangel, dem die Aermeren wohl schon nach den ersten Tagereisen ausgesetzt waren, erstickte die Flamme der Andacht und Begeisterung. »Nach Jerusalem«, schrieen die Kinder, wenn sie von erstaunten Zuschauern gefragt wurden, wohin sie wallfahrteten, und keiner zweifelte an der Verheifsung des Stephanus, das Meer würde vor ihnen zurückweichen, und sie würden trockenen Fufses das heilige Land erreichen. Es konnte nicht fehlen, dafs der gewöhnliche Trofs der Heere sich ihnen beigesellte, eine Schaar von Nichtswürdigen, die sich wie Aasvögel auf die willkommene Beute warfen, sie zu Ausschweifungen verführten, und durch Spiel und offenen Raub so weidlich ausplünderten, dafs wohl die meisten nur durch die Mildthätigkeit der Einwohner erhalten wurden. Die Schlimmsten warteten ihrer aber in Marseille. Zwei dortige Kaufleute, deren Namen der Nachwelt überliefert worden sind, sie hiefsen Hugo Ferreus und Guilelmus Porcus, wetteiferten mit den Einwohnern in liebevoller Aufnahme der jungen Pilger, wohnten mit frommer Miene ihren Andachtübungen bei, und versprachen ihnen, sie nur um Gottes Lohn nach Palästina zu führen. Das Knabenheer war noch so zahlreich, dafs 7 grofse Schiffe damit gefüllt wurden, und so gingen die kleinen Kreuzfahrer begeisterten Muthes und voll Dank für ihre Wohlthäter unter Segel. Allein zwei Tage nach der Abfahrt erhob sich ein Sturm, zwei Schiffe scheiterten bei der Insel St. Peter, und nicht einer wurde gerettet, man konnte nur die Leichen der Schiffbrüchigen sammeln, die in einer von Gregor IX. zu ihrem Andenken erbauten Kirche (Ecclesia novorum Innocentium) beigesetzt wurden. Die übrigen fünf Schiffe steuerten nach Bugia und Alexandrien, und die jungen Kreuzfahrer wurden hier sämmtlich den Saracenen als Sclaven verkauft, von denen gewifs keine ihr Vaterland wiedersahen. Die beiden Verräther fanden später ihren Lohn. Kaiser Friedrich II. liefs sie in Sicilien aufknüpfen.

Ein solches Ende nahm die Kinderkreuzfahrt in Frankreich. Nicht ganz so übel erging es den jugendlichen Kreuzfahrern aus Deutschland, wo die Bewegung der Gemüther in derselben Zeit eben so mächtig war wie in Frankreich, besonders in den Rheinlanden und weit nach Osten, doch sind wir nicht im Stande, ihre Grenzen genauer anzugeben. Auch hier erstanden Kinderpropheten und rissen ihre Gespielen zu demselben Schwindel der Kreuzesandacht fort, die das heilige Grab zu ihrem einzigen Gedanken machte. Es wiederholte sich buchstäblich dasselbe, was in Frankreich geschah, ohne dafs die kleinen Fanatiker die geringste Nachricht von den Vorfällen bei Vendôme erhalten haben konnten. Sie bekleideten sich wie die unbewaffneten Wallfahrer in den früheren Kreuzzügen, mit der Sclavina, an der das Kreuz nicht fehlen durfte, und nahmen Pilgerstäbe und Ränzel (burdones, scarcellas). An Zahl übertrafen sie vielleicht noch das französische Kinderheer, und überall vernahm man ihre Hymnen, mit denen sie sich zu ihrem heiligen Vorhaben begeisterten. Sie waren nicht unter einem Führer vereinigt, man sah sie in zwei Heerhaufen dem Meere zueilen, das vor ihnen, so glaubten auch sie mit Zuversicht, zurücktreten würde.

Das eine Heer, Nicolaus hiefs sein Führer, es ist aber unbekannt, von welchem Alter und aus welchem Orte er war, ging den Rhein hinauf über den Mont Cenis, und erreichte noch 7000 stark im August Genua. Man kann nicht ohne Grund annehmen, dafs es anfänglich mindestens noch einmal so zahlreich war, denn die Alpenpässe waren im Mittelalter sehr beschwerlich. Nur die Rüstigsten und mehr Erwachsenen konnten ein so fernes Ziel erreichen, die Schwachen erkrankten auf der Reise und verschmachteten in den Gebirgsschluchten. Viele von ihnen waren aus edelen Familien, und für sie war besser gesorgt. Man hatte ihnen Führer und Wärterinnen mitgegeben, denen sich denn bald die gewöhnlichen Schwärme fahrender Schwestern anschlossen. In Genua glaubte man, dafs die vorsorglichen Eltern auch auf die Unterhaltung bedacht gewesen wären, welche diese Art Begleiterinnen ihnen bieten konnten. Doch wollen wir dies dahingestellt sein lassen. Die Genueser glaubten überhaupt nicht an ihre Andacht, sie erklärten das Unternehmen für einen Ausbruch von Muthwillen und kindischem Leichtsinn, fürchteten Theuerung der Lebensmittel oder irgend eine Gefahr für ihren Staat, glaubten dem Kaiser Vorschub zu leisten, der mit dem Papste in Feindschaft lebte, wenn sie die kleinen Ritter und Pilger aufnähmen, genug sie verschlossen ihnen geradehin die Thore. Nur erst nach einigen Unterhandlungen wurden sie am 24. August eingelassen, aber es waren nun schon Viele der Kreuzabenteuer überdrüssig, sie suchten und fanden Gastfreundschaft, und so blieben sie denn in aller Stille zurück. Einige von ihnen, die durch ihre vornehme Abkunft empfohlen waren, verbanden sich enger mit patricischen Familien, und sollen die Stammväter einer reichen und mächtigen Nachkommenschaft geworden sein. Die übrigen wurden genöthigt schon in einigen Tagen abzuziehen. Sie gingen nicht zu Schiffe, sondern zerstreuten sich nach verschiedenen Richtungen. Viele versuchten die Rückkehr nach Deutschland, geriethen ins äufserste Elend, und denen ging es vielleicht noch am besten, die als Dienstleute hier und da auf dem Lande zurückbehalten wurden. Die Wenigen, die ihr Vaterland wiedersahen, wurden mit Hohn und Spott, vielleicht auch von denen empfangen, die ihnen mit frömmelnder Zuthätigkeit beim Auszuge behülflich gewesen waren. Denn falsche enthusiastische Regungen schlagen leicht in den entgegengesetzten Zustand um, besonders wenn der Erfolg sie als nichtig gezeigt hat, nach dem die Menge allein urtheilt. Gerechtfertigt waren aber alle Besonnenen, die das Unternehmen für ein Abenteuer ohne Sinn und Verstand erklärt, die Manie der Kinderfahrt für ein Blendwerk des Satans gehalten hatten. Ein Theil des Heeres blieb indessen seinem Vorhaben treu, trennte sich aber in vereinzelte Haufen, die von Ligurien aus einen Theil von Italien durchzogen. Eine Anzahl Knaben wallfahrtete nach Rom, und sie fanden Gelegenheit sich dem Papste vorzustellen, der sie huldreich empfing, aber sie nicht von der Verpflichtung des Kreuzes lossprach, sondern ihnen das Gelübde abnahm, wenn sie herangewachsen sein würden, zur Eroberung von Jerusalem auszuziehen. So hart und geistlich grausam dies Verfahren in einer Zeit erscheint, in der mindestens 60,000 Familien durch thöricht angeregten Fanatismus in die tiefste Trauer gerathen waren, so entsprach es doch ganz der Politik des römischen Stuhles. Denn von hieraus war der Kreuzestaumel in Frankreich und Deutschland durch Sendlinge angeregt worden, und als der Papst von den Vorfällen bei Vendôme Kunde erhalten, so hatte er sich über einen so unglückseligen Erfolg seines Vorhabens gefreut, und tief geseufzt über die Theilnahmlosigkeit der Erwachsenen, unter denen sich nirgends ein Arm für die heilige Sache regen wollte.

Von dem anderen Kinderheer haben wir keine genaue Kunde. Wir kennen nicht einmal den Namen seines Führers, vielleicht hatte es deren auch viele, und um so gröfser war seine Zerrüttung durch Räuber und Gauner, die sich ihm anschlossen. Der Kinderschwarm, der gewifs nicht kleiner war, als das Heer des Nicolaus, das sich in Ligurien zerstreute, nahm seinen Weg durch die rauhen Schluchten von Uri über den St. Gotthart, einzelne Haufen mögen auch über den Splügen gegangen sein. In der Lombardei empfing man aber die kleinen Kreuzfahrer mit grofser Kälte und verhöhnte ihren blinden Glauben, dafs das Meer ihnen einen trockenen Weg nach Jerusalem öffnen würde. Viele kamen vor Hunger und Elend um, andere wurden für Speise und Trank als Dienstleute aufgenommen, die Gläubigsten und Stärksten, die sich durch nichts von ihrem Vorhaben abbringen liefsen, gelangten bis Brundusium und hier wie in anderen Seestädten fielen sie Sclavenhändlern in die Hände, die sie als eine willkommene Beute den Saracenen zuführten.

Es scheint, dafs der deutschen Kinderfahrt sich mehr Erwachsene und Weiber anschlossen, als der französischen. Auch soll die Zahl der unerwachsenen Mädchen gröfser gewesen sein. Um so ärger war die moralische Verderbnifs, der nirgends Schranken zu setzen waren, so dafs von den Ueberlebenden wohl nur Wenige davongekommen sein mögen, die nicht der Verführung und Schande anheimfielen.

Die zweite Kinderfahrt fällt nur 25 Jahre später, so dafs die Annahme einer krankhaften Erregbarkeit der Kinderwelt in dieser ganzen Zeit gerechtfertigt erscheint. Sie beschränkte sich nur auf die Stadt Erfurt, und war nur eine kurze vorübergehende Erscheinung, die nichtsdestoweniger die allgemeinen Kriterien der religiösen Verzückung und mehr Krankhaftes darbietet, als bei anderen Kinderfahrten vorkommt, wenigstens als der Nachwelt überliefert ist. Am 15. Juli 1237 versammelten sich ohne Wissen der Aeltern mehr als 1000 Kinder, verliefsen die Stadt durch das Löber-Thor und wanderten tanzend und springend über den Steigerwald nach Arnstadt. Ein solches Zusammentreten wie auf Verabredung gleicht einer instinctartigen Regung, wie sie bei Thieren vorkommt, als wenn die Schwalben und Störche sich zum Abzuge sammeln; dieselbe Erscheinung hat ohne Zweifel bei allen Kinderfahrten stattgefunden, und ist auch von Augenzeugen der ersten Kinderfahrt in der Weise des Mittelalters bemerkt worden. Erst am anderen Tage erfuhren die Aeltern von dem Vorgange, und holten ihre Kinder auf Wagen zurück. Niemand konnte sagen. wer sie weggeführt hatte. Viele von ihnen sollen lange nachher noch krank geblieben sein, und namentlich an Zittern der Glieder, vielleicht auch an Krämpfen gelitten haben. Der Vorfall ist dunkel und von den Zeitgenossen nur so wenig beachtet worden, dafs die Chronisten nur von der Thatsache, aber nicht von ihren Ursachen sprechen. Man kann nur mit Wahrscheinlichkeit vermuthen, dafs die mancherlei lauten und pomphaften Feierlichkeiten, die mit der Canonisation der heiligen Elisabeth, der Landgräfin von Thüringen, verbunden waren, einen solchen Andachtskitzel in der Kinderwelt von Erfurt erregt haben, der sich durch Thätigkeitsäufserungen des Rückenmarks Luft machte. Denn diese Kinderfahrt steht der Tanzwuth ganz nahe.

Noch viel dunkeler ist eine Kinderfahrt von 1458, von der

die Motive ganz offenbar religiös waren. Es möchte wohl jetzt fast unmöglich sein, die Ideenverbindung, die sie veranlaſste, noch zu ermitteln, genug, sie galt der Verehrung des Erzengels Michael. Mehr als hundert Kinder aus Hall in Schwaben, wanderten wider den Willen ihrer Aeltern nach Mont St. Michel in der Normandie. Sie konnten auf keine Weise zurückgehalten werden, und geschah dies mit Gewalt, so sollen sie schwer erkrankt und selbst gestorben sein. Der Magistrat, der die Fahrt nicht zu hindern vermochte, gab ihnen wenigstens auf die weite Reise einen Führer und zum Tragen des Gepäckes einen Esel mit. Sie sollen wirklich in der damals weltberühmten Abtei, die jetzt bekanntlich ein Staatsgefängniſs ist, angekommen sein, und dort ihre Andacht verrichtet haben. Weitere Nachrichten fehlen aber durchaus, und es scheint, daſs diese Kinderfahrt, die in die Zeit fällt, wo der St. Veitstanz in Deutschland häufig und an vielen Orten vorkam, von den Zeitgenossen noch viel weniger beachtet worden ist, als die Wanderung der Kinder von Erfurt im Jahre 1237.

QUELLEN.

1. Ex Chronico Coenobij Mortui maris. Ab anno 1113 usque ad annum 1235. Recueil des Historiens des Gaules et de la France. Tom. XVIII. Paris 1822. Fol. p. 355. C.

Eodem tempore (1213) in regno Franciae pueri et puellae cum aliquibus adolescentulis et senibus, vexilla, cereos, cruces, thuribula portantes, processiones faciebant, et per urbes, vicos et castella, cantantes ibant, gallice proclamantes: *Domine Deus, exalta christianitatem; Domine Deus, redde nobis veram crucem.* Non solum haec verba, sed et alia multa decantabant, quia variae processiones erant, et unaquaeque processio pro libitu suo variabat. Res vero ista, a saeculis inaudita, multis fuit admirationi, quod, ut crediderunt, praesagium futurorum fuit, eorum scilicet, quae in sequenti anno contigerûnt. Nam legatus Romanus (*Robertus de Corçon*) Galliae fines ingressus, copiosam multitudinem in crucifixi nomine cruce signavit, cuius multitudinis numerum solius Dei scientia colligit.

---

2. Anonymi continuatio appendicis (Robertus de Monte ad Sigebertum. (Abt von Mont St. Michel.) Ibidem p. 344. A.

---

3. Ex Chronico Anonymi Laudunensis canonici. Ibid. (p. 702) p. 715.

Eiusdem anni (1212) *mense Junio Stephanus* quidam puer, officio pastor, ex villa nomine *Cloies,* iuxta castrum Vindocinum, dicebat Dominum sibi in specie peregrini pauperis apparuisse et ab eo panem accepisse, eique literas Regi Francorum deferendas tradidisse. Hic cum venisset cum coaevis suis pastoribus, convenerunt ad eum ex diversis partibus Galliarum fere XXX millia. Ipso moram apud Sanctum Dionysium faciente, Dominus per eum, ut multi testati sunt, multas operabatur virtutes. Fuerunt et *alii pueri plurimi* qui per loca plurima a turbis vulgaribus in magna veneratione habebantur, eo quod credebantur illi etiam virtutes operari: ad quos multitudo puerorum convenerunt, quasi sub eorum ducatu ad *Stephanum* sanctum puerum profecturi. Omnes illum magistrum et principem super se recognoverunt. Tandem Rex, consultis magistris Parisiensibus super puerorum congregatione, ex eius praecepto reversi sunt in sua: sicque puerilis illa devotio, sicut fuit de facili inchoata, ita fuit de facili terminata. Videbatur vero multis, quod per huiusmodi innocentes spontanee congregatos Dominus facturus esset aliquid magnum et novum super terram, quod longe aliter provenit.

4. Matthaei Paris († 1259) Monachi Albanensis Angli, Historia major, iuxta exempla Londinense 1571, verbatim recusa. Ed. Willielmo Wats. Londini 1640. Fol. p. 242.

Sub eiusdem anni (1213) curriculo, in aestate sequenti, subortus est in Francia *error quidam* a saeculis inauditus. Quidam enim puer hoste humani generis procurante, qui vere puer aetate fuit, *sed moribus pervilis,* per civitates vadens et castella in regno Francorum, quasi a domino missus, cantillabat Gallice modulando: *Domine Jesu Christe, crucem sanctam nobis restitue;* additis multis aliis adiectonibus. Et cum ab aliis pueris coëtaneis videretur et audiretur, sequebantur eum infiniti; qui praestigio diabolico penitus infatuati, relictis patribus et matribus, nutricibus et amicis universis, cantantes modo consimili, quo eorum cantabat paedagogus: nec eos poterat (quod mirum est dictu) *vel sera retinere, vel parentum persuasio revocare,* quin suum magistrum memoratum sequerentur versus mare mediterraneum, quod traiicientes, processionaliter et turmatim *modulando progrediebantur.* Non enim poterat aliqua civitas eos prae multitudine iam comprehendere. *Magister autem eorum in curru ponebatur pallis adornato, stipatus custodibus circumstrepentibus* et armatis. Tantus autem eorum erat numerus, ut se invicem prae nimia numerositate comprimerent. Beatum enim se reputabat, qui de vestibus suis fila vel pilos discerptos poterat reportare. Sed tandem antiquo impostore Sathana machinante, vel in terra vel in mari perierunt universi.

5. Cronica Alberici Monachi trium fontium Leodiensis diioecesis. In: G. G. Leibnitii Accessionum historicarum Tomo II. Hannoverae 1698. 4. p. 459.

— *Expeditio infantium* satis miraculose undique convenientium facta est hoc anno (1212), primo venerunt a partibus castri Windocini Parisiensis, qui cum essent circiter triginta millia Massiliam quasi mare contra Sarracenos transituri venerunt. Ribaldi vero ipsis associati et mali homines ita totum exercitum infecerunt, quod quibusdam pereuntibus in mari, quibusdam venundatis, pauci de tanta multitudine sunt reversi, de illis tamen quicunque inde evaserunt dedit Papa praeceptum, ut cum ad aetatem pervenirent, tanquam cruce signati mare transirent. Itaque traditores horum infantium dicuntur fuisse *Hugo Ferreus* et *Guillelmus Porcus,* mercatores Massiliensium, qui cum essent navium rectores, debebant sicut eis promiserant causa Dei absque pretio eos conducere extra mare, et impleverunt ex eis *septem naves* magnas, cumque venissent ad duas dietas in mari ad

Insulam Sancti Petri ad rupem quae dicitur Reclusi, orta tempestate duae naves perierunt, et omnes infantes de illis navibus submersi sunt, et (ut dicitur) post aliquot Papa *Gregorius IX. Ecclesiam novorum Innocentium* in eadem insula fecit et duodecim praebendarios instituit, et sunt in illa ecclesia corpora infantium, quae mare ibi proiecit, et adhuc integra ostenduntur peregrinis. Traditores autem reliquas quinque naves usque Bugiam et Alexandriam perduxerunt, et ibi omnes infantes illos Principibus Sarracenorum et mercatoribus vendiderunt, de quibus Califas in parte sua quadringentos emit, omnes clericos, quia ita eos ab aliis segregare voluit, inter quos erant octoginta omnes presbyteri, et honestius omnes suo more tractavit. Iste est Califas, de quo superius dixi, qui in habitu clerici Parisiis studuit, et ea quae nostra sunt, ad plenum dedicit, et iste iam de novo carnem camelinam sacrificare omisit. Principibus Sarracenorum congregatis apud Baldach eodem anno quo infantes venundati sunt, octodecim ex iisdem infantibus in sua praesentia diverso genere martyrii interfecerunt, eo quod fidem christianitatis nullo modo relinquere voluerunt, sed in servitute diligenter nutrierunt; qui vidit et fuit unus de praedictis clericis, quos Califas in parte sua emit, fideliter retulit, quod nullum omnino de praedictis infantibus audivit a fide Christiana apostatare. Duo quoque supra dicti traditores *Hugo Ferreus* et *Guillelmus Porcus* postea venerunt ad Principem Sarracenorum Siciliae Mirabellum, et cum eo traditionem Imperatoris *Friederici* facere voluerunt, sed Imperator de iis dante Deo triumphavit, et Mirabellum cum duobus filiis et istos duos traditores in uno patibulo suspendit, et post annos octodecim addidit qui hoc retulit, quod Maschemuch de Alexandria adhuc bene custodiebat septingentos, non iam infantes, sed fortioris aetatis homines.

---

6. Alberti Abbatis Stadensis Chronicon, a condito orbe usque ad A. Chr. 1256. Zeitgenosse. In: Scriptores rerum Germanicarum. Ed. Joh. Schilterus. Argentorati 1702. Fol. p. 300.

(Concursus puerorum lymphatorum.) Circa id tempus pueri sine rectore, sine duce, de universis omnium regionum villis et civitatibus versus transmarinas partes avidis gressibus cucurrerunt, et dum quaereretur ab ipsis, quo currerent, responderunt, *Versus Jerusalem, requirere terram sanctam. Plurimi ex eis a parentibus claudebantur, in vanum tamen, quia fractis clausuris aut parietibus, exilierunt.* Papa, auditis his rumoribus, ingemiscens ait: Hi pueri nobis imposuerunt, quod ad recuperationem terrae sanctae eis currentibus nos dormimus. Adhuc, quo devenerint, ignoratur. Sed plurimi redierunt, a quibus dum quaereretur causa cursus, dixerunt, se nescire. *Nudae etiam mulieres circa idem tempus, nihil loquentes, per villas et civitates cucurrerunt.*

---

7. Ioannis Iperii Chronicon Sythiense Sancti-Bertini. (Von 1366 bis 1383 Abt, von geringer Autorität.) Recueil des Histor. de la France et des Gaules. Tom. XVIII. p. 593.
p. 603. C.

Dum ad dei gratiam impetrandam contra infideles tunc processiones per Franciam fierent, cuidam pastorello in Dioecesi Carnotensi venit in mentem, ut iret ad processionem, et ivit. Rediens, invenit oves suas segetes *prope devastantes, quae sibi eas abigere volenti genua flexerunt, quasi veniam petentes.* Quod cum in vulgus delatum esset, nimio eum affectu venerati sunt, ad quem in brevi tempore de omni parte regni confluxere infinita millia parvulorum, nullo penitus dictante vel impellente: qui requisiti, quo vellent ire, quasi uno spiritu omnes responderunt: *ad Deum.*

8. Bibliotheca mundi, seu Speculi maioris Vincentii Burgundi Praesulis Bellovacensis, ordinis praedicatorum etc. Tomus quartus, qui Speculum historiale inscribitur. Opera et studio Theologorum Benedictinorum Collegii Vedactini in alma Academia Duacensi. Duaci 1624. Fol.

Anno quoque praenotato *parvi pueri* usque ad 20 circiter millia, ut aestimatum est, cruce signati sunt, ac per legiones ad *diversos maris portus,* videlicet *Massiliam* et *Brundusium* pervenientes, inanes et vacui redierunt. Ferebatur autem quod *Vetulus de monte* qui Arsacidas a pueritia nutrire consueverat, duos Clericos cismarinos in carcere detinuerat, nec unquam eos dimittere voluit, donec ab eis ut regni Franciae pueros sibi adducerent, firmam promissionem accepit. Ab his ergo aestimabantur praedicti pueri quibusdam falsis rumoribus visionum, atque promissionibus ad se cruce signatos illecti.

L. XXX. Cap. 5, p. 1238.

9. Caffari (Zeitgenosse, Staatsmann) Annales Genuenses ab a. 1101. Libro IV. col. 403. Bei Muratori, T. VI.

In mense vero Augusti die Sabbati, VIII. Calend. Septembris intravit civitatem Ianuae quidam puer Teutonicus, nomine *Nicolaus,* peregrinationis causa, et cum eo multitudo magna peregrinorum, deferentes cruces et bordones ultra *septem millia* (waren also noch von 30,000 übrig, etwa der vierte Theil) arbitratu boni viri inter homines et feminas et pueros et puellas. Et die Dominica sequenti de civitate exierunt; sed plures homines, feminae, pueri et puellae de eo numero Ianuae remanserunt.

10. Fragmentum historicum incerti auctoris, M. Alberti Argentinensis Chronico in manuscriptis codicibus praefixum. pag. 74. Germaniae Historicorum illustrium Tomus unus, Christian. Urtisii fide et studio in lucem nunc editus. Francofurdi 1585. Fol. p. 88.

Ipso tempore facta est nugatoria quaedam expeditio, parvis et stultis hominibus sine aliqua discretione signum crucis arripientibus, curiositatis causa potius quam salutis. Pergebant autem de utroque sexu pueri et puellae, non solum minores, sed adulti etiam, nuptae cum virginibus, euntes vacua crumena, non solum per totam Alemanniam, sed etiam per partes Galliarum et Burgundiae: nec retineri ullo modo poterant a parentibus et amicis, quin totis conatibus iter illud arriperent, in tantum, ut passim per villas et agros, relictis instrumentis suis, et his quae tunc prae manibus habebant, transeuntibus se sociarent. Et sicut ad tales novitates saepe et de facili credula turba sumus, multi quidem arbitrati sunt, hoc non de levitate mentis, sed per divinam inspirationem fieri, et ex quadam pietate. Unde et subveniebant eis in expensis, victum et necessaria ministrantes. Clericis autem et quibusdam aliis, quibus erat mens sanior, contradicentibus, et iter illud vanum et inutile iudicantibus, vehementer laici resistebant, dicentes: clericos esse incredulos, ipsosque propter invidiam et avaritiam huic facto se opponere magis quam propter veritatem et iustitiam. *Sed quoniam omne negotium, quod sine libramine rationis et sine vigore consilii fuerit inchoatum, non bonum sortitur exitum:* postquam haec stolida multitudo pervenit ad partes Italiae, diffusi sunt et dispersi per civitates et oppida, quorum multi ab indigenis terrae retenti sunt in servos et ancillas. Alii dicuntur venisse ad mare, qui reducti a nautis et marinariis, transvectique ad alias partes terrarum remotas. Reliqui vero pervenientes Romam, cum viderent, quod non poterant habere processum, utpote nulla fulti auctoritate, tandem laborem suum cognoverunt esse frivolum et inanem: et tamen a voto crucis minime fuerunt absoluti, praeter pueros infra annos discretionis existentes, et eos, quos senium deprimebat. Sic ergo decepti et confusi, redire coeperunt: et qui prius gregatim et per turmas suas, et nunquam sine cantu celeumatis transire solebant per terras, modo singillatim et in silentio, nudipedes et famelici redeuntes, facti sunt omnibus in derisum: quia plurimae virgines raptae sunt, et florem pudicitiae suae amiserunt.

---

11. Chronica de Civitate Ianuensi, edita a Fratre Iacobo de Voragine ordinis Fratrum praedicatorum d. gr. Archiepiscopo Ianuense. (Muratori, rerr. Ital. Scriptt. Tom. IX. p. 1.)
Col. (pag.) 45. E.

Anno Domini MCCXXII (?) de *mense Augusti* venit Ianuam quidam *Theotonicus* nomine *Nicolaus* in habitu peregrini, quem sequebatur *multitudo magna peregrinorum tam magnorum, quam parvorum,* ac etiam *infantum,* et erat numerus eorum ultra *septem millia,* et omnes habebant *sclarinas* (Pilgerröcke) crucibus insignitas, et *burdones* (Pilgerstäbe) et *scarsellas* (Pilgersäcke), dicentes, quod mare debebant apud Ianuam siccari, et sic ipsi debebant in Hierusalem proficisci. Multi autem inter eos erant filii nobilium, quos ipsi etiam cum *meretricibus* destinarunt. Placuit autem Ianuensibus, ut ipsi de civitate recederent, tum quia credebant potius eos levitate duci, quam necessitate, tum quia timebant, ne caristiam in civitatem ducerent, tum quia propter tantam multitudinem metuebant periculum civitatis: maxime quia Imperator tunc Ecclesiae rebellis erat, et Ianuenses contra Imperatorem Ecclesiae adhaerebant. *Post modicum tempus totum istud negotium ad nihilum est redactum, quia super nihilum erat fundatum.*

---

12. Sicardi Episcopi Cremonensis Chronicon. (Zeitgenosse.) Muratori, Rer. Ital. Scriptt. Tom. VII. Mediol. 1725. Fol. p. (col.) 624.

Eodem anno 1212, sub ductu puerorum quasi duodecim annorum, *qui se visionem vidisse dicebant* Crucis signaculum assumentium in partibus Coloniae pervasit multitudo innumera pauperum utriusque sexus, et puerorum, Theotoniam peregrinantium, et cruce signatorum, in Italiam accessit, unanimi corde et una voce dicentium, se per siccum maria transituros, et terram sanctam Hierusalem in dei potentia recuperaturos. Sed demum quasi evanuit universa. *Eodem anno fuit fames adeo valida, praecipue in Apulia et Sicilia, ut matres etiam pueros devorarent.*

---

13. Lamberti Parvi, Leodiensis S. Iacobi monasterii monachi Chronicon a Reinero, eiusdem coenobii asceta continuatum. Vett. Scriptorum et Monumentorum historicorum dogmaticorum moralium amplissima collectio, Edmundi Martene et Ursini Durand. Tom. V. Paris 1729. Fol. col. (p.) 40.

Motus puerorum mirabilis tam de Romano quam Teotonico regno, et maxime pastorum tam masculini sexus quam feminini. *Flebant autem uberrime* illi quos patres et matres non sinebant abire. Credimus hoc factum fuisse magica arte, quia labor eorum nullum habuit effectum, quia ad ultimum dispersi sunt, et via eorum redacta est ad nihilum. Erat autem eorum intentio mare se velle transire, et quod parentes et reges non fecerant, sepulchrum Christi recuperare; sed quia hoc opus a deo non fuit, nullum effectum habuit. *Aestus Iulii permaximus XV primis diebus.*

---

14. Godefridi Monachi S. Pantaleonis apud Coloniam Agrippinam Annales ab a. 1162 ad a. 1237. In Rerum Germanicarum Scriptores ex biblioth. Marquard. Freher ed. Burcard. Gotthelf Struve. Tom. I. Argentorat. 1717. Fol. p. 333—381. (War Benedictiner zur Zeit Kaiser Friedrichs II.)

Ipso etiam anno ex omni Francia et Teutonica pueri diversae aetatis et conditionis cruce signati, ad subventionem sanctae terrae, Hierosolymam proficisci divinitus sibi imperatum affirmabant. Quorum exemplo multitudo iuvenum et mulierum cruce se signantes cum eis ire disponunt. Quibus etiam quidam maligni homines admixti ea quae extulerant et a fidelibus quotidie accipiebant, nequiter et furtive subtrahentes occulte recesserunt:

quorum unus Coloniae comprehensus suspendio vitam finivit. Multi etiam illorum in *sylvis et desertis* locis aestu, fame et siti perierunt: alii alpes transgressi mox ut Italiam intraverunt, a Longobardis spoliati et repulsi cum ignominia redierunt. (1162 war die Zerstörung von Mailand gewesen, die den Hafs der Lombarden gegen die Deutschen vermehrt hatte.)

15. Ex Chronico S. Medardi Suessionensis. Apud Acherium, Tom. II. Spicileg. in Fol. p. 489 (a). Ibidem p. 720—721. A.

Steht hier unter 1209. Innumera multitudo infantium et puerorum de diversis partibus, civitatibus, castellis, villis, castris et agris Galliarum, absque licentia et assensu parentum exeuntes, dicebant se causa sanctae-crucis quaerendae iter ultra mare arripuisse; sed nihil profecerunt. Omnes enim diversis modis perditi, mortui vel reversi sunt. Dicunt quidam et pro certo affirmant, quod de decennio in decennium, antequam illud mirabile accidisset, pisces, ranae, papiliones et aves simili modo, secundum genus suum et tempus, proficiscebantur. In illo tempore tam immensa multitudo piscium capta est, ut omnes mirabiliter mirarentur. Quidam vero senes et decrepiti istud pro certo affirmant, quod de diversis Galliarum partibus innumera multitudo canum castrum Campaniae quod vocatur *Manshymer*, congregata est. Ipsi vero canes in duas partes divisi, ad invicem fortiter et acriter pugnantes, fere omnes sese mutua caede interfecerunt, et paucissimi reversi sunt.

16. Thomae Cantipratani Bonum universale de apibus. L. II. c. 2. Ausgabe s. l. et a. aus dem 15. Jahrh.

17. Fratris Rogeri Bacon ordinis Minorum Opus maius ad Clementem IV. Pont. Max. Primum a Samuele Jebb M. D. Londini editum 1733. Nunc vero diligenter recusum. Accedit Prologus galeatus in reliqua opera eiusdem Autoris. Venetiis 1750. Ap. Franc. Pitteri. Fol. p. 189.

— — Non solum pro consideratione sapientiali haec scribo, sed propter pericula, quae contingunt et contingent Christianis et ecclesiae Dei per infideles, et maxime per Antichristum, *quia ipse utetur potestate sapientiae,* et omnia convertet in malum. Et per huiusmodi verba et opera stellificanda, et magno desiderio malignandi componenda cum intentione certissima et confidentia vehementi, ipse infortunabit et infascinabit *non solum personas singulares, sed civitates et regiones.* — — Als Beispiel: ead. pag. — Forsan vidistis aut audistis pro certo, quod pueri de regno Franciae semel occurrebant in infinita multitudine post quendam malignum hominem, ita quod nec a patribus, nec a matribus, nec amicis poterant detineri, et positi sunt in navibus et Saracenis venditi et non sunt adhuc LXIV anni. Similiter in temporibus nostris magister Pastor totam Alemanniam et Franciam commovit, et cucurrit post eum multitudo hominum et gratiam habuit coram toto vulgo laicorum in contemptu cleri et ecclesiae confusionem. Et dixit dominae Blanchiae, quod iret ad filium suum ultra mare, talibus verbis sapientissimam mulierem decipiens. Non dubitarunt sapientes, quin ipsi fuerunt nuntii Tartarorum aut Saracenorum, et quin habuerunt aliqua opera unde fascinabant plebem. Et vidi eum oculis meis portare patenter in manu sua quiddam tamquam res sacra, ac si homo deferret reliquias, et ivit nudis pedibus, et erat circa eum multitudo armatorum, ita tamen dispersa in campis, quod ab omnibus occurrentibus potuit videri cum illo quod portabat in manu cum magna ostentatione.

---

18. Martin. Crusius, annales Suevici sive Chronica rerum gestarum antiquissimae et inclytae Suevicae gentis. Francofurti 1595. Fol. (Crusius war Professor der griech. und lat. Sprache in Tübingen und Historicus.) L. VII. Pars III. p. 405.

A. 1458. Halae Suevorum, die Iovis post Pentecosten, amplius centum pueri, invitis parentibus, ad Sanctum Michaelem peregrinabantur. Senatus tamen eis asinum et paedagogum attribuit, ne quid mali accideret. M. *Ioan. Herold.* Peregrinationem puerorum, subito concitatorum, ad S. Michaelem in Normandia Galliae factam, scribit *Aventinus:* nec a matribus retineri potuisse. Aliter statim mortuos esse. Postea magnam pestilentiam esse secutam. Mirus enthusiasmus.

---

19. Chronicon Elwangensis Monasterii, excerptum per praedictum D. Matth. Mareschalcum ab anno 1065 usque ad a. 1477, p. 453. Germanicarum rerum Scriptores aliquot insignes hactenus incogniti. Tomus unus, nunc primum editus. Ex Bibliotheca Marquardi Freheri. Francofurti 1624. Fol. p. 463.

1459.

— — Pueri peregrinabant in numero ad S. Michaelem in medio maris situm, ubi mare se divisit singulis diebus, pueri siccis pedibus pertransierunt.

---

20. Excerpta Saxonica, Misnica et Thuringiaca ex Monachi Pirnensis, seu, vero nomine, Ioannis Lindneri sive Tillani onomastico autographo quod exstat in bibliotheca senatoria Lipsiensi, col. 1447. Io. Burchard. Menckenius Scriptores rerum germanicarum, praecipue Saxonicarum. Tom. II. Lips. 1728. Fol.

Und (MCCXXXVII) sammelten sich mehr wen M. Kinder czu Erfort; gingen gegen Arnstat, tanczten etc. daselbst, die eldirn bestalten karen, schliten und wagen, lifsen sie wider anheymen füren, „nimandes konte orsache erfaren."

---

21. Civitatis Erfurtensis Historia critica et diplomatica, oder vollständige Alte, Mittel- und Neue Historie von Erfurth etc. Ausgefertiget von Joh. Heinr. v. Falkenstein. Erfurt 1739. 4. Buch II. Cap. 3, § 15, S. 84.

II. Die Tanzwuth[1]).

I. Tanzwuth in Deutschland und den Niederlanden[2]).

1. St. Johannistanz.

Noch waren die Nachwehen des schwarzen Todes nicht verwunden, und die Gräber so vieler Millionen kaum eingesunken, als in Deutschland ein seltsamer Wahn die Gemüther ergriff, und der göttlichen Natur des Menschen hohnsprechend, Leib und Seele in den Zauberkreis höllischen Aberglaubens fortrifs. Es war eine Verzückung, welche den Körper wunderbar durchraste, und länger als zweihundert Jahre das Staunen der Zeitgenossen erregte, seitdem aber nicht wieder gesehen worden ist. Man nannte sie den Tanz des heiligen Johannes oder des heiligen Veit, bacchantischer Sprünge wegen, mit denen die Kranken im wilden Reigen schreiend und wuthschäumend den Anblick von Besessenen darboten. Sie blieb nicht auf einzelne Orte beschränkt, sondern verbreitete sich, vorbereitet durch die herrschende Sinnesart, über ganz Deutschland und die nordwestlich angrenzenden Länder, durch den Anblick der Leidenden, wie eine dämonische Volkskrankheit.

Schon im Jahr 1374 sah man in Aachen Schaaren von Männern und Frauen aus Deutschland[3]) ankommen, die vereint durch gemeinsamen Wahn, in den Strafsen und in den Kirchen dem Volke dies sonderbare Schauspiel gewährten[4]). Hand in Hand schlossen

[[1]) Diese Abhandlung des Verfassers ist als Monographie, Berlin 1832, erschienen.]

[[2]) Eine sehr gründliche Bearbeitung dieses Gegenstandes hat neuerlichst Wicke (Versuch einer Monographie des grofsen Veitstanzes etc., Leipz. 1844) veröffentlicht.]

[[3]) Wie es bei Petrus de Herentals (conf. Anhang I) heifst, aus Alemanien.]

[4]) Odor. Raynald, Annal. ecclesiastic. A. 1374. Lucae 1752. fol. T. VII. p. 252.

sie Kreise, und ihrer Sinne anscheinend nicht mächtig, tanzten sie stundenlang in wilder Raserei, ohne Scheu vor den Umstehenden, bis sie erschöpft niederfielen; dann klagten sie über grofse Beklemmung und ächzten, als stände ihnen der Tod bevor, bis man ihnen den Unterleib mit Tüchern zusammenschnürte, worauf sie sich erholten und frei blieben bis zum nächsten Anfalle. Diese Einschnürung geschah wegen der Trommelsucht[1]), welche sich nach dem krampfhaften Toben einstellte, oft half man aber noch kunstloser mit Faustschlägen und Fufstritten auf den Unterleib. Während des Tanzes hatten sie Erscheinungen, sie sahen nicht, sie hörten nicht, ihre Phantasie gaukelte ihnen die Geister vor, deren Namen[2]) sie hervorkrächzten, und späterhin sagten Einige aus, sie wären sich so vorgekommen, wie in einen Strom von Blut getaucht, und hätten deshalb so hoch springen müssen[3]). Andere sahen in ihrer Verzückung den Himmel offen, mit dem thronenden Heiland und der Mutter Gottes, wie denn der Glaube des Zeitalters sich in ihrer Phantasie wundersam und mannigfach spiegelte[4]).

Wo die Krankheit vollkommen entwickelt war, da begannen die Anfälle mit fallsüchtigen Zuckungen[5]). Die Behafteten fielen bewufstlos und schnaubend zu Boden. Schaum trat ihnen vor den Mund, dann sprangen sie auf, und hoben ihren Tanz an mit unheimlichen Verzerrungen. Doch trat das Uebel ohne Zweifel sehr verschiedenartig auf, und veränderte sich nach Zeit und Ort, worüber die nichtärztlichen Zeitgenossen die nöthigen Angaben nur unvoll-

---

[[1]) Wie Wicke (l. c. 7) zeigt, ist es durchaus nicht erwiesen, dafs die Rasenden an einer trommelsüchtigen Auftreibung des Leibes gelitten hätten und eben daher jene gewaltsamen Mafsregeln bei ihnen angewendet worden sind.]

[2]) Joh. Wier's reichliches Geisterverzeichnifs giebt hier keine Beziehungen. Pseudomonarchia daemonum. Opera omnia. Amstelod. 1660. 4. p. 649. — Raynald führt das Wort Frisckes als einen Geisternamen an, aber sein Irrthum erklärt sich leicht aus Unkunde der Sprache. Denn nach der Kölnischen Chronik sangen die Johannistänzer während sie rasten: „Here sent Johan, so so, vrisch ind vro, here sent Johan." Die Cronica van der hilliger Stat van Coellen, fol. 277. Coellen 1499. fol.

[3]) Cyr. Spangenberg, Adels-Spiegel. Historischer ausf. Bericht: Was Adel sey und heifse etc. Schmalkalden, 1591 fol. Fol. 403*b*.

[4]) Petr. de Herentals, im Anhange No. I.

[5]) Jo. Trithem., Chronic. Sponheimense. A. 1374. Opera historic. Francof. 1601. fol. p. 332. Hiernach: Abrah. Bzovii Annal. ecclesiastic. Tom. XIV. Colon. Agripp. 1625. fol. Ann. 1374. (Maniaca passio, S. Johannis chorea.) [Ob es sich hier wirklich um epileptische Anfälle gehandelt hat, erscheint doch sehr fraglich.]

ständig aufgezeichnet haben, gewohnt mit ihren Begriffen über die Geisterwelt die Beobachtung natürlicher Vorgänge zu verwirren.

Nur weniger Monate bedurfte es, um diese dämonische Krankheit von Aachen aus, wo sie sich im Juli zeigte, über die benachbarten Niederlande zu verbreiten[1]). In Lüttich, Utrecht, Tongern und vielen anderen belgischen Städten erschienen die Johannistänzer mit Kränzen im Haare, den Unterleib mit Tüchern umgürtet, um ohne Verzug Erleichterung zu finden, wenn nach dem Rasen die Trommelsucht sich einstellte. Die Einschnürung bewirkte man leicht durch das Umdrehen eines eingesteckten Stockes, Viele zogen aber die Fufstritte und Faustschläge vor, wobei es an Hülfeleistenden nicht fehlte, denn wo dergleichen vorging, da lief das Volk schaarenweise zusammen, um mit gierigen Blicken sich an dem grauenvollen Schauspiel zu weiden. Endlich erregte die anwachsende Menge der Behafteten nicht weniger Besorgnifs, als die Aufmerksamkeit, die man ihnen schenkte. In Städten und Dörfern nahmen sie die Gotteshäuser ein, überall wurden ihretwegen Umzüge veranstaltet, Messen gelesen und kirchliche Gesänge angestimmt, überall Verwunderung und Entsetzen über die Krankheit, deren teuflischen Ursprung Niemand bezweifelte. In Lüttich nahmen die Priester ihre Zuflucht zu Beschwörungen, und suchten dem Uebel, das ihnen gefährlich zu werden drohte, mit all ihrer Macht zu steuern. Denn oft stiefsen die Besessenen, zu Schaaren vereint, Verwünschungen gegen sie aus, und wollten sie tödten, auch liefs man sich so von ihnen einschüchtern, dafs eine eigene Verordnung erging, keine anderen als stumpfe Schuhe anzufertigen, weil die Besessenen einen krankhaften Widerwillen gegen die Schuhschnäbel kund gegeben hatten, die bald nach dem grofsen Sterben im Jahre 1350 in die Mode gekommen waren[2]).

[1]) Jo. Pistorii Rerum familiarumqne Belgicarum Chronicon magnum. Francof. 1654. fol. p. 319. Hier heifsen die Behafteten dansatores, chorisantes. S. die ganze hierher gehörige Stelle im Anhang, No. II. — Vergl. Incerti anctoris vetus chronicon Belgicum, Matthaei veteris aevi Analecta. Hag. com. 1738. 4. Tom. I. p. 51. „Anno MCCCLXXIV gingen die dansers. Gens inpacata cadit, dudum cruciata salvat.“ Mufs heifsen salivat; eine Stelle aus einem verloren gegangenen lateinischen Gedichte.

[2]) Die Limburger Chronik, heransgegeb. von C. D. Vogel, Marburg 1828. 8. S. 27. Diese Erscheinung ist zn sonderbar, als dafs wir nicht an den „Modentenfel“ des Mittelalters erinnern sollten. So ausschweifend die Kleidersucht seit der Mitte des vierzehnten Jahrhunderts war, so grofs war der Widerstreit der Modenfeinde, die jede Gelegenheit benutzten, um alle Nenerungen als Tenfelswerk zu verschreien. Fanatische Bufspredigten

Noch mehr wurden diese durch den Anblick der rothen Farbe aufgeregt, deren Einfluſs auf die erkrankten Nerven eine wunderbare Uebereinstimmung krampfhafter Uebel mit dem Zustande wüthender Thiere erkennen läſst, bei den Johannistänzern aber mit Bildern ihrer Verzückung wahrscheinlich in Verbindung stand. Auch gab es einige unter ihnen, die den Anblick von Weinenden nicht ertragen konnten[1]). Daſs die Behafteten eine Art Sectirer wären, davon glaubten sich die Geistlichen täglich mehr zu überzeugen, deshalb eilten sie mit der Beschwörung, damit das Uebel sich nicht unter die höheren Stände verbreitete, denn bis jetzt waren fast nur Arme ergriffen worden, und die wenigen Wohlhabenden und Mönche, die man unter ihnen sah, gehörten zu denen, deren Leichtfertigkeit dem Reiz der Neuheit nicht zu widerstehen vermochte, sollte diese auch von dämonischem Schwindel ausgehen. Wirklich hatten nun auch Behaftete unter dem Einfluſs geistlicher Beschwörungsformel geäuſsert, man hätte den Dämonen nur noch einige Wochen Zeit lassen sollen, so würden sie in die Leiber der Vornehmen und Fürsten gefahren sein, und durch diese den Clerus vernichtet haben. Reden dieser Art, welche die Besessenen in einem Zustande vernehmen lieſsen, der mit dem magnetischen Schlafe verglichen werden kann [?], wurden überall geglaubt, und gingen mit wunderlichen Zusätzen von Mund zu Mund, desto eifriger suchten die Geistlichen jeder gefährlichen Stimmung des Volkes zuvorzukommen, als ob die bestehende Ordnung der Dinge von dem Unsinn ernstlich hätte bedroht werden können. Ihre Bemühungen hatten Erfolg, denn im vierzehnten Jahrhundert war die Beschwörung ein mächtiges Heilmittel, oder es fand auch die wahnsinnige Ueberspannung in der von selbst eintretenden Erschlaffung ihr Ende, und so sah man nach zehn oder elf Monaten keine Johannistänzer mehr in den belgischen Städten. Doch war das Uebel zu tief gewurzelt, um so leichten Angriffen zu weichen[2]).

---

eifriger Priester konnten daher jenen abenteuerlichen Widerwillen der Veitstänzer leicht hervorgerufen haben. Auch in der späteren Zeit geschahen wegen eben so geringfügiger Dinge nicht selten Zeichen und Wunder, und der Wahnsinn Besessener kehrte sich gegen die Moden. Vergl. Möhsen, Geschichte der Wissenschaften in der Mark Brandenburg, S. 498 f.

[1]) Petr. de Herentals, im Anhang No. I.

[2]) Ueber die angewandten Beschwörungsmittel, s. E. G. Förstemann, die christlichen Geiſslergesellschaften. Halle 1828. 8. S. 232.

Einen Monat später als in Aachen zeigte sich die Tanzsucht in Köln, wo die Zahl der Besessenen auf mehr als Fünfhundert anwuchs[1]), und um dieselbe Zeit in Metz, wo elfhundert Tänzer die Strafsen angefüllt haben sollen[2]). Landleute verliefsen den Pflug, Handwerker die Werkstätte, Hausfrauen den Heerd, um sich dem wilden Reigen anzuschliefsen, und die gewerbreiche Stadt wurde der Schauplatz verderblichen Unheils. Heimliche Begierden wurden aufgeregt, und fanden nur zu bald Gelegenheit zu wilder Befriedigung, auch benutzten viele Bettler, von Laster und Elend gedrückt, die willkommene neue Krankheit zu kurzweiligem Erwerb. Mädchen und Knaben entliefen ihren Aeltern, und Dienstboten ihren Brotherren, um sich an den Tänzen der Besessenen zu ergötzen, und das Gift der geistigen Ansteckung begierig einzusaugen. Ueber hundert unverheirathete Weiber sah man an geweiheten und ungeweiheten Stätten umherrasen, und es zeigte sich bald, welche Gluth in ihnen gelöscht worden war. Besessene dieser Art genasen dann auch sehr bald, viele schon innerhalb zehn Tagen, andere blieben jedoch unersättlich, so dafs man sie den schwangeren Leib mit Tüchern umgürten und immer wieder und wieder an den Tänzen Theil nehmen sah[3]). Schaaren versunkener Müfsiggänger, welche die Geberden und die Zuckungen der Kranken trefflich nachzuahmen verstanden, zogen Unterhalt und Abenteuer suchend von Ort zu Ort, und verbreiteten das widrige Krampfübel wie eine Seuche, denn bei Krankheiten dieser Art werden Empfängliche eben so leicht von dem Schein wie von der Wirklichkeit ergriffen. Zuletzt verjagte man diese Unheil bringenden Gäste, die den Beschwörungen der Priester wie den Heilmitteln der Aerzte gleich unzugänglich waren, doch konnte man in den rheinischen Städten erst nach vier Monaten des Truges und der Lasterhaftigkeit Herr werden, die das ursprüngliche Uebel so bedenklich vergröfsert hatten. Einmal ins Leben gerufen, schlich indessen die Seuche weiter, und fand überreichliche Nahrung in der Sinnesart des vierzehnten und funfzehnten

[1]) Limburger Chronik, S. 71. Kölnische Chronik a. a. O. Siehe den Anhang Nr. III. IV.

[2]) Dans la ville y eut des dansans, Tant grands que petits onzecents. Journal de Paris 1785.

[3]) Schenk v. Grafenberg a. u. a. O.

Jahrhunderts, ja auch noch im sechzehnten und siebzehnten dauerte sie, wenn auch vermindert, fort als eine stehende Geisteskrankheit, und erregte in Städten, deren Bewohnern sie neu war, eben so wunderbare als verabscheuungswürdige Auftritte.

2. St. Veitstanz.

Strafsburg wurde von der »Tanzplage« im Jahr 1418 heimgesucht[1]). Es war noch derselbe Wahnsinn unter dem Volke, wie in den niederrheinischen und belgischen Städten. Ergriffen vom Anblick der Befallenen, erregten viele Erkrankende Besorgnifs durch wirres und verkehrtes Benehmen, dann folgten sie unaufhaltsam den Schwärmen der Tanzenden, die Tag und Nacht durch die Strafsen zogen, begleitet von aufspielenden Sackpfeifern und zahllosen Neugierigen, denen sich bekümmerte Aeltern und Verwandte anschlossen, zu sehen, wie es den verirrten Ihrigen erginge. Trug und Verworfenheit trieben auch in dieser Stadt ihr finsteres Spiel, doch scheint wohl der krankhafte Wahn vorgewaltet zu haben. Deshalb konnte nur vorläufig die Religion Hülfe bringen, und in diesem Sinne nahm sich der Stadtrath der Unglücklichen menschenfreundlich an. Man theilte sie in abgesonderte Haufen, und gab ihnen verantwortliche Aufseher, damit ihnen kein Leides geschähe, vielleicht auch um die Rohheit unter ihnen zu zügeln. So wurden sie denn zu Fufs und zu Wagen zu den Capellen des heiligen Veit nach Zabern und Rotestein geleitet, wo ihrer Priester warteten, um durch das Hochamt und andere heilige Gebräuche auf ihre verirrten Sinne zu wirken. Nach vollbrachtem Gottesdienst führte man sie in feierlichem Umzuge um den Altar, liefs sie von ihren Almosen ein Geringes opfern, und Viele mögen durch Andacht und die Hei-

---

[1]) J. v. Königshoven, die alteste teutsche so wol allgemeine als insonderheit Elsassische und Strafsburgische Chronike. Herausgeg. von Schiltern. Strafsburg 1698. 4. Anm. 21 von Veitz-Tantz. S. 1085 f.

„Viel hundert fingen zu Strafsburg an
Zu tanzen und springen, Frau und Mann,
Am offnen Markt, Gassen und Strafsen
Tag und Nacht ihrer viel nicht afsen.
Bis ihn das Wüthen wieder gelag.
St. Vits Tanz ward genannt die Plag."

ligkeit des Ortes von trostlosem Irrwahn genesen sein. Man beachte hier wohl, dafs sich in dieser Zeit die Tanzwuth an den Altären des Heiligen nicht erneute, dafs man von diesem nur Hülfe flehte, und von seiner Wunderthätigkeit die Genesung hoffte, welche aufser dem Bereich menschlicher Einsicht lag. Die Person des heiligen Veit ist hier keinesweges ohne Bedeutung. Er war ein Knabe in Sicilien, der zur Zeit der Diocletianischen Christenverfolgungen im Jahre 303 zugleich mit Modestus und Crescentia das Märtyrerthum erlangte[1]). Seine Legenden sind dunkel, und er wäre gewifs unter den zahllosen apokryphischen Märtyrern der ersten Jahrhunderte unbeachtet geblieben, wenn ihm nicht die Uebertragung seines Leichnams nach St. Denys und von da nach Corvey im Jahre 836 einen höheren Rang verliehen hätte. Seit dieser Zeit geschahen begreiflich viele Wunder an seinem neuen Grabe, das zur Befestigung des

[1]) Caes. Baron. Annales ecclesiastic. Tom. II. p. 819. Colon. Agripp. 1609. fol. — Vergl. die ausführlicheren Acta Sanctorum Junii (der 15. Juni ist der St. Veits-Tag) Tom. II. p. 1013. Antverp. 1698. fol., aus welchen wir nur hinzufügen wollen, dafs Mazara in Sicilien als der Geburtsort unseres Heiligen angenommen wird, und sein Vater Hylas hiefs; dafs er von da mit Crescentia (wahrscheinlich seiner Amme) und Modestus nach Lucanien auswanderte, und mit beiden unter Diocletian den Märtyrertod erlitt. Alle drei sollen in Florenz begraben worden sein, und es währte nicht lange, so war die Wunderthätigkeit des heiligen Veit, die sich schon bei seinen Lebzeiten kundgegeben haben sollte, in ganz Italien anerkannt. Die berühmtesten seiner Capellen waren auf dem nach ihm benannten Vorgebirge von Sicilien, in Rom und in Polignano, wohin viele Kranke wallfahrteten. Von tollen Hunden Gebissene glaubten an seinen Altären sichere Hülfe zu finden, doch wurde späterhin die Wunderkraft gegen diese Verletzung dem heiligen Veit von St. Hubertus, dem Jagdheiligen, streitig gemacht. Schon im Jahre 672 erfolgte die feierliche Uebertragung seines Leichnams nach Apulien, bald darauf gaben aber die Geistlichen sehr vieler Kirchen und Capellen in Italien vor, im Besitz wunderthätiger Theile seines Körpers zu sein. Im achten Jahrhundert verbreitete sich die Verehrung des wunderthätigen Märtyrerknaben nach Frankreich, und die Kirche von St. Denys erhielt die Vergünstigung, seinen Körper zu besitzen. Auf Befehl des Papstes wurde dieser am 19. März 836 von dem Abt Hilduwinus von St. Denys dem Abt Warinus von Corvey (gestiftet 822) feierlich übergeben. Auf dem Zuge dahin, der drei Monate währte (bis zum 13. Juni), geschahen viele Wunder, und die späteren Aebte von Corvey wufsten Jahrhunderte lang den Glauben an die Wunderheilkraft ihrer Reliquien zu erhalten, die sich auf Krankheiten ohne Unterschied, besonders aber auf dämonische, erstreckte. — Vergl. Monachi anonymi Historia translationis S. Viti. Bei G. H. Pertz, Monumenta Germaniae historica. T. II. Hannov. 1828. fol. p. 576. — Zum Beweise der grofsen Verehrung des heiligen Veit im vierzehnten Jahrhundert kann noch angeführt werden, dafs Karl IV. ihm die Cathedrale in Prag weihete, deren Grund er legte, und seine Erhebung zum Patron von Böhmen zu bewerkstelligen wufste. Ein angeblicher Körper des heiligen Märtyrerknaben wurde zu diesem Zweck aus Parma geholt. Act. Sanctor. a. a. O.

römischen Christenthums unter den Deutschen wesentliche Dienste leistete. und St. Veit wurde bald unter die vierzehn heiligen »Nothhelfer« oder »Apotheker«[1]) versetzt. Seine Altäre mehrten sich, das Volk nahete ihnen in allerhand Nöthen mit gläubiger Zuversicht, und verehrte ihn als Hülfe spendenden Fürsprecher. Wie nun aber die Anbetung von dieser Art Heiligen aller historischen Beziehungen entkleidet war, welche von den Priestern absichtlich verwischt wurden, so trug man sich zu Anfang des funfzehnten Jahrhunderts, vielleicht auch schon im vierzehnten, mit der Legende. St. Veit habe, ehe er sich unter das Schwert gebeugt, zu Gott gebetet, er möge Alle, die seinen Abend fasten und seinen Tag feiern würden, vor dem Tanz bewahren, worauf eine Stimme vom Himmel vernommen worden sei: »Vite, du bist erhöret«[2]). So wurde St. Veit der Schutzheilige der Tanzsüchtigen, wie einst St. Martin von Tours der Nothhelfer der Pockenkranken, der heilige Antonius der am »höllischen Feuer« Leidenden, und die heilige Margaretha die Juno Lucina der Gebärenden.

3. Ursachen.

Die Beziehung Johannes des Täufers zur Tanzwuth des vierzehnten Jahrhunderts ist eine ganz verschiedene. Er war ursprünglich durchaus nicht der Schutzheilige der Befallenen, der diesen Befreiung von einem für Teufelswerk gehaltenen Uebel verheifsen hätte, in der Art seiner Verehrung liegt vielmehr ein wichtiger und recht einleuchtender Grund der Entwickelung dieses Uebels. Seit den ältesten Zeiten, vielleicht schon seit dem vierten Jahrhundert, feierte man seinen Tag mit allerlei sonderbaren und wilden Gebräuchen, deren ursprüngliche mystische Bedeutung bei einzelnen Völkern durch hinzugefügte heidnische Ueberbleibsel mannigfach entstellt

[1]) Wahrscheinlich verstümmelt aus Apotropaei. Der Ausdruck kommt überall vor, z. B. bei Agricola, Sprüchwörter, Nr. 497. Es sind die *θεοὶ ἀλεξικάκοι*, die dii averrunci der Alten. Die vierzehn Heiligen, nach deren Kirche (zwischen Bamberg und Coburg) noch jetzt alljährlich Tausende wallfahrten, sind folgende: 1. Georgius. 2. Blasius, 3. Erasmus. 4. Vitus. 5. Pantaleon. 6. Christophorus, 7. Dionysius. 8. Cyriacus, 9. Achatius. 10. Eustachius, 11. Aegidius, 12. Margaretha, 13. Catharina, 14. Barbara.

[2]) J. Agricola, Sybenhundert und fünffzig Teutscher Sprichwörter, Nr. 497. Hagenau 1537. s. fol. 248.

wurde[1]). So übertrugen die Deutschen das ihnen vom heiligen Bonifacius verbotene Anzünden der »Nodfyr«, einen uralten heidnischen Gebrauch, auf die Feier des St. Johannisfestes, und es hat sich noch bis auf diesen Tag der Glaube erhalten, dafs Menschen und Thiere, die durch diese Flammen oder ihren Rauch hindurchsprängen, vor Fieber und anderen Krankheiten, wie durch eine Art von Feuertaufe, ein ganzes Jahr lang gesichert würden[2]). Bei dieser heidnisch-christlichen Feier ging es nicht ab ohne bacchantische Tänze, die durch ähnliche Ursachen bei allen rohen Völkern der Erde veranlafst worden sind, und ohne wilde Ausschweifungen der gereizten Einbildungskraft. Nun waren es aber nicht blofs die Deutschen, die das Fest Johannes des Täufers mit Ausbrüchen fanatischer Raserei begingen, auch von den südeuropäischen und asiatischen Völkern läfst sich Aehnliches nachweisen[3]), und es ist mehr als wahrscheinlich, dafs die Griechen einen Theil ihrer Bacchusmysterien auf den Tag des auch von den Muhamedanern hochgefeierten Tugendpredigers übertragen haben, — eine Verkehrtheit, die sich in menschlichen Angelegenheiten nur allzu oft wiederholt. In wiefern hierbei das Andenken an die Todesgeschichte des heiligen Johannes von Einflufs sein konnte, wollen wir gelehrten Theologen zu entscheiden überlassen. Historischer Zusammenhang läfst sich in diese Bruchstücke aus dem Reiche der Mystik und des Aber-

---

[1]) Schon der heil. Augustinus warnte vor Ausschweifungen und unzüchtigen Liedern am St. Johannisfeste: „Nec permittamus solemnitatem sanctam cantica luxuriosa proferendo polluere.“ S. Augusti, Denkwürdigkeiten aus der christlichen Archäologie, Bd. 3, S. 166. Leipzig 1820. 8.

[2]) Wirthwein, Series chronologic. Epistolarum S. Bonifacii ab ann. 716 — 755. LVII. Concil Liptinens. p. 131. XV. De igne fricato de ligno, id est Nodfyr. — Vergl. Joh. Reiskii, Untersuchung des bei den alten Teutschen gebräuchlichen heidnischen Nordfyrs, imgleichen des Oster- und Johannis-Feuers. Frankfurt 1696. 8.

[3]) Der Bischof Theodoretus von Cyrus in Syrien berichtet, dafs in einigen Städten am Johannisfeste alljährlich grofse Feuer angezündet worden, und Männer, Weiber und Kinder hindurchgesprungen wären; kleine Kinder hätten ihre Mütter hindurchgetragen. Er hält diese Sitte für einen uralten asiatischen Reinigungsgebrauch, dergleichen im 2. Buche der Könige C. 16, V. 3 von Ahas erwähnt werde. (Quaestiones in IV Libr. Regum. Interrogat. 47, p. 352. Beati Theodoreti Episcop. Cyri Opera omnia. Ed. Jac. Sirmondi. Lut. Par. 1642. fol. T. I.) Zonaras, Balsamon und Photius sprechen von Johannisfeuern in Constantinopel, und der erste hält sie für Ueberbleibsel alt-griechischer Gebräuche. S. Reiske a. a. O. S. 81. — Wie so verschiedene Völker dazu gekommen sind, die Feuerreinigung auf den Johannistag zu übertragen, ist eine auffallende, und vielleicht nur durch die Analogie mit der Taufe zu erklärende Erscheinung.

glaubens nicht bringen, wenn wir aber bemerken, dafs die ersten Tänzer in Aachen mit dem Namen des heiligen Johannes im Munde im Juli erschienen, so liegt die Vermuthung nahe, dafs die wilde Feier des Johannistages im Jahre 1374 die Veranlassung zu der geistigen Seuche gegeben habe, die von jetzt an so viele Tausende mit heilloser Verkehrtheit und widrigen Verzerrungen des Körpers heimsuchte.

Dies wird um so wahrscheinlicher, da einige Monate vorher die Rhein- und Maingegenden grofse Unglücksfälle erlitten hatten. Schon im Februar waren diese beiden Flüsse hoch aus ihren Ufern getreten, die Mauern der Stadt Köln an der Rheinseite stürzten zusammen und sehr viele Ortschaften geriethen in das äufserste Elend[1]). Hierzu kam der trostlose Zustand des westlichen und südlichen Deutschlands: kein Gesetz, kein Machtspruch konnte den unablässigen Fehden der Burgherrn steuern, und namentlich schienen in Franken die uralten Zeiten des Faustrechts wiedergekehrt zu sein. Sicherheit des Eigenthums war nirgends, freche Willkür herrschte überall, verderbte Sinnesart und rohe Kraft fanden nur hier und da schwachen Widerstand, woher es denn kam, dafs auch die grausamen aber einträglichen Judenverfolgungen noch dies ganze Jahrhundert hindurch an vielen Orten mit hergebrachter Wildheit wiederholt wurden. An Elenden und Niedergebeugten fehlte es also nirgends im westlichen Deutschland, am wenigsten in den Rheingegenden, und erwägt man noch aufserdem, dafs unter den Schaaren derselben noch viele umherirrten, deren Gewissen von dem Bewufstsein begangener Gräuel während der schwarzen Pest gefoltert wurde, so wird es begreiflich, wie ihre Verzweiflung sich im Rausche einer hergebrachten Raserei Luft zu machen suchte[2]). Es ist hieraus

---

[1]) Joann. Trithem. Annal. Hirsangiens. Oper. T. II. Hirsang. 1690. fol. p. 263, A. 1374. — Vergl. die angef. Chronik von Cöln, fol. 276*b*, worin berichtet wird, dafs man mit Schiffen und Flöfsen über die Stadtmauern weggefahren sei.

[2]) Wie es im Mittelalter (um 1280) bei den Johannis-Feuern hergegangen, erfahren wir durch eine Mittheilung des Bischofs Guil. Durantes von Aquitanien (Rationale divinorum officiorum. L. VII. c. 26. Bei Reiske a. a. O. S. 77). Knochen, Hörner und allerhand Unreines wurde herbeigebracht, um es in Dampf aufgehen zu lassen, während Jung und Alt um die Flamme wie besessen herumtanzte, in ähnlicher Weise wie bei den Palilien, einer altrömischen Feuerlustration, wobei die daran Theilnehmenden durch ein Strohfeuer sprangen (Ovid. Met. XIV. 774, Fast. IV. 721). Andere ergriffen brennende Fackeln und umgingen damit die Felder, in der Meinung, sie dadurch vor Schaden zu

mit gutem Grunde anzunehmen, dafs die wilde Feier des Johannistages im Jahre 1374 ein längst vorbereitetes Uebel nur erst zum Ausbruch gebracht hat, und wollte man weiter forschen, wie ein bis dahin unschädlicher Gebrauch, der wie viele andere nur den Aberglauben unterhalten hatte, in einen so grofsen Wahn ausarten konnte, so liegt es nahe, die ungewöhnliche Spannung der Gemüther, und die Folgen von Noth und Mangel in Anschlag zu bringen.

4. Aeltere Tanzplagen.

Im Uebrigen war die Tanzsucht vom Jahr 1374 keine ganz neue, sondern eine im Mittelalter wohlbekannte Erscheinung, von der viele Wundergeschichten sich unter dem Volke von Geschlecht zu Geschlecht fortpflanzten. Im Jahre 1237 sollen in Erfurt über hundert Kinder von dieser Krankheit plötzlich befallen worden sein, und den Weg nach Arnstadt tanzend und springend zurückgelegt haben. Hier angelängt, fielen sie erschöpft zu Boden, und nach dem Bericht einer alten Chronik starben von ihnen viele, nachdem sie von ihren Aeltern zurückgeholt waren, und die übrigen blieben bis zu ihrem Tode mit einem anhaltenden Zittern behaftet[1]). Einen anderen Vorfall erzählte man sich von zweihundert Tänzern auf der Moselbrücke in Utrecht im Jahre 1278 (den 17. Juni), die nicht eher aufhören wollten zu tanzen, als bis ein Priester den Leib Christi zu einem Kranken vorbeitrüge, und zur Strafe ihres Frevels, als die Brücke brach, alle ertranken[2]), auch war Aehnliches schon im Jahr 1021 bei der Klosterkirche von Kolbig unweit Bernburg vorgefallen. Nach einer oft wiederholten Sage sollten hier in der Christnacht achtzehn Landleute, deren Namen zum Theil noch aufbewahrt sind, durch Tanzen und Lärmen auf dem Kirchhofe den Gottesdienst gestört, und der Priester Ruprecht sie mit dem

---

bewahren, und einige dreheten ein Wagenrad, um die abwärts gehende Bewegung der Sonne vorzustellen.

[1]) J. Chr. Beckmann, Historia des Fürstenthums Anhalt. Zerbst 1710. fol. Th. III. Buch 4, Cap. 4, § 3, S. 467.

[2]) Martini Minoritae Flores temporum, in Jo. Georg. Eccard, Corpus historiae medii aevi. Lips. 1723. fol. Tom. I. p. 1632.

Fluche beladen haben, ein ganzes Jahr lang unablässig zu tanzen und zu schreien. Diese Verwünschung sei denn auch vollständig in Erfüllung gegangen, so dafs die Unglücklichen endlich bis an die Kniee in die Erde gesunken, und ohne in der ganzen Zeit Nahrung genossen zu haben, durch die Fürbitte zweier frommen Bischöfe befreit worden wären. Sie sollen darauf in einen dreitägigen tiefen Schlaf verfallen und vier von ihnen gestorben sein, die übrigen aber zeitlebens ein Zittern der Glieder zurückbehalten haben[1]). Was an dieser wundersam entstellten Geschichte wahr und was Zusatz frömmelnder Priester gewesen sei, ist nicht der Mühe werth zu ermitteln, genug sie wurde im ganzen Mittelalter geglaubt und mit Erstaunen und Grauen wiedererzählt, trat also irgend eine Veranlassung ein zu wahnsinnigem Toben und wilder Tanzsucht, so verfehlte sie nicht ihre Wirkung auf Menschen, deren Gedanken dem Reiche der Wunder und der Gespensterwelt angehörten.

Aus dieser, dem Mittelalter so ganz eigenthümlichen Stimmung der Gemüther, welche zum Heile der Menschheit seitdem der besseren Gesittung und dem Volksunterricht gewichen ist, erklärt sich die Entstehung und die lange Fortdauer dieser aufserordentlichen Geistesverwirrung. Mit Scheu und Widerwillen bebte der gesunde Sinn des Volkes vor der schweren Plage zurück, welche die muthwillig aufbrausende Rohheit in einem längst verschollenen Sprüchworte argen Feinden und Widersachern anwünschte[2]), auch gab sich der Unwille und die Auflehnung gegen die Sittenlosigkeit des Zeitalters dadurch zu erkennen, dafs man die unkräftige Taufe von unzüchtigen Priestern für die Ursache eines so furchtbaren Leidens hielt, als hätten unschuldige Kinder noch in späten Jahren die Entweihung der Sacramente durch üppige Pfaffen abbüfsen müssen[3]).

---

[1]) Beckmann a. a. O. § 1 f., S. 465, wo viele andere Anführungen dieses bekannten Vorfalls mitgetheilt sind. Der genannte Priester ist derselbe, der noch jetzt als Knecht Ruprecht im Andenken der Kinder fortlebt.

[2]) „Das dich Sanct Veitstantz ankomme.“ Joh. Agricola, Sybenhundert und fünfftzig Teutscher Sprichwörter. Hagenau 1537. S. Nr. 497, S. 268.

[3]) Spangenberg (Adels-Spiegel a. a. O.) äufsert sich hierüber in seiner kräftigen Sprache: „Das ward darnach von etlichen also gedeutet, als sollten diese Leute nicht recht getaufft, oder doch ihre Tauffe nicht krefftig sein, weil sie die von solchen Pfaffen empfangen, die da unverschampt, mit unzüchtigen Huren in öffentlicher Unehe bey einander lebten, darüber das gemeine Volk bald ein auffstehen gemacht, und alle Pfaffen zu todt geschlagen hette.“ — Vergl. Anhang Nr. I.

In wie grofse Gefahr die Priester in den Niederlanden durch diesen Glauben geriethen, haben wir bereits erwähnt. Nun suchten sie zwar ihre Versöhnung mit dem aufgebrachten und damals sehr entarteten Volke[1]) durch Beschwörungen zu beschleunigen, die ihnen noch gröfseres Ansehen verschafften, als vorher, weil sie Tausende von Behafteten sichtbar dadurch herstellten, aber im Allgemeinen blieb das Mifstrauen, und die heiligen Formeln waren ebensowenig im Stande, den Fortgang des tief gewurzelten Uebels zu hemmen, als späterhin die Gebete und gottesdienstlichen Gebräuche an den Altären des hochverehrten Märtyrers. Es ist daher nur dem Zufall und einem gewissen Widerwillen gegen die dämonische Krankheit zuzuschreiben, welche aufser dem Bereiche menschlicher Einsicht zu liegen schien, wenn sich aus der zweiten Hälfte des funfzehnten Jahrhunderts nur wenige und unbedeutende Nachrichten vom Veitstanze erhalten haben. Von ihrer Heftigkeit hatte die geistige Seuche durchaus nicht nachgelassen, dem widersprechen die stark aufgetragenen Beschreibungen aus dem sechzehnten Jahrhundert, und es berechtigt keine irgend zu ermittelnde Thatsache zu der Annahme, dafs eine von den wesentlichen Erscheinungen des Leidens zurückgetreten, und dasselbe dadurch einfacher geworden wäre. Die Aerzte haben sich, so scheint es, im ganzen funfzehnten Jahrhundert durchaus nicht auf die Behandlung der Tanzsüchtigen eingelassen, die nach den herrschenden Begriffen allein den Dienern der Kirche zukam. Gegen Teufelskrankheiten hatten sie keine Heilmittel, und sprachen sich gleich anfangs einige von ihnen dahin aus, der Tanzplage lägen natürliche Ursachen zum Grunde, wie hitziges Temperament und andere mit den Namen der Schule benannte Dinge[2]), so kamen diese Ansichten um so weniger in Betracht, als es nicht der Mühe werth schien, die Sorge für Schaaren besessener Landstreicher und Bettler mit eifersüchtigen Priestern zu theilen.

5. Die Aerzte.

Nur erst zu Anfang des sechzehnten Jahrhunderts unterwarf man den Sanct Veitstanz ärztlicher Untersuchung, und benahm

[1]) Bzovii Annal. ecclesiastic. a. a. O. p. 1468.

[2]) S. Anhang, Nr. III. IV.

ihm seinen unheimlichen dämonischen Schein. Dies geschah von Paracelsus, dem mächtigen, kaum jetzt erst verstandenen Reformator der Heilkunde, der die Krankheit dem Reiche der Wunder und der Heiligen entziehen, und ihre Ursachen aus seiner Kenntnifs des menschlichen Körpers entwickeln wollte. »So wollen wir doch nicht zulegen, dafs die Heiligen Krankheiten mögen geben und denselbigen sollen auch nach genennet werden, — als denn viele sind, die grofse Theologey darauff setzen, und sie mehr Gott zulegen, denn der Natur, das ein unnützes Gespreeh ist. Uns mifsfelt das geschwetz, hinder welchem kein Wahrzeichen seind, sondern allein Glauben, das ein unmenschlichs Ding ist, und die Götter auch nichts darauff halten.« Das waren die Worte, die er seinen, für Belehrung dieser Art noch unempfänglichen Zeitgenossen zurief, als noch überall der Glaube an Bezauberung unerschüttert war, und die Geisterwelt die Gemüther noch in so festen Banden hielt, dafs Tausende nach ihrer eigenen Ueberzeugung dem Teufel zur Beute, und auf das Geheifs der Religion wie der Gesetze unzählige Scheiterhaufen angezündet wurden, durch deren Glut die menschliche Gesellschaft gereinigt werden sollte.

Paracelsus unterschied drei Arten von Veitstanz: die erste aus Einbildung (Vitista, Chorea imaginativa, aestimativa), womit die ursprüngliche Tanzplage gemeint ist, die zweite aus sinnlicher Begierde »mit Verhengung des Willens« (Chorea lasciva), und die dritte aus körperlichen Ursachen (Chorea naturalis, coacta), welche er sich nach einer abenteuerlichen Ansicht so vorstellte, dafs in gewissen Adern, die für einen innern Kitzel empfänglich wären, und dadurch Lachen hervorbrächten, das Blut durch veränderte Lebensgeister in Aufwallung gebracht würde, wodurch unwillkührliche Anfälle berauschender Freude und Tanzsucht entständen[1]). Zu dieser Annahme führte ihn ohne Zweifel die zu seiner Zeit nicht seltene Beobachtung eines milderen Veitstanzes mit unwillkührlichem Lachen, der dem Lachkrampfe der Neueren zur Seite gestellt werden könnte, wenn dieser mit angenehmer Empfin-

[1]) Theophrasti Bombast von Hohenheym, 7. Buch in der Artzney. Von den Krankheiten, die der Vernunft berauben. Tract. I. Cap. 3, p. 491. Tract. II. Cap. 3, p. 501. Opera, Strafsburg 1616. fol. T. I.

dung und mit ausgelassener Tanzsucht verbunden wäre. Bei diesen Kranken fehlte das Heulen, Schreien und Springen der stärker Behafteten, auch empfanden sie keinen übermäfsigen Drang zum Tanzen, und thaten während der Anfälle willig, was ihnen geheifsen wurde, wiewohl sie ihres Verstandes nicht ganz mächtig waren, ja es fanden sich sogar einige unter ihnen, die nicht einmal tanzten, sondern der innern Unruhe, die den Anfällen von dieser Art Nervenübeln vorauszugehen pflegt, willenlos durch Lachen und rasches Gehen bis zur Ermüdung genügen mufsten. Offenbar steht diese, dem ursprünglichen Uebel schon sehr entfremdete Krankheit dem sogenannten Veitstanze der neueren Zeit ganz nahe, oder fällt vielmehr, bis auf das weniger wesentliche Lachen mit ihm zusammen, eine Milderung der Tanzplage war also zu Anfang des sechzehnten Jahrhunderts offenbar eingetreten[1]).

Ueber die Mittheilung des Veitstanzes durch Sympathie äufserte sich Paracelsus in seiner eigenthümlichen Sprache überaus geistreich und nicht ohne tiefe Einsicht in das Wesen der sinnlichen Eindrücke, welche zum Herzen gehen, dem Sitz der Freude und der Aufregungen, die den Widerstand der Vernunft überwältigen, und während »alle anderen Qualitäten und Natur« unterliegen, den Ergriffenen durch seine anfängliche Verwilligung und alles beherrschende Einbildung zum Nachahmen des Gesehenen unaufhaltsam antreiben. Von seiner Behandlung des Veitstanzes kann nichts besseres gesagt werden, als dafs sie dem Zeitalter angemessen war. Gegen die erste Art, die oft aus zornwüthiger Aufregung ihren Ursprung nahm, hatte er ein geistiges Mittel, dessen Wirksamkeit bei Erwägung der damaligen Sinnesart nicht in Abrede zu stellen ist. Der Kranke sollte sein Bildnifs anfertigen, von Wachs oder Harz, und in Gedanken alle seine Schwüre und Versündigungen in dasselbe versenken, »all sein Gemüth und Gedanken dieser Schwür ohn eynfallung anderer Person allein vollkommen in das Bild setzen«, und wenn ihm dies gelungen, das Bild verbrennen, so dafs nichts

[1]) Chorea procursiva der Neueren. Bernt, Monographia Choreae Sti Viti. Prag 1810, p. 25. [Auch mir scheint es nicht zu bezweifeln, dafs diese dritte von Paracelsus erwähnte Art des Veitstanzes unserem Begriffe von Chorea entspricht, allein ich glaube nicht, dafs der hier besprochene Veitstanz des Mittelalters mit dem unter dem Namen der Chorea bekannten Symptomencomplexe irgend Etwas gemein hat.]

davon übrig bliebe[1]). Von dem heiligen Veit oder irgend einem andern Nothhelfer war hierbei nicht mehr die Rede, wobei in Betracht kommt, dafs jetzt die Zeit der offenen Auflehnung gegen die römische Kirche begonnen hatte, und die Verehrung der Heiligen von vielen als Abgötterei und Götzendienst verworfen wurde[2]). — Gegen die zweite Art des Veitstanzes, aus sinnlichem Reiz, von welcher ungleich mehr Frauen als Männer ergriffen wurden, empfahl Paracelsus harte Behandlung und strenges Fasten. Er liefs die Kranken ihrer Freiheit berauben, und einsam an einem unbequemen Orte so lange sitzen, bis die Betrübnifs sie zur Besinnung und Reue gebracht hatte; dann erlaubte er ihnen allmählich wieder zu ihrer gewohnten Weise zurückzukehren. Derbe körperliche Züchtigung war nicht ausgeschlossen, doch sollte mit Vorsicht die zornige Empörung dagegen vermieden werden, weil diese tödten oder die Krankheit verschlimmern könnte, und wo es geeignet schien, da dämpfte Paracelsus den Kitzel der Nerven durch Hineinwerfen in kaltes Wasser. — Auf die Behandlung der dritten Art kommt es hier nicht weiter an. Sie sollte mit allerhand wunderlichen Mitteln der fünften Essenz bewerkstelligt werden, und würde, um hier im rechten Lichte erscheinen zu können, eine weitere Entwickelung eigenthümlicher Grundsätze nothwendig machen.

6. Abnahme und Ende der Tanzplage.

Um diese Zeit [d. h. im 16. Sec.] war der Veitstanz schon im Abnehmen, so dafs mildere Formen häufiger, die heftigeren seltener vorkamen, und auch von diesen bedeutende Zufälle allmählich zurücktraten. Schenck von Graffenberg, ein hochberühmter Arzt

---

[1]) Dies Verfahren war nicht seine Erfindung, sondern nur einer gewöhnlichen Art von Bezauberung (durch Wachsbilder, per icunculas) nachgeahmt. Die Hexen dachten sich den zu Bezaubernden in einem Wachsbilde, und um ihm Leides zuzufügen, durchstachen sie dasselbe mit Nadeln, oder liefsen es am Feuer schmelzen. Die Hexenbücher des Mittelalters sind voll davon; die Leser, welche sich hierüber unterrichten wollen, brauchen jedoch nicht so weit zurückzugehen. Noch vor 80 Jahren hat der gelehrte und weltberühmte Stahlianer Storch eine Abhandlung über Zauberei geschrieben, die des vierzehnten Jahrhunderts würdig gewesen wäre. Abhandlung von Kinderkrankheiten. Bd. IV. S. 228. Eisenach 1751. 8.

[2]) S. Agricola a. a. O. S. 269, Nr. 498.

aus der zweiten Hälfte des sechzehnten Jahrhunderts[1]), spricht schon so von dieser Krankheit, dafs sie nur noch zu den Zeiten seiner Vorfahren häufig gewesen sei, doch gelten seine Beschreibungen noch von eben diesem Jahrhundert, und von dem Ausgange des funfzehnten[2]). Es wurden vom Veitstanze Menschen jeden Standes und jeder Beschäftigung befallen, besonders solche, die eine sitzende Lebensart führten, wie Schuster und Schneider; aber auch rüstige Landleute verliefsen, wie vom bösen Geiste ergriffen, ihre Feldarbeit, und so sah man die Befallenen bunt durch einander von Zeit zu Zeit an bestimmten Orten zusammenkommen, um ohne Rast bis zum letzten Hauche zu tanzen, wenn sie nicht von den Umstehenden daran verhindert wurden. Ihre Wuth und Ausgelassenheit beraubte sie so aller Sinne, dafs sich viele unter ihnen an Ecken und Wänden die Köpfe zerschmetterten, oder sich blindlings in reifsende Ströme stürzten, wo sie ihren Tod fanden. Brüllend und schäumend konnten sie von den Umstehenden nicht anders gebändigt werden, als dafs man sie mit Bänken und Stühlen umstellte, damit sie durch hohe Sprünge ihre Kräfte desto früher aufrieben, worauf sie denn wie entseelt zu Boden fielen und sich nur nach und nach wieder erholten. Doch hatten viele auch damit noch nicht den innern Sturm ausgerast, sondern sie erwachten mit neu belebten Kräften, und mischten sich wieder und wieder unter die Schaaren der Tanzenden, bis endlich die Krankheit [?] ihres Geistes durch die äufserste Erschöpfung ihres Körpers beschwichtigt wurde, nachdem der mächtige Reiz der leidenden Nerven durch die höchste unwillkührliche Anstrengung der Glieder verarbeitet worden war, [oder vielmehr, nachdem die äufserste Ermüdung den momentanen Sinnenrausch getilgt hatte, und in der heilsamen Erschöpfung der wüste Taumel einem vernünftigen Nachdenken gewichen war.]

Bei vielen war [daher] die Heilung durch stürmische Anfälle so gründlich und entschieden, dafs sie in die Werkstatt und an den Pflug zurückkehrten, als wäre mit ihnen nichts vorgefallen. Andere

---

[1]) Johann Schenck von Graffenberg, geb. 1530, promovirt 1554, in Tübingen. Die gröfste Zeit seines Lebens brachte er als Stadt-Physicus zu Freiburg i. B. zu, und starb 1598.

[2]) Jo. Schenkii a Graffenberg Observationum medicarum rariorum Libri VII. Lugdun. 1643. fol. L. I. Obs. VIII. p. 136.

dagegen büfsten die Krankheit und ihren Frevel mit einer so gänzlichen Vernichtung der Kräfte, dafs sie durch keine Stärkung ihre vorige Gesundheit wiedererlangen konnten. Staunen erregte es unter den Aerzten, dafs hochschwangere Frauen von der Krankheit befallen werden konnten, ohne den geringsten Schaden ihrer Leibesfrucht, die sie nur durch Einbinden des Unterleibes sicherten. Fälle dieser Art kamen noch zu Schenk's Zeiten nicht selten vor. Dafs die Kranken von der Musik heftig ergriffen, und ihre Anfälle dadurch erregt und verstärkt wurden, liegt in dem Wesen dieser und ähnlicher Nervenkrankheiten, in denen Eindrücke durch das Gehör, den geistigsten aller Sinne, höher als alle übrigen anzuschlagen sind. Die Obrigkeiten der Städte mietheten deshalb Musiker, um die Anfälle der Veitstänzer desto rascher vorüberzuführen, und liefsen kräftige Männer sich unter ihre Haufen mischen, um ihre Erschöpfung recht vollständig zu machen, wovon man so oft gute Erfolge gesehen hatte[1]); auch verboten sie, rothe Kleidung zu tragen, weil die Kranken durch den Anblick dieser Farbe so in Wuth geriethen, dafs sie auf Leute mit rother Kleidung losstürzten, um ihnen Leides anzuthun, wovon sie nur mit Mühe abgehalten werden konnten. Ihre eigenen Kleider zerrissen sie häufig in den Anfällen, auch verübten sie andern Unfug, woher die Wohlhabenden unter ihnen sich von zuverlässigen Aufsehern begleiten liefsen, damit sie sich weder selbst noch anderen Schaden zufügten. Doch war diese wunderbare Krankheit zu Schenk's Zeiten schon so weit zurückgewichen, dafs die Wanderungen der Veitstänzer von Stadt zu Stadt längst nicht mehr vorkamen. Auch wurden die meisten Kranken von den Anfällen nur noch alljährlich heimgesucht, und die Veranlassung dazu lag so entschieden in der damaligen Sinnesart, dafs wenn man ihnen den unbedingten Glauben an die magische Gewalt

[1]) So erzählt Felix Plater (geb. 1536, † 1614), er erinnere sich noch aus seiner Jugend, dafs die Obrigkeit in Basel einige starke Männer beauftragt habe, mit einem tanzsüchtigen Mädchen zu tanzen, bis sie von ihrer Krankheit genesen sei. Einer löste den anderen ab, und so währte diese sonderbare Kur beinahe volle vier Wochen, bis die Kranke ermattet zusammenfiel, und unvermögend zu stehen in ein Hospital gebracht wurde, wo sie genafs. Sie war beständig in ihren Kleidern geblieben, und ohne den Schmerz ihrer wundgetanzten Füfse zu achten, hatte sie sich nur von Zeit zu Zeit niedergesetzt, um Nahrung zu geniefsen oder zu schlummern, wobei die hüpfende Bewegung des Körpers fortdauerte. Felic. Plateri Praxeos medicae opus. L. I. c. 3, p. 88. Tom. I. Basil. 1656. 4. — Eiusd. Observationn. Basil. 1641. 8. p. 92.

der Heiligen hätte benehmen können, das ganze Uebel gar nicht mehr in ihnen zu Stande gekommen wäre. Den ganzen Juni hindurch, vor dem Fest des heiligen Johannes, empfanden sie eine unüberwindliche Unruhe und Unbehaglichkeit; sie waren traurig, furchtsam und angstvoll, irrten unstät, von ziehenden Schmerzen getrieben, umher, die plötzlich da oder dort entstanden, und erwarteten sehnlich den Vorabend des Johannistages, in der zuverlässigen Hoffnung, dafs der Tanz an den Altären dieses Heiligen, oder des heiligen Veit, denn im Breisgau erwartete man von beiden Hülfe, sie von ihrer Qual befreien würde. Dies ging denn auch in Erfüllung, so dafs sie fortan das ganze Jahr hindurch unangefochten blieben, nachdem sie durch dreistündiges Tanzen und Toben einer unabweislichen Forderung der Natur genügt hatten. Es wurden um diese Zeit zwei Kapellen im Breisgau von den Veitstänzern besucht, die St. Veits-Kapelle in Biessen bei Breisach und die St. Johannis-Capelle bei Wasenweiler, und es ist wahrscheinlich, dafs im südwestlichen Deutschland die Krankheit noch bis in das siebzehnte Jahrhundert fortgedauert hat.

Doch wurde sie von Jahr zu Jahr seltener, so dafs sie zu Anfang des siebzehnten Jahrhunderts nur hier und da noch in veralteten Formen beobachtet wurde. So hatte G. Horst im Frühjahr 1623 einige Frauen gesehen, die alljährlich nach der St. Veits-Kapelle in Drefelhausen bei Weifsenstein im Ulmer Gebiete wallfahrteten, um dort ihre Tanzanfälle eben so abzuwarten, wie nach Schenck's Bericht die Kranken im Breisgau. Doch genügte ihnen nicht ein dreistündiges Tanzen, sondern mit gestörtem Geiste, wie Ecstatische, tanzten sie Tag und Nacht, bis sie erschöpft zu Boden stürzten, und, wieder zu sich gekommen, sich von der peinigenden Unruhe und der schmerzhaften Schwere im Körper befreit fühlten, die sie einige Wochen lang vor dem St. Veitstage[1]) gequält hatte. Nach diesem Sturm befanden sie sich das ganze Jahr über wohl, und ihr Glaube an die Schutzkraft des Heiligen war so grofs, dafs eine von ihnen mehr als zwanzigmal sich eingestellt, und eine andere schon den zweiunddreifsigsten St. Veitstag an geweiheter Stätte gefeiert hatte. Der eigentliche Tanzanfall wurde hier, wie wahr-

---

[1]) Den 15. Juni. Hier warteten sie also nicht bis zum St. Johannisfeste.

scheinlich auch anderer Orten, durch Musik angeregt, von welcher sich die Kranken in einen Zustand von Verzückung versetzt fühlten[1]). Dafs die Musik überhaupt zur Erhaltung des Veitstanzes viel beigetragen, die Anfälle angeregt, verschlimmert, oder auch wohl gemildert habe, beweisen viele übereinstimmende Nachrichten. Schon im vierzehnten Jahrhundert wurden ja die Schwärme der Johannistänzer von Spielleuten mit lärmenden Instrumenten begleitet, die in ihnen den krankhaften Rausch anfachten, und es ist glaublich, dafs durch allzubelebte Melodieen und die schneidenden Töne der Pfeifen und Trompeten bei vielen Kranken eine vielleicht geringe Ekstase zur äufsersten Wuth gesteigert worden sei, wie man dies in der späteren Zeit recht eigentlich beabsichtigte, um die Stärke des Uebels durch die Heftigkeit seiner Anfälle zu brechen, — nicht zu gedenken, dafs durch rauschendes Spiel, durch welches dem rohen Haufen ein dämonisches Fest bereitet wurde, die unseelige Krankheit weiter und weiter verbreitet werden mufste. Doch bediente man sich auch der sanften Musik, um die Aufregung der Kranken zu beschwichtigen, und es wird als Charakter der den Veitstänzern in dieser Absicht aufgespielten Weisen angegeben, dafs sie von dem schnelleren zu dem langsameren Takte und von den hohen Tönen allmählich zu den tieferen übergegangen wären[2]). Es ist zu bedauern, dafs nach den Zerstörungen im siebzehnten Jahrhundert, und weil diese Angelegenheit so ganz Volkssache war, die von den fremdredenden Gelehrten nur im Vorübergehen gewürdigt wurde, von jener Musik keine Spur auf unsere Zeit gekommen ist. War aber schon zu Anfang dieses Jahrhunderts der Veitstanz im Verschwinden, so wurden die nun folgenden Begebenheiten seiner Fortdauer durchaus ungünstig. Dreifsigjährige, mit Erbitterung und wechselndem Glück geführte Kämpfe erschütterten das westliche Europa, und wenn auch die unsäglichen Leiden, die sie über Deutschland brachten, während ihrer Dauer, wie in ihren nächsten Folgen dem Reich des Lichtes durchaus nicht förderlich waren, so führten sie doch, wie ein Reinigungsfeuer, die geistige Wiedergeburt der

---

[1]) Gregor. Horstii Observationum medicinalium singularium Libri IV priores. His accessit Epistolarum et Consultationum medic. L. I. Ulm. 1628. 4. Epistol. p. 374.

[2]) Jo. Bodin. Method. histor. Amstelod. 1650. 12. Cap. V. p. 99. — Idem, de Republica. Francofurt. 1591. 8. L. V. c. 1, p. 789.

Deutschen allmählich herbei, der Aberglaube kehrte in seiner alten Gestalt nie wieder, und das Geisterreich des Mittelalters verlor für immer seine einst furchtbare Macht[1]).

II. Tanzwuth in Italien. Tarantismus.

Die Wahl eines beliebten Schutzheiligen gereichte den Veitstänzern zum grofsen Vortheil. Denn abgesehen davon, dafs man geneigt war, sie den biblischen Besessenen gleichzusetzen, sie also für unschuldige Opfer der Macht des Teufels zu halten, wurden sie durch den Namen des grofsen Nothhelfers dem allgemeinen Mitleid empfohlen, und jeder rohen Gesinnung, die ihnen hätte gefährlich werden können, waren somit magische Schranken gesetzt. Nicht so glücklich waren andere Wahnsinnige, die man oft mit schonungloser Grausamkeit behandelte, wenn irgend die Begriffe des Mittelalters diese entschuldigten, oder als eine Pflicht der Religion geboten. Denn nicht zu erwähnen die zahllosen Scheiterhaufen der Hexen, die ja doch auch nur Irre waren, so liefsen die deutschen Heermeister in Preufsen die Irren nicht selten verbrennen, die sich Wehrwölfe zu sein einbildeten[2]) — ein wunderbarer Wahnsinn, der

[[1]) Auch heute noch lebt, wie es scheint, die Erinnerung an jenen wüsten Taumel des Veitstanzes in der Heimath desselben, in den Rheinlanden, und zwar in dem zu Echternach alljährlich gefeierten Feste der „springenden Heiligen" fort, über das uns zwei Berichte aus der neuesten Zeit (im Hamb. unparth. Corresp., 1842, Juni 2, und in dem Journal „le Pays", 1857, Juni 27) vorliegen. — Im Monat Mai versammeln sich daselbst von nah und fern alljährlich viele Tausende (die Zahl der Theilnehmer im Jahre 1842 wird auf über 13,000 veranschlagt), welche durch Tücher, die sie anfassen, unter einander verbunden, sich in Reihen von drei oder vier zusammenstellen, und unter Begleitung der Musik von der Brücke aus, welche die preufsische Grenze bildet, in methodischen Sprüngen (und zwar einen Sprung rechts, einen zweiten links und einen dritten vorwärts) durch die Ortschaft nach der jenseits derselben gelegenen Kirche zum Grabe des heiligen Willibrod wallfahrten. Der deutsche Berichterstatter bemerkt, dafs dieses Fest, zu dem sich viele Zuschauer, besonders aus Trier, einfinden, zum Andenken an die Tanzwuth des Jahres 1374 gefeiert wird, im französischen Berichte dagegen heifst es, der Ursprung desselben sei auf eine im Jahre 1376 Luxemburg verheerende Pest zurückzuführen; jedenfalls also datirt dieses Fest aus jener Zeit, in welcher der Veitstanz eben dort seine erste allgemeinere Verbreitung erlangt hatte.]

[2]) Vgl. Olaus Magnus, de gentibus septentrionalibus. L. XVIII. c. 45—47, p. 642 sq. Rom. 1555. fol.

in Griechenland vor unserer Zeitrechnung entstanden, je länger je mehr sich über Europa verbreitete, so dafs er sich aufser den romanischen, auch den deutschen und sarmatischen Völkern als ein trauriges Erbtheil des Alterthums mittheilte. In der neueren Zeit ist die Lykanthropie — so hiefs dieser Wahnsinn — von der Erde verschwunden, doch bleibt sie für den Beobachter menschlicher Verirrungen überaus denkwürdig, und erwartet noch einen des Mittelalters wie des Alterthums kundigen Geschichtschreiber. Für jetzt lassen wir sie unbeachtet, und wenden uns zu einem in seiner ganzen Erscheinung höchst sonderbaren Uebel, das zu dem Veitstanze in sehr naher Beziehung steht: es ist der Tarantismus, der zuerst in Apulien, von wo er ausging, dann aber auch in den übrigen Länderstrichen Italiens als eine grofse Volkskrankheit [oder vielmehr, als ein allgemeiner Wahn] einige Jahrhunderte lang geherrscht hat, gegenwärtig aber wie der Veitstanz, die Lykanthropie und der Hexenwahn, wenigstens in seiner ursprünglichen Bedeutung verschwunden ist.

1. Aelteste Spuren. Ursachen.

Die erste Nachricht von dieser seltsamen Krankheit giebt der gelehrte Nicolaus Perotti[1]). Niemand zweifelte daran, dafs sie durch den Bifs der Tarantel[2]), einer in Apulien häufigen Erdspinne, verursacht würde, und die Furcht vor diesem Thiere wurde so allgemein, dafs sein Bifs wahrscheinlich weit öfter vermuthet, oder der Stich eines anderen Insects dafür gehalten wurde, als er wirklich stattgefunden hatte. Der Name Tarantula ist wahrschein-

[1]) Geb. 1430, † 1480. — Cornucopiae latinae linguae. Basil. 1536. fol. Comment. in primum Martialis Epigramma, p. 51. 52. „Est et alius stellio ex araneorum genere, qui simili modo ascalabotes a Graecis dicitur, et colotes, et galeotes, lentiginosus in cavernulis dehiscentibus, per aestum terrae habitans. Hic maiorum nostrorum temporibus in Italia visus non fuit, nunc frequens in Apulia visitur. Aliquando etiam in Tarquinensi et Corniculano agro, et vulgo similiter *tarantula* vocatur. Morsus eius perraro interemit hominem, semistupidum tamen facit, et varie afficit, *tarantulam* vulgo appellant. *Quidam cantu audito, aut sono, ita excitantur, ut pleni laetitia et semper ridentes saltent, nec nisi defatigati et semineces desistant.* Alii semper flentes, quasi desiderio suorum miserabilem vitam agant. Alii visa muliere, libidinis statim ardore incensi, veluti furentes in eam prosiliant. Quidam ridendo, quidam flendo moriuntur."

[2]) Lycosa Tarantula.

lich derselbe wie Terrantola; so hiefs in Italien der Stellio der alten Römer, eine für giftig gehaltene Eidechse[1]), mit der die Leichtgläubigkeit ein so wunderliches Spiel trieb, dafs sie in den Vorstellungen des Volkes, fast wie die Schlange in der Mosaischen Schöpfung, den Begriff von Arglist bezeichnete, wie denn selbst die Rechtsgelehrten einen arglistigen Betrug »Stellionatus« nannten[2]). Perotti versichert ausdrücklich, dieses Thier werde von den Römern Tarantula genannt, und da er selbst — einer der gröfsten Schriftgelehrten seines Jahrhunderts — Spinnen und Eidechsen seltsam durcheinander wirft, so dafs er die apulische Tarantula, die er zur Gattung der Spinnen rechnet, doch mit der Eidechse, *ἀσκαλαβώτης*[3]), für gleichbedeutend nimmt, so kann man sich um so weniger wundern, dafs das unwissende Landvolk von Apulien die gefürchtete Erdspinne mit der fabelhaften Sterneidechse[4]) verwechselte, und den Namen von dieser auf jene übertrug. Die Ableitung der Bezeichnung Tarantula von der Stadt Tarent oder dem Flusse Thara in Apulien[5]), an dessen Ufern dieses Thier am häufigsten vorkommen, oder wenigstens sein Bifs die giftigsten Wirkungen haben sollte, scheint keine Gründe für sich zu haben. So viel über den Namen der berühmten Spinne, die, wenn unsere Vermuthung, wie wir hoffen, die richtige ist, für die verständige Auffassung der in Rede stehenden Krankheit kein günstiges Vorurtheil fassen läfst. Naturforscher, die der Vorzeit kundig, ihren Scharfsinn nicht in trockener Unterscheidung der Formen verbrauchen, finden hier noch viel zu untersuchen, und ihre Bemühungen würden manche recht hinderliche Dunkelheit aufhellen.

Perotti berichtet, in älteren Zeiten habe man die Tarantel, nämlich die Spinne, in Italien nicht gesehen, in seinem Jahrhundert wäre sie aber häufig geworden, besonders in Apulien, wie in einigen anderen Gegenden; er verdient indessen als Naturkundiger kein erhebliches Vertrauen, wiewohl er in Bologna neben anderen Lehren,

---

[1]) Matthiol. Commentar. in Dioscorid. L. II. c. 59, p. 363. Ed. Venet. 1565. fol.

[2]) Perotti a. a. O.

[3]) Wahrscheinlich Lacerta Gecko, sowie die auch von ihm angeführten Synonyma *κωλώτης* und *γαλεώτης*.

[4]) Lacerta Stellio. Es bedarf wohl kaum der Erwähnung, dafs die giftige Beschaffenheit dieses harmlosen Thieres eine reine Erdichtung des altrömischen Aberglaubens ist.

[5]) S. Athan. Kircher a. a. O.

auch über die Heilkunde Vorlesungen gehalten hatte[1]). Wenigstens ist er den Beweis seiner Aussage schuldig geblieben, der in neuerer Zeit keine ähnliche, die Spinnen betreffende Erscheinung zur Seite steht. Dafs die Tarantel in Italien sich erst eingefunden haben sollte, als die ihrem Bisse zugeschriebene Krankheit sich bemerklich machte, ist nimmermehr anzunehmen, wenn selbst noch gröfsere Stürme die Insectenwelt in Bewegung gesetzt hätten, als die ganz beispiellosen in der Mitte des vierzehnten Jahrhunderts, zur Zeit des schwarzen Todes, denn die Gattung der Spinnen ist für die kosmischen Einflüsse, welche die Heuschrecken und andere geflügelte Insecten zu Zeiten wunderbar vermehren und zu Wanderungen nöthigen, wenig oder gar nicht empfänglich.

Die Zufälle, welche Perotti als Folgen des Tarantelbisses angiebt, stimmen mit den von den Späteren beschriebenen sehr genau überein. Die Gebissenen verfielen gewöhnlich in Trübsinn, und waren wie betäubt ihres Verstandes kaum mächtig. Dieser Zustand aber verband sich bei manchen von ihnen mit einer so grofsen Empfänglichkeit für Musik, dafs sie bei den ersten Tönen beliebter Melodieen jauchzend vor Freude aufsprangen und ohne Unterlafs so lange tanzten, bis sie erschöpft und halb leblos niedersanken. Bei anderen nahm die Krankheit nicht diese heitere Wendung; sie weinten beständig, und wie von Sehnsucht gepeinigt, verbrachten sie ihre Tage kummervoll und in grofser Betrübnifs. Noch andere warfen in krankhaftem Liebesrausch begehrliche Blicke auf Weiber, und man erzählte von Todesfällen, die unter Lachen oder Weinen erfolgt sein sollten.

So unvollkommen diese Beschreibung ist, so ergiebt sich doch leicht, dafs der Tarantismus, dessen wesentliche Erscheinungen darin enthalten sind, nicht erst um die Mitte des funfzehnten Jahrhunderts, auf welche Perrotti's Nachricht zurückzuführen ist, entstanden sein kann. Denn dieser Gelehrte spricht davon, wie von einem ganz bekannten Uebel, dessen Nichtbeachtung von älteren Schriftstellern wohl nur dem Mangel an Bildung in Apulien zugeschrieben werden mufs; denn auf dieses Land blieb dasselbe wahrscheinlich damals noch beschränkt. Ein Nervenübel auf einer so

---

[1]) Von 1451 – 58. Tiraboschi VI. 11, p. 356.

hohen Stufe der Entwickelung mufs schon länger vorhanden gewesen sein, und hat ohne allen Zweifel einer eindringenden Vorbereitung durch allgemeine Einflüsse bedurft.

Die Zufälle nach dem Bifs giftiger Spinnen waren den Alten wohl bekannt, und hatten die Aufmerksamkeit ihrer besten Beobachter erregt, die sie mit vieler Uebereinstimmung beschrieben. Es ist wahrscheinlich, dafs unter den nicht wenigen Arten ihres Phalangium[1]) auch die apulische Tarantel mit angeführt ist, doch läfst sich dies schwerlich mit Gewifsheit behaupten, worauf um so weniger ankommt, da es in Italien nicht die Tarantel allein war, die jene Nervenkrankheit erregte, sondern man auch dem Bisse des Scorpions die gleiche Wirkung zuschrieb. Entfärbung des Gesichtes wie des ganzen Körpers, erschwerte Sprache, Zittern der Glieder, Frost, weifser Urin, Traurigkeit, Kopfweh, Thränenflufs, Uebelkeit, Erbrechen, gereizter Geschlechtstrieb, Trommelsucht, Ohnmacht, Dysurie, Nachtwachen, Schlafsucht, ja selbst der Tod, werden von ihnen als die Folgen des Bisses giftiger Spinnen angegeben, mit geringfügigen Unterschieden bei dieser oder jener Art, wobei wir der sonderbaren Sage gedenken müssen, die sich das ganze Mittelalter hindurch wiederholt, dafs die Gebissenen durch Stuhl und Harn, auch in dem Ausgebrochenen, spinnewebartige Stoffe aussondern sollten. Nirgends findet sich aber vom Tanz eine Erwähnung, weder dafs die Kranken dazu einen unwiderstehlichen Drang empfunden, oder zufällig dadurch genesen wären. Selbst Constantin von Afrika, der fünf Jahrhunderte später lebte, als Aëtius, und als der gelehrteste Arzt der Schule von Salerno einen so dankbaren Gegenstand gewifs nicht übergangen haben würde, weifs noch nichts von einer so denkwürdigen Wendung jener Vergiftungskrankheit, sondern wiederholt nur die Aussagen seiner griechischen Vorgänger[2]).

---

[1]) Aëtius, der zu Ende des sechsten Jahrhunderts schrieb, führt deren aus älteren Werken sechs auf: 1. *ῥάγιον*, 2. *λίκος*, 3. *μυρμήκειον*, 4. *κρανοκολάπτης*, bei anderen *κεφαλοκρούστης*, 5. *σκληροκέφαλον*, und 6. *σκωλήκιον*. Tetrabl. IV. Serm. I. c. 18 bei Henr. Steph. — Vergl. Dioscorid. L. VI. c. 42. — Matthiol. Commentar. in Dioscorid., p. 1447. — Nicand. Theriac. V. 8. 715. 755. 654.

[2]) „Aranearum multae species sunt. Quae ubi mordent, faciunt multum dolorem, ruborem, frigidum sudorem, et citrinum colorem. Aliquando quasi stranguriae in urina duritiem, et virgae extensionem, intra inguina, et genua, tetinositatem in stomacho. Linguae extensionem, ut eorum sermo non possit discerni. *Vomunt humiditatem quasi ara-*

Nur erst Gariopontus[1]), ein salernitanischer Arzt des elften Jahrhunderts, beschreibt eine Art Wahnsinn, dessen entfernte Verwandtschaft mit der Tarantelkrankheit aus einer ganz auffallenden Erscheinung einleuchtet. Die Kranken geberdeten sich in ihren plötzlich eintretenden Anfällen wie Wüthende, sprangen empor mit wilden Bewegungen der Arme, und lag ihnen ein Schwert zur Hand, so verwundeten sie sich und andere, so dafs man sie sorgfältig sichern mufste. Sie hörten Stimmen und verschiedenartige Töne, und vernahmen sie in dieser Sinnestäuschung den Klang beliebter Instrumente, so begannen sie einen krampfhaften Tanz, oder liefen mit äufserster Anstrengung ihrer Kräfte, bis sie ermüdet waren. Man hielt diese gefährlichen Irren, die wie es scheint, in nicht geringer Anzahl vorkamen, für eine Schaar des Teufels; über die Ursachen der Krankheit aber fügt jener dunkele Salernitaner nichts weiter hinzu, als dafs er, wunderlich genug, glaubt, sie könne zuweilen durch den Bifs eines tollen Hundes erregt werden. Er nennt sie Anteneasmus, womit ohne Zweifel der Enthusiasmus der griechischen Aerzte gemeint ist[2]). Wir stellen diese Erscheinung als einen bedeutsamen Vorläufer des Tarantismus auf, in der Ueberzeu-

---

neae telam, et ventris emollitionem similiter." etc. — De communibus medico cognitu necessariis locis. L. VIII. c. 22, p. 235. Basil. 1539. fol.

[1]) Er lebte um die Mitte des elften Jahrhunderts, und war ein jüngerer Zeitgenosse Constantin's von Afrika. J. Chr. Gottl. Ackermann, Regimen sanitatis Salerni sive Scholae Salernitanae de conservanda bona valetudine praecepta. Stendal 1790. 8. p. 38. [Diese Angabe beruht auf einem Irrthume; aus den classischen Arbeiten de Renzi's über die Schule von Salerno (Collectio Salernitana etc. Tom. I. p. 137. Napoli 1852) ersehen wir, dafs Garioponto vor Constantin gelebt hat, resp. schon im Jahre 1056, also vor Ankunft Constantin's in Salerno, gestorben war.]

[2]) Die Stelle ist folgende: Anteneasmon est species maniae periculosa nimium. Irritantur tanquam maniaci, et in se manus injiciunt. Hi subito arripiuntur, *cum saltatione manuum et pedum, quia intra aurium cavernas quasi voces diversas sonare falso audiunt, ut sunt diversorum instrumentorum musicae soni, quibus delectantur, ut statim saltent,* aut cursum velocem arripiant, subito arripientes gladium percutiunt se aut alios; morsibus se et alios attrectare non dubitant. Hos Latini percussores, alii dicunt daemonis legiones esse, ut dum eos arripiunt, vexent et vulnerent. — Diligentia eis imponenda est, quando istos sonos audierint includantur, et post accessionis horas phlebotomentur, et venter eis moveatur. Cibos leves accipiant cum calida aqua, ut omnis ventositas, quae in cerebro sonum facit, egeratur. In ipsa accessione silentium habeant. Quod si spumam per os ejecerint, *vel ex canis rabidi morsu causa fuerit,* intra septem dies moriuntur." — Garioponti, medici vetustissimi, de morborum causis, accidentibus et curationibus Libri VIII. Basil. 1536. 8. L. I. c. 11, p. 27.

gung, dadurch noch anschaulicher gemacht zu haben, dafs der Grund der Entwickelung des letzten in Verhältnissen gelegen haben müsse, welche vom zwölften Jahrhundert bis zu Ende des vierzehnten hervortraten, denn der Ursprung des Tarantismus ist mit der höchsten Wahrscheinlichkeit zwischen der Mitte und dem Ende dieses Jahrhunderts, mithin als gleichzeitig mit dem des Veitstanzes (1374) anzunehmen.

Der Einflufs des römischen Christenthums, wie es im Mittelalter mit dem Gepränge von Aufzügen, öffentlichen Bufsübungen und zahllosen Gebräuchen verbunden war, welche die Einbildungskraft der Gläubigen mächtig anregten, versetzte ohne Zweifel die Gemüther in eine den Nervenkrankheiten überaus günstige Stimmung. Waren doch diese unheimlichen Krankheiten, so lange die Christen auf einem mystischen Boden wandelten, von übergrofser Bedeutung, und sieht man sie doch noch in unseren Tagen schneller um sich greifen, wo krankhafter Aberglaube in kleineren Kreisen dieselben Wirkungen hervorbringt, wie einst unter ganzen Völkern. Aber damit noch nicht genug. Alle Länder Europa's, und Italien vielleicht noch mehr als die übrigen, wurden im Mittelalter von furchtbaren Seuchen heimgesucht, die so rasch auf einander folgten, dafs den erschöpften Völkern nur kurze Erholungen zu Theil wurden. Sechzehn Mal von 1119 bis 1340 verheerte die morgenländische Drüsenpest Italien[1]); Pocken und Masern waren noch mörderischer, als in neuerer Zeit, und kehrten eben so oft wieder, das heilige Antonsfeuer war der Schrecken der Städte- und Landbewohner, und der scheufsliche Aussatz, der in Folge der Kreuzzüge sein schleichendes Gift überallhin verbreitete [?], rifs zahllose Opfer vom väterlichen Heerd, die verbannt aus der menschlichen Gesellschaft, in einsamen Hütten verschmachteten, wohin sie nur das Mitleid mildthätiger Menschen und ihre Verzweifelung begleitete. Alle diese Leiden, von denen die neueren Völker kaum noch eine Erinnerung

---

[1]) J. P. Papon, De la Peste, ou les époques mémorables de ce fléau. Paris, an 8. 8. Tom. II. p. 270. (1119, 1126, 1135, 1193, 1225, 1227, 1231, 1234, 1243, 1254, 1288, 1301, 1311, 1316, 1335, 1340.) [Papon ist, wie ich an einer anderen Stelle schon erklärt habe, ein wenig verläfslicher Zeuge, und es ist keineswegs ausgemacht, dafs alle von ihm aufgeführten Epidemien sich auch in der That auf Beulenpest beziehen.]

übrig behalten haben, wurden durch den schwarzen Tod, der über Italien grenzenloses Elend verbreitete, zum Unglaublichen gesteigert. Die Gemüther geriethen überall in krankhafte Spannung, und wie bei geängsteten Menschen die Sinne reizbarer werden, so dafs geringe Ursachen sich zu grofsen Schreckbildern gestalten, und kleine Erschütterungen des Gemüthes, die von Gesunden kaum beachtet werden, bei ihnen krankhafte Stürme veranlassen: so bei diesem ganzen, von Natur so beweglichen, und von den Schrecken des Todes so hart bedrängten Volke. Der Bifs einer giftigen Spinne, oder vielmehr die krankhafte Furcht vor seinen Folgen, erregte jetzt, was er früher nicht vermochte, eine gewaltige Nervenkrankheit, die sich, wie in Deutschland der Veitstanz, durch Sympathie verbreitete, durch das Fortschreiten an Heftigkeit, und durch ihre lange Dauer an Umfang gewann. So kam es, dafs nach der Mitte des vierzehnten Jahrhunderts die Furien des Tanzes ihre Geifsel über die geängsteten Serblichen schwangen, und dafs die Musik, für welche die Bewohner Italiens wahrscheinlich erst um diese Zeit Empfänglichkeit und Talent ausbildeten, die ekstatischen Anfälle der Kranken anregen und wiederum das magische Beschwörungsmittel ihrer Melancholie werden konnte.

2. Zunahme.

Zu Ende des funfzehnten Jahrhunderts finden wir den Tarantismus über die Grenzen von Apulien hinaus verbreitet, und die Furcht vor dem Bisse der giftigen Spinne vergröfsert. Nichts geringeres als den Tod erwartete man von dieser Verletzung, oder waren die Gebissenen mit dem Leben davongekommen, so wollte man sie doch seelenkrank und in trostloser Erschlaffung gesehen haben. Viele wurden schwachsichtig oder schwerhörig, Einige verloren den Gebrauch der Sprache, und alle waren für gewöhnliche Aufregungen unempfänglich. Nur die Flöte oder die Zither brachte ihnen Hülfe[1]), so dafs sie wie von einem Zauber erweckt, die Augen aufschlugen und anfangs langsam nach der Musik sich bewegend,

[1]) Ueber die damals gebräuchlichen Instrumente giebt Athanasius Kircher genügende Auskunft. Sie unterscheiden sich von den unserigen nur wenig. Musurgia universalis, sive Ars magna consoni et dissoni. Romae 1650. fol. Tom. I. p. 477.

durch rascheren Tact zu leidenschaftlichem Tanze fortgerissen wurden. Es fiel allgemein auf, dafs rohe und der Musik unkundige Landleute, als wären sie in feinen Wendungen des Körpers wohlgeübt, hierbei ungewöhnlichen Anstand zeigten, wie es denn Nervenkrankheiten dieser Art eigenthümlich ist, dafs die Werkzeuge der Bewegung ihrem gewöhnlichen Zustande entrückt und dem überspannten Geiste völlig unterthan werden. Städte und Dörfer ertönten während des Sommers von dem Klange der Pfeifen und Clarinetten und türkischen Trommeln, überall fanden sich Erkrankte, die von dem Tanz ihr Heil erwarteten. Alexander ab Alexandro[1]), der hiervon erzählt, sah in einem entlegenen Dorfe einen jungen Mann vom Tarantismus mächtig ergriffen. Begierig und starren Blickes horchte er auf den Ton der Trommel, und bewegte sich mit Anstand stärker und stärker, bis sein Tanz sich in wilden Sprüngen zum höchsten Aufwand aller Kräfte steigerte. Als nun während dieser Ueberspannung von Geist und Körper die Musik verstummte, fiel er ohnmächtig zusammen, und lag sinnlos und ohne Regung, bis die Musik ihn mit neuem Zauber zu neuem leidenschaftlichen Tanze aufregte. Man war in dieser Zeit allgemein der Ueberzeugung, das Gift der Tarantel würde durch Musik und Tanz in den ganzen Körper vertheilt und durch die Haut ausgetrieben; bliebe aber auch nur die kleinste Spur davon in den Adern zurück, so wäre diese ein fortwährender Zunder des Uebels, so dafs die Tanzanfälle durch Musik immer wieder und wieder angeregt werden könnten. Dieser Glaube, dem Wahne der Irren ähnlich, die der eingebildeten Ursachen ihrer Krankheit durch künstliche Veranstaltung entledigt, doch nur kurze Zeit von ihren Vorstellungen verlassen werden, blieb nicht ohne die nachtheiligsten Folgen. Denn durch ihn mufsten die Kranken allmählich von ihrer Unheilbarkeit überzeugt werden; nur Linderung, keine Heilung, erwarteten sie von der Musik, und wenn der heifse Sommer die Erinnerungen an die vorjährigen Tänze erweckte, so wurden sie, wie die gleichzei-

[1]) Genialium dierum Libri VI. Lugdun. Bat. 1673. 8. L. II. c. 17, p. 398. Alex. ab Alexandro, ein ausgezeichneter neapolitanischer Rechtsgelehrter, lebte von 1461 bis 1523. — Der Polyhistor Gaudentius Merula, der um 1536 berühmt wurde, erwähnt den Tarantismus nur kurz. Memorabilium Gaud. Merulae Novariensis opus etc. Lugdun. 1656. 8. L. III. c. 69, p. 251.

tigen Veitstänzer vor dem St. Veitstage, wiederum trübsinnig und menschenscheu, bis Musik und Tanz die ihnen zu einer Art von wollüstigem Genufs gewordene Melancholie verscheuchten.

Es liegt am Tage, dafs der Tarantismus unter so begünstigenden Umständen von Jahr zu Jahr gröfsere Fortschritte machen mufste. Die Zahl der Behafteten mehrte sich unglaublich, denn wer irgend einmal von der giftigen Spinne oder einem Scorpion gebissen worden war, oder auch nur gebissen zu sein glaubte, der trat alljährlich wieder auf, wo die Tarantella lustig ertönte, neugierige Weiber drängten sich hinzu, und bekamen die Krankheit, nicht von dem Gifte der Spinne, sondern von dem geistigen Gifte, das sie mit den Augen begierig einsogen, und allmählich wurde die Heilung der »Tarantati« ein wahres Volksfest, das man mit ungeduldiger Freude erwartete. Begreiflich mehrten sich nun auch die Zufälle der sonderbaren Krankheit, ohne dafs hier auf Trug und Täuschung mehr zu geben wäre, als auf das eigene Wesen einer fortschreitenden geistigen Seuche. Der berühmte und alles Vertrauens würdige Matthioli[1]) berichtet davon als Augenzeuge. Er sah dieselbe wunderbare Wirkung der Musik wie Alexandro, denn wenn die Kranken sich auch noch so schmerzvoll und an aller Rettung verzweifelnd auf ihrem Lager wanden, so sprangen sie nach den ersten Tönen von Melodieen, die auf sie Eindruck machten, — dies thaten aber nur die Tarantellen, die man zu diesem Zwecke setzte, — wie begeistert und neubelebt auf, regten sich, ihrer Krankheit vergessend, in abgemessenen Bewegungen, und tanzten ohne Ermüdung stundenlang, bis sie, bedeckt von erleichterndem Schweifse, eine wohlthätige Ermattung fühlten, die sie für einige Zeit oder für ein ganzes Jahr von Trübsinn und schwerem Krankheitsgefühl befreite. Alexandro's Erfahrung über die Schädlichkeit der Unterbrechung der Musik bestätigte sich allgemein. Verstummten etwa die Clarinetten und Trommeln während des Tanzes, denn die Kranken ermüdeten wohl die rüstigen Spielleute, so liefsen jene die fröhlich bewegten Glieder sinken, fielen wieder krank und erschöpft zu Boden, und fanden keine andere Erleichterung als durch erneuten Tanz. Deshalb sorgte man dafür, dafs die Musik bis zu ihrer Er-

[1]) Petr. Andr. Matthioli Commentarii in Dioscorid. Venet. 1565. fol. Lib. II. c. 57. p. 362.

schöpfung fortdauerte, und bezahlte lieber einige Spielleute mehr, damit sie sich einander ablösten, als dafs man die Kranken mitten aus ihrem heilbringenden Tanze in so trauriges Leiden zurücksinken liefs. Die Zufälle nach dem Bifs der Tarantel beschreibt Matthioli als sehr verschiedenartig. Einige Gebissene verfielen in krankhafte Heiterkeit, so dafs sie lange Zeit wachend und im Zustande übergrofser Reizbarkeit, lachten, tanzten und sangen, andere dagegen wurden schlafsüchtig, die meisten aber fühlten Uebelkeit und litten an Erbrechen, andere zitterten beständig, auch sah man nicht selten völlige Raserei vom Tarantelbifs entstehen, des gewöhnlichen Trübsinnes und untergeordneter Erscheinungen nicht zu gedenken.

3. Idiosynkrasieen. Musik.

Unerklärbare Regungen, seltsame Begierden und krankhafter Sinnenreiz aller Art blieben eben so wenig aus, wie bei dem Veitstanze und ähnlichen grofsen Nervenübeln. Noch im sechzehnten Jahrhundert sah man die Kranken gern glänzende Schwerter ergreifen, und in den Anfällen mit wilder Bewegung schwingen, als wollten sie Fechterspiele aufführen[1]). Dies thaten selbst Frauen, mit leidenschaftlichen Geberden der weiblichen Sanftmuth Hohn sprechend[2]), und bis in neueren Zeiten die Krankheit verschwand, war diese Erscheinung, wie überhaupt der Sinnesreiz der Taranteltänzer durch Metallglanz sehr gewöhnlich[3]).

Der Abscheu vor gewissen Farben, und der angenehme Sinnesreiz durch andere zeigte sich bei den regsamen Italienern viel deutlicher, als bei den schwerer beweglichen Deutschen im Veitstanz. Die rothe Farbe, welche die Veitstänzer verabscheuten, liebten sie allgemein, so dafs selten ein Kranker gesehen wurde, der nicht zu seiner Ergötzung ein rothes Tuch in der Hand hielt, oder seine

---

[1]) Athan. Kircher, Magnes sive de Arte magnetica Opus. Rom. 1654. fol. p. 589.

[2]) Joann. Juvenis, De antiquitate et varia Tarentinorum fortuna Libri VIII. Neapol. 1589. fol. L. II. c. 17, p. 107. Juvenis hat aufser der angedeuteten Angabe fast alles aus Matthioli entlehnt.

[3]) Simon Aloys. Tudecius, Leibarzt der Königin Christine, beobachtete einen solchen Fall im Juli 1656. — Bonet. Medicina septentrionalis collatit. Genev. 1684. fol.

Augen an rothen Kleidungsstücken Umstehender begierig weidete. Andere zogen die gelbe, andere die schwarze Farbe vor, was man, wie in dieser Zeit üblich, aus der Verschiedenheit der Temperamente zu erklären suchte[1]). Noch andere wurden von der grünen entzückt, und die Augenzeugen beschreiben diesen Farbendurst als so auffallend, dafs sie kaum Worte finden können, ihr Erstaunen auszudrücken. Wurden die Kranken der geliebten Farbe ansichtig, so stürzten sie, war ihnen der Eindruck noch neu, wie reifsende Thiere auf den gefärbten Gegenstand los, verschlangen ihn mit begehrlichen Blicken, küfsten, herzten, liebkosten ihn auf alle Weise, und allmählich zu sanfteren Empfindungen übergehend, nahmen sie den schmachtenden Ausdruck von Verliebten an, und umarmten das ihnen dargebotene Tuch mit der innigsten Sehnsucht und mit Thränen in den Augen, als wollten sie sich ganz in den berauschenden Sinneseindruck versenken.

Als in Tarent die Tanzanfälle eines Capuciners Aufsehen erregten, verfügte sich der Cardinal Cajetano in das Kloster, um selbst zu sehen, was vorging. Sobald nun der Mönch mitten im Tanze den geistlichen Fürsten in rother Kleidung gewahrte, so hörte er nicht weiter auf die Tarantella der Spielleute, sondern suchte sich mit sonderbaren Bewegungen dem Cardinal zu nähern, als wollte er die Fäden des Purpurgewandes zählen, und durch dessen Duft seine innerste Sehnsucht befriedigen. Die Umstehenden und eigene Ehrfurcht gestatteten ihm nicht die Berührung, und siehe da, er gerieth durch die Nichtbefriedigung seines Sinnesreizes in eine solche Angst und Unruhe, dafs er bald ohnmächtig niedersank, und nicht eher wieder zu sich kam, als bis der Cardinal ihm mitleidig seinen Purpurkragen hinreichte. Diesen fafste er nun mit dem höchsten Entzücken, drückte ihn bald an die Brust, bald an Stirn und Wangen, und begann wieder seinen Tanz wie im Liebeswahnsinn[2]).

Durch den Anblick verhafster Farben geriethen die Kranken in die äufserste Wuth, und konnten, wie die Veitstänzer, wenn sie

---

1) Epiphan. Ferdinand. Centum historiae seu observationes et casus medici. Venet. 1621. fol. Hist. LXXXI. p. 259. — Ferdinando, ein Arzt in Messapia zu Anfang des siebzehnten Jahrhunderts, hat die Angaben über den Tarantismus seiner Zeit mit vielem Fleifse gesammelt, war selbst Augenzeuge (p. 265) und ist von allen älteren Schriftstellern über diesen Gegenstand der ausführlichste.

2) Kircher a. a. O., p. 588. 89.

rothe Gegenstände sahen, kaum zurückgehalten werden, den Umstehenden die Kleider zu zerreifsen, die ihnen so widerwärtige Empfindungen erregten[1]).

Eine andere nicht minder auffallende Erscheinung war die Sehnsucht der Kranken nach dem Meere. Wie die Johannistänzer im vierzehnten Jahrhundert im Geiste den Himmel offen sahen, mit allem Glanze der Heiligen, so fühlten sich die vom Bifs der Tarantel Erkrankten zur unabsehbaren blauen Meeresfläche hingezogen, und versenkten sich in deren Anblick. Einige aufbehaltene Gesänge bezeichneten dieses eigenthümliche Sehnen[2]), das noch überdies durch sprechende Musik ausgedrückt, und schon von der blofsen Erwähnung des Meeres angeregt wurde. Einige, in denen dieser unerklärbare Reiz auf das Aeufserste gesteigert war, stürzten sich in blinder Wuth in die blauen Wellen[3]), wie hier und da Veitstänzer in reifsende Ströme. Dieser, der furchtbaren Wasserscheu so ganz entgegengesetzte Zustand verrieth sich bei anderen nur durch die Annehmlichkeit, die ihnen der Anblick des klaren Wassers in Gläsern gewährte. Sie trugen im Tanze Gläser voll Wasser mit abenteuerlichen Bewegungen und wunderlichem Ausdruck ihrer Gefühle umher, oder sie liebten es auch, wenn ihnen inmitten des Tanzplatzes gröfsere Gefäfse voll Wasser, umgeben mit Schilf und anderen Wassergewächsen, hingestellt wurden, worin sie Kopf und Arme mit sichtbarer Lust badeten[4]).

Andere wälzten sich in Erdhaufen, und liefsen sich mit Erleichterung ihres qualvollen Zustandes bis an den Hals begraben, andere Erscheinungen nicht zu erwähnen, die in unendlicher Mannigfaltigkeit verkehrte Regungen der Nerven offenbarten.

Dies alles aber verschwindet gegen die unvergleichliche Macht der Töne. Man hatte wohl im Alterthum den Schmerz

---

[1]) Ferdinand. p. 259.

[2]) Z. B. „Allu mari mi portati
Se voleti che mi sanati.
Allu mari, alla via:
Cosi m'ama la donna mia.
Allu mari, allu mari:
Mentre campo, t'aggio amari."

Kircher a. a. O., p. 592. — Anhang Nr. V.

[3]) Ferdinand. a. a. O., p. 257.

[4]) Kircher p. 589.

des Hüftwehs[1]), oder die Wuthanfälle der Wahnsinnigen[2]) durch sanftes Flötenspiel zu mildern, und was unserem Gegenstande näher liegt, auch selbst die Gefahr des Vipernbisses[3]) durch dasselbe Mittel abzuwenden gesucht, doch war dies alles nur in geringer Ausdehnung geschehen. Nach dem Tarantelbifs aber gab es in der Meinung des Volkes keine andere Rettung, als durch Musik, und es kam nicht in Betracht, dafs hier und da bei einem Verletzten durch das Binden des gebissenen Gliedes oder innere Arzneien der schweren Krankheit vorgebaut wurde, oder dafs einzelne kräftige Männer den Wirkungen des Giftes ohne alle Heilmittel widerstanden[4]). Man erzählte vielmehr, und dies stimmt mit dem Wesen einer so gesteigerten Nervenkrankheit ganz überein, dafs viele von der Tarantel Gebissene elend umgekommen wären[5]), weil die rettende Tarantella ihnen nicht aufgespielt werden konnte. So war es denn schon zu Anfang des siebzehnten Jahrhunderts üblich, dafs während der Sommermonate ganze Schaaren von Spielleuten Italien durchzogen, und — es giebt in alter und neuer Zeit kein ähnliches Beispiel — in Städten und Dörfern die Heilung der »Tarantati« im Grofsen unternommen wurde. Man nannte diese Zeit des Tanzes und des Spiels den kleinen Carneval der Frauen[6]), denn diese waren es vorzüglich, die sich der Sache annahmen, so dafs sie im ganzen Lande ihre Sparpfennige zurücklegten, und viele von ihnen ihr Hauswesen vernachlässigten, um nur an diesem Feste der Kranken Theil nehmen, und die willkommenen Spielleute belohnen zu können. Man sprach sogar von einer wohlhabenden Frau (Mita Lupa), die ihr ganzes Vermögen zu diesem Zwecke verschwendet hatte[7]).

Die Art der Musik selbst stand mit dem Wesen der Krankheit in der genauesten Verbindung, und sie hat auf die Italiener einen

---

[1]) Plin. Hist. nat. L. XXVIII. c. 2, p. 447. Ed. Hard.

[2]) Cael. Aurelian. Chron. L. I. c. 5, p. 335. Ed. Amman.

[3]) Schon Demokrit und Theophrast haben davon gesprochen. S. Gell. Noct. Attic. L. IV. c. 13.

[4]) Ferdinand. p. 260.

[5]) Bagliv. a. u. a. O., p. 618. — Nach bestimmteren Angaben starben von 1000 Gebissenen doch nur einer oder zwei. Ferdinand. p. 255.

[6]) Il carnevaletto delle donne. Bagliv. p. 617.

[7]) Ferdinand. p. 254. 260.

so tiefen Eindruck gemacht, dafs sie noch gegenwärtig, nachdem jene längst verschwunden ist, die Tarantella als eine eigenthümliche Tanzmusik mit rascher werdendem Tacte beibehalten haben. Sehr sinnig unterschied man einzelne Arten der Tarantella nach der wahrgenommenen Stimmung der Kranken durch besondere Namen, woraus hervorgeht, dafs man selbst den Idiosynkrasieen des Gesichtssinnes durch die Töne entsprechen wollte. So gab es eine Art Tarantellen, die man »panno rosso« nannte, eine sehr belebte, leidenschaftliche Musik, zu welcher wilde, dithyrambische Gesänge gehörten; eine andere »panno verde« genannt, die mit dem milderen Sinnesreiz durch die grüne Farbe übereinstimmte, mit idyllischen Gesängen von grünen Gefilden und Wäldern. Eine dritte hiefs »cinque tempi«, eine vierte »moresca« — sie wurde zu einem Mohrentanze gespielt — eine fünfte »catena« (?), und eine sechste »spallata«, die langsamste und unbeliebteste von allen, mit ganz passender Bezeichnung, als könnte sie nur schulterlahmen Tänzern aufgespielt werden[1]). Denen die das Wasser liebten, pflegte man nach entsprechender Musik Liebeslieder vorzusingen, auch hörten sie gern von Quellen, rauschenden Wasserfällen, Strömen und dergl.[2]). Es ist zu bedauern, dafs hierüber keine weitere Auskunft gegeben werden kann, weil nur kleine Bruchstücke von Liedern und nur sehr wenige Tarantellen aufbewahrt worden sind, die aus dem Anfang des siebzehnten, oder höchstens dem Ende des sechzehnten Jahrhunderts herrühren[3]). Die Musik hatte fast durchgängig den Klang der türkischen (aria turchesca), und die altherkömmlichen Gesänge der apulischen Landleute, die sich alljährlich mehrten, fügten sich leicht in die abgestofsenen und munteren Töne der türkischen Trommel und der Hirtenpfeife. Diese beiden Instrumente waren auf dem Lande die beliebtesten, aber auch alle anderen ertönten in Städten und Dörfern zu den Tänzen der Kranken und den Gesängen der Umstehenden. War den Kranken irgend eine Melodie zuwider, so gaben sie ihr Unbehagen durch gewaltsame, Abscheu ausdrückende Bewegungen zu erkennen, auch konnten sie Mifstöne durchaus nicht

[1]) Ebendas. p. 259. — Von träger Musik fühlten sich die Taranteltänzer wie zerschlagen: spezzati, minuzzati. p. 260.

[2]) A. Kircher a. a. O.

[3]) S. im Anhange Nr. V.

vertragen, wobei noch überdies zu bemerken ist, dafs ungebildete Landleute, welche Zeit ihres Lebens die Zauberkraft der Harmonieen nicht geahnt hatten, in dieser Beziehung ein äufserst scharfes Gehör bekamen, als wären sie in die innersten Geheimnisse der Tonkunst eingeweiht[1]). Dafs die Kranken durchaus nicht von allen Tarantellen, sondern nur immer von der einen oder der anderen angesprochen wurden, war eine gewöhnliche Erfahrung, welche eine grofse Vervielfältigung dieser Tänze veranlafste, wozu denn noch kam, dafs sie auch selbst unter den Instrumenten mit vielem Eigensinn wählten, so dafs einige die schmetternden Töne der Trompete, andere wieder das sanfteste Saitenspiel verlangten[2]).

Im siebzehnten Jahrhundert, nachdem in Deutschland die Raserei des Veitstanzes schon längst erloschen war, erreichte der Tarantismus in Italien seine gröfste Höhe. Es waren nicht blofs die Eingeborenen dieses Landes, die von dieser Krankheit ergriffen wurden, auch Fremde aller Farben und jeder Herkunft, Neger, Zigeuner, Spanier, Albaneser, sah man von ihr befallen werden[3]). Kein Alter schützte gegen die Folgen des Tarantelbisses und den Eindruck der gesehenen Anfälle, so dafs selbst neunzigjährige Greise bei dem Klang der Tarantella ihre Krücken hinwarfen, und als strömte ein verjüngender Zaubertrank durch ihre Adern, sich den wildesten Tänzern zugesellten[4]). Einen fünfjährigen Knaben sah Ferdinando nach dem Tarantelbifs von der Tanzwuth ergriffen[5]), und was Verwunderung erregen könnte, wenn nicht eben dieser glaubwürdige Augenzeuge es bestätigte, sogar Schwerhörige waren von dieser Krankheit nicht ausgeschlossen, so gewaltig wirkte der Anblick der Befallenen, auch ohne erhebliche Anregung durch die Töne[6]).

Untergeordnete Nervenzufälle traten während dieses Jahrhunderts in noch gröfserer Anzahl hervor, als früher. Man bemerkte

---

[1]) Bagliv. a. u. a. O. p. 623.

[2]) A. Kircher a. a. O.

[3]) Ferdinand. p. 262.

[4]) Namentlich wird dies von einem 94 jährigen Greise aus Avetrano berichtet, p. 254. 257.

[5]) Ebendas. p. 261.

[6]) Ferdinando sah einen Schwerhörigen, der, während des Tanzes begierig aufhorchend, den Trommeln und Pfeifen so nah als möglich zu kommen suchte, p. 258.

an den meisten Kranken eine auffallende Eiskälte, die nur nach angestrengtem Tanz in die natürliche Wärme überging[1]). Angst und Beklommenheit prefste ihnen kalten Schweifs aus, ihr Harn war weifs[2]), und sie empfanden einen so grofsen Widerwillen vor allem Kalten, dafs sie das dargebotene Wasser mit Abscheu von sich stiefsen. Wein dagegen tranken sie alle gern, ohne davon erhitzt oder irgend berauscht zu werden[3]). Während der ganzen Zeit der Anfälle, welche einen bis sechs Tage dauerte, fühlten sie Magendruck mit Widerwillen vor allen Speisen; des Fleisches und der Erdschnecken, von denen man glaubte, dafs sie die Anfälle verschlimmerten, pflegten sie sich schon einige Zeit vorher zu enthalten[4]), und es kann immerhin diesem Mangel an stärkender Nahrung einiger Antheil an jenem Weindurste zugeschrieben werden, doch war die Nervenkrankheit offenbar überwiegend, und das Fasten wie das Bedürfnifs der Stärkung durch Wein ihre Wirkung. Stimmlosigkeit, vorübergehende Blindheit[5]), Schwindel, völliger Wahnsinn mit Schlaflosigkeit, häufiges Weinen ohne äufsere Veranlassung waren gewöhnliche Erscheinungen. Viele Kranke fanden Erleichterung durch Schaukeln und Wiegen[6]), andere verlangten Erregung von Schmerz durch derbe Schläge auf die Fufssohlen, oder sie schlugen sich selbst, nicht zum Schein, sondern um einen heftigen Nervenkitzel zu stillen, und wie bei den Johannistänzern sah man nicht wenigen den Unterleib aufschwellen[7]), dessen tiefes Leiden sich bei anderen durch lang dauernde Verstopfung, Durchfall und Erbrechen zu erkennen gab[8]). Diese verloren allmählig Kraft und Farbe; mit rothen Augen, gelbsüchtig und aufgedunsen schlichen sie umher, und verfielen bald in tiefe Melancholie, die in den ernsten Tönen der Sterbeglocken und in dem Aufenthalt auf Kirchhöfen und in Gräbern Nahrung fand, wie dies von den Lykanthropen in älterer Zeit erzählt wird.

Die Vorstellung von den unabwendbaren Folgen des Tarantelbisses übte eine Macht über die Gemüther aus, welcher selbst die Gesundesten und Stärksten sich nicht zu entziehen vermochten. Noch um die Mitte des sechzehnten Jahrhunderts sah der berühmte Fra-

---

1) Ebendas. p. 260.
2) p. 256. 3) p. 260. 4) p. 261. 5) p. 256. 6) p. 258.
7) p. 257. 8) p. 256.

castoro den rüstigen Verwalter seines Landgutes stöhnend und mit den Geberden der äufsersten Verzweiflung in Todeskampf versinken, nachdem ihn ein Insect, von dem er geglaubt, es wäre eine Tarantel, in den Hals gestochen hatte. Hülfreich bereitete er ihm sogleich einen Trank aus Essig und armenischem Bolus, dem damaligen Hauptmittel gegen Pest und alle thierische Vergiftung, und wie durch ein Wunder war der Sterbende wieder hergestellt und im Besitz seiner Sprache[1]). Hier besiegte das Vertrauen zu dem grofsen Arzte — denn der Bolus, an dessen Heilkraft dieser glaubte, kommt nicht in Betracht, — die tödtliche Einbildung, von der der Kranke schwerlich ohne die Tarantella genesen sein würde. Ferdinando kannte Frauen, die dreifsig Jahre hintereinander Anfälle der Krankheit überstanden und ihre Tänze erneut hatten, so lange hielt sich bei ihnen der Glaube an das nicht vertilgte Tarantelgift, so lange die Seelenkrankheit, der eine körperliche Anregung längst nicht mehr zum Grunde lag[2]). Wohin wir uns überhaupt wenden, die Seelenkrankheit waltete allenthalben vor, und wurzelte in der Gemüthsstimmung des Zeitalters, welche nur eines Anstofses durch den geschehenen Tarantelbifs und die geglaubte Gewifsheit seiner höchst traurigen Folgen bedurfte, um in die grofse Nervenkrankheit auszubrechen. Nun gab es auch schon zu Ferdinando's Zeiten viele, welche die giftigen Wirkungen des Tarantelbisses geradezu leugneten, indem sie die Krankheit, welche Italien alljährlich in Bewegung setzte, für eine eingebildete Melancholie erklärten[3]). Diesen Unglauben mufsten sie indessen theuer büfsen, wenn der Vorwitz sie verleitete, eigene Versuche anzustellen. Denn viele von ihnen erkrankten schwer am Tarantismus, und selbst ein vornehmer Prälat, Jo. Bapt. Quinzato, Bischoff von Foligno, der sich wie zum Scherz von einer Tarantel hatte beifsen lassen, konnte nur dadurch geheilt werden, dafs man ihn durch die Tarantella zum Tanzen nöthigte[4]). Andere Geistliche aber, welche ihr Ohr der Musik verschliefsen wollten, weil sie das Tanzen ihrem Stande für schimpflich hielten, verfielen durch den Aufschub der Entscheidung des Uebels in tödtliche Krankheit und mufsten sich endlich, wollten sie nicht elend hinschmachten, das unwillkommene, aber einzige

[1]) De Contag. L. III. c. 2. p. 212. Opera Lugdun. 1591. 8.
[2]) p. 251. [3]) p. 251. [4]) p. 262.

Heilmittel gefallen lassen[1]). Der Freigeisterei war also das Zeitalter noch so wenig günstig, daſs selbst der entschiedenste Unglaube, unfähig der Erinnerungen des Gesehenen sich zu erwehren, einem verspotteten und an sich geringfügigen Gifte erlag.

4. Hysterie.

Wie nun aber der Tarantismus in dem einen diese, in dem anderen jene Seite des krankhaft erregten Lebens hervortreten lieſs, so konnte es auch nicht fehlen, daſs andere Verstimmungen der Nerven seine Gestalt annahmen, wenn irgend die Umstände einen solchen Uebergang begünstigten. Dies gilt vor allen von der Hysterie, diesem vielgestaltigen und wandelbaren Nervenübel, in welchem die Vorstellungen, der Aberglaube und die Thorheiten aller Zeitalter sich deutlich abgespiegelt haben. Für Hysterische kam der Carnevaletto der Frauen sehr erwünscht, ihre Krankheit erhielt durch ihn, wie in anderen Zeiten von anderen auffallenden Gewohnheiten, eine eigenthümliche Richtung, und von der Tarantel verletzt oder nicht, sie muſsten an den Tänzen der Krankheit Theil nehmen, an dem groſsen Volksfeste sich zeigen, an dem sie mit ihren Leiden triumphiren durften. Hierbei ist die Lebensweise der Frauen in Italien zu beachten. Einsam und des schönsten aller Genüsse, des Umganges mit Menschen durch die grausame Sitte beraubt, schleppten sie sich durch ein kümmerliches Dasein, Heiterkeit und Neigung zu sinnlichen Freuden ging in erzwungenem Müſsiggange, bei vielen in finsteren Trübsinn über, ihre Einbildungskraft erkrankte, Blässe und Beklemmung waren die Zeugen ihres tiefern Leidens. Wie hätten sie nicht, in so groſses Elend versunken, aus ihren Gefängnissen heraustreten, und an den Freuden der Musik, die ihnen Linderung brachte, Theil nehmen mögen? Es darf hierbei der Umstand nicht unbeachtet bleiben, der einen tiefen Blick in das psychische Wesen der hysterischen Leiden gestattet, daſs viele Bleichsüchtige, wenn sie beim Carnevaletto unter den Tänzerinnen mit aufgetreten waren, das ganze Jahr über von Krämpfen

[1]) p. 261.

und Beklemmungen frei blieben[1]), ohne dafs der körperliche Grund dieser Uebel gehoben wurde. Niemand möchte hiernach ihre Selbsttäuschung so geradehin Betrug nennen, und sie als solchen unbedingt verdammen.

Diese zahlreiche Klasse von Kranken trug zur Erhaltung des Uebels gewifs nicht wenig bei, denn ihre wunderlichen Leiden, in denen Verstellung und Wirklichkeit kaum von ihnen selbst, geschweige denn von Aerzten gesondert werden konnten, fanden dieselbe Nachahmung wie die Verzerrungen der falschen Veitstänzer. Gewifs sind auch sie es gewesen, die die Zahl der untergeordneten Zufälle ins Unendliche vermehrt haben, wie die tägliche Beobachtung Hysterischer annehmen läfst, die über den krankhaften Trieb sich bemerklich zu machen, von dem sittlichen Gesetze abfallen. Gewaltsamer Geschlechtsreiz hatte an ihrem Zustande oft den entschiedensten Antheil. Viele von ihnen entblöfsten sich auf die unsittlichste Weise, rissen sich unter Heulen und Beifsen das Haar aus, und brachte sie die unbefriedigte innere Glut zum Wahnsinn, so beschlofs der Selbstmord das ihnen verhafste Leben, wie es denn gewöhnlich war, dafs diese Unglücklichen sich in die Brunnen stürzten[2]).

Es könnte hiernach scheinen, dafs durch das Treiben dieser Art von Besessenen der ursprünglichen Krankheit so viel Trügliches und Unwahres beigemischt worden sei, dafs sie, in eine andere Sphäre hinübergezogen, in sich selbst hätte zerfallen müssen. Dahin kam es aber noch nicht in der ersten Hälfte des siebzehnten Jahrhunderts. Denn zum sichern Beweise der von der Hysterie ungefährdeten Selbstständigkeit des Tarantismus, erkrankten daran an vielen Orten, namentlich in Messapia, weniger Frauen als Männer, welche auch ihrerseits vom Geschlechtsreiz nicht wenig in Versuchung geführt wurden[3]). An anderen Orten, z. B. in Brindisi, war dies Verhältnifs umgekehrt, woran örtliche Verhältnisse, wie in anderen Krankheiten, ihren Antheil gehabt haben mögen; so viel aber geht aus übereinstimmenden Nachrichten hervor, dafs

---

[1]) Georg. Baglivi, Diss. de Anatome, morsu et effectibus tarantulae, p. 616. 17. Opp. Lugdun. 1710. 4.

[2]) Ferdinand. p. 257. [3]) Ebendas. p. 256. 57. 58.

im Ganzen die Weiber keinesweges den Vorzug genossen, von der Tarantelkrankheit in gröfserer Anzahl befallen zu werden.

Man erzählt, dafs die Narben des Tarantelbisses bei der alljährlichen Wiederkehr der Anfälle (einige tanzten zweimal jährlich) mifsfarbig geworden seien[1]), doch fehlen hierüber bestimmtere Angaben guter Beobachter, welche dieser Versicherung ihre völlige Unwahrscheinlichkeit benehmen könnten.

Es ist hier am Orte zu bemerken, dafs um dieselbe Zeit, als in Italien der Tarantismus seine gröfste Höhe erreichte, auch im fernen Asien der Bifs giftiger Spinnen noch eben so gefürchtet wurde, als seit Menschengedenken. Nur traten hier die Zufälle von dieser Verletzung ohne den Zusatz der apulischen Nervenkrankheit hervor, welche, wie in dem Vorigen anschaulich gemacht worden ist, mehr in der melancholischen Stimmung der Süditaliener, als in der Natur des Tarantelgiftes begründet war, das ohne Zweifel nur als der entfernte, und ohne diese Stimmung unwirksame Anlafs zu dieser Krankheit betrachtet werden kann. Die Perser bedienten sich eines sehr eindringenden Mittels, die Folgen einer solchen Vergiftung zu beseitigen, indem sie den mit Milch übersättigten Verletzten durch starkes Drehen in einem hängenden Kasten zum Brechen nöthigten[2]).

5. Abnahme.

Im ganzen siebzehnten Jahrhundert dauerte die Tanzwuth vom Tarantelbifs mit allen Zusätzen der Selbsttäuschung und der bei Nervenkrankheiten dieser Art nie ausbleibenden Verstellung fort, allmählig wieder abnehmend, aber noch bis zu Ende dieses Jahrhunderts mit so auffallenden Erscheinungen, dafs Baglivi, einer der würdigsten Aerzte dieser Zeit, durch ihre Bearbeitung der Wissenschaft einen Dienst zu erweisen glaubte[3]). Er wiederholt im Ganzen die Beobachtungen Ferdinando's, und stützt sich auf die

---

[1]) Ferdinand. p. 258.

[2]) Adam Olearius, Vermehrte Moscowitische und Persianische Reisebeschreibung. Schleswig 1663. fol. Buch IV. S. 496.

[3]) Georg. Baglivi, Dissertatio VI. de anatome, morsu et effectibus Tarantulae. (Geschrieben im Jahre 1595.) Opera omnia, Lugdun. 1710. 4. p. 599.

Erfahrungen seines Vaters, eines Arztes in Lecce, der als unverwerflicher Augenzeuge gelten kann[1]). Die unmittelbaren Folgen des Tarantelbisses, die Nervenkrankheit selbst, und die Verirrungen und Zufälle der Hysterischen bezeichnet er meisterhaft, ohne irgend das Bild der Wirklichkeit durch die Täuschungen der Leichtgläubigkeit zu trüben, welche ihm von Späteren mit Unrecht schuld gegeben worden ist.

In der neuern Zeit endlich ist der Tarantismus mehr und mehr zurückgetreten, und nur noch auf einzelne Fälle beschränkt geblieben. Wie hätte er auch im achtzehnten Jahrhundert noch unverändert fortdauern mögen, nachdem die Fäden des Mittelalters, an welche seine Erscheinung sich knüpfte, schon längst zerrissen waren? Verstellung kam häufiger vor, und wo irgend die Krankheit noch in ihrer reinen Gestalt hervortrat, da war ihre Hauptursache, eine eigen geartete Melancholie, welche ehedem die Stimmung so vieler Tausende gewesen, nur in dem engeren Kreise persönlichen Mifsgeschicks entstanden.

Endlich wurde der Tarantismus von den meisten [neueren] Aerzten und Naturforschern, welche bei dieser Veranlassung mit grofser Kurzsichtigkeit und gänzlicher Unkunde der Geschichte zu Werke gegangen sind, ohne weiteres in das Reich der Täuschungen verwiesen und als ein vollendeter Betrug bezeichnet. Sie haben, ihre Meinung zu bekräftigen, einige dieser anscheinend günstige Versuche, jedoch unter ganz ungeeigneten Umständen angestellt, da meistentheils nur kerngesunde Männer dazu gewählt wurden, welche von dem Einflufs des Glaubens an die einst so gefürchtete Nervenkrankheit himmelweit entfernt waren, und aus einzelnen Beispielen von Trug und Verstellung, die bei den meisten Nervenkrankheiten vorkommen, ohne deren Wirklichkeit zweifelhaft zu machen, allzu voreilig auf die ganze grofsartige Erscheinung geschlossen, von der sie nicht wufsten, dafs sie nah an vierhundert Jahre bestanden, und dafs ihre Wurzeln bis in das entfernteste Mittelalter reichen. Der Gelehrteste und Scharfsinnigste unter ihnen ist der Neapoli-

[1]) Dieser Arzt sah einst, dafs drei Kranke, welche offenbar an bösartigen Fiebern litten, und deren Zufälle die Umstehenden dem Tarantelbifs zuschrieben, durch Musik zum Tanzen genöthigt wurden. Der eine starb auf der Stelle, die beiden anderen bald darauf. Cap. 7, p. 616.

taner Serao[1]); seine Beweisführung gegen die Wirklichkeit des Tarantismus läuft indessen darauf hinaus, dafs er diesen für eine sehr entschiedene Form von Melancholie erklärt, und die Wirkung des Tarantelbisses auf dieselbe mit der Anregung eines laufenden Pferdes durch die Sporen vergleicht, also gerade das recht eigentlich bekräftigt, was er zu leugnen sich das Ansehen giebt[2]). Durch die Erschütterung des schon wankenden Glaubens an die Krankheit soll es ihm wirklich gelungen sein, diese seltener zu machen und dem Truge ein Ziel zu setzen[3]), doch wird hierdurch eben so wenig die Wirklichkeit derselben zweifelhaft gemacht, als in neuerer Zeit das Schlafwachen aus dem Reiche der natürlichen Erscheinungen durch die oftmalige Enthüllung von Betrug verwiesen worden ist, welche auch ihrerseits die an sich begründeten [?] Wirkungen des thierischen Magnetismus seltener gemacht hat. Die übrigen Aerzte und Naturforscher [der neueren und neuesten Zeit], welche sich über den Tarantismus ohne umfassende Kenntnifs ausgesprochen haben, sind einer Beleuchtung ihrer Ansichten nicht eben würdig, nachdem wir die Thatsache, alles Fremdartigen entkleidet, zu Jedermanns Einsicht hingestellt haben.

---

[1]) Franc. Serao, della Tarantola o vero Falangio di Puglia. Napol. 1742. — Vergl. Thom. Fasani, De vita, muniis et scriptis Franc. Serai etc. Commentarius. Neapol. 1784. 8. p. 76 seq.

[2]) Ebendas. p. 88. [3]) p. 89.

ANHANG.

I.

Petri de Herentals, Prioris Floreffiensis Vita Gregorii XI., in Stephan. Baluzii Vitae Paparum Avenionensium. T. I. Paris 1693. 4. p. 483.

Ejus tempore, videlicet A. D. MCCCLXXV mira secta tam virorum quam mulierum venit Aquisgrani de partibus Alamanniae, et ascendit usque Hanoniam seu Franciam, cujus talis fuit conditio. Nam homines utriusque sexus illudebantur a daemonio, taliter quod tam in domibus quam in plateis et in Ecclesiis se invicem manibus tenentes chorizabant et in altum saltabant, ac quaedam nomina daemoniorum nominabant, videlicet *Friskes* et similia, nullam cognitionem in hujusmodi chorizatione nec verecundiam sui propter astantes populos habentes. Et in fine hujus chorizationis in tantum circa pectoralia torquebantur, quod nisi mappulis lineis a suis amicis per medium ventris fortiter stringerentur, quasi furiose clamabant se mori. Hi vero in Leodio per conjurationes sumptas de illis quae in catechismo ante baptismum fiunt, a daemonio liberabantur, et sanati dicebant, quod videbatur eis *quod in hora hujus chorizationis erant in fluvio sanguinis, et propterea sic in altum saltabant.* Vulgus autem apud Leodium dicebat quod hujusmodi plaga populo contigisset eo quod populus male baptizatus erat, maxime a Presbyteribus suas tenentibus concubinas. Et propter hoc proposuerat vulgus insurgere in clerum, eos occidendo et bona eorum diripiendo, nisi Deus de remedio providisset per conjurationes praedictas. Quo viso cessavit tempestas vulgi taliter quod clerus multo plus a populo fuit honoratus. De ista autem chorizatione seu secta talia extant rigmata:

Oritur in seculo nova quaedam secta
In gestis aut in speculo visa plus nec lecta.
Populus tripudiat nimium saltando.
Se unus alteri sociat leviter clamando.
Frisch friskes cum gaudio clamat uterque sexus
Cunctus manutergio et baculo connexus.

Capite fert pelleum desuper certum.
Cernit Mariae filium et caelum apertum.
Deorsum prosternitur. Dudum fit ululatus.
Calcato ventre cernitur statim liberatus.
Vagatur loca varia pompose vivendo.
Mendicat necessaria propriis parcendo.
Spernit videre rubea et personam flentem.
Ad fidei contraria erigit hic gens mentem.
Noctis sub umbraculo ista perpetravit.
Cum naturali baculo subtus se calcavit.
Clerum habet odio. Non curat sacramenta
Post sunt in Leodio remedia inventa,
Hanc nam fraudem qua suggessit sathan est convictus.
Conjuratus evanescit. Hinc sit Christus benedictus.

II.

Jo. Pistorii Rerum familiarumque Belgicarum Chronicon magnum. Francof. 1654. fol. p. 319. De chorisantibus.

Item Anno Dn. MCCCLXXIV. tempore pontificatus venerabilis Domini Joannis de Arckel Episcopi Leodiensis, in mense Julio in crastino divisionis Apostolorum visi sunt dansatores scilicet chorisantes, qui postea venerunt Trajectum, Leodium, Tungrim et alia loca istarum partium in mense Septembri. Et coepit haec *daemoniaca pestis* vexare in dictis locis et circumvicinis masculos et foeminas maxime pauperes et levis opinionis ad magnum omnium terrorem; pauci clericorum vel divitum sunt vexati. Serta in capitibus gestabant, circa ventrem mappa cum baculo se stringebant circa umbilicum, ubi post saltationem cadentes nimium torquebantur, et ne creparentur pedibus conculcabantur, vel contra creporem cum bacolo ad mappam duriter se ligabant, vel cum pugno se trudi faciebant, rostra calceorum aliqui clamabant se abhorrere, unde in Leodio fieri tunc vetabantur. Ecclesias chorisando occupabant, et crescebant numerose de mense Septembri et Octobri, processiones fiebant ubique, litaniae et missae speciales. Leodii apud Sanctam crucem scholaris servitor in vesperis dedicationis, coepit ludere cum thuribulo, et post vesperas fortiter saltare. Evocatus a pluribus, ut diceret Pater noster, noluit; et Credo respondit in diabolum. Quod videns capellanus, allata stola conjuravit eum per exorcismum baptizandorum, et statim dixit: Ecce inquit, scholaris recedit cum parva toga et calceis rostratis. Dic, tunc inquit, Pater noster et Credo. At ille utrumque dixit perfecte et curatus est. Apud Harstallium uno mane ante omnium Sanctorum, multi eorum ibi congregati consilium habuerunt, ut pariter venientes omnes canonicos, presbyteres et clericos Leodienses occiderent. Canonicus quidam parvae mensae minister Simon in claustro Leodiensi apud capellam Beatae virginis, in Deo confortatus, scalam projecit in collum unius, dicens Evangelium: In principio erat verbum super caput ejus, et per hoc fuit liberatus, et pro miraculo statim fuit pulsatum. Apud S. Bartolomaeum Leodii, praesentibus multis, cuidam alii exorcisanti respondit daemon: Ego exibo libenter. Expecta inquit presbyter, volo tibi loqui. Et postquam aliquos alios curasset, dixit illi, loquere tu personaliter et responde mihi. Tum solus respondit daemon: Nos eramus duo, sed socius meus nequior me, ante me exivit, habui tot pati in hoc corpore, si essem extra, nunquam intrarem in corpus Christianum. Cui presbyter: Quare intrasti corpora talium personarum? Respondit: Clerici et presbyteres dicunt tot pulchra verba et tot orationes, ut non possemus intrare corpora ipsorum. Si adhuc fuisset expectatum per quindenam vel mensem, nos intrassemus corpora divitum, et postea principum, et sic per eos destruxissemus clerum. Et haec fuerunt ibi a multis audita et postea a multis narrata. Haec pestis intra annum satis invaluit, sed postea per tres aut quatuor annos omnino cessavit.

III.

Die Limburger Chronik, herausgegeben von C. D. Vogel. Marburg 1828. 8. S. 71.

Anno 1374 zu mitten im Sommer, da erhub sich ein wunderlich Ding auff Erdreich, und sonderlich in Teutschen Landen, auff dem Rhein und auff der Mosel, also dafs Leute anhuben zu tantzen und zu rasen, und stunden je zwey gegen ein, und tantzeten auff einer Stätte einen halben Tag, und in dem Tantz da fielen sie etwan offt nieder, und liessen sich mit Füssen tretten auff ihren Leib. Davon nahmen sie sich an, dafs sie genesen wären. Und lieffen von einer Stadt zu der andern, und von einer Kirchen zu der andern, und huben Geld auff von den Leuten, wo es ihnen mocht gewerden. Und wurd des Dings also viel, dafs man zu Cölln in der Stadt mehr dann fünff hundert Täntzer fand. Und fand man, dafs es eine Ketzerey war, und geschahe um Golds willen, dafs ihr ein Theil Frau und Mann in Unkeuschheit mochten kommen, und die vollbringen. Und fand man da zu Cölln mehr dann hundert Frauen und Dienstmägde, die nicht eheliche Männer hatten. Die wurden alle in der Täntzerey Kinder-tragend, und wann dafs sie tantzeten, so bunden und knebelten sie sich hart um den Leib, dafs sie desto geringer wären. Hierauff sprachen ein Theils Meister, sonderlich der guten Artzt, dafs ein Theil wurden tantzend, die von heisser Natur wären, und von andern gebrechlichen natürlichen Sachen. Dann deren war wenig, denen das geschahe. Die Meister von der heiligen Schrift, die beschwohren der Täntzer ein Theil, die meynten, dafs sie besessen wären von dem bösen Geist. Also nahm es ein betrogen End, und währete wohl sechszehn Wochen in diesen Landen oder in der Mafs. Auch nahmen die vorgenannten Täntzer Mann und Frauen sich an, dafs sie kein roth sehen möchten. Und war ein eitel Teuscherey, und ist verbottschaft gewesen an Christum nach meinem Bedünken.

IV.

Die Chronica van der hilliger Stat van Coellen. A. d. MCCCLXXIV. fol. 277. Coellen 1499. fol.

In dem feluen iair ftonde eyn groiffe kranckheit vp vnder den mynfchen, ind was doch niet vill me gefyen defe felue kranckheit vur off nae ind quam van natuerlichen urfachen as die meyfter fchrijuen, ind noemen Sij maniam, dat is raferie off unfynnicheit. Ind vill lude beyde man ind frauwen junck ind alt hadden die kranckheit. Ind gyngen vyff huyff ind hoff, dat deden ouch junge meyde, die verlieffen yr alderen, vrunde ind maege ind lantfchaff. Diffe vurfs mynfchen zo etzlichen tzijden as Sij die kranckheit anftieffe, fo hadden Sij eyn wonderlich bewegung yrre lychamen. Sij gauen vyff kryfchende vnd grufame ftymme, ind mit dem wurpen Sij fich haeftlich up die erden, vnd gyngen liggen up yren rugge, ind beyde man ind vrauwen moift men vmb yren buych ind vmp lenden gurdelen vnd kneuelen mit twelen vnd mit ftarcken breyden benden, affo ftijff vnd harte als men moehte.

Item affo gegurt mit den twelen dantzten Sij in kyrchen ind in clufen ind vp allen gewijeden fteden. As Sij dantzten, fo fprungen Sij allit vp ind rieffen, Here fent Johan, fo fo, vrifch ind vro here fent Johan.

Item die ghene die die kranckheit hadden wurden gemeynlichen gefunt bynnen .XV. dagen. Zom leften gefchiede vill bouerie vnd droch dae mit. Eyndeyll naemen fich an dat Sij kranck weren. vp dat Sij mochten gelt dae durch bedelen. Die anderen vinfden fich kranck vp dat Sij mochten vnkuyfchheit bedrijuen mit den vrauwen. jnd gyngen durch alle lant ind dreuen vill bouerie. Doch zo leften brach idt vyff ind wurden verdreuen vyff den landen. Die felue dentzer quamen ouch zo Coellen tuffchen tzwen vnser lieuen frauwen miffen Affumptionis ind Natiuitatis.

V.

Musik zum Tanze der Taranti aus Athan. Kircher.

Magnes, s. de Arte magnetica. Rom. 1654. fol. p. 591. Wiederholt in Sam. Hafenreffer, Nosodochium, in quo cutis affectus traduntur. Ulm. 1660. 8. p. 485.

1. *Primus modus Tarantella.*

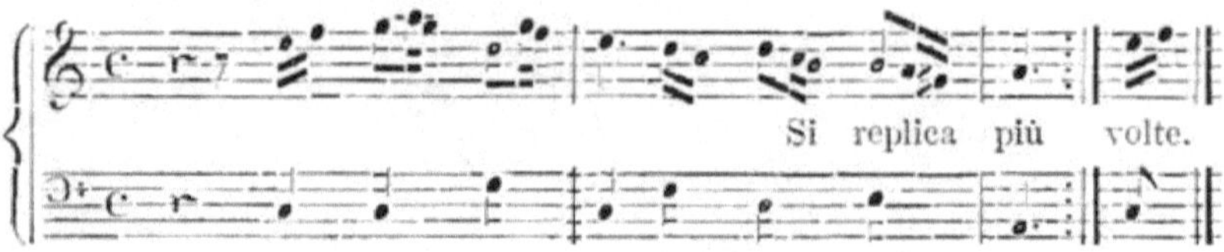

2. *Secundus modus.*

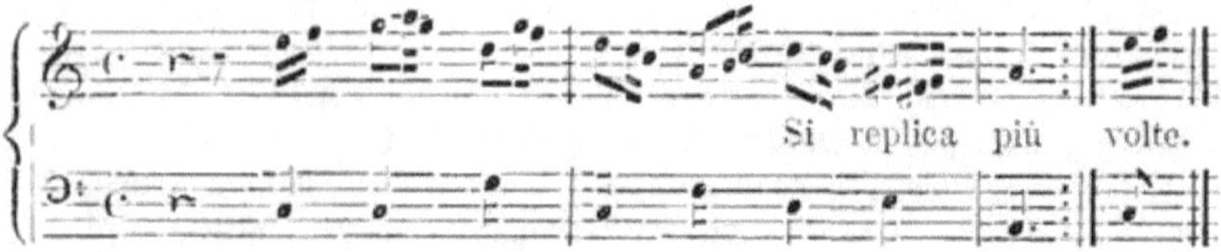

3. *Tertius modus.*

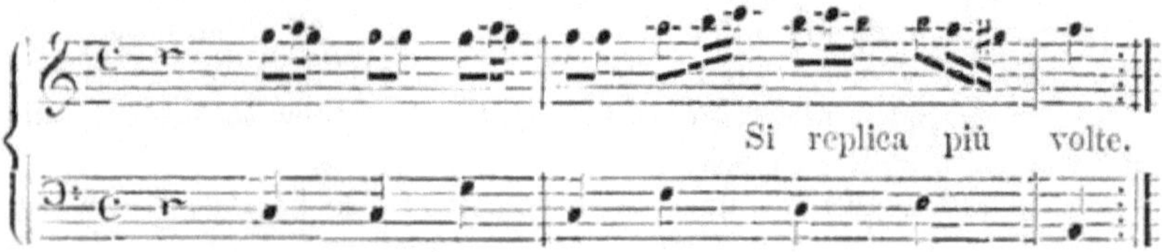

4. *Antidotum Tarantulae.*

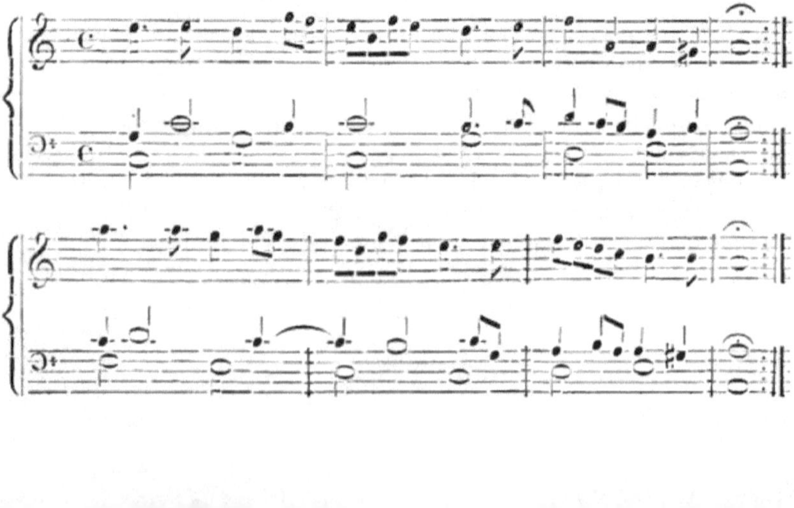

5.

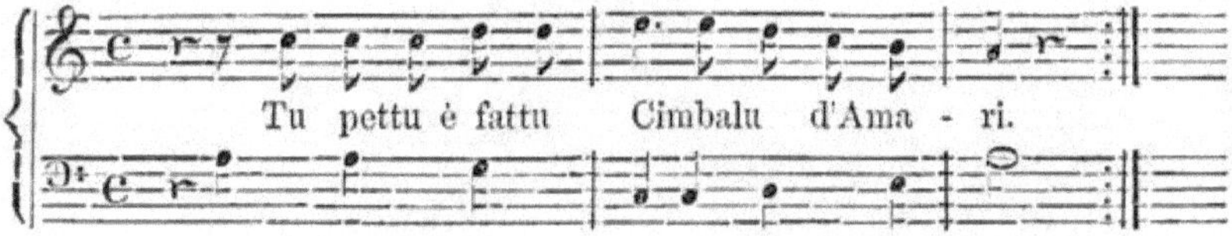

Stu pettu è fattu Cimbalu d'Amuri:
Tasti li sensi mobili, e accorti:
Cordi li chianti, sospiri, e duluri:
Rosa è lu Cori miu feritu à morti:
Strati è lu ferru, chiai sò li miei arduri:
Marteddu è lu pensieri, e la mia sorti:
Mastra è la Donna mia, ch'à tutti l'huri
Cantando cantaleta la mia morti.

Zwischen dieser und den folgenden, verloren gegangenen Strophen wurde gewöhnlich gesungen:

Allu mari mi portati,
Se voleti che mi sanati.
Allu mari, alla via:
Cosi m'ama la Donna mia.
Allu mari, allu mari:
Mentre campo, t'aggio amari.

6. *Tarantella.*

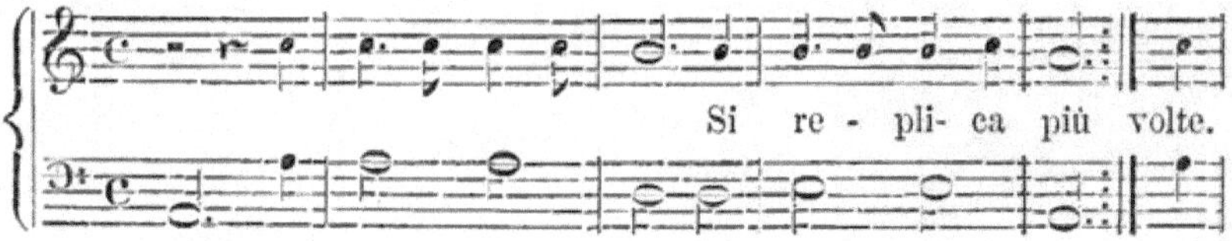

Ritornello.

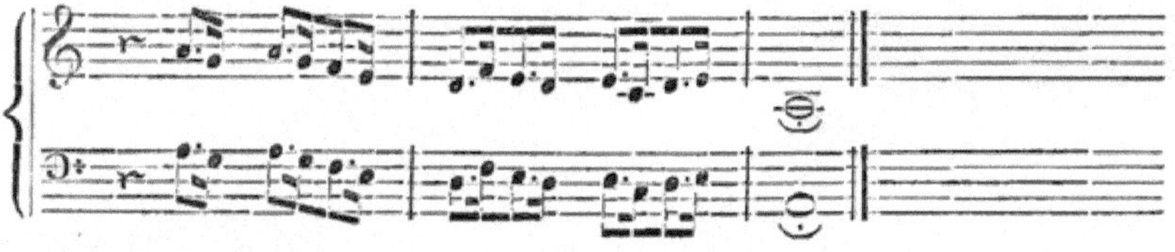

7. *Teno hypodorio.*

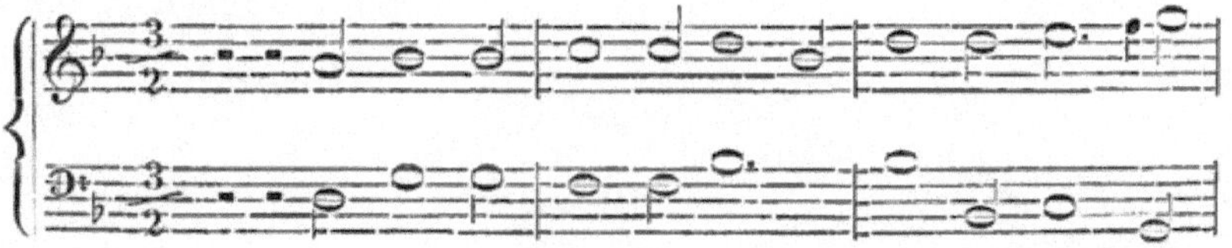

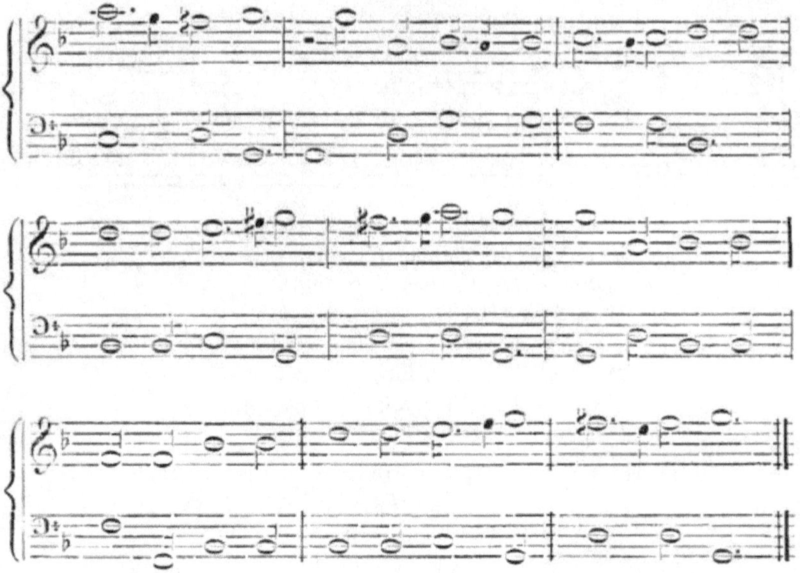

8. *Alia clausula.*

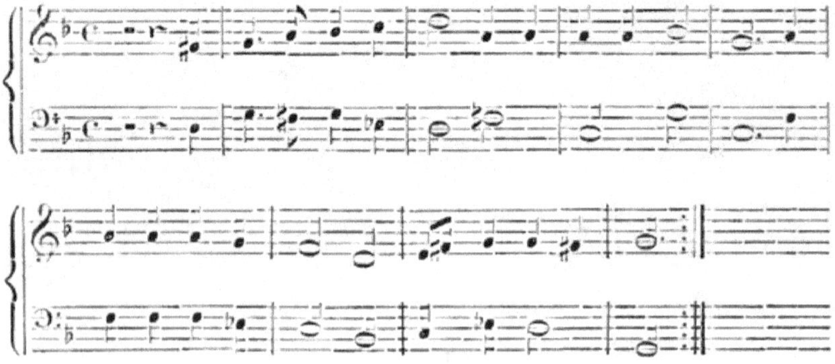

IV.

DER ENGLISCHE SCHWEISS.

[Die starre Fessel des arabisirten Galenismus, welche den ärztlichen Geist des 13. und 14. Jahrhunderts in so hohem Grade gebannt hielt, dafs selbst der schwarze Tod mit seinen Schrecknissen denselben kaum aus seiner Versunkenheit in scholastisch-dialectische Grübeleien wach zu rufen vermochte, beherrschte in einem nicht geringeren Grade auch die ärztliche Gelehrtenwelt des 15. Säculums: nur einzelne bevorzugte Geister wagten es, unabhängig von den Satzungen ihres Galen und Avicenna zu denken und zu sprechen, zu einer freien, nüchternen und selbstständigen Beobachtung und Forschung brachten es aber auch diese nur selten; die Aufgaben, welche sich die bei weitem meisten Aerzte jener Zeit für eine litterarische Beschäftigung stellten, bewegten sich noch immer, mehr oder weniger, auf jenem Gebiete einer scholastischen Bearbeitung der Heilkunde, welche die ganze ärztliche Litteratur der zweiten Hälfte des Mittelalters charakterisirt. Am wenigsten vermochten sich diese Heilkünstler mit ihren Anschauungen über den beschränkten Gesichtskreis der fixirten und überkommenen Symptomencomplexe zu erheben, oder gar den von Hippocrates so glänzend angebahnten Weg einer epidemiologischen oder katastaseologischen Forschung zu gehen, und so suchen wir denn in der ganzen ärztlichen Litteratur, und selbst in den Schriften der besten Aerzte jener Zeit, eines Valescus, Guaineri, Savonarola, Montagnana u. a., vergeblich nach einem Material, das uns befähigte, eine Geschichte der Volkskrankheiten des 15. Jahrhunderts zu entwerfen.

Erst gegen das Ende des 15. und im Anfange des »in Sieg

und Trauer grofsen« 16. Jahrhunderts macht sich, unter dem belebenden Hauche der neuen Zeit, welche mit ihren reformatorischen Bestrebungen keine Seite im Leben der europäischen Bevölkerung unberührt gelassen hat, auch auf dem beschränkten Gebiete ärztlichen Denkens und Schaffens ein nach allen Seiten hin gerichteter Aufschwung zum Bessern bemerklich: der Geist des wieder erweckten Hippocrates durchweht die ärztliche Welt, und beginnt die Nebel zu zerstreuen, welche viele Jahrhunderte lang den Sinn der Aerzte umdüstert hatten; neben der freien, unbefangenen Forschung fängt die Kritik an, ihr Recht zu üben und bannt allmälig einen Dogmatismus, der bis dahin die Geister geknechtet hielt; die Naturbeobachtung tritt an die Stelle der scholastischen Grübelei, neue, ungewöhnliche Erscheinungen im krankhaften Leben der europäischen Bevölkerung bieten der Forschung ein reiches, anziehendes Material und so sehen wir im Anfange des 16. Säculums innerhalb eines wenige Decennien ausfüllenden Zeitraumes plötzlich eine ärztliche Litteratur erwachsen, welche, in dem Reichthume der in ihr mitgetheilten Beobachtungen und Erfahrungen, gerade dem Epidemiographen ein werthvolles Material für die Bearbeitung einer Geschichte der Krankheiten jener Zeit bietet.

Neben der Beulenpest sind es namentlich drei Krankheitsformen, welche eben damals, am Schlusse des Mittelalters und dem Beginne der neuen Zeit, wegen der (angeblichen) Neuheit der Form nicht weniger, wie wegen ihrer weitreichenden Verbreitung, die Aufmerksamkeit der Zeitgenossen vorwiegend fesselten, und die schriftstellerische Thätigkeit derselben daher wesentlich bestimmten, — die Syphilis, der exanthematische Typhus und der englische Schweifs, unter diesen aber ist es gerade die letztgenannte Krankheit, welche in ihrem die letzten Jahrzehnte des 15. und die ersten des 16. Säculums ausfüllenden Vorherrschen, auf dem uns beschäftigenden Gebiete der Thatsachen, dem der grofsen Volkskrankheiten des Mittelalters, den Schlufs der Untersuchung bildet, und deren Schilderung wir in der uns vorliegenden Arbeit Hecker's finden.

Hecker befand sich bei der Abfassung der Schrift nur in einem theilweisen Besitze der diese, auch für unsere Betrachtung sehr interessante, Krankheitsform betreffenden ärztlichen und chronistischen Berichte; im Nachlasse des um die Geschichte der Heilkunde so hoch verdienten Gruner hat Häser eine weit vollständigere Zusammenstellung des auf die Geschichte des englischen Schweifses bezüglichen litterarischen Materials vorgefunden und dasselbe, mit Hinzufügung der Gruner unbekannt gebliebenen, dagegen von Hecker benutzten, sowie der erst neuerlichst von ihm selbst und von anderen Forschern aufgefundenen Nachrichten über die Geschichte der genannten Krankheit veröffentlicht, so dafs wir in dem von ihm unter dem Titel »Scriptores de sudore Anglico superstites. Jenae 1847« herausgegebenen Werke eine vollständige Sammlung aller bis jetzt bekannt gewordenen Mittheilungen über den englischen Schweifs besitzen; der Werth dieser Schrift wird aber noch wesentlich dadurch erhöht, dafs Häser dem vollständigen Abdrucke aller Quellen eine kurze Kritik derselben, bezüglich ihrer Bedeutung, und einen nach dem vorliegenden Gesammtmaterial bearbeiteten historischen Abrifs der Krankheit selbst hat folgen lassen.

Indem ich nun die Arbeit Hecker's dem ärztlichen Publikum von Neuem vorführe, habe ich es für geboten erachtet, dieselbe nach allen Seiten hin so weit zu ergänzen und zu emendiren, als die erweiterte Kenntnifs der Thatsachen es möglich macht; diese, unter den in den vorigen Theilen dieses Werkes beobachteten Cautelen, durchgeführten Veränderungen beziehen sich zunächst auf die Geschichte des englischen Schweifses selbst, für deren Bearbeitung die Gruner-Häser'sche Sammlung von mir benutzt worden ist[1]), und der neben den einzelnen Ausbrüchen dieser Krankheit vorherrschenden anderweitigen Volksseuchen, sodann aber, und in einem noch höheren Grade, auf die von Hecker seiner Arbeit hinzugefügte Geschichte der später beobachteten »Schweifskrankheiten«, welche eine, dem neuesten Standpunkte der Erfahrungen entsprechende, vollkommene Umarbeitung nothwendig gemacht hat, und an welche ich eine Darstellung und Untersuchung derjenigen Daten aus

---

[1]) Ich habe in dieser Ausgabe der Hecker'schen Schrift nicht nur die von mir neu beigebrachten Daten nach der Gruner-Häser'schen Sammlung citirt, sondern auch die von Hecker selbst gegebenen Citate auf die genannte Sammlung zurückgeführt, da dieselbe dem Leser weit eher zu Gebote steht, als die zum gröfsten Theile sehr selten gewordenen Originalwerke; die betreffenden Citate sind mit einem * versehen.

der Geschichte der Cholera geknüpft habe, welche, wie mich dünkt, ein neues Licht auf die Geschichte des englischen Schweifses und der ihm nahe stehenden Krankheiten werfen, und, indem sie uns diese Krankheitsformen näher rücken, uns an denselben mehr als ein blofses historisches Interesse nehmen lassen.]

Der englische Schweifs.

Ein ärztlicher Beitrag zur Geschichte des funfzehnten und sechszehnten Jahrhunderts[1]).

Diese Arbeit schliefst sich meinen Versuchen über verwandte Gegenstände an, und es spricht sich auch in ihr der Gedanke aus, dafs die grofsen Volkskrankheiten Entwickelungszustände sind, in denen der Geist der Menschheit sich nach allen Seiten hin regt. Davon giebt die ganze Weltgeschichte Zeugnifs. Die Stimmung der Gemüther, die Denkweise ganzer Zeitalter war oft die Folge herrschender Krankheiten; denn nichts ist mächtiger, den Menschen entweder zur Ergebung und milden Gesinnung zu stimmen, oder in ihm wilde Leidenschaften zu entzünden, als die Nähe einer unausweichlichen, gemeinsamen Gefahr. Oft haben Begeisterung und Fanatismus, Hafs und Rachedurst, welche aus beengender Todesfurcht entsprangen, die Welt in Feuer und Flammen gesetzt. Hunger und Krankheiten — unter ihnen die Feuerpest des heiligen Antonius — haben an den Zügen nach Jerusalem keinen geringeren Antheil, als die begeisterten Reden des Kreuzpredigers von Amiens; der schwarze Tod erfüllte die Welt mit Scheiterhaufen, und erweckte die furchtbare Bufse der Geifselbrüder; der morgenländische Aussatz gab dem ganzen Mittelalter eine düstere Stimmung. Mit allen diesen Regungen stehen die grofsen Begebenheiten in der nächsten Verbindung, und gewifs kam es in den wechselnden Gestaltungen des Menschengeschlechts von jeher mehr auf die Gesinnung, als auf die rohen Kräfte an, welche die Ereignisse herbeiführten.

---

[1]) Die Schrift ist Berlin 1834 erschienen.

Hier kann also der Geschichtsschreiber, der die geistigen Triebfedern aufsucht, der ärztlichen Forschung nicht entbehren, die Thatsachen selbst überzeugen ihn von dem organischen Zusammenhange des Körperlichen mit dem Geistigen in allen menschlichen Dingen, mithin auch von der innern lebendigen Verbindung aller menschlichen Erkenntnifs. Und nun auf dem ärztlichen Standpunkte, welche Fülle von grofsartiger Beobachtung bietet die Geschichte der Volkskrankheiten! Die gegenwärtigen Körperleiden sind in ihrer Gesammtheit nur eine Stufe der Entwickelung, nur eine Phase des kranken Lebens in einer grofsen Reihenfolge von Erscheinungen, und erhalten mithin nur durch Erkenntnifs des Vergangenen, nur durch geschichtliches Forschen ihre volle Bedeutung. Wie will man auch den Ring des Saturn erkennen, so lange man nur den Streifen wahrnimmt? Grofse Krankheiten sind untergegangen, oder haben sich zersplittert; aus Geringfügigem hat sich Bedeutendes entwickelt: überall in diesem Wechsel der Gefahr und Zerstörung offenbaren sich die Wirkungen mächtiger Naturgesetze durch die Lebensstimmungen ganzer Jahrhunderte. Hier ist kein luftiges Reich vergänglicher Vermuthungen, die Thatsachen reden selbst in tausend Erinnerungen. Man durchforsche nur mit unbefangenem Ernste die Vergangenheit, man beachte auch nur die wenigen Untersuchungen, welche bis jetzt in der historischen Pathologie gelungen sind — vielleicht erkennt einiges Wohlwollen auch die meinigen an — und es kann nicht fehlen, man wird hier zu einem Kern der Wirklichkeit gelangen, von dem die Heilkunde zu ihrem grofsen Nachtheile bisher noch immer fern geblieben ist, während sie zu Zeiten in minder fruchtbarem Erdreich ihre Wurzeln schlug, oder wohl selbst in dem aufgeschütteten Boden starrer Schulsatzungen verkümmerte.

Der Staat, der seine Gesetzgebung auf die Erkenntnifs der Wirklichkeit gründet, der von den Naturwissenschaften Aufklärung über das menschliche Gesammtleben in jeder Beziehung erwartet, fordert von seinen Aerzten mit allem Rechte eine vielseitige Einsicht in das Wesen und die Ursachen der Volkskrankheiten. Eine solche, der Würde einer Wissenschaft entsprechende Einsicht kann aber nicht aus der Beobachtung vereinzelter Volkskrankheiten gewonnen werden, weil die Natur in ihnen niemals alle ihre Seiten entfaltet, und von den Gesetzen des allgemeinen Erkrankens immer nur wenige in Wirksamkeit treten läfst. Es genügt nicht einmal ein Menschenalter, wäre es auch noch so reich an grofsen Erfahrungen, um eine dieses Namens werthe Lehre von den Volkskrankheiten im Kreise erlebter Erscheinungen zu begründen: die Erfahrung aller Jahrhunderte ist hier die Quelle, aus der geschöpft werden mufs, und die ärztliche Forschung der einzige Weg, der zu dieser Quelle führt, will man nicht neuen Volkserkrankungen unvorbereitet entgegentreten, und die Meinung, dafs die gegenwärtige Heilkunde das vollgültige Ergebnifs aller früheren Bestrebungen sei, in ihrer ganzen Unwahrheit bestehen lassen. Es sind auch nicht blos die allgemeinen Erkrankungen, welche in der Reihe der Jahrhunderte in verschiedenartiger Ausbildung hervortraten; die Einsicht in jede einzelne Krankheit, sie mag in grofsen oder in kleinen Verhältnissen vorkommen, gewinnt an Klarheit durch die Erkenntnifs ihrer zeitlichen Entwickelung. So möge sich denn auch die Aufmerksamkeit und der Fleifs für Wahrheit und Wissenschaft begeisterter Aerzte der historischen Forschung allgemeiner zuwenden, und ihr an Hochschulen und Akademieen die Stellung zugestanden werden, die ihr bei der hohen Wichtigkeit ihrer Gegenstände als einem weit ausgebreiteten Zweige der Naturforschung gebührt!

Ob die vorliegende Untersuchung über eine der denkwürdigsten Krankheiten diesen Ansichten entspricht, mufs ich dem Urtheile meiner Leser anheimstellen. Die Geschichtforscher werden erkennen, welche Lebensstimmung der Völker sich durch grofse Begebenheiten hindurchzieht, und den Aerzten wird sich das Bild eines Leidens enthüllen, dem unter den Krankheiten dieser Zeit kein gleiches zur Seite steht. Ich habe durchweg den Geist und die Würde des sechszehnten, in Sieg und Trauer grofsen Jahrhunderts im Auge behalten, und rechne auf Nachsicht und Wohlwollen, welches mir schon durch freundliche Beihülfe in der Nähe und Ferne in höherem Mafse zu Theil geworden ist, als mein inniger Dank auszusprechen vermag.

Erstes Erkranken.

1486.

> Sound, drums and trumpets, boldly and cheerfully,
> God, and Saint George! Richmond and victory!
>
> SHAKESPEARE.

1. Ausbruch der Krankheit.

Als die Schlacht bei Bosworth am 22. August 1486[1]) über Englands Geschick entschieden hatte[2]), wurde die Freude des Volkes über Heinrich's Sieg durch eine mörderische Krankheit getrübt, welche die Reihen der Streiter lichtete, und als folgte sie dem Kriegszuge, innerhalb weniger Wochen von Wales bis in die Hauptstadt des Reiches vordrang. Es war ein überaus hitziges Fieber, das nach kurzem Froste die Kräfte wie mit einem Schlage vernichtete, und während schmerzhafter Magendruck, Kopfweh und schlafsüchtige Betäubung hinzutraten, den Körper in übelriechenden Schweifs auflöste. Dies alles geschah innerhalb weniger Stunden, und niemals blieb die Entscheidung über Tag und Nacht aus[3]). Unerträglich war den Kranken die innere Hitze, doch brachte ihnen jede Abkühlung den Tod, und als man nun sah, dafs kaum der Hundertste

---

[[1]) Nicht 1485, wie Hecker anführt; Grnner hat ans der Continnatio Historiae Croylandensis zur Evidenz nachgewiesen (Sammlung p. 407), dafs die von den Historikern bis jetzt festgehaltene Zeitrechnung in der Geschichte Englands insofern eine irrige ist, als sie aufser Acht gelassen haben, dafs bis ins 16. Seculum hinein der englische Kalender um ein Jahr von der für die Geschichtsforscher im allgemeinen mafsgebenden römischen Zeitrechnung differirte; als Beweis hiefür kann namentlich folgende Angabe ans der genannten Chronik geltend gemacht werden: „Nascitur Elisabetha regis filia primogenita, anno domini secundum cnrsnm compntationum ecclesiae anglicanae millesimo qnadringentesimo sexagesimo quinto, ecclesiae vero romanae millesimo quadringentesimo sexagesimo sexto", und an einer späteren Stelle giebt der Chronist über den Ursprung dieser Differenz anch Aufschlufs. — Es erklärt dieses Factum manche Widersprüche in der späteren Geschichte des englischen Schweifses, namentlich bei der allgemeinen Verbreitnng der Krankheit im Jahre 1529, ich habe demnach die betreffenden Daten in der vorliegenden Schrift dem Thatbestande gemäfs abgeändert.]

[2]) Grafton, Vol. II. p. 147. 155. — Bezüglich der Citate bemerke ich, dafs am Ende dieser Schrift ein vollständiges Schriftenverzeichnifs aller in derselben angeführten Quellen erfolgt; die Seitenzahl der mit einem * bezeichneten Citate bezieht sich, wie bemerkt, auf die Gruner-Häser'sche Sammlung.

[3]) Hall, p. 425.

am Leben blieb[1]), so entstand Bestürzung unter dem ganzen Volke, dessen erster Gedanke war, es müfste wohl eine unheilvolle Regierung werden, die mit so grofsen Schrecknissen begonnen[2]). Zu Anfang achtete man kaum des neuen Feindes: Städter und Landleute wallten dem Heere jubelnd entgegen, und Heinrich's Zug von Bosworth nach London glich einem grofsen Triumph, den man aller Orten durch Siegesfeste verherrlichte; denn man hoffte nach vieljährigem Bürgerkringe bessere Tage zu erleben, als unter dem blutdürstigen Richard. Als aber nun der König am 28. August[3]) in die Hauptstadt eingezogen war, begann die Schweifssucht[4]) — so nannte man die Krankheit — einige Zeit darauf in den volkreichen Gassen furchtbar zu wüthen. Zwei Mayors und sechs Aldermänner starben innerhalb acht Tagen[5]), nachdem sie kaum ihre Feierkleider abgelegt — viele, die noch am Abend fröhlich gewesen, waren am andern Morgen nicht mehr unter den Lebenden. Die meisten Opfer wählte sich die Seuche unter den kräftigen Männern, und wie nun tagtäglich alte berühmte Familien ihre Häupter, grofse Handelshäuser ihre Herren, und zahllose Unmündige ihre Stützen verloren, so verkehrte sich bald die Heiterkeit der Feste in tiefe, finstere Trauer. Die Krönung des Königs, welche die Zweifel vieler Bedenklichen an seinem Rechte auf den Thron beseitigen sollte, mufste in so angstvoller Noth aufgeschoben werden[6]), und unterdessen verbreitete sich die Krankheit von Osten nach [Süden und] Westen[7]) unaufhaltsam über das ganze Land.

---

[1]) For suddenlie a deadlie burning sweat so assailed their bodies and distempered their blood with a most ardent heat, that scarse one amongst an hundred that sickened did escape with life: for all in maner as soone as the sweat tooke them, or within a short time after yeelded the ghost. — *Holinshed, p. 11. — *Godwin, p. 415. — *Polydor. Vergilius, p. 410. — *Wood, p. 419. Wood hat seine Angaben über die Zufälle der Krankheit aus der dritten Hand, von Carol. Valesius (Cap. XIV. p. 226), einem französischen Arzte in Rom, um 1650, der sich der Worte von P. Foreest bedient. Dieser hat aber den englischen Schweifs nicht selbst beobachtet.

[2]) Baco, p. 36.

[3]) Fabyan, p. 673.

[4]) Swetynge sykenesse — sweating sicknefs, in den Chroniken.

[5]) Die Mayors hiefsen Thomas Hylle und William Stokker. Fabyan a. a. O.

[6]) Bis zum 30. October. Grafton, p. 158.

[7]) Wood, a. a. O.

Es ist ausgemacht, die Seuche brach nicht früher aus, als in den ersten Tagen des Monats August 1486, [wie Kaye[1]) erklärt, wenige Tage nach dem 7. dieses Monats,] und sie stand mit den Begebenheiten dieser Zeit in offenbarer Verbindung. Lange war die Rückkehr ins Vaterland das Ziel der Wünsche des Grafen von Richmond und seiner treuen Begleiter gewesen. Funfzehn Jahre alt (1472) dem Hasse des Hauses York und den Mördern Eduards entronnen, fiel er, von Stürmen verschlagen, in die Hände des Herzogs von Bretagne (Franz II.), der ihn lange Zeit gefangen hielt, nach Eduards Tode aber (1484) ihn ausrüstete, seine Ansprüche auf den englischen Thron, als letzter Sprofs des Hauses Lancaster geltend zu machen. Diese erste Unternehmung scheiterte. Stürme warfen den kühnen Abenteurer nach Dieppe zurück, und er mufste mit seinen fünfhundert Engländern die Gastfreundschaft des Herzogs Franz wieder in Anspruch nehmen. Doch machte Richards Einflufs den Aufenthalt bei diesem Herzoge gefährlich. Richmond zog heimlich ab, und suchte nun den Hof des minderjährigen Karls VIII. für sein Vorhaben zu gewinnen. Ein Stamm französischer Krieger, einige Geschütze und hinreichende Geldmittel waren das endliche Ergebnifs vielfältiger Verwendungen. Das kleine Heer wurde eiligst auf 2000 gebracht, man ging zu Schiffe, und am 25. Juli 1486 wurden in Havre die Anker gelichtet. Sieben Tage später weheten Richmonds Fahnen in Milford Haven[2]).

Die Landung geschah bei dem Dorfe Dalle auf der Westseite des Hafens, noch am Abend der Ankunft, und schon am folgenden Tage in aller Frühe eilte Richmond nach Haverford West, wo noch kein Bote den erneuten Bürgerkrieg verkündigt hatte. Cardigan am nördlichen Meeresufer erreichte er wahrscheinlich am 3. August, und gönnte hier seinem kleinen, nun schon anwachsenden Heere die erste Ruhe im Lager. Nach einigem Verweilen drang er sicheren Schrittes vorwärts, setzte in Shrewsbury über die Se-

[1]) In der ursprünglichen, englischen *Ausgabe seiner Schrift, p. 319.]

[2]) Phil. de Comines, Tom. I. p. 344. — Vergl. die angeführten englischen Zeitbücher. — Als den Tag der Ankunft Richmonds in Milford Haven giebt die Geschichte der Abtei Croyland den 1. August an. Es ist kein Grund vorhanden, mit einigen Späteren, namentlich Kay, du Chesne, p. 1192, Lilie, p. 382 und Marsolier, welche die Landung des Heeres am 7. August geschehen lassen, hiervon abzugehen. *Historia Croylandensis, p. 409.

vern[1]), wandte sich von da nach Newport und Stafford, und schlug sein Lager bei Lichfield wahrscheinlich noch vor dem 18. August auf[2]). Der Weg von Milford Haven bis hierher beträgt gegen 40 geographische Meilen, und führt über waldige Berge und fruchtbare Felder, ohne irgendwo sumpfiges Land zu berühren. Nur Lichfield liegt niedrig, und hier gerade verweilte das Heer in einem feuchten Lager, bis es nach dem nahen Schlachtfelde bei Bosworth aufbrach. Hier ging Richmond mit kaum 5000 Mann, mit seinem rechten Flügel sich an einen Sumpf lehnend, der doppelt so starken Macht seines Todfeindes entgegen; der Kampf war anfangs hitzig, doch schon nach zwei Stunden krönte Lord Stanley den Sieger mit Richards Diadem[3]).

Alle diese Begebenheiten folgten in Zeit von drei Wochen so rasch auf einander, dafs die Ritter und Söldlinge Richmonds, von Furcht und Hoffnung täglich mehr angeregt, so grofsen Anstrengungen kaum gewachsen blieben. Doch liegt eben in dieser Schnelligkeit der Bewegungen ihrer Heerhaufen der Grund, warum die Krankheit nicht so rasch um sich greifen und kein Hindernifs der endlichen Entscheidung bei Bosworth werden konnte, wiewohl die Kunde von ihr schon vor diesem Ereignifs nach allen Seiten hin Schrecken verbreitete, so dafs Lord Stanley von Richard gebieterisch aufgefordert sich zu stellen, um Zeit zu gewinnen, sich mit der neuen Seuche entschuldigte[4]).

Nach dem Siege bei Bosworth verweilte König Heinrich zwei Tage lang in Leicestre, und eilte dann ohne weiteren Verzug in weniger als vier Tagen nach London, ohne kriegerischen Prunk und nur von einer auserlesenen Schaar begleitet. Sein übriges Kriegsheer, der Ruhe nach so harter Kriegsarbeit dringend bedürftig, konnte ihn schwerlich auf dem noch vier und zwanzig geographische Meilen langen Wege begleiten, sondern erholte sich in den benachbarten Städten, und wurde wahrscheinlich nach damaliger Sitte aufgelöst[5]).

---

[1]) Grafton, p. 147. [2]) Stow, p. 779.

[3]) Nach übereinstimmenden Angaben der Chronisten.

[4]) *Histor. Croylandens. p. 409.

[5]) Baco, p. 7. — Marsolier, p. 142. — Noch in demselben Herbst errichtete Heinrich, wie noch kein früherer König von England, eine Leibwache. Sie bestand

In London soll die Schweifssucht erst am 21. September ausgebrochen sein[1]), doch haben die Geschichtsschreiber mit diesem Tage wohl nur den Anfang ihres heftigen Wüthens bezeichnet, das bis zu Ende des folgenden Monats, im Ganzen also fünf Wochen fortdauerte. Während dieser kurzen Zeit erlag eine übergrofse Volkszahl[2]) der neuen Seuche, und die Betrübnifs war ohne Grenzen, so lange man noch nicht wufste, dafs dieses entsetzliche Uebel, unfähig seine Herrschaft zu befestigen, nur wie ein Wetterstrahl die Bevölkerung durchzuckte, um sogleich wieder dem regen Treiben des Tages und freudiger Lebenshoffnung Raum zu geben.

Das einmalige Ueberstehen der Schweifssucht gab keine Sicherheit; denn viele Genesene erkrankten mit gleicher Heftigkeit noch das zweite und dritte Mal, so dafs ihnen selbst nicht der geringe Trost der Pest- und Pockenkranken zu Theil wurde, nach überwundener Lebensgefahr frei und unbesorgt umherzuwandeln[3]).

So verbreitete sich die Seuche bis zu Ende des Jahres über ganz England, und hauste aller Orten mit gleicher Heftigkeit wie in der Hauptstadt. Nicht wenige Vornehme, geistlichen und weltlichen Standes, forderte sie ab. Grofs war der Schrecken, als sie noch im August in Oxford ausbrach. Lehrer und Schüler flohen alsbald nach allen Seiten, doch ereilte der Tod viele von ihnen, und sechs Wochen lang blieb die berühmte Hochschule verödet[4]). In Croyland zeigte sie sich [zwei Monate] später, und tödtete den Abt des Klosters Lambert Fossedyke am 14. [October][5]). Von allen übrigen Orten sind keine bestimmten Angaben auf unsere Zeit gekommen, doch ist aus den Zeichen allgemeiner Angst und Noth zu entnehmen, dafs der Menschenverlust sehr bedeutend gewesen.

---

nur aus 50 nach Art der französischen Gens d'armes bewaffneten „Yomen of the crowne", deren jedem zwei Mann zu Fufs, ein Archer und ein Demilance, und ein Trofsbube, Custrell, zur Wartung seiner drei Pferde zugeordnet waren. Der erste Befehlshaber dieser Leibwache, die den ältesten Stamm zu dem englischen stehenden Heere bildete, war der Graf Henry Bourchier von Essex. — Herbert of Cherbury, p. 9. — Grafton und die anderen Chronisten, a. a. O. — Baker, p. 254.

[1]) Baco, Stow, Baker, a.a.O. [*P. v. D. p. 421.] Rapin nimmt die Mitte Sept. als den Zeitpunkt des Ausbruches an. T. IV. p. 386.

[2]) Infinite persons. Baco, a wonderfull number. Stow, many thousands. Baker a. a. O.

[3]) *Holinshed, p. 410.

[4]) *Wood, p. 419. [5]) *Histor. Croyland. p. 409.

2. Die Aerzte.

Die Aerzte wufsten dem Volke in so harter Bedrängnifs wenig oder nichts zu rathen[1]). Nirgends ist von ihnen in dieser Seuche die Rede, auch waren diejenigen, welche als Helfer und Retter ihrer Mitmenschen hätten auftreten können, auf galenistische Abwege gerathen, so dafs ihr dialektischer Geist vor einer so gewaltigen Erscheinung zurückweichen mufste. Dies gilt selbst von dem damals weltberühmten Thomas Linacre, dem nachherigen Leibarzte zweier Könige[2]) und Gründer des Collegiums der Aerzte in London (1518). Er war in kräftiger Jugendblüthe Augenzeuge der Vorfälle in Oxford gewesen, und erlebte noch den zweiten und dritten Ausbruch der Schweifssucht, nirgends aber findet sich in seinen Schriften ein Wort von dieser für alle Zeiten denkwürdigen Krankheit. Ueberhaupt waren die Wiederhersteller der altgriechischen Heilkunde, denen sich aufser Linacre die geistvollsten Männer Europa's anschlossen, mehr mit den alten Sprachen, als mit Beobachtungen beschäftigt, und vergafsen über ihr »kritisches Bestreben« die grofsartige Gegenwart[3]). Dies erinnert an die späteren griechischen Aerzte, welche die Pocken vier Jahrhunderte lang unbeachtet liefsen, weil ihre Beschreibung sich nicht in Galens unsterblichen Werken vorfand[4]). Dem geängsteten englischen Volke blieb also keine andere Zuflucht übrig, als zu seinem eigenen gesunden Verstande, und dieser ertheilte ihm den Rath, den kein Arzt der Welt besser hätte geben können: Keine gewaltsamen Arzneien, wohl aber mäfsige Erwärmung anzuwenden, keine Nahrung, und

---

[1]) No physick afforded any cure. Baker, p. 254.

[2]) Heinrich VII. und Heinrich VIII. Vergl. die treffliche Lebensbeschreibung dieses Gelehrten bei Aikin.

[3]) Erasmus äufsert sich in dieser Angelegenheit in gewohnter Weise. Er war mit Linacre, den er bei anderen Gelegenheiten höchlich rühmt, eng befreundet, dies hindert ihn jedoch nicht, ihn als einen Sprachpedanten seine Geifsel fühlen zu lassen. „Novi quendam πολυτεχνότατον, graecum, latinum, mathematicum, philosophum, medicum, καὶ ταῦτα βασιλικὸν, iam sexagenarium (er war 1460 geboren und starb 1524), qui *ceteris rebus omissis*, annis plus viginti se torquet ac discruciat in grammatica, *prorsus felicem se fore ratus, si tam diu liceat vivere, donec certo statuat, quomodo distinguendae sint octo partes orationis*, quod hactenus nemo Graecorum aut Latinorum ad plenum praestare valuit.“ Laus stultitiae p. 200. — Dafs hier Linacre gemeint sei, liegt am Tage, die Stelle pafst auf keinen anderen Zeitgenossen.

[4]) Des Verf. Gesch. d. Heilk. Bd. II. S. 311.

nur wenig mildes Getränk zu geniefsen, und in ruhiger Lage vierundzwanzig Stunden geduldig auszuharren, bis zur Entscheidung des gefahrvollen Uebels. Die bei Tage befallen wurden, legten sich, um jede Kühlung zu vermeiden, in ihren Kleidern zu Bett, die bei Nacht erkrankten, standen nicht wieder auf von ihrem Lager, und alle hüteten sich sorgsam, eine Hand oder einen Fufs hervorzustrecken. So vermieden sie ängstlich Erhitzung und Abkühlung, um weder durch jene den Schweifs hervorzurufen, noch durch diese zu unterdrücken, denn sie wufsten wohl, beides brachte ihnen den sicheren Tod[1]). Bald ging die Kunde durch das ganze Land, dies Verfahren sei zuverlässig, und so wurden denn bis gegen Neujahr 1487 noch Viele dem Verderben entrissen. An diesem Tage wehete ein gewaltiger Sturm aus Südosten, der durch Erfrischung des Luftmeers die gefahrvolle Spannung in den Leibern der Menschen löste, so dafs die Seuche zur Freude des ganzen Volkes spurlos verschwand[2]).

3. Ursachen.

Es fiel schon damals auf, dafs die Schweifssucht nicht über die Grenzen von England hinausging, und während sie ein trauriges Eigenthum der Britten blieb, nicht einmal nach Schottland oder Irland, oder dem brittischen Calais sich verbreitete. Vieles lag ohne Zweifel an der Eigenthümlichkeit des Landes, mehr noch an Veränderungen im Luftmeer, nicht wenig an den Gewohnheiten der Menschen und den Ereignissen der Zeit. Es zeigte sich in der Folge augenfällig, dafs der englische Schweifs ein Gespenst des Nebels war, das in den grauen Wolken seine Schwingen regte[3]). Nun lasten diese Wolken schon in gewöhnlichen Jahren schwer und lange auf England, in feuchten Jahren aber konnten sie der Gesundheit um so nachtheiliger werden, weil die damaligen Engländer

---

[1]) Grafton, p. 161, und die übrigen Chronisten.

[2]) Wood, a. a. O.

[[3]) Die hier und im Folgenden entwickelte Ansicht des Verf. von der Pathogenese und der Natur der Krankheit dürfte dem heutigen Standpunkte ärztlicher Kenntnisse und Anschauungen wenig entsprechen. Ich halte den englischen Schweifs für eine Infectionskrankheit und werde im Verlaufe dieser Untersuchung diese Ansicht näher zu begründen versuchen.]

weder an Reinlichkeit, noch in ihren Bedürfnissen an Mäfsigkeit und behagliche Verfeinerung gewöhnt waren. Der thierische Genufs des Vielessens wurde von Vornehmen und Geringen hochgehalten, den Weinkrügen wurde über die Gebühr zugesprochen[1]), und die Landessitte billigte bei Gelagen und Gastmählern ein so verderbliches Uebermafs. Beachtet man nun, dafs gerade die kräftigen Männer von der Krankheit am meisten ergriffen wurden, also der Theil des Volkes, der den Freuden der Tafel und des Schenktisches am zügellosesten fröhnte, während die Kinder, Weiber und Greise fast ganz verschont blieben, so liegt es nahe, der groben Genufsgier dieses Zeitalters einen beträchtlichen Antheil an der Hervorbringung der unerhörten Seuche einzuräumen. Hierzu kam die Feuchtigkeit des Jahres 1485, die in den meisten Zeitbüchern als sehr bedeutend geschildert wird[2]). In ganz Europa strömte überreichlicher Regen vom Himmel herab, und Ueberschwemmungen waren häufig. Nun wird feuchte Witterung der Gesundheit nicht nachtheilig, wenn sie vorübergehend ist, bleibt aber ein Uebermafs von Regen eine Reihe von Jahren hindurch, so dafs der Boden ganz durchweicht wird und die [Luft] schädliche Beimischungen aus der Erde anzieht — so kann es nicht fehlen, der menschliche Körper leidet durch die üble Beschaffenheit des Bodens, auf dem er lebt, der Luft, die er athmet, und die Völker werden von Krankheiten unausbleiblich heimgesucht. Fünf überaus nasse Jahre waren schon vorausgegangen[3]), 1485 war das sechste; der letzte heifse und sehr trockene Sommer war der von 1479 gewesen[4]). Von 1480 werden grofse Ueberschwemmungen der Tiber, des Po, der Donau, des Rheins und der meisten übrigen grofsen Flüsse (im November) berichtet, mit ihren gewöhnlichen Folgen: Luftverderbnifs, Elend und Krank-

[1]) Die schweren griechischen Weine waren in dieser Zeit die beliebtesten, vorzüglich der kretische, der Malvasier und der Muscatwein. Lemnius, de compl. L. II. fol. 111*b*. — Reusner, p. 70.

[2]) Werlich, S. 248. [Der causale Zusammenhang zwischen dieser nassen Witterung und der Krankheitsgenese ist um so mehr anzuzweifeln, als sich die Notiz bei Werlich in der That auf das Jahr 1485 bezieht, während die Seuche erst im Sommer 1486 in England auftrat. Die Witterung des Jahres 1486 scheint, so viel ich aus den Chroniken ersehen kann, eine ziemlich normale gewesen zu sein.]

[3]) Spangenberg, Mansf. Chr., fol. 395*f*.

[4]) Werlich, S. 236. Spangenberg a. a. O. 1484 Ueberschwemmung des Lechs, Werlich, S. 239.

heiten[1]). Die gröfste Ueberschwemmung, deren man sich in England erinnerte, war die der Severn im October des Jahres 1483. Man nannte sie noch lange nachher das grofse Wasser des Herzogs von Buckingham[2]), weil sie den Aufstand dieses mächtigen Vasallen gegen Richard III., dem er selbst zum Throne verholfen, und somit auch die erste Unternehmung Heinrich's VII. vereitelte. Sie dauerte volle zehn Tage, und die gewaltigen Zerstörungen, die der reifsende Strom verursachte, blieben den Anwohnern noch lange im Gedächtnifs.

4. Andere Volkskrankheiten.

Während dieser ganzen Zeit wurden die Völker von mörderischen Seuchen vielfältig heimgesucht. Schon 1477 brach die Drüsenpest in Italien aus und wüthete ohne Unterlafs bis 1485[3]), nicht ohne gröfsere Naturerscheinungen, wohin namentlich mächtige Heuschreckenschwärme in den Jahren 1478[4]) und 1482 gehören, und auffallende Zwischenkrankheiten, wie ein über das ganze Land verbreiteter entzündlicher Seitenstich im Jahre 1482[5]). In der Schweiz und im südlichen Deutschland stellten sich in Folge von Theuerung und Hungersnoth (1480 und 81) verheerende Volkskrankheiten ein[6]), während in Westphalen, Hessen und Friesland Faulfieber mit hef-

---

[1]) Franck von Wörd, fol. 211 *a*.

[2]) The Duke of Buckinghams great water. Grafton, p. 133, und alle übrigen Chronisten. Short, Vol. I. p. 201 und mehrere andere, auch Schnurrer, setzen diese Ueberschwemmung irrig in das Jahr 1485. [Diese Ueberschwemmung hatte weder im Jahre 1485, noch 1483, sondern im Jahre 1484 statt.]

[3]) Campo, p. 132. Pfeufer, S. 32.

[4]) Franck v. Wörd, fol. 211 *a*. An der darauf folgenden Pest sollen in Brixen 20,000, in Venedig 30,000 Menschen gestorben sein.

[5]) Fracastor, p. 182. Morb. contag. L. II. [Dieser entzündliche Seitenstich, von dem es bei Fracastoro heifst: „pleuritidis genus quoddam, quod totam fere Italiam affecit," ist wahrscheinlich eine Influenza-Epidemie gewesen; eben diese Krankheit herrschte in demselben Jahre auch in Frankreich. Vergl. hiezu den Bericht von Pasquier in Ozanam. Edit. II. Tom. I. p. 98.]

[6]) Wurstisen, S. 474. Cap. 15. Fracastor, p. 136. Spangenberg (Pestilenz) nennt diese über ganz Deutschland, die Schweiz und Frankreich verbreitete Epidemie von 1842 „das phrenitische, schwer hitzig Pestilenzfieber. Vergl. Stumpff, fol. 742 *b*.

tiger Hirnwuth[1]) herrschten. Man erinnerte sich nie in diesem Lande so viele Irrlichter, wie in diesen Jahren, gesehen zu haben, und auch hier erlag das Volk dem Kornmangel, so dafs man genöthigt war, Vorräthe fernher, aus Thüringen, herbeizuschaffen[2]). Frankreich, wo unter der Schreckensregierung Ludwig's XI. Druck und Elend den Segnungen des Himmels Hohn sprachen, wurde nach zweijährigem Mifswachs der Schauplatz einer verderblichen Seuche. Es war ein hitziges Fieber mit Wuthanfällen und so gewaltigem Kopfschmerz, dafs viele sich die Stirn an den Wänden zerschmetterten, oder sich in die Brunnen stürzten, während andere nach unablässigem Umherlaufen einen kläglichen Tod fanden (1482). Den Vorstellungen des Jahrhunderts gemäfs suchte man den Grund dieser wundersamen Erscheinung in astralischen Einflüssen; denn die Hungersnoth allein, welche dem armen Landvolke im Süden der Loire nur noch die Wurzeln wilder Kräuter übrig liefs, sein kummervolles Leben[3]) zu fristen, konnte sie nicht herbeigeführt haben, da auch die Vornehmen häufig erkrankten[4]). Ohne Zweifel war dieses Fieber von Entzündung der Hirnhäute [?] oder des Hirns [?] selbst begleitet, und vielleicht dasselbe, das gleichzeitig seine Herrschaft im nordwestlichen Deutschland bis an die Gränzen der Nordsee ausbreitete, nur höher gesteigert, durch die gröfsere Lebhaftigkeit und den angstvollen Zustand der Franzosen, den die Furcht vor dem

---

[1]) Die sogenannte Hauptkrankheit [? exanthematischer Typhus].

[2]) Spangenberg, Mansf. Chr., fol. 396 *a*.

[3]) An vielen Orten mufsten Frauen und Kinder den Pflug ziehen, weil es an Zugvieh fehlte; auch pflegte man das Feld bei Nacht zu bestellen, um nicht von den unmenschlichen Einnehmern des Königs bemerkt zu werden. Mezeray, Tom. II. p. 750.

[4]) „Il couroit alors (1482) dans la France une dangereuse et mortelle maladie, qui affligeoit indifferemment les grands et les petits, bien qu'elle ne fut pas contagieuse. C'était une espèce de *fièvre chaude et frenetique, qui s'allumoit tout d'un coup dans le cerveau, et le brûloit avec de si cruelles douleurs, que les uns s'en cassoient la teste contre les murailles, les autres se précipitoient dans les puits,* ou se tuoient à force de courir çà et là. On en attribuoit la cause à quelque maligne influence des astres, et à la corruption, que la mauvaise nourriture de l'année précédente avoit formé dans le corps; d'autant que les vins et les bleds n'étant point venus à maturité, la disette avoit été si grande, principalement dans les provinces de delà la Loire, que les peuples n'avoient vécu que de racines et d'herbes." Mezeray, Tom. II. p. 746. [Einen mit diesen Angaben übereinstimmenden, ziemlich ausführlichen Bericht dieser Seuche findet man auch in Fr. Belcarii Rerum Gallicar. Commentarii lib. IV. cap. XVI. Lugd. 1625, fol. p. 96, und in Jean Bouchet Les Annales d'Aquitaine. Poitiers 1644. fol. p. 287.]

Henkerschwerte Ludwig's unterhielt[1]). Diese Seuche gab dem Könige Veranlassung, unter der Zucht seines finstern Leibarztes[2]) sich in du Plessis les Tours eng einzuschliefsen. Bei schwerer Strafe war es verboten, in seiner Gegenwart vom Tode zu reden, der überall seine Beute forderte, und 40 Armbrustschützen hielten in den Gräben des Schlosses Wache, alles Lebendige zu tödten, das sich nahete[3]). Zwei Jahre darauf (1484) herrschten wiederum in Deutschland und der Schweiz bösartige Krankheiten[4]), und so schien es, als drohete überall den Völkern Tod und Verderben[5]).

Aus diesen Angaben, die leicht noch weiter ausgeführt werden könnten[6]), wird es einleuchtend, dafs die Schweifssucht von 1486 nicht ohne grofse und allgemeine Vorbereitungen erschien, welche nun schon eine Reihe von Jahren hindurch den Bewohnern Englands die Empfänglichkeit für gefahrvolles und ungewöhnliches Erkranken mitgetheilt hatten. Wenn man hierbei noch die düstere Stimmung der Engländer und die allgemeine Niederdrückung der Gemüther in Folge des grauenvollen Krieges der rothen und weifsen Rose in Anschlag bringt — eine Reihe von Begebenheiten, welche den Glauben an die höhere Leitung menschlicher Schicksale erschüttern mufsten — so ergiebt sich leicht, wie es nur noch eines kleinen Anstofses bedurfte, um einen gewaltigen Sturm in dem geheimnifsvollen Getriebe des menschlichen Körpers anzuregen. Diesen Anstofs gab offenbar die Landung Richmond's gerade in einem Jahre, wo man grofsem und ungewöhnlichem Unheil entgegensah. Denn am 16. März — dem Todestage der Königin Anna, der unglücklichen Gemahlin Richard's III. — hatte eine gänzliche Sonnen-

[1]) Es wird ausdrücklich von den Geschichtschreibern versichert, dafs viele Vornehme aus immerwährender Angst und Furcht vor Tristan's Schwerte schlaflos wurden. Wie mufste ein solcher Zustand dem mörderischen Fieber den Weg bahnen!

[2]) Jacques Cotier. Er erprefste von seinem Patienten monatlich 10,000 Thaler, mufste aber nach dessen Tode 100,000 an Karl VIII. zurückzahlen. Comines L. VI. c. 12, p. 400.

[3]) Mezeray a. a. O.

[4]) Spangenberg, Mansf. Chr., fol. 379 *a*. Pestilenz, 1485.

[[5]) Den obigen Angaben über die in der Zeit von 1478 — 85 vorherrschenden allgemeinen Volkskrankheiten verdient wohl die Bemerkung hinzugefügt zu werden, dafs im Jahre 1482 die Beulenpest nicht blofs in Italien, sondern auch in vielen Gegenden Deutschlands, der Schweiz, der Niederlande, Polens u. a. epidemisch geherrscht hat.]

[6]) Vergl. Webster, T. I. p. 147.

finsterniſs Europa in Dunkel gehüllt und düstere Weissagungen veranlaſst[1]). Nun sind schon unter gewöhnlichen Umständen Kriege die Erzeuger pestartiger Seuchen, wie viel unvermeidlicher muſsten diese aber unter den damaligen werden! Denn Richmond's Heer bestand nicht aus Schaaren wackerer Krieger, beseelt von Eifer, das entehrte Vaterland zu rächen, oder einer guten Sache zu dienen, es waren nur umherschweifende Söldlinge, »verderbliche Landsknechte,« wie man sie in Deutschland nannte, die sich in Havre unter seinen Fahnen sammelten, Freischützen, die noch von Ludwig XI. errichtet, in der Normandie ohne Scheu brandschatzten, und die Karl VIII. dem Hülfe suchenden Fremden mit Freuden überlieſs, um seine friedlichen Landschaften endlich von einer so argen Plage zu befreien[2]). Vielleicht war dieses Kriegsheer nicht schlimmer, als alle anderen dieser Zeit[3]), aber gewiſs voll hinreichend verderbter Säfte, um während einer siebentägigen Seefahrt, in unreinen Schiffen zusammengeschichtet, die Keime einer bösen Krankheit auszubrüten, welche bald darauf an den Ufern der Severn, wie im Lager zu Lichfield, zum Ausbruch kommen sollte.

5. Wesen der Schweiſssucht.

Vorläufige Erörterung.

Hier bedarf es nun vor allem einiger Andeutung des Wesens dieser Krankheit. Sie war ein hitziges Fluſsfieber mit groſsem Nervenleiden; für diese Annahme spricht die Art ihres Ursprunges und ihre besondere Entscheidung durch überreichlichen

---

[1]) Spangenberg, Mansf. Chr., fol. 398a, und viele andere Chronisten. — Man wolle gütigst bemerken, daſs hier und in ähnlichen Stellen nicht von der Meinung des Verf., sondern von der Denkweise des Zeitalters die Rede ist.

[2]) — Il y avoit seulement en Normandie quelque troupes de francs-archers, de ceux, que Louis XI. avoit licenciez, qui couroient la campagne: et plusieurs faineants s'étant joints avec eux, ils détruisoient tout le païs, et on devoit même craindre, que ce mal ne se communiquât aux provinces voisines. Mais il se présenta alors une belle occasion de delivrer la France de ces pillards — — — et lui donna (Charles VIII.) tout ces francs-archers et brigands de Normandie jusqu'au nombre de 3000. Mezeray, T. II. p. 762.

[3]) „La milice était plus cruelle et plus desordonnée que jamais.“ So spricht Mezeray von den französischen Soldaten im Allgemeinen. T. II. p. 750.

und schadhaften Schweifs[1]). So viel wir noch die schädlichen Einflüsse im Jahre 1485[2]) zu beurtheilen vermögen, so kann unbedenklich angenommen werden, dafs die Nässe dieses und der vorhergehenden Jahre die Verrichtung der Lungen und der Haut beeinträchtigt, und das Verhältnifs dieses vielseitig lebendigen Gewebes zu den inneren Werkstätten des Lebens gestört habe. Dies pflegt der Anfang von Flufsfiebern zu sein, welche nun auch in der Art ihrer Ausgleichung der englischen Schweifssucht wie kleine Erscheinungen den gleichartigen grofsen entsprechen. Doch geben die überwiegenden Zufälle des Hirns und der Nerven der englischen Seuche ein eigenthümliches Gepräge. Heftig war in dieser Krankheit das achte[3]) Nervenpaar ergriffen. Dafür sprechen das erschwerte Athmen, die grofse Angst der Kranken mit Ekel und Erbrechen, Zufälle, denen die Späteren Werth und Bedeutung beilegen[4]). Betäubung und unausweichliche Schlafsucht zeugen von Lähmung des Gehirns, welcher sich wahrscheinlich träge Zurückhaltung des schwarzen Blutes in den erschlafften rückführenden Adern hinzugesellte. Auch kommt hierbei eine in den Körpern vorbereitete Verderbnifs und Entmischung des Blutes in Anschlag, welche durch fast gleichzeitige grofse Erscheinungen im mittleren Europa erwiesen wird, wenn man vielleicht auch weniger geneigt sein sollte, sie aus den übelriechenden Schweifsen in der Krankheit selbst zu folgern. Denn vornehmlich in Deutschland [und Dänemark] herrschte im Jahre 1486 der **Scharbock** als Volkskrankheit mit so grofsen und ungewöhnlichen Zufällen, dafs man ihn für ein ganz neues Uebel zu halten geneigt war[5]). Nun ruft in dem lebendigen Zusammenhange der Verrichtungen jede Hinderung des Athmens, entweder von

---

[1]) Diese Ansicht dürfte um so weniger zusagen, als der Schweifs eine nicht sowohl entscheidende (kritische), als vielmehr paralytische Erscheinung war. Das Nähere hierüber später.]

[2]) Es handelt sich, wie oben gezeigt, nicht um das Jahr 1845, sondern 1486.]

[3]) Dies scheint wohl ein Irrthum zu sein; Verf. hat ohne Zweifel an die nervi vagi, an das zehnte Hirnnervenpaar gedacht.]

[4]) **Schiller**. Sect. II. c. 1. p. 131*b*.

[5]) **Angelus**, S. 253. — **Spangenberg**, Mansf. Chr., fol. 398*b*. — Im 15. und 16. Jahrhundert war der Scharbock ohne Vergleich bedeutender für die menschliche Gesellschaft, als jetzt, und trat mehrmals als Volkskrankheit auf. Man vergleiche vorzüglich **Reusner**, dessen Werk für die Geschichte der Volkskrankheiten überhaupt nicht unwichtig ist, **Sennert**, **Wier** u. a.

aufsen durch Druck, oder von innen durch Krampf und Nervenreizung, oder auch durch krankhaften Zustand des Blutes, unausbleiblich die ausgleichende Hautthätigkeit hervor, und der Körper trieft von erleichterndem Schweifse. Es ergiebt sich also ganz deutlich, dafs der strömende Schweifs in unserer Krankheit, mit allen seinen Merkmalen schadhafter Beimischung, das Ergebnifs einer von Seiten der Lungen angeregten, an und für sich kritischen Bewegung war, und damit stimmen alle Ursachen überein, von denen wir noch Kunde haben. Schädliche, sogar übelriechende Nebel drangen in das Innere der Werkzeuge des Athmens, und wie hierdurch das Blut in seiner Mischung und in seinem Leben in Anspruch genommen, und eine nur durch starkes Schwitzen auszugleichende Verderbnifs in ihm angeregt wurde, so konnte ein unmittelbarer Eingriff in die weitausgedehnte Verrichtung des achten[1]) Nerven nicht fehlen, welche bei vielen — so berichten die Späteren — selbst in das Rückenmark ausstrahlte, und heftige Zuckungen herbeiführte[2]). Damit haben wir nur eine wesentliche von den vielen Triebfedern der riesenhaften Krankheit bezeichnet, und zwar eine solche, die das Fortschreiten und die Ausbreitung der Seuche anschaulich macht[3]). Es ist höchst wahrscheinlich, der angeführten Gründe wegen, und diese Annahme stimmt mit aller menschlichen Erfahrung überein, dafs sie in dem Heere Heinrich's VII. zuerst ausgebrochen sei, unbezweifelt gewifs, dafs sie sich von Westen nach Osten, und nachher wieder von Osten nach Westen verbreitete. Bei der ganz gleichmäfsigen Einwirkung der vorbereitenden Ursachen, bei welchen die Krankheit ohne Zweifel in ganz England zu gleicher Zeit hätte ausbrechen müssen, wenn der Zustand der Luft ihre einzige Veranlassung gewesen wäre, läfst sich mithin eine bestimmte Ursache ihres Vorrückens über Städte und Dörfer vermuthen. Diese entwickelte

---

[[1]) Soll, wie bemerkt, ohne Zweifel „zehnten" heifsen.]

[2]) Schiller a. a. O.

[[3]) Auch diese Auffassung dürfte wesentlich beanstandet werden; Scorbut ist eine Krankheit durchaus localen Ursprunges, und ihre Häufigkeit in vergangenen Jahrhunderten, im Verhältnifs zu dem weit selteneren Auftreten in späterer Zeit und namentlich in unseren Tagen, hat seinen Grund lediglich darin, dafs die äufserst mangelhafte Bodencultur jener Zeiten und die Seltenheit guter Wege und Mittel für die Communication so häufig Nahrungsmangel, und unter den aus dieser Ursache entstehenden anderen Krankheiten, vorzugsweise Scorbut herbeiführte.]

sich allem Anscheine nach in dem mit üblem Geruche [oder vielmehr mit Infectionsstoffen] überladenen Dunstkreise der Kranken, so wie in den Zelten und Wohnungen, in denen die Soldaten Heinrich's VII. nach Entbehrungen und harter Anstrengung in Sturm und Regen eng zusammengedrängt hausten. Für beides giebt die neuere Beobachtung verwandte Beispiele: Wechselfieber verbreiten sich in der von den Kranken selbst verunreinigten Luft leichter, und Haufen von Soldaten, die selbst gesund waren, haben nicht selten Lagerfieber in entlegene Orte gebracht[1]). Es kommt wenig darauf an, mit welchen Ausdrücken der Schule man diese Vorgänge bezeichne, am besten ist es vielleicht, sich ihrer ganz zu enthalten, denn sie sind alle unzureichend und veranlassen Mifsverständnisse; aber gewifs hatten die Zeitgenossen Recht, wenn sie den Gedanken an Ansteckung im Sinne der ihnen wohlbekannten Pest nicht aufkommen liefsen[2]). Denn allzuhäufig kamen unter den Vornehmen Erkrankungen vor, welche aus Verpestung durch Kranke nicht zu erklären waren, und offenbar ohne die gewöhnlichen Veranlassungen entstanden. In diesen Fällen gab die Todesfurcht, die der Krankheit überallhin vorauseilte, und die Brustnerven in krampfhaften Aufruhr brachte, den Anstofs zu dem durch die Luftbeschaffenheit und Wohlleben längst vorbereiteten Uebel. Wäre diese Ansicht der Zeitgenossen auch weniger unbefangen gewesen, als sie war, so hätte sie den schlagendsten Beweis in dem plötzlichen Aufhören der Seuche im ganzen Lande finden können. Denn die verderblichen Luftgeister, welche selbst von den stolzen Naturforschern des neunzehnten Jahrhunderts nicht erkannt worden wären, zerstoben und verschwanden für die Zeit eines halben Menschenalters in dem Brausen des Sturmes vom 1. Januar 1487.

[[1]) So richtig das letzte Beispiel gewählt ist, so wenig erscheint das erste zulässig; es läfst sich nicht ein Beweis dafür beibringen, dafs Wechselfieber sich in der Umgebung zusammengehäufter Kranken leichter als unter anderen Umständen verbreitet hätte, oder dafs die Krankheit jemals von den von ihr Ergriffenen in andere Gegenden verschleppt worden wäre.]

[2]) It was conceived not to bee an Epidemicke Disease, but to proceed from a malignitie in the constitution of the Aire, gathered by the predispositions of Seasons: and the speedie cessation declared as much. Baco, p. 9.

Zweites Erkranken.

1507.

The Times were rough, and full of Mutations and rare Accidents.

Baco.

1. Neue Verhältnisse.

Zu Anfang des sechszehnten Jahrhunderts war die Welt anders gestaltet, als in dem Jahre, wo Heinrich VII. seine Fahnen zum Siegeszuge entfaltete. Die Nacht des Mittelalters war zurückgewichen wie vor einer noch hinter Wolken unsichtbaren Sonne; seiner noch unbewufst regte sich der Geist in ungewohnter Tageshelle: die ganze Erde sollte sich verjüngen, neue Bildungskraft sich offenbaren, nie sah man gröfsere Begebenheiten, nie erregten schöpferische Gedanken siegreicher das menschliche Leben. Die Erfindung Guttenberg's durchbrach die Schranken der Finsternifs und gab der Denkfreiheit unvergängliche Schwingen, nie geahnete Kräfte entwickelten sich unaufhaltsam, und wie nun im westlichen Europa ein mächtiger Wille sich regte, die alten Gränzen menschlichen Treibens kühn zu überschreiten, so erreichten die Hoffnungen der Einsichtsvollen noch bei weitem nicht die Wirklichkeit unvermutheter Erfolge. Die Entdeckung der neuen Welt, die Umsegelung von Afrika wurden die Anfänge grofser Entwickelungen, doch sollten die Ereignisse im Innern Europa's, waren sie auch für die Zeitgenossen weniger auffallend, in ihren Folgen noch ungleich wichtiger und heilbringender werden. Denn die Begründung der bürgerlichen Ordnung bei allen Völkern des Westens fällt in eben diese Jahre, welche zwischen dem Mittelalter und der neuern Zeit eine deutliche Gränze bilden. Die königliche Macht befestigte sich auf unerschütterlichem Grunde, und als vor dem Geschütz der Fürsten und Reichsstädte die Burgen in Trümmer gesunken waren, so dafs die kleinen Zwingherren den Gesetzen Gehorsam geloben mufsten: da hörten die unablässigen Raubfehden auf, und in dem innern Frieden gedieh endlich die Sicherheit des Lebens und Besitzes, die erste Bedingung milder Sitten und freier Entfaltung der menschlichen Gesellschaft.

Dieses grofse Ergebnifs ineinandergreifender Begebenheiten gelang nicht ohne gewaltige Kämpfe und Neuerungen, deren Nachwehen noch einige Jahrhunderte lang fühlbar geblieben sind, am meisten hat aber wohl die Gründung der stehenden Heere auf den Fortgang der europäischen Gesittung eingewirkt. Sie wurden ohne Zweifel die Grundpfeiler der gesetzlichen Ordnung, wie sie aber zunächst aus verderblichem Söldnerwesen hervorgegangen waren, so hegten sie noch lange die Keime zügelloser Rohheit und pflanzten die Sittenverderbnifs des Mittelalters auf späte Geschlechter fort. Die Landsknechte[1]) des deutschen Kaisers und die Söldner der Könige von Frankreich und England, die sich während der Kriege den kleinen Stämmen der stehenden Heere anschlossen, waren nur heimathlose Abentheurer aus allen Ländern Europas, und wurden nicht von kriegerischem Ehrgeiz, sondern nur von der Aussicht auf Beute herbeigelockt[2]). Wurde die Trommel gerührt, gleichviel in welchem Himmelsstriche, so fanden sie sich zusammen wie Heuschreckenschwärme — niemand wufste woher — und der losen Bande der Kriegszucht spottend, erfreuten sie sich, so lange die Kriege dauerten, eines zügellosen Räuberlebens. Daher die unbegränzte und alles Gefühl empörende Rohheit der Kriegführung, der nur von einzelnen menschlichen Feldherren Schranken gesetzt wurden. Gewifs stand diese Art von Kriegswesen mit dem sittlichen Zustande der westlichen europäischen Völker in einem grellen Widerspruche, der durch die spätere Einführung strenger Kriegszucht nie ganz beseitigt, sondern nur erst in der neuesten Zeit durch die Zusammenstellung wahrer Volksheere ausgeglichen worden ist. Um so verderblicher aber waren die Folgen! Denn wurden nach geschlossenem Frieden die Heere wieder vermindert, so zerstreuten sich die Landsknechte nach allen Richtungen, nicht um wieder hinter dem Pfluge zu gehen, oder das ehemalige Handwerk zu treiben, nein, um in gewohntem Müfsiggange die Herbergen und Frauenhäuser zu

[1]) Der Name ging in die französische, englische und italienische Sprache über — Lansquenet, Lancichinecho.

[2]) — „so fleugt und schneuet es zu wie die fliegen in dem summer, dafs sich doch jemand verwundern möcht, wo dieser schwarm nur aller herkäm, und sich den winter erhalten het. Und zwar so ein ellend volck, das man sich ihrs glücks, verderbens und guten lebens billich mer erbarmen dann neiden sollt.“ — Franck's Chronik. Von den „verderblichen Landsknechten.“ fol. 217*b*.

füllen, wenn die Beute ihnen gerathen war, oder hatten sie Trunk und Spiel elend gemacht, um zu allgemeiner Landplage als wandernde Bettler oder Räuber ein ehrloses Dasein bis zu einem neuen Kriegsrufe zu fristen[1]). Wenige mochten wohl aus so tiefer Versunkenheit wieder auftauchen, auch starben die meisten vor der Zeit, ihren Lastern erliegend[2]), während die Ansteckung des Beispiels dem Söldnerstande immer wieder neue Schaaren aus Städten und Dörfern hinzugesellte.

Es liegt am Tage, dafs bei einem solchen Zustande das Verhältnifs der Seuchen zur bürgerlichen Gesellschaft ein anderes werden mufste, als ehedem. Schädliche Einflüsse, welche die Gesundheit der Städtebewohner im Mittelalter gefährdet, und oftmals geringe Krankheiten zu grofser Bösartigkeit gesteigert hatten, wurden für immer beseitigt. Hierher gehört namentlich die unzuträgliche Bauart der Häuser und Strafsen, die noch jetzt in grofsen Städten den Bewohnern ganzer Viertel, und nicht blofs den ärmeren, den Lebensgenufs verkümmert. Denn als man Vertrauen zur Sicherheit des Friedens fafste, da bedurfte nicht jede Landstadt mehr der Befestigungen. Man rifs die Mauern nieder und trocknete die faulen Gräben aus, und da man nicht mehr auf enge Räume beschränkt war, so baute man bequemere Häuser in luftigen Strafsen, die finsteren Gassen und dumpfen Kellerwohnungen wurden allmählich verlassen, und ein behaglicheres Leben folgte der früheren Aermlichkeit. Hierdurch wurde die Sterblichkeit bedeutend vermindert und die Gewalt der Seuchen gebrochen, wie denn auch sonst nicht zu verkennen ist, dafs die bessere gesetzliche Ordnung der Auflösung der gesellschaftlichen Bande in Pestzeiten und den einst furchtbaren Wirkungen des Aberglaubens und Religionshasses mächtig vorbauete.

Doch wurden diese unschätzbaren Verbesserungen den Völkern nur nach und nach zu Theil, und vor der Hand durch das neue Uebel des Söldnerwesens nicht wenig zurückgehalten. Denn so wie

---

[1]) 1518. „Dis Jar ist gewesen eine grofse Vergarderunge der Landtsknecht, so nur garten, und sich aus Frieslandt gemacht, und theten grofsen schaden, kamen ins Landt zu Gellern, worden bei Vernlow erschlagen." — Wintzenberger, fol. 23*a*.

[2]) „Ich geschweig auch der Verkürtzung des lebens, dann man selten ein alten landsknecht findt." Franck a. a. O.

die Keime der Lasterhaftigkeit von umherschweifenden Landsknechten nach allen Seiten hin verbreitet wurden, so fand auch die Ansteckung von bösartigen Krankheiten durch eben diese zerrüttete und überall gegenwärtige Menschenklasse leichter Eingang in die Städte und Dörfer. Die Landsknechte des sechzehnten Jahrhunderts vertraten als Giftverbreiter die Stelle der ehemaligen Römerfahrer und Geifselbrüder, ja sie bewirkten sogar eine viel anhaltendere Landplage als diese Umzügler des Mittelalters, welche nur bei aufserordentlichen Gelegenheiten auftraten. Man erinnere sich hierbei nur der bösartigen und überaus widrigen Lustseuche, die sich zu Ende der funfzehnten Jahrhunderts mit Blitzesschnelle über ganz Europa verbreitete! Nicht die unschuldigen Völker der neuen Welt haben sie herübergesendet, nicht die gemifshandelten Marranen, die Opfer der spanischen Inquisition, haben sie ausgebrütet —: es war das Söldnerheer Karl's VIII. in Neapel (1495), dessen Ausschweifungen das längst vorhandene Gift zu nie gesehener Bösartigkeit entwickelten[1]), und der althergebrachten Sittenlosigkeit eine Geifsel bereiteten, vor der alle Welt mit Entsetzen zurückbebte. Es ist aufserdem hier am Orte zu bemerken, dafs in den gröfseren Heeren, welche bei der veränderten Kriegführung jetzt in das Feld gestellt wurden, die gewöhnlichen Lagerkrankheiten, denen sich in dieser Zeit eine neue und sehr verderbliche hinzugesellte[2]), viel ergiebigere Nahrung finden mufsten, als in den weniger zahlreichen Heerhaufen der früheren Jahrhunderte, und mithin auch von dieser Seite die friedlichen Städte- und Landbewohner bedeutenden Gefahren ausgesetzt wurden.

2. Schweifssucht.

Unterdessen wurde Europa von den Seuchen des Mittelalters oftmals, und mit nicht geringen Verheerungen heimgesucht. Doch ertrug man die Schreken der immer wiederkehrenden Pest mit trüb-

[[1]) Diese Ansicht von der epidemischen Verbreitung der Syphilis am Ende des 15. und zu Anfang des 16. Jahrhunderts ist auch meiner Ueberzeugung nach die allein richtige; vergl. das Nähere hierüber in meiner historisch-geographischen Pathologie. I. p. 350 seq.]

[2]) Das Fleckfieber [Typhus exanthematicus], von dem weiter unten die Rede sein wird.

sinniger Ergebung in das unabwendbare Mifsgeschick, welches der Zorn Gottes — der Vorstellung des Zeitalters gemäfs — als eine gerechte Strafe über die Menschheit verhing. Auch die Engländer blieben von dieser furchtbaren Plage nicht verschont, die im Jahre 1499 allein in London 30,000 Einwohner wegraffte, so dafs der König es räthlich fand, sich mit seinem ganzen Hofe nach Calais zurückzuziehen[1]). Und so war allmählich die Erinnerung an die Schweifssucht von 1486 erloschen. Niemand dachte mehr ihrer möglichen Rückkehr, und alle Welt war mit anderen Dingen beschäftigt, als unvermuthet im Sommer 1507 der alte Feind sein Haupt wieder erhob, und die behagliche Sorglosigkeit verscheuchte. Der Wiederausbruch der Seuche verband sich diesmal mit keiner erheblichen Begebenheit, und so haben die Zeitgenossen nicht einmal den Monat angegeben, in welchem sie zu wüthen angefangen. Gegen den Herbst war sie schon wieder verschwunden, und wie denn auch keine neuen Zufälle sich der Krankheit hinzugesellten, deren Bild man sich aus alten Erzählungen zu vergegenwärtigen suchte, so eilte man sie mit demselben Mittel zu bekämpfen, dessen Wirksamkeit die Augenzeugen der Seuche von 1486 mit so vielem Rechte anrühmten[2]). Man vermied also wie damals jede Erhitzung und Abkühlung, und überliefs das heimtückische Fieber bei mäfsiger Erwärmung im Bette, und ohne starke Arzneien, den Heilkräften der Natur. Der Erfolg war über alles Erwarten günstig, denn nur in wenigen Häusern bedurfte man der Trauerkleider, und nun schrieb man in verzeihlichem Irrthum den Sieg über die gefürchtete Seuche mehr der menschlichen Einsicht zu, als der diesmaligen Gelindigkeit des Uebels, das auch bei weniger besonnenem Verhalten der Kranken sich gewifs zu keiner erheblichen Stärke entwickelt haben würde. Die Krankheit brach in London aus — ob sie westwärts vorgedrungen sei, darüber haben die Zeitgenossen, bald überzeugt von der Geringfügigkeit der Seuche, keine Berichte aufgezeichnet; wieweit und wohin sie sich aber auch verbreitet haben mag, über Englands Grenzen ging sie nicht hinaus, und nirgends veranlafste sie eine bedeutende Sterblichkeit.

---

[1]) Grafton p. 220. — Webster, Vol. I. p. 149.

[2]) Stow, p. 809. — Fabyan, p. 689. — Hall, p. 502. — Grafton, p. 230. — Holinshed, p. 412. — Baco, p. 225.

3. Begleitende Erscheinungen und Volkskrankheiten.

Unerheblich wie diese Seuche war, so begleiteten sie auch keine auffallenden Erscheinungen in England: doch verhielt es sich ganz anders im übrigen Europa, wie sich weiter unten ergeben wird. Nach einem nassen Sommer im Jahre 1505 war ein strenger Winter eingetreten[1]); Kometen wurden in diesem wie im folgenden Jahre gesehen, auch erfolgte 1506 ein Ausbruch des Vesuvs[2]), der wenigstens angeführt werden kann, wenn es auch wohl feststeht, dafs vulkanische Regungen nur bei einigen grofsen Weltseuchen, nicht aber bei kleineren Volkskrankheiten in Anschlag zu bringen sind [?]. In England wehete vom 15. bis 26. Januar 1506 ein gewaltiger Sturm aus Südwest, der den König von Kastilien, Philipp von Oesterreich mit seiner Gemahlin Johanna von den Niederlanden aus nach Weymouth verschlug, und weil einige Tage zuvor ein von der St. Paulskirche in London herabstürzender goldener Adler einen schwarzen Adler auf einem niedrigeren Gebäude zerschmettert hatte, düstere Weissagungen über das Geschick dieses Kaisersohnes unter dem Volke veranlafste[3]). Doch konnte dies Ereignifs auf keine Weise mit der um ein halbes Jahr später ausbrechenden Seuche in Verbindung gebracht werden. Mehr Beachtung verdient die in der damaligen Zeit sehr trübe und unbehagliche Stimmung des englischen Volkes. Die rücksichtlose Habsucht Heinrich's VII., der den Beinamen des englischen Salomo[4]) führt, liefs gegründete Zweifel an der Sicherheit des Eigenthums aufkommen, und die frommen Stiftungen des von Krankheit mehr und mehr niedergebeugten Königs — das gewöhnliche Mittel, den gefürchteten Zorn des Himmels zu besänftigen — konnten die Erinnerung an die rauhe Willkühr und die Erpressungen seiner rechtsverdrehenden Diener[5]) nicht mehr verwischen. Galten nun auch diese

---

[1]) Spangenberg, Mansf. Chr., fol. 403*a*. — Pestilentz, A. 1505.

[2]) Webster, Vol. I. p. 151. — Franck, fol. 219*a*. — Pingré, T. I. p. 481.

[3]) Baco, p. 225. — Stow, p. 809. — Vergl. die übrigen Chronisten, welche gröfstentheils sehr ausführlich von dieser Begebenheit sprechen.

[4]) Baco, p. 231.

[5]) Empson und Dudley, Minister Heinrich's VII., der einen baaren Schatz von 1,800,000 Pfund hinterliefs. — Vergl. Hume, Hist. of E. Vol. III., Baco und fast

Erpressungen hauptsächlich nur dem begüterten, eines Zügels sehr bedürftigen Adel, so wurde doch finsteres Mifstrauen allgemein, und kein Frohsinn wollte mehr unter dem Volke aufkommen. Diese Stimmung hätte der wiederkehrenden Seuche günstig werden können, doch wollte der Genius des Jahres 1507 nicht, dafs diese mehr werden sollte, als eine leichte und vorübergehende Mahnung an eine mystisch verborgene Gefahr, deren Bedeutung keinem ärztlichen Forscher des sechzehnten Jahrhunderts einleuchtete.

So könnte nun die Schweifssucht des gedachten Jahres zusammenhanglos erscheinen mit gröfseren Regungen des organischen Lebens, wollten wir nur immer auf handgreifliche Vorgänge über und unter der Erde Rücksicht nehmen. Das Spiel der Naturkräfte ist indessen ein feineres, als unsere stumpfen Sinne und das schwerfällige Triebwerk unserer Werkzeuge vermuthen lassen, ja es fördert gerade dann die auffallendsten Erscheinungen im menschlichen Körper zu Tage — dem empfindlichsten Andeuter geheimnifsvoller Einflüsse auf das Leben — wenn weder diese noch jene irgend eine Veränderung um uns her zu erkennen geben. Eben diese Wahrnehmung bestätigt sich überzeugend in der Zeit der ersten Wiederkehr des Schweifsfiebers. Denn während diese Krankheit auf England beschränkt blieb, da zeigte sich im südlichen und mittlern Europa eine neue und mörderische Seuche, welche von nun an die Völker mit tückischer Gewalt fast unablässig heimsuchte. Es war das Fleckfieber [Typhus exanthematicus], eine den älteren Aerzten unbekannte Krankheit, welche zum ersten Male im Jahre 1490 in Granada beobachtet wurde, wo sie das Heer Ferdinand's des Katholischen aufzureiben drohete, und die Saracenen nicht wenig belästigte[1]). Die Drüsenpest war unmittelbar vorausgegangen (1483,

---

alle Chronisten. — Beide Minister wurden unter der folgenden Regierung, 1509, hingerichtet. Grafton, p. 236.

[1]) Villalba, T. I. p. 69. 99. — Die Kämpfe Ferdinand's mit den Saracenen begannen 1481 und endeten 1492 mit dem Falle Granada's. Spanisch heifst die Krankheit Tabardillo, welchen Namen jedoch Villalba bei 1490 noch nicht anführt. [Wenn man die Behauptung, dafs der exanthematische Typhus damals überhaupt zum ersten Male aufgetreten ist, auch billig beanstanden mufs, so leidet es doch keinen Zweifel, dafs die Krankheit eine den Aerzten früherer Zeiten unbekannte gewesen ist und dafs sie im Anfange des 16. Saeculums in der That eine fast pandemische Verbreitung über den Süden Europa's erlangt hat.]

1485, 1486, 1488, 1489 und 1490[1]), und es kann mit nicht geringer Wahrscheinlichkeit angenommen werden, dafs das Fleckfieber aus dieser als eine eigenthümliche Abart hervorgegangen sei[2]), da auch in anderen Ländern funfzehn Jahre später die Drüsenpest verschiedentlich ausartete, und es nicht beispiellos ist, dafs von grofsen Krankheiten einzelne Formen oder Bestandtheile sich eben so lostrennen, wie sie unter begünstigenden Umständen zusammentreten, um, zu einem verderblichen Ganzen vereint, vielseitige Gefahr zu bringen.

Doch waren einige Zeitgenossen der Meinung, es wäre das Fleckfieber von venetianischen Söldern aus Cypern, wo sie gegen die Türken gefochten hatten, und wo diese Krankheit schon länger einheimisch sein sollte, nach Granada herübergebracht worden[3]). Ungeachtet einiger guten Vorarbeiten[4]) bedarf dieser Gegenstand noch einer gründlichern Untersuchung, welche über das Emporkommen und die Verbreitung der Fleckfieber, so wie ganz besonders über ihr Verhältnifs zu anderen Seuchen wichtige und lehrreiche Ergebnisse zu Tage fördern würde. Was aber auch von dem wahren Ursprunge des Fleckfiebers zu halten sei, so viel steht fest, es wurde sofort eine selbstständige europäische Krankheit, und vor der Hand den Süden dieses Welttheils einnehmend, trat es fortan mit der Schweifssucht des Nordens in ein eben so auffallendes als merkwürdiges Verhältnifs, wie denn schon das mit der grofsen Fleckfieberseuche im Jahre 1505 fast gleichzeitige [?] Auftreten des Schweifsfiebers in England, einem gemeinsamen, wenn auch seinem Wesen nach unverkennbaren höheren Einflufs mit gutem Grunde zugeschrieben werden kann.

Die Fleckfieberseuche, von welcher hier die Rede ist, herrschte vornehmlich in Italien, und wird von Fracastoro als die erste

[1]) Villalba a. a. O., p. 66.

[[2]) Gegen diese Ansicht, welche ich getheilt und ebenfalls (in Prager Vierteljahrschr. XXXII. p. 1 seq.) historisch zu begründen versucht habe, drängen sich so viele wesentliche Bedenken auf, dafs ich — wenigstens — sie nicht mehr sicher festzuhalten vermag.]

[3]) Villalba, p. 69. — Fracastor, de morbis contagios. L. II. c. 6, p. 155. — Schenck von Grafenberg, L. VI. p. 533. Tom. II.

[4]) Aufser den genannten, die Schriften von Omodei und Pfeufer. Vergleiche Schnurrer, Bd. II. S. 27.

in diesem Lande vorgekommene beschrieben. Die Ansteckungskraft der neuen Krankheit[1]), welche von diesem grofsen Arzte zwischen die Drüsenpest und die nicht pestartigen Fieber in die Mitte gestellt wurde, zeigte sich gleich anfangs, doch erkannte man ganz deutlich, dafs die Ansteckung nicht so schnell haftete, wie bei der Drüsenpest, auch durch Kleider und andere Gegenstände nicht so leicht übertragen wurde, und ihr am meisten die Aerzte und Krankenwärter ausgesetzt waren. Das Fieber begann schleichend und mit sehr geringen Zufällen, so dafs die Kranken gewöhnlich nicht einmal ärztliche Hülfe begehrten, wodurch auch viele Aerzte sich täuschen liefsen, so dafs sie, ohne sich der Gefahr zu versehen, eine leichte Genesung hofften, und durch den baldigen Ausbruch bösartiger Erscheinungen nicht wenig überrascht wurden. Die Hitze war wohl im Verhältnifs zum Fieber gering, doch fühlten die Kranken ein gewisses inneres Unwohlsein, eine Zerschlagenheit des ganzen Körpers, und eine Ermüdung wie nach grofser Anstrengung. Mit schwerem Kopfe lagen sie auf dem Rücken, die Sinne wurden ihnen stumpf, und bei den meisten begann nach dem vierten oder siebenten Tage Unbesinnlichkeit, und, während die Augen sich rötheten, schwatzhaftes Irrereden. Der Harn war zu Anfang gewöhnlich hell und reichlich, dann wurde er roth und trübe, oder dem Granatwein ähnlich, der Puls selten und klein, der Stuhlgang schadhaft und übelriechend, und an eben jenen Tagen, dem vierten oder siebenten, brachen auf den Armen, dem Rücken und der Brust rothe oder blaurothe Flecke aus, den Flohstichen ähnlich, oder auch gröfser, oder so wie Linsenmahle (lenticulae), wonach man auch die Krankheit benannte. Durst war entweder gar nicht vorhanden, oder nur gering, dabei die Zunge belegt, und bei manchen stellte sich Schlaftrunkenheit ein. Andere litten dagegen an Schlaflosigkeit, oder abwechselnd an beiden Zufällen. Ihre Höhe erreichte die Krankheit am siebenten oder am vierzehnten Tage, bei einigen auch noch später; bei manchen entstand Harnverhaltung mit sehr schlimmer Vorhersage. Weiber starben an diesem Fieber selten, noch seltener alte Leute, und Juden fast gar nicht, dagegen junge Leute und Kinder in grofser Zahl, und zwar besonders aus den vornehmen

[1]) Man nannte sie Puncticula oder Peticulae, auch Febris stigmatica, Pestis petechiosa, Reusner, p. 11. Die späteren Synonyme s. bei Burserius, Vol. II. p. 293.

Ständen, während die Pest gewöhnlich nur unter den ärmeren Volksklassen zu wüthen pflegte. Den Tod verkündigte ein allzugrofser Kräfteverlust zu Anfang, so wie eine zu stürmische Wirkung leichter Abführmittel, und keine Erleichterung nach vollbrachter Krise. Man sah Kranke sterben, denen an drei Pfund Blut aus der Nase abgegangen waren, auch war es sehr schlimm, wenn die Flecke verschwanden, oder zögernd ausbrachen, oder sich schwarz färbten. Die entgegengesetzten Erscheinungen gaben dagegen Hoffnung.

Ueber die kritische Bedeutung der Flecken (Petechien) waren die besseren Aerzte einverstanden, denn man sah die Kranken, bei denen sie reichlich und von guter Beschaffenheit ausbrachen, viel leichter genesen, als andere, bei denen der Ausschlag nicht völlig zu Stande kam. Nun war aber auch ein reichlicher Schweifs überaus heilsam, wogegen sich alle anderen Ausscheidungen, besonders die Bauchflüsse, als nachtheilig und tödtlich bewährten. Fassen wir diese Erscheinungen schärfer ins Auge, und erwägen wir noch aufserdem, dafs bei der damals weit verbreiteten Lustseuche die Hautausschläge vor den übrigen Zufällen vorwalteten, so erscheint der englische Schweifs im Norden Europa's in einer sehr bedeutungsvollen Beziehung, und es möchte demnach wohl die Annahme, dafs die krankhafte Thätigkeit der Organismen während dieses ganzen Zeitalters eine entschiedene Richtung nach der Haut erhalten habe, auf mehr als auf einer blofsen Vermuthung beruhen.

Diese Thatsache spricht durch sich selbst, die Ursachen der veränderten Stimmung der Körper möchte jedoch kein Sterblicher leicht enthüllen. Fracastoro, der eine scharfsinnige Lehre von der Ansteckung viel grofsartiger zu handhaben wufste, als seine späteren Nachfolger, suchte diese Ursachen in der Luftbeschaffenheit, welche in der Fleckfieberseuche von 1528 in noch viel deutlicheren Erscheinungen bemerkbar wurde, als 1505, und brachte diese Beschaffenheit, welche er »Infection des Luftmeers« nannte[1]), in

[1]) Consimilem ergo *infectionem in aëre* primum fuisse censendum est. quae mox in nos ingesta tale febrium genus attulerit, quae tametsi pestilentes verae non sunt, in limine tamen earum videntur esse. Analogia vero eius contagionis ad sanguinem praecipue esse constat, quod et maculae illae, quae expelli consuevere, demonstrant, etc. p. 161.

eine lebendige Beziehung zum Blute, unbekannte Einflüsse mit einem dunkeln Begriffe bezeichnend. Die bewirkte Veränderung des Blutes hielt er, hergebrachten Ansichten zufolge, die das Fleckfieber augenscheinlich zu bestätigen schien, für Fäulnifs (putrefactio), ja er nahm sogar an, dafs in den nicht epidemischen Fleckfiebern, welche von 1505 an häufig vorkamen, einzeln wirkende Ursachen eine ähnliche Veränderung des Blutes veranlafst haben müfsten, wie eben jene Luftbeschaffenheit, womit der grofse Arzt die allgemeine und fortdauernde Umänderung des Genius der Krankheiten anerkannte.

Auf die Aerzte in Italien machte das Fleckfieber denselben Eindruck, wie neue Krankheiten von jeher. Denn obwohl sie die besten in Europa waren, so reichten doch ihre Blicke nicht über den galenischen Gesichtskreis hinaus, in dem die neue Erscheinung nicht zu finden war. Sie geriethen daher bald in Verwirrung, und während sie den gefürchteten Feind mit den schulgerechten Lehren von Vollblütigkeit und Schärfen und verborgenen Qualitäten zu umgarnen suchten, und nun bald zu diesem bald zu jenem Arzneimittel griffen, gaben sie sich der Verspottung des Volkes preis, das ihren Widerstreit und ihr unsicheres Schwanken gar bald gewahrte, und wie dies zu geschehen pflegt, den wohlverdienten Tadel Einzelner auf den ganzen ärztlichen Stand übertrug[1]).

Um dieselbe Zeit, im October 1505, brach in Lissabon eine sehr mörderische Krankheit aus, und bezeichnete ihre weiteren Fortschritte mit Bestürzung, Flucht und Verwirrung der Einwohner[2]). Von welcher Art sie gewesen, ob ein Fleckfieber oder eine Drüsenpest, und in welchem Zusammenhange sie mit einer kurze Zeit vorausgegangenen Seuche in Spanien gestanden, möchte schwerlich noch zu ermitteln sein. Eben diese Seuche war im Jahre 1504 in Folge eines Erdbebens und gewaltiger Stürme und Regengüsse von Sevilla ausgegangen, und mag wohl eine Drüsenpest gewesen sein. Aehnliche Angaben über Seuchen in diesem Lande finden sich von

---

[1]) Vergl. das ganze 6. und 7. Capitel von Fracastor. a. a. O. — Wie die italienischen Aerzte im Allgemeinen die Fleckfieber beurtheilten, ist aus Nic. Massa zu ersehen, dessen verworrene Arbeit jedoch für die Geschichte keine Ausbeute giebt. Cap. IV. fol. 67 seq. — Vergl. Schenck von Grafenberg's treffliche und sehr ausführliche Abhandlung: de febre stigmatica. L. VI. p. 553, Tom. II.

[2]) Osorio, fol. 113*b*, 114*a*.

1506, 1507, dem Jahre des englischen Schweifses, und von 1508, wo sogar von Heuschreckenschwärmen in der Nähe von Sevilla die Rede ist, und endlich von 1510, dem Jahre einer grofsen Influenz[1]), und 1515; doch fehlen hier überall die genaueren Beschreibungen[2]).

Mit allen diesen Erscheinungen bilden die Seuchen in Deutschland und Frankreich zu Anfang des sechzehnten Jahrhunderts ein anschauliches Ganze voll innerer Verbindung. Von verschiedener Heftigkeit und Ausdehnung währten sie ohne Ablafs volle fünf Jahre, und es zeigten sich aufserdem ungewöhnliche Dinge, wie nur in grofsen Pestzeiten. Das Jahrhundert kündigte sich mit einem Kometen[3]) an, der für diesmal die von jeher geglaubte üble Vorbedeutung dieser Himmelskörper zu bestätigen schien. Denn die Menschen schliefsen in ihrer Weise aus der Gleichzeitigkeit der Erscheinungen auf ihren innern Zusammenhang, und man erinnerte sich vieler Beispiele, in denen grofse Weltseuchen von Kometen verkündigt oder begleitet worden[4]). Bald darauf bemerkte man ein grofses Viehsterben, welches von irgend einer nachtheiligen Beschaffenheit des Futters herrühren mochte. Man glaubte sogleich an eine Vergiftung der Weide, mit so fester Ueberzeugung, dafs sich, wie einst in der Zeit des schwarzen Todes, die heftigste Wuth gegen vermeintliche Vergifter regte, und wirklich in der Gegend von Meifsen einige »böse Buben«, die in Verdacht gekommen waren, hingerichtet wurden[5]). — Ein sehr bedeutender Raupenfrafs, der weit und breit im nördlichen Deutschland Gärten und Wälder entlaubte (1502), verdient als eine hierher gehörige Erscheinung in der niedern Thierwelt angeführt zu werden[6]). Die Naturforschung hat gezeigt, dafs Vorgänge dieser Art durchaus nicht von neuen und wunderbaren Einflüssen, sondern nur von ungewöhnlichen Verhältnissen in fast zufällig scheinendem Verein zu einer bestimmten Zeit, veranlafst werden, vorzüglich in der Wärme der Luft und ihrem

---

[1]) Siehe weiter unten.

[2]) Villalba, p. 78 seq.

[3]) Spangenberg, M. Chr., fol. 402*a*. Angelus, S. 261. — Pingré, T. I. p. 479.

[4]) Vergl. Webster, der hierüber das zu Ermittelnde zusammengestellt hat. Vol. II. p. 82.

[5]) Spangenberg, M. Chr., fol. 402*a*.

[6]) Ebendas. — Franck, fol. 219*a*.

Wassergehalt, woher denn bald diese, bald jene niedere Thierart zu aufserordentlicher Entwickelung gedeihet. Aus eben diesem Grunde kommen auffallende Erscheinungen in der Insectenwelt, sei es nun das Hervortreten oder das Verschwinden einzelner Arten, viel häufiger vor, wenn die Ordnung in der Aufeinanderfolge der Jahreszeiten und der Zustände des Luftmeers mehr und andauernder gestört ist, und so hat man denn jene Erscheinungen von jeher mit grofsem Rechte als Vorboten von Seuchen betrachtet, wenn irgend die menschlichen Körper durch atmosphärische Ursachen zu allgemeinem Erkranken gestimmt wurden. Heuschreckenschwärme haben sich vor und während der meisten grofsen Seuchen gezeigt, auch scheint die wuchernde Entwickelung dieses Thieres, wenigstens in Europa, die ungewöhnlichsten Verhältnisse zu erfordern. — Seltener, jedoch eben so bedeutungsvoll in Bezug auf allgemeine Stimmungen des Lebens, sind die Wucherungen der kleinsten kryptogamischen Gewächse im Wasser und an allerlei feuchten Gegenständen, wie sie vor und während grofser Seuchen durch verschiedenfarbige und so oder so gestaltete Flecken grofses Entsetzen hervorgebracht, und den Aberglauben, Wundern gleich, aufgeregt haben. Diese Flecken (Signacula), vorzüglich die Blutflecken, sind schon in älteren Zeiten, z. B. während der grofsen Weltseuche im sechsten Jahrhundert[1]), dann während der Pest im Jahre 786[2]) und 959 gesehen worden, zu welcher Zeit man die Bemerkung gemacht haben wollte, dafs diejenigen, denen sie häufig auf den Kleidern erschienen, und diesen wahrscheinlich auch einen eigenthümlichen Geruch mittheilten, leichter vom Aussatz ergriffen wurden, woher man denn auch diese Befleckung geradehin den Kleideraussatz (Lepra vestium) nannte[3]); vieler anderen Beispiele nicht zu gedenken[4]), in denen auch keine Seuchen unter

---

[1]) Geschichte der Heilkunde, Bd. II. S. 146. [Vergl. oben S. 11.]

[2]) Sigebert. Gembl. fol. 58*a*. — Spangenberg, M. Chr., fol. 66*b*.

[3]) Sigebert. Gembl. fol. 82*a*. — Hermann. Contract. p. 186. — Witichind. p. 34.

[4]) Man vergl. hierüber: Nees v. Esenbeck, Nachtrag zu R. Brown's vermischten botanischen Schriften, Bd. I. S. 571, und Ehrenberg's neue Beobachtungen über blutartige Erscheinungen in Aegypten, Arabien und Sibirien, nebst einer Uebersicht und Kritik der früher bekannten in Poggendorff's Annalen, 1830; die beiden besten Arbeiten über diesen Gegenstand, worin auch eine Kritik von Chladni's hypermeteorologischen Ansichten enthalten ist.

den Menschen zu Stande kamen. Dieselben Zeichen setzten nun auch in den Jahren 1500 bis 1503 die Gläubigen in banges Erstaunen, indem man, wie früher gewöhnlich, die Form des Kreuzes darin erkennen wollte[1]). Die Erscheinung war diesmal über ganz Deutschland und Frankreich verbreitet, und gehört wegen dieser grofsen Ausdehnung und ihrer langen Dauer zu den ausgezeichneten ihrer Art. Die Flecken waren von verschiedener Farbe, vorzüglich roth, aber auch weifs, gelb, aschfarben und schwarz, und entstanden, oft in sehr kurzer Zeit, auf den Dächern, den Kleidern, den Schleiern und Brusttüchern der Frauen, verschiedenem Geräth, dem Fleisch in den Speisekammern u. s. w. Ein Geschichtschreiber, der auch von Blutregen spricht[2]), berichtet, man hätte sie in zehn bis zwölf Tagen nicht wieder entfernen können, und häufig entstanden sie in verschlossenen Kasten in der Wäsche und an Kleidungsstücken[3]). Untersuchungen von Naturforschern kann man in dieser Zeit nicht erwarten, es leidet aber keinen Zweifel, dafs hier von irgend einer oder einigen Arten von Schimmel die Rede ist[4]), indem die ganze Erscheinung neueren Beobachtungen ganz deutlich entspricht[5]). Wissenschaftliche Aerzte des sechzehnten Jahrhunderts, unter denen vorzüglich der naturkundige Georg Agricola (geb. 1494, † 1555) zu nennen ist, erkannten denn auch jene Befleckungen als Schimmel, und ohne ihren Ursprung jenseits der Wolken zu suchen, oder den Aberglauben des Volkes zu unterschreiben, gaben sie ihnen ihre ganz richtige Deutung als Vorzeichen grofser Erkrankungen[6]). Sollte Nees v. Esenbeck's allzu kühner Ge-

[1]) Am umständlichsten ist hierüber Crusius, der sogar viele Namen von Leuten nennt, auf deren Kleidern Kreuze sichtbar wurden. Auf dem Schleier eines Mädchens wollte man die Marterwerkzeuge Christi entdecken. In der Gegend von Biberach trieb ein Müllerbursche mit dem Anmalen von Kreuzen rohe Kurzweil, wurde aber ergriffen und verbrannt. Bd. II. S. 156.

[2]) Mezeray, T. II. p. 819.

[3]) Angelus, S. 261.

[4]) Vielleicht Sporotrichum vesicarum, oder eine Art von Mycoderma.

[5]) Vincenzo Sette beschreibt eine Art von rothem Schimmel, der im Jahre 1819 in der Provinz Padua Pflanzen- und thierische Substanzen färbte, und unter dem Volke abergläubische Besorgnifs erregte. Siehe dessen Schrift hierüber.

[6]) „Autumnali vero tempore, cum iam vestes, lintea, culcitrae, panes, omnis generis obsonia, sub dio, vel in conclavibus patentibus locata talem situ *mucorem* contraxerunt, qualis oritur in penore, in opacis domus cellis collocato, aut etiam in ipsis cellis diu non repurgatis, pestis praesentes ad nocendum vires habet." L. I. p. 45. Agri-

danke, dafs Pilze der kleinsten Formen in den höheren Räumen des Luftmeers ihre Entstehung finden, und, sich herabsenkend auf die Erdoberfläche, Flecken und Färbungen hervorbringen, einst bestätigt werden, was bis jetzt noch nicht geschehen ist, so würden die »Signacula« in eine noch grofsartigere Beziehung zu den Volkskrankheiten treten, als ihnen schon ohnehin zugestanden werden mufs; denn wenn sie höchst wahrscheinlich auch nur durch Keimverbreitung in den untersten Luftschichten entstehen, so mufs doch eingeräumt werden, dafs wenn sie in einem gröfsern Raume und lange Zeit hindurch vorkommen, wie zu Anfang des sechzehnten Jahrhunderts, die begünstigenden Ursachen ihrer Erzeugung und Verbreitung zu den aufserordentlichen gehören, und eben deshalb auch die menschlichen Organismen zugleich mit in Anspruch nehmen können, wie denn auch jetzt offenbar wurde.

Denn noch in dem fruchtbaren Jahre 1503 machte die schon seit einiger Zeit hier und da vorhandene Drüsenpest grofse Fortschritte, und namentlich wurde Frankreich von einer so mörderischen Seuche heimgesucht, dafs die Einwohner aus Städten und Dörfern, nur um der Ansteckung zu entgehen, schaarenweise in die Wälder flüchteten, und selbst die Hofhunde verwilderten, was nur je bei grofser Entvölkerung geschehen ist[1]). Grofse Treibjagden mufsten angestellt werden, um das Land von diesen neuen Raubthieren und den in Menge herbeigekommenen Wölfen zu befreien[2]). Als nun hierauf die trockene und andauernde Hitze von 1504 noch gröfseres Erkranken vorbereitet, und Mifswachs verursacht hatte, so stieg die Drüsenpest auch in Deutschland zu einer solchen Heftigkeit, dafs an einigen Orten ein Drittheil, an anderen sogar die Hälfte der Einwohner umkam. Verschiedenartige Fieber gesellten sich zu dieser gewaltigen Krankheit, unter denen ein ähnliches wie das in Frankreich (1482) vorgekommene[3]), mit Kopfweh und Hirnwuth, nicht weniger auch entschiedene Faulfieber und faulige Lungenentzündungen mit Bluthusten ganz deutlich erkennbar sind[4]).

---

cola's Abhandlung über die Pest gehört zu den geistvollsten, welche das sechzehnte Jahrhundert aufzuweisen hat.

[1]) Z. B. in der Zeit der Justinianischen Pest und des schwarzen Todes.

[2]) Mezeray, T. II. p. 828.

[3]) Siehe oben S. 211.

[4]) — „So hatte das vorige Sterben auch nicht auffgehöret, sondern ward in der

Dies verschiedenartige und durch ganz Deutschland allgemeine Erkranken des Volkes nahm in dem kalten Winter von 1504/5 und dem darauf folgenden Sommer unter fortdauernden Thierseuchen sein Ende. Es ist gewifs, dafs um diese Zeit das Fleckfieber in Italien die Alpen noch nicht überschritten hatte.

Nach allen diesen Thatsachen wird die Vermuthung wahrscheinlich, dafs die Schweifssucht, welche England im Jahre 1507 heimsuchte, wenn auch in diesem Lande selbst von keinen erheblichen Vorgängen begleitet, mit der krankhaften Regung des Menschen- und Thierlebens im südlichen und in Mitteleuropa nicht aufser Verbindung stand, und vielleicht als die letzte schwache Nachwirkung geheimnifsvoller Triebfedern im Reiche des Organischen angesehen werden kann.

grofsen Hitze noch hefftiger, dafs auch an etlichen Orten die Helffte, an etlichen der dritte Theil der Leute hinweggestorben sind, und solchs nicht an einer, sondern an mancherley und dazu unerhöreten Krankheiten. Die Menschen bekamen so schwinde hitzige Fieber, dafs sie meineten, sie müfsten gar verbrennen, etliche so beschwerliche und unertregliche Heubtwehe, dafs sie darob sinnlos wurden, etliche so harte Husten, dafs sie ohne Unterlafs Blut auswurffen, etliche so gar schwinde Flüfse, dafs sie ihnen das Hertze abdruckten, etliche wurden im Leibe anbrüchig, stuncken trefflich übel, dafs niemand umb sie bleiben kunte. Und solcher wunderbarlichen Krankheiten halben war es ein sehr betrübtes und beschwerlichs Jahr, und folgete darzu ein harter Winter, darinnen die Kelte drey Mond lang an einander anstund." Spangenberg, M. Chr., fol. 402*b*. — Vergl. Angelus S. 263, der nach einigen Zeitgenossen einen (von Pingré, I. 479 bezweifelten) Kometen im Jahre 1504 anführt.

Drittes Erkranken.

1518.

> This learned Lord, this Lord of Wit and Art,
> This Metaphysick Lord holds forth a Glasse,
> Through which we may behold in every part
> This boistrous Prince —
>
> HOWELL [1]).

1. Ausbruch der Krankheit.

Die zeitgemäfsen, wenn auch harten Anordnungen Heinrich's VII. trugen bald ihre Früchte. Die Grofsen verringerten die Schaaren ihrer Diener, und als noch überdies bei nicht geringer Beschränkung des Ackerbaues viele Landleute entbehrlich wurden[2]), so mehrte sich die Bevölkerung der Städte bis zur Ueberfüllung, und allmählich regte sich ein lebendiges Treiben unter dem aufblühenden Bürgerstand. Doch geschah diese Umwandlung zu rasch. Reichthum und Wohlleben erzeugten zwar viele und ergiebige Bedürfnisse, — die Engländer galten in dieser Zeit für üppig und weichlich[3]) — aber da fehlten überall Gewerksleute und Künstler, und so kam es denn, dafs aus Genua, der Lombardei, Frankreich, Deutschland und Holland zahllose Fremde einwanderten, und von den besten Erwerbsquellen Besitz nahmen. Hieraus entstand ein eigenthümlicher Druck der Eingebornen, die in ihrer Rohheit gegen die gewandten Ausländer nicht aufkamen, und von diesen noch überdies mit schnödem Uebermuthe behandelt wurden. So wuchs die Bedrängnifs der Armen von Jahr zu Jahr, und brachte endlich den Unwillen zum Ausbruch. Ein mächtiger Aufruhr der englischen Handwerker entstand in ganz London, und hätte den Ausländern leicht verderblich werden können, wären die Verhältnisse weniger geordnet gewesen. So aber wurde die Volksbewegung ohne bedeutende Opfer unterdrückt, und König Heinrich VIII. verzieh den Gefangenen an einem feierlichen Gerichtstage in Westminster,

---

[1]) Aus einem Gedichte über Heinrich VIII. bei Herbert of Cherbury.

[2]) Man fand die Viehzucht vortheilhafter, und verwandelte grofse Strecken Ackerland in Weide. Hume, T. IV. p. 277.

[3]) Lemnius, fol. 111*b*.

indem er die Ursachen des Mifsbehagens einsah, so dafs auch nun bald beschränkende Fremdengesetze erlassen wurden[1]).

Dies alles geschah im April und Mai des ewig denkwürdigen Jahres 1518, und ganz London hoffte nun wieder auf bessere Tage, als im Juli ganz unvermuthet die Schweifssucht wieder ausbrach, und aller früheren Erfahrungen und sorgsamen Pflege spottend, ihre Opfer unausweichlich abforderte. Sie war für diesmal so gewaltig und von so raschem Verlauf, dafs sie die Kranken schon in zwei oder drei Stunden wegraffte, und von diesen der erste Fieberfrost für die Ankündigung des sichern Todes gehalten wurde. Keine Vorboten verkündigten sie; viele, die noch zu Mittag fröhlich gewesen, sah man des Abends nicht mehr unter den Lebenden, und so folgte denn dieser neuen Gefahr ein so starres Entsetzen, wie nur je in einer rasch tödtenden Volkskrankheit. Denn aus dem heiteren Genusse des Daseins ohne alle Vorbereitung, ohne einen Anschein von Rettung herausgerissen zu werden — dieser Gedanke schreckt auch die sonst Standhaften und erregt heimliches Herzklopfen und Beklommenheit. Unter den niederen Ständen waren die Todesfälle zahllos[2]) — die Stadt war ohnehin mit Armen überfüllt — aber auch die Reihen der Vornehmen wurden gelichtet, keine Vorsicht hielt den Tod von ihren Palästen entfernt. Ammonius von Lucca, ein nicht unberühmter Gelehrter, und in eben dieser Eigenschaft Geheimschreiber des Königs, starb in der Blüthe seiner Jahre, nachdem er sich noch wenige Stunden vor seinem Tode gegen Thomas Morus gerühmt, durch Mäfsigkeit und gutes Verhalten sichere er sich und sein Haus vor der Krankheit[3]). Auch starben in der Umgebung des Königs aufser

---

[1]) Grafton p. 294. Dieser Aufruhr heifst bei den Chronisten: „Insurrection of evill May day." — Hume, T. IV. p. 274.

[2]) „Of the common sort, they were numberless, that perished by it." *Godwyn p. 415 (in der englischen Ausgabe p. 23).

[3]) „Is valde sibi videbatur adversus contagionem victus moderatione munitus: qua factum putavit, ut quum in nullum pene incideret, cuius non tota familia laboraverat, neminem adhuc e suis id malum attigerit, *id quod et mihi et multis praeterea iactavit, non admodum multis horis antequam extinctus est.*" — Erasm., Epist. L. VII. ep. 4, col. 386. Die Jahreszahl dieses Briefes von Thomas Morus an Erasmus, 1520, ist offenbar falsch, wie viele andere in dieser Briefsammlung, denn in dieser Zeit herrschte das Schweifsfieber nicht in London, auch ist aus anderen Untersuchungen (Biographie universelle — General biographical Dictionary) hinreichend bekannt, dafs Ammonius

vielen Rittern, Beamten und Hofleuten die Lords Grey und Clinton; Trauer verdrängte die Heiterkeit und den Glanz der Feste, und in verdriefslicher Einsamkeit, in die er sich mit Wenigen zurückgezogen, erhielt der König Botschaft über Botschaft, dafs in Städten und Flecken, dort ein Drittheil, dort selbst die Hälfte der Einwohner von der Seuche aufgerieben wären. So mörderisch hatte sie noch nicht gewüthet, so furchtbar die Gemüther noch nie eingeschüchtert! Das Michaelsfest (29. September), das in England immer mit grofser kirchlicher Pracht begangen wurde, mufste aufgeschoben werden; auch wurde keine feierliche Christmesse gehalten, denn man fürchtete, der Ansteckung wegen, die grofsen Versammlungen des Volkes[1]), und als um eben diese Zeit die Schweifssucht nachgelassen hatte, so begann nach dem Berichte einiger Geschichtschreiber die Drüsenpest [?], welche, wenn auch wahrscheinlich nicht allzu bösartig, doch den ganzen Winter über in den meisten englischen Städten herrschend blieb, und die Beklommenheit unter dem Volke fortwährend unterhielt. Der König verliefs in dieser Zeit seine Hauptstadt, und vor der Ansteckung bald hierhin bald dorthin zurückweichend, verlegte er sein Hoflager, von wenigen Vertrauten begleitet, von Ort zu Ort, während welcher Bedrängnifs (den 11. Februar 1519) die nachmalige Königin Maria geboren wurde[2]).

Volle sechs Monate währte also die Schweifssucht; schon ungefähr sechs Wochen nach ihrem Ausbruche erreichte sie ihre gröfste Höhe[3]), und verbreitete sich von London aus wahrscheinlich über ganz England. In Oxford [wo die Seuche ebenfalls schon im Mai auftrat[4])] und Cambridge wüthete sie nicht weniger, als in der Hauptstadt, die meisten dortigen Einwohner wurden innerhalb einiger Tage bettlägerig, und die aufblühenden Wissen-

---

1518 starb. Dagegen ist der Tag: 19. August, wahrscheinlich richtig. Sprengel hat sich durch die falsche Jahreszahl verleiten lassen, eine eigene Schweifsfieberepidemie im Jahre 1520 anzunehmen (Bd. II. S. 686), welche durch nichts bestätigt wird.

[1]) Grafton p. 294; ist ganz ausführlich. Vergl. *Holinshed p. 412. — Baker p. 286. — Hall p. 592.

[2]) Godwyn p. 23. — Stow p. 849.

[3]) Ist aus obiger Anmerkung über den Tod des Ammonius mit höchster Wahrscheinlichkeit zu schliefsen.

[[4]) *Wood p. 420.]

schaften — nie wurden sie in England mit gröfserem Eifer bearbeitet, — erlitten empfindliche Verluste durch den Tod vieler würdigen und ausgezeichneten Gelehrten[1]). Schottland, Irland und alle anderen überseeischen Länder blieben noch für diesmal verschont; nur das nahe Calais wurde von der Seuche erreicht[2]), doch kann man nach späteren Beobachtungen mit Sicherheit annehmen, dafs nur die dortigen Engländer, nicht aber die französischen Einwohner daran erkrankten; wie es denn ausgemacht ist, dafs das übrige Frankreich sich noch durchaus frei von der Krankheit erhielt. Wäre dies nicht geschehen, so hätten die Zeitgenossen gewifs nicht unterlassen, von einem so wichtigen Ereignifs Kunde zu geben.

2. Ursachen.

Die Einflüsse, welche dieses dritte Erkranken des englischen Volkes veranlafsten, sind dunkel, und entsprechen nicht ganz denen der Jahre 1486 und 1507. So fällt es vor allem auf, dafs der Feuchtigkeit, die an dem früheren zweimaligen Entstehen der Schweifssucht so entschiedenen Antheil nahm, für diesmal nicht ausdrücklich Erwähnung geschieht, und das Jahr 1517 [wie 1518] wohl in den meisten Beziehungen zu den gewöhnlichen gehörte. Die englischen Zeitbücher theilen darüber nichts auffallendes mit, und aus deutschen erfahren wir nur, dafs der Winter von 1516 sehr milde gewesen, darauf ein fruchtbarer Sommer mit reichlichem Weinertrag[3]), und ein kalter Winter gefolgt sei. Der Sommer von 1517 war unfruchtbar, doch nicht wegen nasser Witterung, so dafs selbst hier und da, namentlich in Schwaben, Vorkehrungen gegen Mangel getroffen wurden[4]). Ein grofser Komet erschien 1516[5]), und 1517 entstand in Tübingen, Nördlingen und Calw während eines gewaltigen Sturmes ein Erdbeben, worauf die »Hauptkrank-

[1]) — „omnibus fere intra paucos dies decumbentibus, amissis plurimis, optimis atque honestissimis amicis.“ Th. Morus bei Erasm., Epist. L. VII. ep. 4, col. 386.

[2]) Ebendas. Die einzige Stelle, wo von der Verbreitung der Krankheit bis jenseits des Canals die Rede ist. [„Nunc, ut audio, saevire Caleti incipit.“]

[3]) Spangenberg, M. Chr., fol. 408 *a*.

[4]) Crusius, T. II. p. 187.

[5]) Wintzenberger, fol. 21 *a*. — Angelus p. 282. — Spangenberg a. a. O. — Pingré, T. I. p. 483.

heit«[1]) mit Fieberwuth häufiger wurde, wenn auch ohne bedeutende Sterblichkeit[2]), [während vom Jahre 1518 die Chroniken nur vereinzelter Ausbrüche pestilenzischer Fieber und der Pest in einzelnen Gegenden des nördlichen und mittlern Deutschlands erwähnen].

Dafs die vorbereitenden Ursachen der Schweifssucht nächst der eigenthümlichen Lebensstimmung, welche England seinen Bewohnern mittheilt, auch in der Weise der damaligen Engländer gelegen haben — wer könnte daran zweifeln? Die Beschränkung der Seuche auf England deutet ganz augenscheinlich darauf hin; kein Schiff brachte sie zu den Holländern, die eine noch viel feuchtere Luft athmeten, oder zu den Franzosen, und doch war der Verkehr der englischen Seestädte mit diesen ganz nahen Völkern überaus lebhaft. Der Völlerei, welche Krankheiten am allgemeinsten vorbereitet, werden in dieser Zeit Vornehme und Geringe angeklagt; diese Eigenschaft der Engländer war im Auslande sprüchwörtlich[3]). Fleischspeisen mit starken Gewürzen wurden in Uebermafs genossen, und lärmende nächtliche Gelage waren zur Gewohnheit geworden, auch liebte man es, am Morgen, sogleich nach dem Aufstehen, schweren Wein zu trinken[4]). Der Cyder, in einigen Gegenden, z. B. in Devonshire, das gewöhnliche Getränk[5]), wurde schon damals von den Aerzten für schädlich gehalten, denn man sah durch den Genufs desselben Schwächlichkeit mit Blässe entstehen, und die Jugendfrische bei Männern und Frauen verschwinden[6]). Vielleicht könnte noch Aehnliches in der damaligen Lebensweise aufgeführt werden, woraus hervorgehen würde, dafs bei der durchaus noch fehlenden Verfeinerung der Nahrungsmittel vieles Unzuträgliche in der englischen Küche bereitet wurde, und eben

---

[1]) So hiefs in Deutschland das schon oft erwähnte bösartige Fieber mit hirnentzündlichen Zufällen. Wir haben es zuerst als Volkskrankheit in Frankreich (1482) kennen gelernt. (Siehe oben S. 211.) Im ganzen sechzehnten Jahrhundert kommt es häufig vor.

[2]) Crusius, T. II. p. 187.

[3]) *„Il est saoul comme un Angloys."* — Rondelet, de dign. morb., fol. 35*b*.

[4]) Elyot, in seinem „Castell of Health", bei Aikin p. 64. Rondelet a. a. O.

[5]) In dem fruchtbaren Obstjahre 1724 entstand in eben dieser Grafschaft durch unmäfsiges Cydertrinken [d. h. durch unmäfsiges Trinken eines bleihaltigen Cyderweins] eine epidemische Kolik, die Colica Damnoniorum. S. Huxham, Opera (Lips. 1764). T. III. p. 54.

[6]) Elyot, bei Aikin p. 63.

deshalb gröbere Verderbnisse des organischen Stoffes entstehen mufsten. Der Gartenbau, den die Franzosen schon in dieser Zeit zu kunstreicher Veredelung gebracht hatten[1]), war in England noch ganz in seiner Kindheit. Man sagt selbst, die Königin Katharina habe sich Küchenkräuter zur Bereitung des Sallats aus Holland kommen lassen, in England wären dergleichen nicht vorhanden gewesen[2]). Ist nun auch diese Erzählung nicht gerade hin auf Treu und Glauben anzunehmen, da sie noch andere Auslegungen gestattet, so beweist sie doch schon an und für sich, was hier hervorgehoben werden soll, und läfst noch auf mehr als den blofsen Mangel an feinen Küchenkräutern schliefsen.

Viel wichtiger aber für unsern Gegenstand ist die Sitte des unmäfsigen Warmhaltens, über welche wir glaubwürdige Berichte haben. Von Jugend auf bedeckte man den Kopf mit dicken Mützen, um vor jeder Kühlung, jeder Zugluft gesichert zu sein, und wie denn nun durch dies unzuträgliche Verhalten das Gehirn fortwährendem Blutandrang ausgesetzt, und die Haut verzärtelt wurde, so gab es in diesem Jahrhundert keine häufigere Krankheit unter den Engländern, als die Flüsse[3]), welche immer nur wieder durch erschlaffendes Schwitzen und erhitzende Mittel gehoben wurden. Man stelle sich diese Verweichlichung der Haut als das allgemeine Uebel in England vor, man erwäge den schädlichen Einflufs der vielbenutzten heifsen Badestuben[4]) und der schweifstreibenden Arzneien in den meisten Krankheiten, man bringe den noch seltenen Gebrauch der Seife und die grofse Kostbarkeit der Leinwand in Anschlag, so wie nicht minder die grofse Dürftigkeit der niederen Volksklasse, welche die Seuchen fast immer

---

[1]) Le Grand d'Aussy, T. I. p. 143.

[2]) Hume, T. IV. p. 273. — Aikin p. 59.

[3]) — „Now a days if a boy of seven years of age, or a young man of twenty years have not two caps on his head, he and his friends will think that he may not continue in health; and yet if the inner cap be not of velvet or sattin, a serving man feareth to lose his credence." Elyot, bei Aikin p. 64.

[4]) — „ubi homines perpetuo in hypocaustis degunt, multoque carnium esu se ingurgitant, et alimentis piperatis continuo utuntur. Quare factum est, ut continua hypocaustorum aestuatione meatuum cutis relaxatio consequeretur, quae sudoris promptissima et potentissima causa esse solet, *cuius materia in humorum exsuperantia consistebat, quam frequens alimentorum multum nutrientium et piperatorum usus collegerat.*" Rondelet a. a. O.

ausbrütet, die äufserst schlechte Beschaffenheit und wahrhaft scythische Unreinheit der englischen Wohnungen[1]), endlich die Ueberfüllung von London im Jahre 1518 — und man wird, so weit menschliche Forschung reicht, das Entstehen der Schweifssucht in eben diesem Jahre aus längst bewährten Erfahrungen erklärlich finden. Anderes liegt noch im Hintergrunde, davon später.

3. Ansteckung-Contagium.

Für jetzt erfordert das rasche Fortschreiten des Schweifsfiebers über ganz England bis an die schottische Gränze, und hinüber bis nach Calais noch eine besondere Berücksichtigung. Die meisten Fieber, welche durch allgemeine Einflüsse hervorgebracht werden, vorübergehende (epidemische) wie bleibende, dem Lande eigenthümliche (endemische), oder einen Verein von beiden, wie solcher fast immer stattfindet, und hier offenbar vorhanden war, pflanzen sich eine Zeit lang durch sich selbst fort. Die Ausströmungen der Kranken enthalten den Keim der gleichartigen Zersetzung in den Körpern, die sie in sich aufnehmen, sie bewirken in diesen einen gleichartigen Angriff auf das innere Getriebe der Verrichtungen, und so entwickelt eine blofse krankhafte Erscheinung des Lebens, in sich selbst die Grundeigenschaft alles Lebens, auf geeignetem Boden sich fortzupflanzen. Darüber ist kein Zweifel, man hat die Erscheinungen, welche dafür sprechen, seit Menschengedenken in unendlicher Abwechselung der Verhältnisse, jedoch immer mit gleicher Offenbarung des Grundgesetzes beobachtet. Auch haben alle Völker, und seit den ältesten Zeiten, sinnreiche Bezeichnungen für diese Vorgänge erfunden, die jedoch selten das Allgemeine, sondern gewöhnlich nur die eigenthümliche Fortpflanzung einzelner Krankheiten anschaulich machten. Gewifs ist eine der besten und sinnreichsten die in dem deutschen Worte »Ansteckung« gegebene, das die Erweckung einer Krankheit in dem geeigneten Körper mit

---

[1]) „Die Fufsböden der Häuser bestehen gewöhnlich nur aus Lehm, und werden mit Binsen bestreut, die, immer wieder frische darüber, zuweilen wohl an zwanzig Jahre liegen bleiben, Fischgräten, Ausgebrochenes und andern Unrath darunter, und durchdrungen von Hunde- und Menschenharn.“ Erasm., Epist. L. XXII. ep. 12, col. 1140. — Diese wahrscheinlich übertriebene Beschreibung gilt wohl nur von den ärmlichsten Hütten, ist aber gewifs nicht erdichtet und wird von Kaye nicht widerlegt.

der Entflammung des Brennstoffes durch angelegtes Feuer, mit der Entzündung des Pulvers durch einen Funken vergleicht. Aber wie verschieden sind nicht diese Ansteckungen, von der rein geistigen, die durch den blofsen Anblick eines unheimlichen Nervenübels, durch einen sinnlichen Reiz, der den Geist erschüttert, und in die Nerven, die Wege seines Willens und seiner Gefühle, sich eindrängt, dieselbe Krankheit in dem Sehenden erregt, bis zu der Mittheilung von Krankheiten, die vornehmlich nur in dem Stoffe wuchern, und von thierischen Vergiftungen wenig oder nicht zu unterscheiden sind! Man erwarte hier nicht die vollständigen Grundzüge einer Lehre, die durch das ganze, unabsehbare Gebiet des Lebens wurzelt; sie treten deutlich aus der gediegenen und wohlbenutzten Erfahrung der Vorzeit hervor, und sind von Männern entworfen worden[1]), welche noch nicht wie ihre späten Nachkommen verlernt hatten, die Volkskrankheiten auf eine grofsartige Weise aufzufassen. Nur an den Unterschied der bleibenden, Jahrhunderte hindurch unveränderlichen, und der zeitlichen und vergänglichen ansteckenden Krankheiten mag es erlaubt sein zu erinnern. Die Ansteckungsstoffe jener können füglich die vollkommenen oder unwandelbaren, im Gegensatze der unvollkommenen oder wandelbaren von diesen genannt werden. Jene sind, einmal gebildet, entweder in einzelnen Kranken, oder in todten Körpern (fomites) immer vorhanden, und werden durch ihnen günstige Ursachen allgemeiner Erkrankung (epidemische Constitution) nur in ihrer Wirksamkeit gesteigert, wobei zu bemerken, dafs sie unter allen Verhältnissen immer dieselben unveränderlichen Krankheiten erregen, und einzelne Abzweigungen oder Entartungen und Milderungen abgerechnet, ihr eigentliches Wesen nie verlieren. Beispiele sind die Pocken, die Pest, die Masern, und wenn hier auch von fieberlosen Krankheiten die Rede sein kann, der Aussatz [?], und die Lustseuche. Diese dagegen sind nicht immer vorhanden, sondern sie werden von den Ursachen des allgemeinen Erkrankens, den epidemischen Constitutionen, erst aus dem Nichts hervorgerufen, sie verschwinden wieder nach dem Erlöschen der Volkskrankheiten, von denen sie ausgebrütet worden sind, und diese selbst sind

[1]) Fracastoro, Fernel, Valleriola, Houlier und die meisten übrigen gelehrten Aerzte des sechzehnten Jahrhunderts.

in den einzelnen Volkserkrankungen in Entwickelung und Verlauf sehr verschieden. Beispiele sind das gelbe Fieber, der Schnupfen [? Influenza], die Nerven- und Faulfieber, und unter vielen anderen auch der Friesel, eine Krankheit, die sich erst im siebzehnten Jahrhundert zu Volksseuchen ausbildete, und in der Art und Weise ihrer Ansteckungskraft dem Schweifsfieber am nächsten steht. Zu eben diesen letzten gehört nun auch der englische Schweifs, eine durchaus nur zeitliche Krankheit, die nach ihrem Aufhören keinen Ansteckungsstoff zurückliefs, und mithin unfähig war, sich auf die Weise der Krankheiten mit vollkommener Ansteckung fortzupflanzen. Die thierischen Stoffe, welche in dem strömenden Schweifse mit fortgerissen, einen so abschreckenden Geruch um die Kranken verbreiteten, enthielten das Ferment der Krankheit, das mit dem Athem in die Lungen der Umstehenden eindrang, und waren diese nur irgend so vorbereitet, wie oben angedeutet worden, dasselbe Uebel unaufhaltsam hervorbrachte. Man kann mit Sicherheit annehmen, dafs die Berührung der Kranken mit den Händen an und für sich die Ansteckung nicht vermittelte, und dafs diese allein entweder durch die verpestete Luft an Krankenbetten, oder durch zurückgehaltene Ausdünstungen an unreinen Orten erfolgte, weshalb der Aufenthalt in den gewöhnlichen Herbergen und Gasthäusern für gefährlich gehalten wurde[1]).

Damit soll jedoch nicht behauptet werden, dafs während der drei Volkserkrankungen, welche wir bis jetzt kennen gelernt haben, die Verbreitung des Schweifsfiebers allein durch Ansteckung erfolgte, denn waren die allgemeinen epidemischen Ursachen mächtig genug, ohne irgend ein vorhandenes Gift die Krankheit zu erregen, wie hätten sie nicht auch im Verlaufe der Seuchen dieselbe Wirkung noch viel selbstständiger hervorbringen mögen, da sie sich höchst wahrscheinlich, wie dies in allen Volkskrankheiten beobachtet wird, fort und fort steigerten? Man kannte in dieser Zeit die Verschlimmerung der Seuche durch grofse Volksversammlungen, und kam dabei ganz natürlich auf den Gedanken von Ansteckung. Doch mufs hierbei wohl erwogen werden, dafs auch ohne diese,

---

[1]) — „*quod vulgaria diversoria parum tuta sunt a contagio sceleratae pestis, quae nuper ab Anglis — in nostras regiones demigravit.*“ Es ist von dem englischen Schweifs in Deutschland (1529) die Rede. Erasm., Epist. L. XXVII. ep. 16, col. 1519 *c*.

und blofs durch das Zusammensein vieler Menschen, in denen das gleiche Uebel vorbereitet war, und schon Andeutungen seines Herannahens gab, dieses unter den blofs Kränklichen durch gegenseitige Mittheilung schon krankhafter Ausströmungen leicht zu Stande kommen konnte. Denn wie die Geneigtheit zu irgend einem Uebelsein, ein Mittelzustand zwischen diesem und dem früheren Wohlbefinden[1]), die Eigenschaften der Krankheit schon ganz deutlich offenbart, in die sie überzugehen droht, — so unterschieden sich eben diese Ausströmungen von den in der schon ausgebrochenen Schweifssucht erfolgenden gewifs nur in unwesentlichen Rücksichten, und konnten mithin die blofse Geneigtheit zum Schweifsfieber mehr und mehr steigern, bis zum Ausbruch der Krankheit selbst. Doch wirkte zugleich auch eine Ansteckung, welche selbst Mäfsigen und anscheinend Gesunden, ja sogar den in englischer Luft und von englischer Nahrung lebenden Ausländern verderblich wurde, wie das Beispiel des Italieners Ammonius ganz deutlich beweist[2]).

Bei allen Volkskrankheiten, welche sich zur Ansteckungskraft steigern, kommt es vornehmlich darauf an zu unterscheiden, welche von den Ursachen die mächtigeren sind: die vorbereitenden, epidemischen, welche die Geneigtheit begründen, oder die veranlassenden, unter denen die Ansteckung in den meisten Fällen oben an steht. Hier waren offenbar die vorbereitenden die wirksameren, die Ansteckung gesellte sich erst auf der Höhe der Volkskrankheit hinzu, und wenn sie auch bei der Verbreitung derselben nicht wenig in Anschlag kam, so blieb sie doch immer den übrigen Triebfedern des Erkrankens untergeordnet, und aller ansteckende Stoff verschwand spurlos bei dem Aufhören der Seuche, so dafs die späteren Ausbrüche derselben immer nur wieder durch die erneuten allgemeinen Ursachen über und unter der Erde hervorgebracht wurden. Der wesentliche Grund dieser Erneuerung ist aber innerhalb der Gränzen des menschlichen Wissens eben so wenig aufzufinden, wie etwa die nächste Ursache der Erscheinung der Schimmelflecken zu Anfang des sechzehnten Jahrhunderts, oder irgend eines von verborgenen Naturkräften je vorbereiteten und angeregten Vorganges.

[1]) Brown's Opportunität.

[2]) Erasm., Epist. L. VII. ep. 4, col. 386.

Volkskrankheiten so übersinnlichen Ursprunges kamen im sechszehnten Jahrhundert nicht wenige vor. Zu den denkwürdigsten gehört ein heftiges und weit verbreitetes Schnupfenfieber im Jahre 1510, von der Art, wie es die Italiener Influenza nennen, mit Anerkennung einer unerforschlichen Einwirkung, die zu gleicher Zeit unzählbare Menschen ergreift. Es herrschte vornehmlich in Frankreich, wahrscheinlich aber auch im übrigen Europa, worüber nur die Nachrichten fehlen, denn man pflegte über Volkskrankheiten, wenn sie nicht eben mörderisch waren, in dieser Zeit wenig oder nichts aufzuzeichnen, auch möchte wohl nach neueren Erfahrungen zu vermuthen stehen, dafs dies Uebel im entlegensten Osten seinen Ursprung genommen. Den ganzen, sehr kalten Winter über weheten heftige Sturmwinde, und häufige Erdbeben erschütterten Ober- und Mittel-Italien, wonach in Frankreich ein so allgemeines Erkranken erfolgte, dafs nach der Versicherung der Geschichtschreiber nur wenige Einwohner verschont blieben. Die Schnupfenzufälle, welche bei Erscheinungen dieser Art den Anfang zu machen pflegen, scheinen vor den gewaltigen rheumatischen und entzündlichen ganz in den Hintergrund getreten zu sein. Die Kranken wurden zuerst von Schwindel und heftigem Kopfweh ergriffen, nächstdem zog sich ein reifsender Schmerz durch die Schultern bis in die Schenkel, und während auch die Nieren von unerträglich schmerzhaftem Reifsen befallen wurden, entstand ein hitziges Fieber mit Irrereden und heftiger Aufregung; bei einigen entzündeten sich die Ohrdrüsen, und auch die Verdauungswerkzeuge nahmen Theil an dem tiefwurzelnden Uebel, denn die Kranken empfanden unter fortwährendem Magendruck grofsen Ekel vor allen Fleischspeisen, und selbst der Wein wurde ihnen zuwider. Von den Armen wie von den Reichen starben viele und ganz plötzlich an dieser wunderbaren Krankheit, in der die Aerzte mit ihren Abführungen und Aderlässen nicht wenigen das Leben verkürzten, und ihre Unwissenheit mit dem Einflufs der Gestirne entschuldigten, da astralische Krankheiten nicht zum Bereiche menschlicher Kunst gehörten[1]).

[1]) Mezeray, T. II. p. 853. — Paré p. 823. — Holler, Comm. II. in secund. sect. Coac. Hippocrat., p. 323. [Es braucht wohl kaum daran erinnert zu werden, dafs diese plötzlichen Todesfälle mit der Influenza — denn dafs die vorherrschende Krankheit in der That ein solches Leiden war, steht fest — nichts zu thun gehabt haben.]

Aus dieser nachtheiligen Wirkung des entzündungswidrigen Hauptmittels, so wie der Ableitung auf den Unterleib, ist zu schliefsen, dafs die Abspannung und Ermattung der Nerven eine wesentliche Richtung der ursprünglich rheumatischen Krankheit gewesen sei, und diese eben hierin, wie in ihrer Verbreitung auf diese und jene Seite des Lebens, mit den neueren Influenzen übereinkommt, in denen sich die Folgeerscheinungen nur viel weniger lebhaft und deutlich ausprägten. Wie nun die Franzosen, fröhlich und raschen Blutes, ernste Dinge schon von jeher mit scherzhaften Namen bezeichneten, so nannten sie diese Krankheit die Mönchskappe, Coqueluche, weil diese Kopfbedeckung bei der grofsen Empfindlichkeit der Haut gegen Kälte und Zugluft allgemein nothwendig wurde, und den Ausbruch sowohl wie die Verschlimmerungen des Uebels verhütete. Es ist auffallend, dafs in den freilich sehr unvollständigen Berichten von den Zufällen der Luftwege nicht ausdrücklich die Rede ist, da diese aller Vermuthung nach nicht gefehlt haben, wenn sie vielleicht auch nur oberflächlich angedeutet waren. Fast hundert Jahre früher (1414) traten sie bei einer nicht weniger allgemeinen Erkrankung derselben Art viel deutlicher hervor, so dafs alle Kranken von bedeutender Heiserkeit befallen wurden, und man deshalb genöthigt war, alle öffentlichen Verhandlungen in Paris zu unterbrechen[1]). In eben dieser Erkrankung kommt der Name Coqueluche zuerst vor, und da dieser bekanntlich auf den Keuchhusten übertragen worden ist, so möchte in der Influenz von 1510, welche eben so genannt wurde, wohl eher eine mangelhafte Nachricht, als das Fehlen so ganz allgemein vorgekommener Zufälle zu vermuthen sein, denn der Volkssinn irrt sich bei dieser Art Vergleichungen und Benennungen viel weniger, als die gelehrte Gründlichkeit der politischen Geschichtschreiber.

Es kann hier nicht unbemerkt bleiben, dafs drei Jahre früher (1411) und dreizehn Jahre später (1427) zwei ganz ähnliche Krankheiten in Frankreich, und von gleicher Allgemeinheit vorkamen, von denen bis jetzt noch nirgends Kenntnifs genommen

[1]) „Un étrange rhûme, qu'on nomma coqueluche, lequel tourmenta toute sorte de personnes, et leur rendit la voix si enrouée, que le barreau et les collèges en furent muets.“ Mezeray. Vergl. Diderot et d'Alembert, Encyclopédie ou Dictionnaire raisonné des sciences etc. T. IV. p. 182.

worden ist. Die erste nannte man Tac, die zweite Ladendo, welche Benennungen seitdem ganz verschollen sind. Beide waren von sehr heftigem Husten begleitet, so dafs bei jener nicht selten Brüche entstanden, und Schwangere zu früh gebaren, und von dieser, da alle Welt erkrankt war, die Kirchenandacht gestört wurde. Bei dieser, dem Ladendo, mufs besonders ein Nierenleiden [?] auffallen, das wohl noch viel heftiger war, als in der Coqueluche von 1510, — gewifs ein denkwürdiges Beispiel epidemischen Einflusses, und ohne gleichen in der neueren Zeit! Dies Nierenleiden, so beschwerlich wie Steinschmerzen, machte den Anfang, dann trat Fieber hinzu, das die Efslust verdarb, und anhaltender Husten, der sich endlich mit widrigem Ausschlag um Mund und Nase entschied. Die Krankheit dauerte gegen funfzehn Tage, und den ganzen October hindurch suchte sie das Volk heim, ohne bei aller Beschwerde irgend Gefahr zu bringen. Den Tac von 1411 könnte man versucht werden, für die von Mezeray nur angedeutete Coqueluche von 1414 zu halten, welche unser Berichterstatter nicht erwähnt, denn eine falsche Angabe könnte hier leicht im Spiele sein. Doch mufs dies bis zur Untersuchung ergiebigerer Quellen dahingestellt bleiben, da wir auch in der neuesten Zeit ein Beispiel von rascher Aufeinanderfolge von Influenzen (1831 und 1833) erlebt haben. Den Krampfhusten begleiteten gastrische Zufälle und eine übergrofse Reizbarkeit; Blutflüsse machten die Entscheidung. Im Uebrigen war die Krankheit gefahrlos, und dauerte im Ganzen nur drei Wochen[1]).

---

[1]) Pasquier, Livr. IV. Ch. 28, p. 375. 76. Hier ist die Stelle: „En l'an 1411 y eut une autre sorte de maladie, dont *une infinité de personnes* furent touchez, par laquelle on perdoit le boire, le manger et le dormir, et toutefois et quantes que le malade mangeoit, il auoit une forte fievre: ce qu'il mangeoit luy sembloit amer ou puant, tousiours trembloit, et auec ce estoit si las et rompu de ses membres, que l'on ne l'osoit toucher en quelque part que ce fust: Aussi estoit ce mal accompagné *d'une forte toux,* qui tourmentoit son homme iour et nuit, laquelle maladie dura trois semaines entieres, *sans qu'une personne en mourust.* Bien est vray que par la vehemence de la toux plusieurs hommes se rompirent par les genitoires, et plusieurs femmes accoucherent avant le terme. Et quand venoit au guerir, ils iettoient grande effusion de sang par la bouche, le nez et le fondement, *sans qu'aucun médecin peust iuger dont procedoit ce mal, sinon d'une generale contagion de l'air, dont la cause leur estoit cachée.* Cette maladie fut appellée *le Tac:* et tel autrefois a souhaité par risée ou imprecation le mal du Tac à son compagnon, qui ne sçavoit pas que c'estoit. — L'an 1427 vers la S. Remy (1. Oct.) cheut *un autre air corrompu* qui engendra une très mauvaise

Noch vier ähnliche Volkserkrankungen wie die von 1510 kamen im sechzehnten Jahrhundert vor, zwei ganz allgemeine in den Jahren 1557 und 1580, und zwei minder verbreitete in den Jahren 1551 und 1564[1]). Von jenen beiden besitzen wir genauere Beschreibungen, es wird daher zur richtigen Beurtheilung der Influenz von 1510 um so mehr beitragen, wenn wir auch diese hier berücksichtigen, da die bewährtesten Zeitgenossen alle diese Erkrankungen als gleichartig zusammenstellen. 1557, während des trockenen und unfreundlichen Sommers, wurden die Kranken unter drückendem Kopfschmerz plötzlich von Heiserkeit und Brustbeschwerde befallen, dann trat Schüttelfrost und so gewaltiger Husten ein, dafs sie davon, besonders die Nacht über, zu ersticken glaubten. Zuerst war dieser Husten trocken, gegen den siebenten Tag, oder noch später, kam jedoch reichlicher Auswurf, entweder von dickem Schleim, oder von dünner, schäumiger Flüssigkeit. Darauf liefs der Husten etwas nach, und der Athem wurde freier; während des ganzen Verlaufes der Krankheit aber klagten die Befallenen über unerträgliche Müdigkeit und Vernichtung der Kräfte, Mangel an Efslust, ja selbst Ekel vor Speisen, Unruhe und Schlaflosigkeit. Bei den meisten entschied sich das Uebel durch reichlichen Schweifs, bei anderen mit Durchfall. Arme und Reiche, überhaupt die verschiedenartigsten Menschen, und von jedem Alter wurden von dieser Krankheit zu ganzen Schaaren und zu gleicher Zeit ergriffen, auch theilte sie sich von einem Kranken leicht der ganzen Hausgenossenschaft mit. Für diesmal starben fast nur

---

maladie, que l'on appelloit Ladendo (dit un auteur de ce temps là) et n'y auoit homme ou femme, qui presque ne s'en sentist durant le temps qu'elle dura. *Elle commençoit aux reins, comme si on eust eu une forte grauelle,* en après venoient les frissons, et estoit on bien huict ou dix jours qu'on ne pouvoit bonnement boire, ne manger, ne dormir. Après ce venoit une toux si mauvaise, que quand on estoit au Sermon, on ne pouvoit entendre ce que le Sermonateur disoit par la grande noise des tousseurs. Item elle eust une très forte durée jusques après la Toussaincts (1. Nov.) bien quinze jours ou plus. Et n'eussiez gueres veu homme ou femme qui n'eust la bouche ou le nez tout esseué de grosse rongne, et s'entre-mocquoit le peuple l'un de l'autre, disant: As tu point eu Ladendo?"

[1]) Reusner p. 75. [Ueber diese beiden von Reusner erwähnten Influenza-Epidemien der Jahre 1551 und 1564 ist auch mir nichts weiter bekannt geworden; dagegen ist zur Ergänzung des hier erörterten Gegenstandes noch auf die gleichartigen Epidemien 1591 in Deutschland und 1593 in Holland, Frankreich und Italien hinzuweisen; vergl. meine histor.-geogr. Pathol. I. p. 278.]

Kinder daran, die dem erschütternden Husten nicht gewachsen waren, und die Aerzte konnten mit ihren Arzneien die Krankheit nur wenig lindern, oder ihren verderblichen Verlauf hemmen. In Frankreich erinnerte man sich sogleich wieder des nun schon herkömmlichen Namens, doch blieb die Krankheit nicht auf dieses Land beschränkt, sondern herrschte mit nicht geringen Formverschiedenheiten eben so allgemein in Italien, Deutschland, Holland, ja ohne Zweifel wohl noch in gröfserer Ausdehnung[1]). Eben so die Influenz von 1580, die sich über ganz Europa verbreitete, und weniger heftig wie es scheint, mit der von 1831 und 1833 mehr übereinstimmt[2]), deren Bild noch den meisten unserer Leser aus eigener Erfahrung erinnerlich ist.

Eine weitere Untersuchung dieses überaus wichtigen Gegenstandes würde über die Gränzen dieser Abhandlung weit hinausgehen, denn hier sind grofse und tiefeingreifende Erscheinungen des menschlichen Gesammtlebens zu berücksichtigen, die nur in gröfserem Zusammenhange anschaulich werden können, doch mufs wenigstens die Verbindung angedeutet werden, in der die Influenzen mit den gröfseren Volkskrankheiten stehen. Diese ist ganz augenscheinlich. Denn so wie die Katarrhe in einzelnen Menschen nicht selten Vorläufer bedeutender Krankheiten sind, denen der Körper bald nach ihnen erliegen soll, diese begleiten, oder ihnen auch nachfolgen[3]) — die Reizung der Schleimhäute ist ja oft nur ein

---

[1]) Valleriola, Loc. med. comm. Append. p. 45. — Schenck a Grafenberg, Lib. VI. p. 552. — Vergl. Short, T. I. p. 221.

[2]) Reusner p. 72. Einige hier angeführte Synonyme können die ärztlichen Ansichten des Zeitalters über diese Krankheiten anschaulich machen: Catarrhus febrilis. Febris catarrhosa. Ardores suffocantes. Febris suffocativa. Catarrhus epidemicus. Tussis popularis. Cephalaea catarrhosa. Cephalalgia contagiosa. Gravedo anhelosa, Fernel. Der böhmische Ziep. Der Schafhusten. Die Schafkrankheit. Die Lungensucht. Das Hühnerweh u. m. a. Bei der Influenz von 1580 bemerkte man hier und da sehr starke Schweifse, so dafs einige Aerzte glaubten, der englische Schweifs wollte wiederkehren —, fast so, wie man bei dem Gröninger Wechselfieber (1826) und bei der Cholera von 1831 ohne alle Kenntnifs der Sache vom schwarzen Tode sprach. Schneider, L. IV. c. 6, p. 203.

[3]) Dafs die Aerzte des sechzehnten Jahrhunderts mit dieser Beobachtung vertraut waren, kann eine Aeufserung von Houlier bestätigen: „Nulla fere corporis humani aegritudo est, quae non defluxione humoris alicuius e capite aut excitari aut incrementum accipere possit." Morb. int. L. I. fol. 68*b*. [Es sei mir, mit aller Hochachtung vor der Ansicht des Verf., gestattet, hier darauf hinzuweisen, dafs Houlier bei dieser Aeufserung

äufseres Merkmal tieferer Regung — so sind auch die Influenzen gewöhnlich nur die ersten Offenbarungen, zuweilen aber auch die Nachklänge weitverbreiteter Volkskrankheiten. Das neueste Beispiel ist noch in frischem Andenken. Der Influenz von 1831 folgte die indische Brechruhr auf dem Fufse, und kaum war diese nach erneuter Regung im östlichen und mittleren Europa verschwunden, so schien die Influenz von 1833 den allgemeinen Frieden zu verkünden. Auf die Influenz von 1510 folgte eine Pest im Norden Europa's, die in Dänemark den Sohn des Königs Johann tödtete[1]); 1551 ist das Jahr der fünften Schweifsfieberseuche; 1557 trat nach der Influenz eine Drüsenpest in Holland auf, die bis in das folgende Jahr dauerte, und in Delft 5000 Einwohner wegraffte[2]); 1564 herrschte eine sehr mörderische Pest in Spanien, an der in Barcelona 10,000 Menschen starben, und endlich 1580, dem letzten Influenzenjahre dieses Jahrhunderts, eine Pest im gröfsten Theile Europa's (in Paris starben 40,000) und in Aegypten[3]).

4. Volkskrankheiten von 1517 und 1518.

Wir kehren jetzt zu den Jahren 1517 und 1518 zurück, und wollen nun die Volkskrankheiten betrachten, welche [der englischen Schweifsfieberseuche vorausgingen und] sie begleiteten. Hier zeigt sich zuerst 1517 die Hauptkrankheit, jenes hirnentzündliche, [typhöse] in Mitteleuropa so oft wiederkehrende Fieber, durch ganz Deutschland in nicht geringer Verbreitung. Viele starben an dieser gefahrvollen Krankheit, und von den Zeitgenossen wird versichert, dafs auch andere hitzige Fieber, zwischendurch vielen tödtlich geworden seien[4]); [gleichzeitig wüthete die Pest u. a. in Frankfurt a. O. so heftig, dafs auf Befehl des Curfürsten die Professoren und Studenten nach Cottbus auswanderten[5])]. So stand es in Deutschland, dem Herzen Europa's. Noch viel bedeutungsvoller erscheint aber

gewifs nicht an unsern Catarrh, sondern wahrscheinlich an die vom Hippocratismus gelehrte defluxio humoris e capite gedacht hat.]

[1]) Hvitfeldt, Danmarks Riges Kronike.

[2]) Forest. Lib. VI. Obs. IX. p. 159.

[3]) Webster, Vol. I. p. 157. 165. Villalba, T. I. p. 102. 117, und Schnurrer.

[4]) Spangenberg, M. Chr. fol. 408*b*. [[5]) Angelus p. 282.]

eine andere, den Aerzten bis dahin noch ganz unbekannte Krankheit in Holland, die in den ersten Monaten des Jahres 1517 auftrat, und mit ihren gefahrvollen, so ganz unerklärbaren Zufällen Furcht und Schrecken verbreitete. Es war eine bösartige, und nach der Versicherung eines sehr achtbaren ärztlichen Augenzeugen, selbst mittheilbare Halsentzündung, [die jetzt unter dem Namen der Diphtherie bekannte Krankheit[1])] von so raschem Verlaufe, dafs wenn in den ersten acht Stunden keine Hülfe gebracht wurde, die Kranken nach Ablauf des Tages ohne alle Rettung dem Tode verfielen. Augenblicklicher Halsschmerz und gewaltige Brustbeklemmung in der Herzgegend, drohten und brachten endlich Erstickung, die Muskeln des Halses und der Brust wurden in den Anfällen von heftigen Schmerzen durchzuckt, und nur kurze Linderung trat ein, bis zur Wiederholung der tödtlichen Qual. Die Krankheit begann ohne alle Vorzeichen mit einem heftigen Brustkatarrh, der sich rasch zur Entzündung der Luftwege steigerte, und wenn der Tod nicht an demselben Tage erfolgte, wohl auch in eine lebensgefährliche Lungenentzündung von gewöhnlichem Verlauf, jedoch mit sehr hitzigem Fieber überging. Zuweilen bemerkte man auch einen minder gefährlichen Uebergang in Wechselfieber; doch gelang in keinem Falle eine rasche Wiederherstellung, sondern wenn auch schon das Fieber beseitigt war, so blieben die Kranken noch mindestens vier Wochen lang mit Magenweh und grofser Hinfälligkeit behaftet, welche Erscheinung für einen Arzt unserer Zeit aus den Geschwürchen und Rissen der Zunge, welche auf der Höhe des Fiebers entstanden, und gegen die gebräuchlichen Mittel hartnäckig blieben, leicht erklärlich wird.

Die gewählte Heilart zeigt die Umsicht und Tüchtigkeit der holländischen Aerzte. Sie liefsen, so bald als möglich, spätestens noch vor Ablauf der sechsten Stunde, zur Ader, und reichten danach sogleich Abführmittel, wogegen sich jedoch einige angesehene Männer, zum grofsen Nachtheile der Kranken erklärten, denn die plötzliche Erstickung konnte ohne die vereinte Wirkung dieser beiden Mittel nicht abgehalten werden. Aufserdem war der Erfolg reinigender Gurgelwässer, mit denen man die Ver-

[[1]) Vergl. hiezu meine historisch-geogr. Pathol. II. p. 140.]

breitung des Uebels auf die Lungen verhütete, und einhüllender Brustmittel entschieden heilsam, und es wird versiehert, alle so Behandelte wären leicht genesen[1]).

Ist diese Krankheit, für welche die Zeitgenossen keinen Namen erfanden, schon an sich auffallend und eigenthümlich, so ist es noch mehr ihr schnelles Auftreten und ihr plötzliches Verschwinden. Die meisten der von ihr Ergriffenen erkrankten zu gleieher Zeit, und kaum waren elf Tage unter Noth und Trauer vergangen, so wurde niemand weiter befallen, die vielen Todten waren begraben, und ohne das Tagebuch des würdigen Tyengius[2]) würde sich keine verständliche Erinnerung an diese denkwürdige Volkskrankheit erhalten haben, die sich ohne Zweifel weiter, als blofs über das nebelige Holland, und wahrscheinlich mit noch gröfserer Bösartigkeit verbreitete. Denn wir finden sie in demselben Jahre in Basel wieder, wo sie innerhalb acht Monaten an 2000 Menschen tödtete, und ihre Zufälle, so scheint es, sich noch viel deutlicher entwickelten. Von den Zwischenländern, welche die Krankheit höchst wahrscheinlich von Holland aus durchzogen hatte, ehe sie in Basel erschien, haben wir leider keine Nachricht. Zunge und Schlund wurden weifs, wie mit Schimmel überzogen, die Kranken mochten weder essen noch trinken, und unter andauerndem Kopfweh mit Irrereden litten sie an bösartigem Fieber. Auch hier erkannte man, nächst einem innern Heilverfahren, das nicht näher bezeichnet ist, die Reinigung des Mundes für einen wesentlichen Theil der Behandlung, alle zwei Stunden entfernte man den zähen weifsen Ueberzug, und bestrich danach Zunge und Gaumen jedesmal mit Rosenhonig, wonach die Kranken leichter genasen, als wenn dieses Verfahren unterlassen wurde[3]).

Es scheint nach neueren Erfahrungen keinem Zweifel zu unter-

[1]) Tyengius, bei Forest. Lib. VI. Obs. II. Schol. p. 152.

[2]) Forest hat die ungedruckten, wahrscheinlich verloren gegangenen Werke dieses vorzüglichen Arztes benutzt, von dem wir ohne ihn keine Kenntnifs haben würdon.

[3]) Wurstisen S. 707. — „In diesem siebenzehenden jar entstund eine unbekannte Sucht, das den Leuten die Zung und Schlund, gleich als mit Schimmel überzogen, weifs wurden, weder essen noch trincken mochten, mit einem Hauptwehe, nicht one pestilentzischs Fieber, welches die Leut von vernunfft bracht, auch bei 2000 Personen innerhalb acht Monaten zu Basel hinname. Welchem sollt geholffen werden, demselbigen mufste neben anderen mitlen, je zu zweien stunden, der Mund und Schlund auffs Blut sauber gefeget, demnach mit Rosenhonig gelindert werden."

liegen, dafs diese Krankheit in einer Schleimhautentzündung bestanden habe, die sich mit Ausschwitzung lymphatischer Stoffe im Schlunde und zugleich durch die Luftröhre bis in die Lungen verbreitete, mit dem Schlundcroup also übereinstimmt, den man noch vor wenigen Jahren als eine neue Krankheit aufgestellt, und sogleich mit einem besondern Namen bezeichnet hat[1]). Ihre nachmalige Erscheinung in dem denkwürdigen Jahre 1557, über welche wir einen noch genaueren Bericht haben, bekräftigt diese Annahme noch mehr. In diesem Jahre brach sie im October aus, und wurde von Forest, der sie selbst überstand, in Alkmaar beobachtet, wo sie ganze Familien befiel, und innerhalb weniger Wochen über 200 Menschen tödtete, jedoch nicht so überaus rasch verlief, wie 1517, sondern mit einem gelinden Fieber begann, wie ein gewöhnlicher Katarrh, und ihre grofse Bösartigkeit erst in allmählicher Entwickelung offenbarte. Dann zeigten sich plötzlich Erstickungszufälle, und das Brustleiden war ausgebildet, mit so verzweiflungsvoller Beklemmung, dafs die Kranken in den Anfällen zu sterben wähnten. Der krampfhafte beengende Husten steigerte das Uebel mehr und mehr, und wurde, bevor es zum lindernden Schleimauswurfe kam, vornehmlich den Schwangern gefährlich, von denen innerhalb acht Tagen sechzehn starben, während die überlebenden alle zu früh niederkamen. Sehr verschiedenartig in seinem Verlaufe war das die Entzündung begleitende Fieber. Mit anhaltendem Verlaufe wurde es bei den wenigsten Kranken beobachtet, brachte aber dann die gröfste Gefahr; doch erfolgte der Tod wohl erst gegen den neunten oder vierzehnten Tag, nachdem im Jahre 1517 eben so viele Stunden das Lebensende herbeigeführt hatten. Nach dieser Zeit verminderte sich die Gefahr, und von Anfang an waren die Kranken — stand ihnen ein guter Arzt zur Seite — vor Erstickung mehr gesichert, deren Uebel nur von einem Wechselfieber begleitet wurde. Dies erschien, so deutlich war der Einflufs des holländischen Bodens, von der reinsten, ungetrübten Form, bis zum Uebergange in anhaltendes Fieber in mannigfachen Abstufungen. Hier war denn auch die Entzündung weniger vollständig ausgebildet, so dafs selbst das sonst unerläfsliche Aderlafs zuweilen

[1]) Bretonneau's Diphtheritis.

entbehrlich wurde. Alle Kranken litten am meisten des Nachts und des Morgens, wie dies die Entzündung des Kehlkopfs und der Luftröhre mit sich brachte, die man jedoch als solche bei der damaligen Erfahrung nicht zu erkennen vermochte, indem man nur eine leichte Röthung im Schlunde wahrnahm. Das schmerzhafte Magenleiden war auch in dieser Volkserkrankung sehr deutlich ausgeprägt, so dafs der Druck in der Herzgrube unter fortwährendem saurem Aufstofsen selbst nach einer Reihe von sechs bis sieben Fieberanfällen noch nicht verschwand, und die Genesenden noch lange Zeit mit Verdauungsbeschwerden, Hinfälligkeit und Hypochondrie behaftet blieben. Die Schleimhautentzündung nahm hier ohne Zweifel die Nervengeflechte des Unterleibes in Anspruch, wie dies zu geschehen pflegt, und veränderte die Absonderung von Grund aus. Dies bewies die Behandlung, denn durch die nothwendigen Abführmittel wurde übelriechender Schleim mit Galle vermischt in grofser Menge ausgeleert.

Das Volk erkrankte, wie unser treffliche Augenzeuge versichert, wie durch einen giftigen Hauch, so plötzlich, dafs an einem Tage über 1000 Menschen in Alkmaar bettlägrig wurden, nachdem dicke, übelriechende Nebel einige Tage vorher sich über das Land verbreitet hatten. Nicht so bald wie im Jahre 1517 kam diese Seuche zu Ende, sondern sie verzögerte sich bis in den Winter, und scheint von einer ganzen Reihe krankhafter Erscheinungen den Beschlufs gemacht zu haben, namentlich der schon erwähnten Influenz in ganz Europa, und der Drüsenpest in Holland in der Mitte des Sommers, Erscheinungen, welchen sich auch die gewöhnlichen Begleiter von Volkskrankheiten hinzugesellten: grofse Theuerung und Ungewöhnliches im Dunstkreis, wie z. B. elektrisches Leuchten hervorstehender Gegenstände und anderes[1]).

Die nahe Verwandtschaft dieser Luftröhren- und Schlundentzündung mit dem epidemischen Katarrh liegt wohl am Tage. Denn hier sind nur Abstufungen und allmähliche Uebergänge in dem Leiden der Schleimhäute, wie in der Wirkung atmosphärischer Einflüsse, die zunächst die Werkzeuge des Athmens in Anspruch nehmen. Wir glauben daher mit vollem Rechte der beschriebenen

---

[1]) Forest. Lib. VI. Obs. IX. p. 159.

Volkskrankheit in Holland und Deutschland vom Jahre 1517 dieselbe Bedeutung wie den Influenzen beilegen, und die krankhafte Regung des menschlichen Gesammtlebens, die sich in ihr offenbarte, für ein Vorzeichen der englischen Seuche erklären zu können, die gleichzeitig vorbereitet durch veränderte Luftbeschaffenheit, einige Monate später zum Ausbruch kam.

Es darf hier nicht unerwähnt bleiben, dafs in demselben Jahre 1517 die Pocken — und mit ihnen wie die Raden unter dem Korn die Masern — von den Europäern nach Hispaniola gebracht wurden, und in dieser wie in der folgenden Zeit unter den unglücklichen Einwohnern furchtbar wütheten. Ob der Ausbruch dieser ansteckenden Krankheiten in der neuen Welt von epidemischem Einflufs begünstigt gewesen sei, oder nicht, kann nicht mehr ermittelt werden. Doch wird die erste Annahme durch die Thatsache wahrscheinlich, dafs die Pocken nicht früher als im folgenden Jahre ihre gröfsten Verheerungen in Hispaniola machten[1]), und nach neueren Erfahrungen die epidemischen Einflüsse, die sich von Europa aus westwärts erstrecken, immer erst einiger Zeit bedürfen, um die Ostküste von Amerika zu erreichen.

Aber auch ohne diese Erscheinung in der neuen Welt, die jetzt zum ersten Male im Kreise der Beobachtung der Volkskrankheiten hervortritt, sind Thatsachen von hinreichender Zahl und Glaubwürdigkeit [so namentlich auch das Vorherrschen der Pest im Jahre 1518 in mehreren Gegenden Deutschlands[2])], vorhanden, um zu beweisen, dafs der englische Schweifs von 1518 nicht allein, sondern umgeben von einer ganzen Gruppe von Volkskrankheiten erschien, und diese durch allgemeine krankmachende Einflüsse von unerkanntem Wesen hervorgerufen wurden.

---

[1]) Petr. Martyr. Dec. IV. Cap. 10, p. 321. — Vergl. Moore p. 106.

[[2]) In der Umgegend von Rostock und der Stadt selbst wüthete die Krankheit so heftig, dafs Tausende erlagen und fast alle Studirende auswanderten. Lindenbrog, Chron. Rostock. III. cap. 17.]

Viertes Erkranken.

1529.

1. Lagerseuchen im französischen Heere vor Neapel.

Die Ereignisse, denen wir uns jetzt zuwenden, zeigen in überraschender Entwickelung, dafs das Geschick der Völker von den Gesetzen des physischen Lebens zu Zeiten noch weit mehr geleitet wird, als von dem Willen der Mächtigen dieser Erde, und allen Regungen menschlicher Thatkraft, die den entfesselten Naturkräften ohnmächtig widerstreben. Diese Kräfte, unerforschlich in ihrem Walten, zerstörend in ihren Wirkungen, halten den Lauf der Begebenheiten zurück, sie vereiteln grofse Entwürfe, sie lähmen den Geist in seinem kühnsten Fluge, sie haben oft kampfrüstige Heere mit dem Schwerte des Todesengels vernichtet, wenn ihnen der Sieg schon freundlich entgegenkam.

Die Schmach von Pavia[1]) zu tilgen, sandte Franz I., mit England, der Schweiz, Rom, Genua und Venedig gegen den übermächtigen Kaiser verbündet, ein treffliches Heer nach Italien. Des Kaisers Truppen wichen zurück, wo französische Helmbüsche sich zeigten, nur Frankreichs Fahnen, und der Kriegserfahrung eines bewährten Führers[2]) schien der Sieg treu zu bleiben. Alles versprach einen ruhmvollen Ausgang — nur Neapel, schwach besetzt von deutschen Landsknechten und Spaniern[3]), blieb noch zu überwinden. Die Belagerung wurde am ersten Mai 1528 eröffnet, und der Feldherr verpfändete zuversichtlich seine Ehre für die Eroberung dieser festen Stadt, die einst den Franzosen so verderblich gewesen[4]). Denn es war leicht, mit einem Heere von 30,000 kraftvollen Kriegern[5]) die Kaiserlichen zu überwältigen, und eine kleine Schaar Engländer[6]) schien nur zu den Siegesfesten gekommen zu sein.

[1]) 24. Februar 1525. [2]) Lautrec.

[3]) Anfänglich unter Hugo de Moncada, nachher unter dem Prinzen von Oranien.

[4]) 1495 — dem Jahre der Lustseuche.

[5]) Unter ihnen einige Regimenter Schweizer.

[6]) 200 Reiter unter Sir Robert Jerningham, nachher unter John Carew. Beide starben an der Lagerkrankheit. Herbert of Cherbury p. 212 seq.

Auch litt die Stadt Mangel, von Doria mit genuesischen Galeeren eingeschlossen, das Trinkwasser fehlte, nachdem Lautrec die Wasserleitungen von Poggio reale hatte abgraben lassen, und so begann die Pest um sich zu greifen, die unter den Deutschen seit der Plünderung von Rom[1]) nie aufgehört hatte.

Doch geriethen bei dieser Sicherheit des französischen Waffenruhms die Vorbereitungen guter Erfolge allmählich in Verwirrung. Den kleineren Wechselfällen des Krieges blieb die Tapferkeit des eben so unbeugsamen als vorsichtigen Heerführers wohl gewachsen, während aber die Länge des Wartens die Thatkraft lähmte, so zeigte sich plötzlich die Natur selbst den sieggewohnten Schaaren verderblich, es begannen Seuchen unter ihnen zu wüthen, und den ferntreffenden Pfeilen des Sonnengottes war mit menschlichem Muthe nicht länger zu widerstehen. Das Ende war, dafs in Zeit von sieben Wochen von dem ganzen, eben erst noch kampflustigen Heere kaum noch ein Häuflein von einigen Tausend leichenähnlicher Gestalten übrig blieb, fast unfähig die Waffen zu führen und der Stimme ihrer kranken Führer zu folgen. Am 29. August wurde die Belagerung aufgehoben, nachdem der heldenmüthige Lautrec, von Unmuth und Krankheit niedergebeugt, funfzehn Tage früher seinen Geist aufgegeben, die Trümmer des Heeres zogen unter Donner und Platzregen ab[2]), geriethen bald in die Gefangenschaft der Kaiserlichen, und nur Wenige sahen ihr Vaterland wieder.

Diese Belagerung brachte über Frankreich noch gröfsere Trauer, als die kaum verwundene Schlacht von Pavia, denn es waren an 5000 französische Edelleute, zum Theil aus den berühmtesten Häusern, unter den Mauern von Neapel umgekommen, auch wurden ihre weiteren Folgen für König und Volk demüthigend, denn durch ihr Mifslingen scheiterten alle noch haltbaren Entwürfe, die französische Herrschaft jenseits der Alpen zu befestigen. Um so aufmerksamer haben wir die wesentliche Triebfeder dieses Ereignisses in's Auge zu fassen, die in das Gebiet der ärztlichen Untersuchung gehört.

Das Sterben im Lager begann nach den gewöhnlichen Widerwärtigkeiten, die ein Kriegsheer in Feindes Land umgeben, wahr-

---

[1]) 1527, den 6. Mai.

[2]) Jovius, L. XXVI. Tom. II. p. 129.

scheinlich schon im Juni. Unersättlich waren die Franzosen und Schweizer im Genusse des Obstes, das ihnen Gärten und Felder reichlich darboten, während es an Brot und anderer zuträglicher Nahrung mangelte[1]). Hierdurch entstanden bald Fieber, die sich je länger je mehr zur Bösartigkeit steigerten, gewifs nicht ohne schwächende Durchfälle, die unter Umständen dieser Art nie ausbleiben, und an und für sich schon zu den verderblichsten Lagerkrankheiten gehören, indem sie nicht nur tödtliche Erschöpfung bringen, sondern auch durch Verpestung der Luft die schlimmsten Seuchen vorbereiten. Doch achtete man dieser Krankheiten nur wenig, und suchte mithin auch nicht ihre Ursachen zu vermindern. Täglich fiel es mehr in die Augen, dafs die Abgrabung der Quellen bei Poggio reale, die Lautrec befohlen hatte, um die Belagerten zu einer früheren Uebergabe zu nöthigen, für die Belagerer selbst höchst nachtheilig wurde. Denn das Wasser hatte nun keinen anderen Abflufs, als in die Ebene des Lagers, wo es die Erde wie eine Sumpfwiese durchdrang, und in dichten Abend- und Morgennebeln sich erhob. Hierdurch wurde, während anhaltender Südwinde, das Erkranken bald allgemein: Man sah die Krieger, die nicht schon in den Zelten daniederlagen, von widriger Blässe entstellt, mit dick angelaufenen Füfsen und geschwollenem Leib sich mühsam einherschleppen, so dafs sie, der nächtlichen Wachen überdrüssig, von beutegierigen Neapolitanern oft beraubt wurden. Das grofse Sterben begann erst gegen den 15. Juli, jetzt wurde aber das Elend so furchtbar, dafs nur etwa drei Wochen hinreichten, um die fast gänzliche Zerstörung des Heeres zu vollenden[2]). Neben und in den ausgestorbenen Zelten wucherte Unkraut, Tausende verschmachteten ohne Hülfe, stumpfsinnig oder in tobender Fieberwuth[3]); in den Schanzen, in den Zelten, gleichviel wo der Tod seine Opfer ereilt hatte, lagen unbegrabene Leichen, die Todten sprengten, von Fäulnifs angeschwollen, ihre flachen Gräber, und so

[1]) Jovius, L. XXVI. Tom. II. p. 114.

[2]) Nach Mezeray war die Seuche zu Ende Juli am heftigsten, womit Jovius übereinstimmt, der das Ende des grofsen Sterbens, wohl allzugenau, auf den 7. August festsetzt.

[3]) In Bezug auf diesen, wahrscheinlich entzündlichen Zustand der Aufregung ist vielleicht die Angabe einiger Beachtung werth, dafs dem Feldherrn selbst zweimal zur Ader gelassen wurde. Jovius, a. a. O. p. 125.

erfüllte ein giftiger Modergeruch weit und breit das ganze Lager. Der Ordnung und Kriegszucht dachte niemand mehr, auch waren viele Befehlshaber und Hauptleute, entweder erkrankt, oder um der Ansteckung zu entgehen, in die benachbarten Orte entflohen[1]) — Frankreichs Waffenruhm war dahin, und seine stolzen Fahnen senkten sich vor einem unheimlichen Gespenst — einer Lagerkrankheit. Unterdessen war auch auf den venetianischen Galeeren unter Pietro Lando — Doria war schon früher zum Kaiser übergegangen[2]), — die Seuche ausgebrochen, und so wurde das rühmlich begonnene Unternehmen auf allen Seiten von dem Unstern des Jahres vereitelt.

Von welcher Art diese mächtige Krankheit gewesen, hat kein ärztlicher Zeitgenosse beschrieben, und die Geschichtschreiber haben darüber nur Angaben aufbewahrt, die der Untersuchung keinen hinreichenden Stoff darbieten. Gewifs ist es, dafs im Jahre 1528 ein sehr bösartiges Fleckfieber in Italien verbreitet war, und im eigentlichen Sinne des Wortes so entschieden herrschte, dafs es selbst, wie die Schweifssucht den Engländern, den Italienern in's Ausland folgte, wie das Beispiel des gelehrten Venetianers Naugerio beweist, der mit einer Gesandtschaft an Franz I. beauftragt, zu Blois an der Loire an eben dieser Krankheit starb, die man in Frankreich noch gar nicht kannte[3]). Die Zeitgenossen versichern, dafs diese Seuche in dem ohnehin schon durch Kriege und Fehden zerrütteten Lande bedeutende Verheerungen gemacht habe, und so leidet es wohl keinen Zweifel, sie war in eben diesen Jahren die Hauptkrankheit, die sich bei aufserordentlichen Vorfällen bedeutend hervorthun konnte. Eine Seuche, die unmittelbar vor der Belagerung von Neapel in Cremona den dritten Theil der Einwohner tödtete, ist wahrscheinlich ein Fleckfieber gewesen[4]). Doch kam auch hier und dort die ältere Drüsenpest vor. Sie war es, die im Jahre 1524 50,000 Menschen in Mailand wegraffte[5]), auch scheint die Seuche keine andere gewesen zu sein, die nach der Plünderung

[1]) Jovius, a. a. O. p. 116. 118.

[2]) Mezeray, T. II. p. 963.

[3]) Fracastor. Morb. contag. L. II. c. 6, p. 155. 156.

[4]) Sie brach zu Anfang des Februar aus, und herrschte die folgenden Monate hindurch. Campo p. 151.

[5]) Guicciardini p. 1054.

von Rom unter den deutschen Landsknechten ausbrach, und in kurzer Zeit zwei Drittheile dieser Truppen aufrieb. Die Zeitgenossen sahen darin eine gerechte Strafe Gottes für die Entweihung des heiligen Stuhles, da auch in den nächsten Jahren alle übrigen Theilnehmer an der Erstürmung der ewigen Stadt ein ihrer würdiges Ende gefunden[1]) — sie brachten aber nicht die thierische Völlerei und die Ausschweifungen der Soldaten in Anschlag, deren Raubsucht das Pestgift in den verborgensten Winkeln aufsuchte, bedachten auch nicht, dafs die Pest selbst in die Engelsburg eindrang, und fast unter den Augen des Papstes einige Hofleute tödtete[2]). Von eben jenen Landsknechten kamen im folgenden Jahre unter dem Prinzen von Oranien viele nach Neapel, und es kann wohl mit gutem Grunde angenommen werden, dafs sie frische Keime der Pest nach dieser Stadt gebracht haben, womit denn auch die nicht unglaubliche Erzählung zu vereinigen ist, dafs die Belagerten angesteckte und erkrankte Soldaten zu den Franzosen geschickt hätten, um unter ihnen giftige Seuchen zum Ausbruch zu bringen[3]). Eben dieser Umstand spricht für die Drüsenpest, denn man kannte die entschiedene Sicherheit ihrer Ansteckungskraft, mit der die mehr bedingte Mittheilbarkeit der neuen Krankheit nicht zu vergleichen schien[4]). Auch war derselbe unheilbringende Versuch wohl öfter schon in früheren Zeiten gemacht worden.

Doch ist auch auf der andern Seite zu bedenken, dafs das französische Kriegsheer dem epidemischen Einflusse der Luft, des Wassers und der allgemeinen Naturkräfte mehr als irgend ein anderer Verein von Menschen ausgesetzt, und dafs dieser Einflufs in dem Jahre 1529 vielleicht mächtiger war, als zu irgend einer andern Zeit im sechzehnten Jahrhundert. Die Nebelbildung in der Sommerhitze ist jederzeit eine aufserordentliche Erscheinung[5]), die auf ein Mifsverhältnifs in der Wechselwirkung der Stoffe und Kräfte in den niederen Luftschichten entschieden hindeutet. Sie war aber nicht blofs von örtlichen Bedingungen bei Neapel abhängig, sondern in ganz Italien bemerkte man während des Sommers 1528 graue

---

[1]) Mezeray, T. II. p. 957. [2]) Guicciardini p. 1276.
[3]) Ebend. p. 1315. [4]) S. oben S. 225.
[5]) Sie wurde bekanntlich auch in dem Sommer 1831, vor dem Ausbruche der Cholera beobachtet.

Nebel, welche die Unzuträglichkeit der Luft augenfällig machten[1]). Hierzu kamen die anhaltenden, in Italien ohnehin schon immer nachtheiligen Südwinde, so wie die tausend Widerwärtigkeiten des Lagers; und so mufste wohl auf dem nassen Boden von Poggio reale die schon in ganz Italien herrschende Krankheit ausbrechen — wir meinen das Fleckfieber. Es giebt in der Geschichte der Volkskrankheiten einen psychischen Beweis von der Herrschaft des epidemischen Einflusses, der unter den verschiedenartigsten Verhältnissen deutlich und verständlich hervortritt. Es ist der Glaube an die Vergiftung des Wassers, selbst auch der Luft[2]). Dieser Beweis fehlt nicht bei der Todesgeschichte des französischen Heeres vor Neapel. Denn man glaubte allgemein, es hätten sich Spanier von maurischer Abkunft, denen man eine besondere Fertigkeit zutrauete, mit Giften umzugehen, und Juden aus Deutschland, die den beutebeladenen Landsknechten des Gewinnstes wegen gefolgt waren, bei nächtlicher Weile aus der Stadt geschlichen, um das Wasser in der Nähe des Lagers zu vergiften[3]). Auch sollte ein italienischer Apotheker den französischen Rittern Gift in den Arzneien gereicht haben[4]). Man kann hier den Untersuchungen der Naturkundigen nicht vorgreifen — die in Bezug auf Luft und Wasser noch in keiner erheblichen Volkskrankheit von Erfolg gewesen sind — es ist indessen nicht unwahrscheinlich, dafs das Grund- und Quellwasser unter ähnlichen Umständen wie die hier beschriebenen, eine ihm sonst nicht inwohnende Schädlichkeit annimmt, welche zu dem Glauben an hineingeworfenes Gift sehr natürlich Veranlassung giebt. Im Uebrigen kann jene Beschuldigung gewifs nach derselben Ansicht beurtheilt werden, die in einer früheren Untersuchung über den schwarzen Tod ausgesprochen worden ist.

Aus allen diesen Umständen wird die Annahme überaus wahrscheinlich, dafs in dem französischen Lager das Fleckfieber geherrscht habe, und will man noch auf zufällige Berichte von Geschichtschreibern einigen Werth legen, so möchte vielleicht noch in Anschlag kommen, dafs Prudencio de Sandoval, der nach guten Quellen gearbeitet hat, die Krankheit »las Bubas« nennt[5]).

[1]) Gratiol. p. 129. 130. [2]) S. oben S. 228.

[3]) Jovius a. a. O. p. 115. [4]) Mezeray p. 963.

[5]) Der spanische Name für die Lustseuche, den dieselbe wegen der vorherrschenden

Dieser Name setzt zwar eine ziemlich abenteuerliche Verwechselung mit der Lustseuche voraus, wie denn auch von Sandoval die Krankheiten unter den französischen Heeren von 1495 und 1528 wunderlich durch einander geworfen werden, zeigt aber doch, dafs sich die Erinnerung an vorherrschende Ausschläge bei der Seuche von 1528 erhielt, und somit möchte wohl diese ganze Angabe um so mehr auf Fleckfieber zu beziehen sein, da derselbe Geschichtschreiber versichert, die Franzosen hätten die Seuche nach dem Dorfe Poggio reale »les Poches« genannt[1]), mit welcher Benennung man schwerlich die wohlbekannte Drüsenpest bezeichnet haben würde. Wollen wir aber glauben, dafs zu gleicher Zeit verschiedene Krankheiten im französischen Heere geherrcht haben, so hat diese Annahme nicht nur das ausdrückliche Zeugnifs eines Zeitgenossen[2]), sondern auch viele ältere und neuere Erfahrungen[3]) für sich, die unter ähnlichen Umständen, wie die damals obwaltenden gesammelt worden sind. Zu bedauern ist es für immer, dafs kein scharfblickender Machaon im Lager vor Neapel weilte; er würde uns gewifs kernhafte Beobachtungen über die Vermischung und die Verwandtschaft des Fleckfiebers mit der Drüsenpest hinterlassen haben.

2. Trousse-galant in Frankreich.

1528 und die folgenden Jahre.

So schmerzlich die Franzosen den Verlust eines so unersetzlichen Kriegsheeres empfanden, so waren ihnen doch noch viel gröfsere Leiden in ihrem Vaterlande beschieden. Die finstere Macht,

---

Ausschläge erhielt. Er ist dem französischen „la vérole" und dem deutschen „französische Pocken" ganz entsprechend. An Bubonen ist dabei nicht zu denken. Sandoval, Part. II. p. 12. 14. — Vergl. Astruc, T. I. p. 4.

1) In der Madrider Ausgabe desselben Werkes, 1675. fol. L. XVII. p. 232 *b*.

2) „Auster namque ventus per eos dies perflare et mortiferum crassioris nebulae vaporem ex palustri ortum uligine, per castra dissipare et circumferre ita coeperat, ut *aliis ex causis conceptae febres* in contagiosum morbum verterentur." Jovius, L. XXVI. p. 127.

3) In Torgau, wo 1813 und 14 30,000 Franzosen ihr Grab fanden, herrschten zwei ganz von einander verschiedene Krankheiten, Typhus und Diarrhöe. S. Richter. [Exanthematischer Typhus und Dysenterie haben gemeinschaftlich in Kriegslagern oft gröfsere Verheerungen angerichtet, als mörderische Schlachten.]

welche ganz Europa bedrohete, achtete keiner Entfernungen, keiner Gränzen; sie ergriff auch das französische Volk in seinem innersten Leben, während seine kriegerische Jugend vor Neapel verschmachtete. Die Kälte des Frühjahrs und die Nässe des Sommers von 1528 verdarben die Saaten[1]), und so brach über ganz Frankreich eine Hungersnoth herein, durch ihre Dauer wohl noch empfindlicher, als die Zeiten des Mangels unter Ludwig XI.[2]). Denn der Mifswachs wiederholte sich fünf Jahre hindurch, während welcher keine Ordnung der Jahreszeiten mehr zu bestehen schien. Eine feuchte Sommerwärme herrschte im Herbst und Winter, nur dann und wann kam ein eintägiger Frost zu Stande; die Sommer dagegen waren trübe, feucht und unfreundlich: Man unterschied die Monate fast nur noch an der Tageslänge. Wie das Leben der Pflanzenwelt dadurch gestört wurde, ist aus einzelnen Nachrichten noch ganz deutlich zu erkennen. Kaum hatten die Fruchtbäume im Herbst ihre Blätter fallen lassen, so begannen sie wieder von neuem auszuschlagen und vergebliche Blüthen zu treiben, kein Segen belohnte die Mühe, und die ersehnte Erntezeit täuschte immer wieder und wieder die Hoffnungen des Volkes. So wurde nun schon im ersten dieser Unglücksjahre das Elend allgemein, und der Verarmung war durch menschliche Hülfe nicht mehr zu steuern. Schaaren von Bettlern durchirrten das Land in kläglichem Aufzuge, die bürgerliche Ordnung löste sich mehr und mehr auf, und bald fürchtete man nicht blofs Raub und Plünderung von diesen Unglücklichen, sondern die Ansteckung von einer Seuche, die sie, eine Ausgeburt ihrer Noth, mit sich umhertrugen.

Diese Krankheit war ein neues Erzeugnifs des französischen Bodens, und wurde bei allgemeiner Verbreitung dadurch für das Land empfindlich, dafs sie vorzugsweise die jungen rüstigen Männer wegraffte, weshalb man ihr den ganz sinnigen Namen »Trousse-galant« beilegte[3]). Sie bestand in einem sehr hitzigen Fieber, das die Befallenen in ganz kurzer Zeit, selbst innerhalb weniger Stunden tödtete, oder kamen sie mit dem Leben davon, sie der Haare und Nägel beraubte, und bei fortdauerndem Widerwillen gegen alle Fleischnahrung, langdauernde Schwäche und Folgekrank-

---

[1]) Schwelin S. 143. [2]) S. oben S. 211.

[3]) Trousser in veralteter Bedeutung: faire mourir promptement.

heiten zurückliefs, welche die Genesung der ohnehin schon zerrütteten Kranken gefährdeten. Dafs dies Fieber mit grofser Entmischung der Säfte und tiefem Erkranken der Unterleibsverrichtungen verbunden, also faulig-gastrischer Natur gewesen sei, ergiebt sich schon hieraus, wollen wir auch weniger die unausbleiblichen Wirkungen des Hungers in Anschlag bringen, die nach den Erinnerungen der Zeitgenossen mit grellen Farben geschildert werden. Schon im ersten Jahre waren die Vorräthe so weit aufgezehrt, dafs man aus Eicheln Brot bereitete, und allerlei unschädliche Wurzeln, nur um den Hunger zu stillen, begierig aufsuchte. Obdachlos und Leichen ähnlicher als lebenden Menschen irrten die Elenden umher, um endlich, verlassen von menschlichem Mitleid, auf Düngerhaufen oder in Ställen zu verschmachten. Gröfsere Städte verschlossen ihnen die Thore — wie hätten auch ihre Anstalten christlicher Milde in dieser furchtbaren Noth ausreichen mögen! Nur Wenigen wurde es zu Theil, von den sanften Händen der barmherzigen Schwestern gepflegt zu werden. Bei den Meisten verrieth das schmutziggelbe gedunsene Gesicht und die wassersüchtige Geschwulst der Glieder den siechen Zustand, in dem sie sich umherschleppten. Man floh diese verpesteten Gestalten, denn sie waren von dem Gifte der tödtlichen Krankheit durchdrungen, und ohne Zweifel machte man tausendfältig die Bemerkung, dafs sie dieselbe auf Gesunde übertragen konnten, ohne selbst davon ergriffen zu sein, wie denn zuweilen Mangel und Siechthum einen traurigen Schutz gegen Krankheiten dieser Art gewähren[1]).

Zu einem vollständigen Bilde der Trousse-galant von 1528 fehlen die genaueren Angaben, denn die Aerzte gingen an dieser Volkskrankheit gleichgültig und mit derselben Kälte vorüber, deren sie leider auch bei anderen grofsen Erscheinungen anzuklagen sind. Doch kehrte sie noch einmal in den Jahren 1545 und 46 in Savoyen und einem grofsen Theile von Frankreich wieder, und aus dieser Zeit besitzen wir von Paré[2]) und Sander, einem niederländischen Arzte[3]), wenn auch immer noch mangelhafte, doch schon

[1]) Mezeray, T. II. p. 965, wo die Hauptangaben.

[2]) Er spricht von der Stadt Puy in der Auvergne, wo er die Krankheit wahrscheinlich selbst gesehen hat. Liv. XXII. chap. 5, p. 823.

[3]) Forest. L. VI. obs. 7, p. 156. Sander berichtet von seinen zahlreichen Beobachtungen in und um Chamberay.

genügendere Beschreibungen ihrer Zufälle. Ihr Verlauf war auch damals sehr rasch, so dafs sie in zwei bis drei Tagen tödtete; sie befiel wiederum mehr die Starken als die Schwachen, als wollte sie ihren alten Namen rechtfertigen, auch blieben die Genesenen lange Zeit an dem Verlust der Haare und ihrem elenden Aussehen kenntlich. Zu Anfang fühlten die Kranken eine unerträgliche Schwere im Körper mit äufserst heftigem Kopfschmerz, der sie bald des Bewufstseins beraubte, und in gänzliche Stumpfheit überging, so dafs selbst die Schliefsmuskeln ihre Dienste versagten, oder nach anhaltender Schlaflosigkeit eine so heftige Fieberwuth zur Folge hatte, dafs man zu Zwangsmitteln greifen mufste, wie denn diese entgegengesetzten Zustände bei allen typhösen Fiebern gewöhnlich sind. Sander erwähnt ausdrücklich, dafs sich bei den meisten Kranken Ausschläge gezeigt hätten, ohne diese jedoch näher zu beschreiben, oder den Verlauf und die Entscheidung der Krankheit näher zu bezeichnen, als dafs sie gegen den vierten oder elften Tag zu Ende gegangen sei. Eben jene Ausschläge (wahrscheinlich Petechien und vielleicht auch rother Friesel) kamen zu ganz unbestimmter Zeit, entweder zu Anfang mit schlimmer Vorbedeutung, oder später mit den Zeichen guter Entscheidung. Spulwürmer in grofser Menge vermehrten gewöhnlich die Leiden der Kranken, und wurden unter grofser Qual lebendig ausgebrochen. Die Krankheit war nicht viel weniger ansteckend, als die Pest, und was ihre Behandlung betrifft, so wurde sie entschieden glücklich mit starken Aderlässen, selbst bis zur Ohnmacht bekämpft, woraus auf Vollblütigkeit und entzündliche Wallungen, vielleicht auch wohl Hirnentzündung zu schliefsen ist, wenn wir die beschriebenen Kopfzufälle berücksichtigen[1]). Es darf unserer Aufmerksamkeit nicht entgehen, dafs schon während der Seuche von 1546 die Drüsenpest sich hier und da, namentlich in den Niederlanden zeigte[2]), im folgenden Jahre aber in Frankreich in gröfserer Ausbreitung vorkam[3]), woraus hervorzugehen scheint, dafs in Bezug auf dieses Uebel ihre Bedeutung gleich

---

[1]) Sauvages, T. I. p. 487, nennt die Trousse-galant geradehin Cephalitis verminosa, wiewohl weder Hirnentzündung noch Würmer bei allen Kranken vorhanden waren, und giebt ihre Beschreibung nach Sander, die wieder Ozanam von ihm abgeschrieben hat. T. III. p. 27.

[2]) Forest. p. 157 Schol. [3]) Paré a. a. O.

der des Fleckfiebers gewesen sein mag, da dieses den Pesterkrankungen vorauszugehen pflegt[1]).

Die Angabe der Geschichtschreiber, Frankreich habe 1528 und die folgenden Jahre den vierten Theil seiner Bewohner durch Hunger und Seuche verloren, erscheint nach unserer Darstellung durchaus nicht zu hoch. Auch waren die Folgen für die Zukunft dieses Landes sehr wichtig. Denn Franz I. sah ein, dafs von seinem so hart geprüften Volke keine neuen Opfer zu verlangen waren, er entsagte seinen Entwürfen von Gröfse und auswärtiger Macht, und willigte in den unglücklichen Frieden von Cambray, den 5. August 1529.

3. Schweifssucht in England.

Wer irgend nach diesen Thatsachen das Bild von Europa im Jahre 1528 [und den folgenden] sich vergegenwärtigt, der sollte wohl glauben, dieser Welttheil wäre von einem giftigen Hauche angewehet worden, der fort und fort Unheil und Tod über die Völker brachte. In tausend Gestalten brach das Verderben herein, zerrüttete die Körper, verfinsterte die Gemüther — und hierzu der Unfriede der Welt, der tödtliche Hafs der Parteien —: Es war als sollten alle Angelegenheiten der Menschheit in diesen riesenhaften Kampf hineingezogen, und in zerstörender Entscheidung alle Spuren vergangener Zeit vernichtet werden.

Noch Schlimmeres als bis jetzt dargestellt worden, bereitete sich in England. Denn hier brach in den letzten Tagen des Mai [1529] das Schweifsfieber aus, mitten in dem volkreichsten Theile der Hauptstadt, verbreitete sich rasch über das ganze Königreich, und wurde [alsbald] für alle Völker des nördlichen Europa ein Schreckbild des Entsetzens, wie kaum je eine andere Volkskrankheit. Es zeigte sich sogleich in derselben Tödtlichkeit wie elf Jahre früher, kündigte sich durch keine Vorboten an, und zwischen Wohlsein und Tod lag nur eine kurze Frist von fünf oder sechs

[1]) Bekanntlich erscheinen auch die Pocken und Masern als Vorläufer der Pest. [Es unterliegt wohl keinem Zweifel, dafs die hier unter dem Namen der „Trousse-galant" aufgeführte Krankeit Typhus exanthematicus war; die erste wissenschaftliche Schilderung dieser Krankheit aus Frankreich finden wir bei Joh. Palmarius (De morbis contagiosis. Par. 1578. p. 315), der die Epidemie 1568 in Paris beschreibt, und bei Joh. Coyttar (De febre purpura epidemiali. Par. 1578), der über die Krankheit 1557 in Poitiers berichtet.]

Stunden. So fehlten nun auch nicht die inneren Erschütterungen des öffentlichen Lebens. Die Gerichtstage wurden aufgeschoben, und vier Wochen nach dem Ausbruch der Seuche unterblieb die Feier des Johannistages[1]), zum grofsen Leidwesen des Volkes, das gewifs nicht davon gelassen haben würde, hätte es vor Bestürzung über das grofse Sterben nur irgend zu Athem kommen können. Am Hofe des Königs wurde es wieder einsam, und zu den vielen Leidenschaften und Gemüthsregungen, welche sich hier seit 1517 durchkreuzt hatten — man gedenke nur des theologischen Eifers, den Heinrich's VIII. Glaubensvertheidigung hervorgerufen — gesellte sich wieder die alte Angst und Beklommenheit, die durch den Tod einiger hochbegünstigten Hofleute gerechtfertigt schien, namentlich zweier Kammerherren[2]) und des aus Spanien zurückgekehrten Gesandten Sir Francis Poynes. Der König verliefs sofort London, und suchte der Seuche durch beständiges Umherreisen zu entgehen, bis er endlich, des unstäten Lebens überdrüssig, in Tytynhangar sein Verhängnifs abzuwarten beschlofs. Hier lebte er still und abgeschieden mit seiner ersten Gemahlin und wenigen Vertrauten, umgeben von luftreinigenden Feuern, und bewacht von der Vorsicht seiner Aerzte, denen die Genugthuung zu Theil wurde, dafs die Seuche von dem einsamen Aufenthalte fern blieb[3]).

Wie hoch in diesem Sterben, welches einige Geschichtschreiber das grofse nennen, der Menschenverlust gestiegen sei, kann nur nach den mitgetheilten Thatsachen beurtheilt werden, die eine äufserst gewaltsame Erschütterung der Gemüther beurkunden. Genaue Angaben fehlen durchaus, doch liegt es klar am Tage, das ganze englische Volk, vom Throne bis in die niedrigste Hütte, wurde von dem Angstgefühl der Unsicherheit des Lebens durchzuckt, gegen welches weder die Roheit der Sitten, noch die alltäglichen Wirkungen mit Blut geschriebener Gesetze[4]) die Gemüther

[1]) Fabyan p. 699.

[2]) Sir William Compton und William Carew, aufser vielen anderen Vornehmen, die nicht genannt sind.

[3]) Grafton p. 412, die Hauptstelle. Vergl. *Holinshed p. 413. — Baker p. 293. — Hall p. 750. — *Herbert of Cherbury p. 418.

[4]) Unter Heinrich's VIII. Regierung (1509 — 1547) wurden nach Harrison 72,000 Verbrecher wegen Raub und Diebstahl hingerichtet, also jährlich fast 2000. Hume, T. IV. p. 275.

abgestumpft hatten. Dergleichen geschieht nicht ohne sehr zahlreiche Todesfälle, die jedem Einzelnen die Gefahr nahe rücken, und so mögen denn aller Orten die Kirchhöfe reichlich gefüllt worden sein. Auch kam die mörderische Krankheit nicht allein. Mangel und Theuerung begleiteten sie, und während Hunderttausende auf das Sterbelager niedergestreckt wurden, verschmachteten viele vor Hunger[1]: man hätte Aehnliches wie in Frankreich erlebt, wäre nicht der Kornhandel in etwas zu Hülfe gekommen[2]).

Als man erst die Vorfälle dieser Unglücksjahre mehr übersehen konnte, so überzeugte man sich bald, dafs es dieselbe allgemeine Ursache des Erkrankens war, welche die giftige Seuche im französischen Lager vor Neapel, das Faulfieber der jungen Leute in Frankreich, und die Schweifssucht in England hervorrief, und dafs die verschiedene Natur dieser Krankheiten nur von Bedingungen des Bodens und der Luftbeschaffenheit der heimgesuchten Länder abhing[3]). Sollte dagegen eine beschränkte Ansicht von dem menschlichen Gesammtleben Zweifel erheben wollen, so werden diese durch die wunderbare Gleichzeitigkeit aller dieser Erscheinungen in so verschiedenen Theilen Europa's schlagend widerlegt. Denn während das französische Heer schon vier Wochen lang dem Elend und den giftigen Dünsten seines Lagers ausgesetzt, die ersten Vorboten seiner Vernichtung gewahrte, da war jenseit der Alpen die grofse Hungersnoth mit der Trousse-galant in ihrem Gefolge in vollem Anzuge, und fast in denselben Tagen brach die Schweifssucht an der Themse aus[4]).

---

[1]) Stow p. 885.

[2]) Fabyan a. a. O.

[3]) „— it seeming to be but the same contagion of the aire, varied according to the clime." Herbert of Cherbury a. a. O.

[[4]) Diese Angabe beruht, abgesehen davon, dafs so vielen specifisch durchaus verschiedenen Krankheiten auch eben so viele specifisch verschiedene ätiologische Momente zu Grunde liegen mufsten, auf einem faktischen Irrthume, indem die Schweifssucht nicht, wie der Verf. annimmt, im Jahre 1528, sondern erst 1529 ausgebrochen ist. Andererseits mufs aber zugegeben werden, dafs die auffallenden Witterungsverhältnisse in den Jahren 1527–29, und namentlich die enorme Feuchtigkeit in der Witterung jener Jahre, die, wie es scheint, eine über den gröfsten Theil Europas verbreitete war, sehr wesentlich zu der epidemischen Verbreitung der eben damals herrschenden Krankheiten beigetragen hat. Dafs die feuchte Witterung und die dichten Nebel Englands allein die Schweifssucht nicht erzeugt haben, geht übrigens daraus hervor, dafs die-

4. Naturereignisse. Vorboten.

Die Zeitbücher aller europäischen Völker sind voll von denkwürdigen Angaben über die Störungen der Natur in eben diesen Jahren, welche dem Pflanzen- und Thierleben so überaus feindlich wurden. In England bereitete sich die Zeit des Elends schon zu Ende des Jahres 1528 vor. Den ganzen Winter über (November, December und Januar 1529) überschwemmten Regengüsse das Land, die Flüsse traten aus ihren Ufern, und so wurde die Wintersaat durch Fäulnifs vernichtet. Dann blieb es trocken bis zum April, kaum hatte man aber die Sommersaat dem Boden anvertraut, so regnete es wieder volle acht Wochen, Tag und Nacht, so dafs auch nun die letzte Hoffnung auf eine Ernte vernichtet wurde[1]), und die durchnäfste Erde in dicken Nebeln den wohlbekannten Dämon der Schweifssucht ausbrütete. Es frommte nun nicht, dafs die Regengüsse nachliefsen, denn der aufgeweichte Boden gab der Seuche anhaltende Nahrung, und die feuchte Wärme, die mit unzeitiger Kühle wechselnd, die nächsten Jahre in ganz Europa herrschend blieb, machte mehr und mehr die Körper für grofse Krankheiten empfänglich.

Die Geschichtschreiber dieser Zeit waren mit den verworrenen Angelegenheiten des Hofes und der Kirche allzusehr beschäftigt, um der Natur einige Aufmerksamkeit zu widmen; deshalb haben sie uns über die Witterung und den Verlauf der nächsten Jahre in England keine genauen Nachrichten hinterlassen, doch ist kein Grund anzunehmen, dafs sie wesentlich anders gewesen, als im übrigen Europa. Eine Zusammenstellung wichtiger Ereignisse mag dies beweisen, im Verein mit den über Frankreich und Italien schon mitgetheilten Angaben.

In Oberitalien traten schon im Jahre 1527 so bedeutende Ueberschwemmungen aller Flufsgebiete ein, dafs die Astrologen eine neue Sündfluth verkündigten. Sie wiederholten sich in gleicher

selben Verhältnisse früher und später nicht die gleiche Folge gehabt haben, so dafs schon Wier (Observat. lib. II de sudore Anglico § 3. Opp. Amstelod. 1660. p. 982) erklärte: „Causam nonnulli retulerunt in continuam et excedentem humitatem aëris Anglici, quae sane opinio meo adversatur judicio, sic enim et antea et post hoc tempus idem morbus ibidem regnasset, cum causa semper praesto sit."]

[1]) Stow a. a. O.

Ausdehnung und Verderblichkeit im folgenden Jahre, so dafs nicht ohne Grund auf eine Ueberhäufung der höchsten Gebirge Europa's mit Schnee geschlossen werden kann. 1529 den 3. Juli folgte ein gewaltiges Erdbeben in Oberitalien, und bald darauf ein sogenannter Blutregen in Cremona[1]).

1530 im October trat die Tiber so hoch über ihre Ufer, dafs in Rom und der Umgegend an 12,000 Menschen ertranken. Einen Monat später durchbrach die See in den Niederlanden die Deiche, und Holland, Seeland und Brabant litten sehr bedeutend durch das Ueberfluthen des Wassers, das zwei Jahre darauf sich wiederholte[2]).

1528 zeigten sich in der Mark Brandenburg bei anhaltendem Südostwinde und grofser Trockenheit[3]) (die Nässe begann in Deutschland erst 1529) Heuschreckenschwärme[4]), als sollte auch dieses Vorzeichen grofser Volkskrankheiten nicht fehlen. Von Feuermeteoren, die auch in den folgenden Jahren oftmals erschienen, und in ihrer Gesammtheit offenbar einen ungewöhnlichen Zustand des Luftmeers erkennen lassen, wird hier und da in der Weise des Zeitalters viel berichtet[5]). Besondere Aufmerksamkeit erregte ein langer feuriger Strahl, der am 2. Januar 1529 Morgens sieben Uhr in ganz Mecklenburg und Pommern gesehen wurde[6]). Ein anderes Feuerzeichen (Chasma) sah man in der Mark am 9. Januar, zehn Uhr Abends[7]), so wie ähnliche Lufterscheinungen in anderen Gegenden.

Kometen erschienen im Verlauf dieser Jahre in ungewöhnlicher Zahl[8]). Der erste am 11. August 1527 vor Tagesanbruch; man sah ihn in ganz Europa, und er wurde von den Späteren oft mit einer kometenähnlichen Lufterscheinung am 11. October verwechselt[9]).

---

[1]) Campo p. 150. 151.

[2]) Grafton p. 431. — Wagenaar, Bd. II. S. 516.

[3]) Haftitz S. 130.

[4]) Annales Berolino-Marchici. (Ohne Seitenzahl.)

[5]) *Magnus Hundt (fol. 4 b) p. 156 und viele andere.

[6]) Bonn S. 143. Ein Mädchen in Lübeck starb vor Schreck über dieses Meteor.

[7]) Haftitz S. 131. — Angelus S. 317.

[8]) Man wolle aus diesen Angaben nicht auf irgend eine vorgefafste Meinung des Verf. über die Bedeutung dieser Himmelskörper schliefsen. Der Geschichtschreiber darf die gleichzeitigen Erscheinungen nicht übergehen, gleichviel was man aus ihnen bei der Beschränkung des menschlichen Gesichtskreises folgern möge.

[9]) Pingré, T. I. p. 485. — Spangenberg, M. Chr. fol. 410 a.

Der zweite 1529 im Juli und August; man sah ihn in Deutschland, Frankreich und Italien. Auch sollen sich in diesem Jahre vier andere Kometen zu gleicher Zeit gezeigt haben, doch ist hier wahrscheinlich nur ein Feuermeteor von unbekannter Art zu vermuthen[1]). Der dritte 1531, der in Europa vom 1. August bis zum 3. September sichtbar blieb. Es war der grofse Halleysche, der im Jahre 1835 wiederkehren wird[2]). Der vierte, 1532, vom 2. October bis zum 8. November sichtbar; er ist 1661 wieder erschienen[3]); und endlich der fünfte 1533, von der Mitte des Juni bis zum August[4]).

Ueber die Unzuträglichkeit des verhängnifsvollen Jahres 1529 berichten die Zeitgenossen in auffallender Uebereinstimmung. Der Winter war äufserst gelinde, und nur allzu frühzeitig wurden die Keime belebt, so dafs alle Welt über den milden und schönen Frühling erfreut war. In Erfurt schmückte man sich schon am St. Matthiastage (den 24. Februar) mit Veilchen, nicht ahnend, dafs diese freundliche Vorbedeutung hartes Mifsgeschick verkünden sollte[5]). Das ganze Frühjahr, den ganzen Sommer über blieb die Nässe vorherrschend. Anhaltende Regengüsse überschwemmten die Felder, die Flüsse traten aus ihren Ufern, das Gedeihen der Früchte wurde durchweg vereitelt[6]), und allenthalben brach Elend und Hunger herein. Einer viertägigen Regenfluth im südlichen Deutschland in der Mitte des Juni — man nannte sie den St. Veits-Gufs — erinnerte man sich als eines unerhörten Ereignisses noch in späterer Zeit. Ganze Länderstrecken geriethen in die äufserste Wassersnoth, und viele Menschen kamen um, die sich nicht zeitig genug retten konnten[7]). Ein ähnliches, sehr weit verbreitetes, vielleicht allge-

---

[1]) Pingré p. 486. — Angelus S. 318. — Crusius Bd. II. S. 223.

[2]) Pingré p. 487. — Campo p. 154. — Angelus S. 320, und unzählige andere Angaben. Er hat eine 76jährige Umlaufszeit, und ist 1456, 1531, 1607, 1682 und 1759 beobachtet worden.

[3]) Pingré p. 491. — Spangenberg, M. Chr. fol. 433 *b*.

[4]) Pingré p. 496. — Angelus S. 322. — Spangenberg, M. Chr. fol. 435 *a*.

[5]) Chronik von Erfurt. — Mit denselben Worten bei *Spangenberg, M. Chr. (fol. 431 *b*) p. 456, der diese Chronik häufig benutzt hat.

[6]) Den sauern Wein dieses Jahres nannte man den Wiedertäufer-Wein. Schwelin S. 144.

[7]) Crusius Bd. II. S. 323. — St. Veits-Tag ist den 15. Juni. — In Heidelberg fing man auf dem Neckar ein Kind auf, das sechs Meilen weit unversehrt in seiner Wiege geschwommen war. Franck fol. 252 *b*.

meines Unwetter, wiederholte sich am 10. August, und veranlafste besonders in Thüringen und Sachsen grofse Ueberschwemmungen[1]) [, und in einem nicht geringeren Grade machte sich dieses Mifsgeschick auch in vielen Gegenden Hollands und Belgiens geltend[2])]. Im Ganzen brach die Sonne nur wenig durch die dichten grauen Wolken: der Spätsommer und der ganze Herbst mit Ausnahme einer Reihe heifser Tage vom 24. August an[3]), blieben trübe und nafskalt; man glaubte die brittische Nebelluft zu athmen[4]).

Es darf hier nicht übergangen werden, dafs man im nördlichen Deutschland, besonders aber in der Mark Brandenburg, den Genufs von Fischen, die in grofser Menge gefangen wurden, allgemein für schädlich hielt. Man wollte böse und ansteckende Krankheiten davon beobachtet haben, und man war darüber verwundert, dafs die einzige Speise, die die Natur freigebig spendete, so offenbar Verderben brachte[5]). Es möchte schwer fallen, den Grund dieser Erscheinung, über die nur vereinzelte Angaben sprechen, noch jetzt auszumitteln, doch ist es mit Uebergehung aller anderen Vermuthungen wohl glaublich, dafs sich entweder ein wirkliches Fischgift entwickelte[6]), oder will man dies nicht annehmen, dafs allgemeine Verstimmungen des Lebens, wie sie in grofser Hungersnoth vorausgesetzt werden müssen, die Fische in ähnlicher Weise der Gesundheit unzuträglich machten, wie etwa nach überstandenen Wechselfiebern, wenn die Verrichtungen des Unterleibes auf eine dieser Krankheit eigenthümliche Weise gestört sind.

Aber nicht blofs die Bewohner des Wassers kamen in Aufruhr durch verborgene Regungen im Gesammtleben des Organischen, — auch die Thiere der Luft erkrankten, die in ihren ausgebildeten, reizbaren Werkzeugen des Athmens die schädlichen Einflüsse des Dunstkreises viel früher und deutlicher empfinden, als alle unbe-

---

[1]) Spangenberg, M. Chr. fol. 432 *a*.

[[2]) *Chronicon Salisburgense. p. 450.]

[3]) *Klemzen (S. 254) p. 441.

[4]) Schwelin S. 144. — *Newenar (fol. 69 *a*) p. 99. 100 — „fecit tamen huius anni, ac fortasse etiam praecedentium intemperies, fluminum exundationes, frigora cum humiditate perpetuo coniuncta, *ut iam in Germania Britannicus quidam aër suscitatus videri possit.*" — Aehnliche Angaben finden sich bei fast allen Chronisten.

[5]) Leuthinger p. 90. Siehe Scriptorum etc.

[6]) Vergl. Autenrieth's vorzügliches Werk hierüber.

fiederten Geschöpfe, und oft schon die Verkündiger grofser Gefahr gewesen sind, wenn sich deren die Menschen noch nicht versahen. In der Umgegend von Freiburg im Breisgau fand man hier und da todte Vögel unter den Bäumen, mit erbsengrofsen Eiterbeulen unter den Flügeln, den Spuren einer unter ihnen verbreiteten Krankheit, welche wahrscheinlich noch in viel gröfserer Ausdehnung, als in den südlichen Rheinlanden vorkam[1]).

Die Hungersnoth in Deutschland während dieses Jahres wird von glaubwürdigen Männern mit grofser Theilnahme geschildert. Ganz besonders wurden von ihr Schwaben, Lothringen, Elsafs und die übrigen südlichen Rheinlande heimgesucht, so dafs hier das Elend dieselbe furchtbare Höhe erreichte, wie in Frankreich. Die Armen wanderten aus, und durchstreiften das Land, nur um ihr jammervolles Dasein zu fristen. Nach Strafsburg kamen über tausend dieser halbverhungerten Bettler aus Schwaben. Man gab ihnen Obdach in einem Kloster, und suchte sie zu erquicken; doch konnten viele die Speise, die man ihnen reichte, nicht mehr vertragen — Pflege und Stärkung beschleunigten ihren Tod. Im Herbst kam ein anderer Haufe von mehr als achthundert aus Lothringen. Man behielt diese Unglücklichen in der Stadt, und speiste sie den ganzen Winter über[2]), doch ist leicht zu begreifen, dafs diese Mildthätigkeit, die ohne Zweifel auch in anderen Städten ausgeübt wurde[3]), — wann hätte in Deutschland je die Menschenfreundlichkeit gefehlt — das tiefwurzelnde Uebel nur hier und da lindern konnte. Im Gebiet von Venedig sollen viele Hunderte Hungers gestorben sein, und ähnliche Noth herrschte wahrscheinlich in ganz Oberitalien.

Im nördlichen Deutschland, das ausgedehnte Sandebenen umschliefst, auf welche die Nässe nicht so nachtheilig einwirkt, wie auf schweren Lehmboden, war der Zustand im Ganzen erträglicher[4]). Doch wurde, abgesehen von den zahllosen Uebeln, welche die Theuerung an sich schon hervorruft, sogar der Selbstmord häufiger[5]) — gewifs eine seltene Erscheinung im sechzehnten

[1]) *Schiller, sect. I. cap. 2 (fol. 3 *b*) p. 282.

[2]) Franck fol. 243 *b*.

[3]) Namentlich wird auch unter anderen Basel gerühmt. Stettler Th. II. S. 34.

[4]) Spangenberg a. a. O. [5]) Leuthinger p. 89.

Jahrhundert und nur erklärlich aus der Verzehrung der geistigen Kraft durch die vielen und verschiedenartigsten Leidenschaften, die in jedem einzelnen Orte die Gemüther zu Hafs und Partheienwuth entflammten. Kalter Lebensüberdrufs ist die Folge einer solchen Zerrüttung, und diese findet in den nächsten übelen Begegnissen einen Vorwand zur Selbsttödtung, welche durch den Mangel an und für sich selten oder nie veranlafst wird. Denn mit unzerrüttetem Gemüth geht der Mensch lieber dem sichern Hungertode entgegen, und vertraut dem fernsten Schimmer von Hoffnung, als dafs er eigenwillig dem Genusse des Tageslichtes entsagte.

Nicht weniger ist aber hierbei eine Art von ohnmächtiger Ermattung in Anschlag zu bringen, die sich im Juni und Juli[1]), gerade bis zu der Zeit, wo die Schweifssucht ausbrach, vornehmlich in Pommern, zu grofser Verwunderung des Volkes zeigte. Mitten in der Arbeit, und ohne alle begreifliche Ursache wurden die Leute an Händen und Füfsen lahm, so dafs sie sich nicht helfen konnten, wenn sie auch gleich hätten sterben sollen[2]). Man mufste sie warm zudecken und ihnen stärkende Nahrung reichen, so afsen sie auch sehr viel, und gegen den dritten oder vierten Tag waren sie wieder gesund[3]). Erscheinungen dieser Art, welche hier offenbar von atmosphärischem Einflufs abhingen, sind nur die äufsersten Steigerungen einer allgemeinen krankhaften Abstumpfung des Lebensgefühls, welche wohl auch geradezu in Lebensüberdrufs, die Bedingung des Selbstmordes übergehen konnte.

Die folgenden Jahre sind durchaus nicht alle durch entschiedenen Mifswachs ausgezeichnet. Das Jahr 1530 war selbst fruchtbar, und es kamen nur vereinzelte Unfälle vor, wie z. B. eine grofse Ueberschwemmung im Gebiete der Sale, mitten in der Erntezeit[4]). 1531 folgte ein sehr kaltes Frühjahr und ein nafskalter Sommer, nur dann und wann mit Sonnenschein, doch war der Ertrag der Felder nicht ganz unergiebig, und der allzugrofsen Noth wurde in

---

[1]) Von Pfingsten bis gegen Jacobi, den 25. Juli. **Klemzen**, S. 254.

[2]) Zwei Schiffer, die in einem solchen Anfall die Ruder verloren hatten, kamen in Gefahr, in das Haff zu treiben, wurden aber bemerkt und gerettet.

[[3]) Es ist die Frage, ob der ehrliche Chronist hier nicht die Erscheinungen zweier ganz differenter Dinge — der Kriebelsucht, an welche die zuerst angeführten Erscheinungen erinnern, und des englischen Schweifses — konfundirt hat.]

[4]) **Spangenberg**, M. Chr. fol. 432 *a*.

Thüringen und Sachsen durch angelegte Korngruben gesteuert, so dafs die Landleute nicht nöthig hatten, wie dies in Schwaben oftmals geschah, das noch grüne Getreide abzumähen, um die Aehren im Backofen zu trocknen, und mit den noch unreifen Körnern sich das Leben zu fristen. 1532 und 33 waren wiederum sehr unfruchtbar; eben so 1534 wegen sehr grofser Sommerhitze und Dürre. 1535 endlich schien die Ordnung in dem Wechsel der Jahreszeiten, und mit ihr das Gedeihen wiedergekehrt zu sein, und die Noth hörte auf[1]). Die Berichte aus den einzelnen Gegenden Deutschlands lauten sehr verschieden, doch blieb die Theuerung volle sieben Jahre lang (1528 bis 1534) vorherrschend[2]), und da man in jedem kleineren Gesichtskreise ihre Ursachen nicht aufzufinden vermochte, so erinnerte man sich oft des alten Spruches: »Wenn eine Theuerung sein soll, so hilft es nicht, wenn auch gleich alle Berge eitel Mehl wären[3]).

5. Allgemeine Verbreitung der Schweifssucht.

Diese Thatsachen sind hinreichend, um das Bild des Hintergrundes vorläufig zu entwerfen, auf dem das Gespenst von England sich bewegte, zu dem wir jetzt zurückkehren. Wie lange die Schweifssucht dort noch gewüthet, wann Heinrich VIII. seinen abgelegenen Zufluchtsort verlassen habe, um in seine Hauptstadt wieder einzuziehen, darüber hat Niemand Nachrichten aufgezeichnet. Dafs sie sich sehr schnell über das ganze Königreich verbreitet habe, ist mit Bestimmtheit zu vermuthen, und würde wahrscheinlich noch aus geschriebenen Urkunden an Ort und Stelle leicht zu ermitteln sein. Die Annahme, dafs sie in keiner Stadt länger als einige Wochen heftig gewüthet habe, wird durch näher liegende übereinstimmende Erscheinungen gerechtfertigt, doch hat sie wohl ohne Zweifel bis in den lauen Winter in geringerer Stärke unter dem Volke fortgedauert. Westwärts nach Irland drang das Schweifsfieber nicht vor, und eben so wenig überschritt es die schottische

---

[1]) Ebend. fol. 433 *a*. 435 *b*. — Schwelin S. 149. 50.

[2]) Ein märkischer Chronist versichert sogar, sie habe bis 1546 gedauert. Annales Berol. Marchic. Doch widersprechen dem die übrigen Zeitgenossen.

[3]) Spangenberg fol. 432 *a*.

Gränze; die Geschichtschreiber, die über ein so gefürchtetes Ereignifs gewifs berichtet haben würden, wissen davon durchaus nichts. Das Trauerspiel sollte sich anderswo entwickeln, andere Völker sollten darin auftreten.

Hamburg war der erste Ort des festen Landes, wo das Schweifsfieber ausbrach. Hier waren die Gemüther noch in grofser Aufregung von den Begebenheiten der letzten Monate. Die Evangelischen hatten nach langen und leidenschaftlichen Kämpfen die Päpstlichen endlich überwunden. Eben erst hatte man unter Bugenhagen's weiser Leitung das grofse Werk der Kirchenverbesserung vollendet, die Klöster aufgehoben, die Mönche entlassen, Schulen eingerichtet, und der Friede kehrte wieder im Genusse der kirchlichen Freiheit. Da erschien unvermuthet gegen den 25. Juli die gefürchtete Seuche, von der man schon so lange und so oft Wunderbares gehört. Sie erregte sogleich, wie bisher immer in England, allgemeine Bestürzung, und bevor man sich noch von Engländern, oder von Deutschen, die in England gewesen waren, von ihrer Behandlung so oder so unterrichtet hatte, tödtete sie täglich 40 bis 60, und im Ganzen innerhalb 22 Tagen[1]) gegen 1100 Einwohner, denn so viele Särge waren in dieser Zeit von den Schreinern verfertigt worden. Die Dauer des grofsen Sterbens — so wollen wir das stärkere Wüthen der Seuche nennen — war indessen bei weitem geringer, und kann füglich auf etwa neun Tage bestimmt werden, denn aus dem erhaltenen Bruchstücke eines Briefes aus Hamburg, der von einem dortigen Burgemeister am 8. August nach Wittenberg gesandt wurde, geht hervor, dafs schon einige Tage früher niemand weiter am Schweifsfieber gestorben war, als einer oder zwei Trunkenbolde, und man um diese Zeit wieder Athem schöpfte[2]). Danach ist denn auch die unverbürgte Nachricht zu beurtheilen, dafs die Krankheit noch gegen vierzehn Tage länger gewährt habe, und der Menschenverlust auf

---

[1]) Von Jacobi, den 25. Juli, bis zu Mariae Himmelfahrt, den 15. August. Staphorst a. a. O.

[2]) „Denn so schrieb ein Burgermeister von Hamburg, am Sonnabend fur Laurentii (d. i. den 8. August) M. D. XXIX. iar, Hie stirbt, Gott lob, an der Schwitzenden seuche niemand mehr, und ist auch in etlichen Tagen niemand gestorben, an allein einer oder zwehn trunckenbölt, die sich nicht regiren wollen." Ein Regiment u. s. w. Wittemberg.

2000 gestiegen sei. Jedenfalls kündigte sich aber die Seuche dem Festlande mit derselben Bösartigkeit an, die ihr von Ursprung an eigenthümlich war, und wenn in der Entfernung die Angaben über die Sterblichkeit in Hamburg immer höher und höher gesteigert wurden[1]), so war gewifs Grund genug zu Uebertreibungen dieser Art vorhanden, die ohnehin in Zeiten so grofser Gefahr nicht ausbleiben. Die Geschichtschreiber der damals schon mächtigen und gebildeten Handelsstadt haben im Ganzen nur wenig über dieses wichtige Ereignifs berichtet, wie dies wohl leicht erklärlich wird aus der anhaltenden Beschäftigung der Gemüther mit den heiligsten Angelegenheiten des Menschen, und dem altherkömmlichen kurzen Verweilen der Volkskrankheit, die wie eine vorüberschwebende Lufterscheinung rasch und besonnen beobachtet werden mufste, wollte man der Nachwelt des Aufzeichnens werthe Angaben hinterlassen. Doch haben sich unter einem Ballast nichtssagender Allgemeinheiten einige Nachrichten über ihren ersten Ursprung erhalten. So soll das Schweifsfieber sich nicht eher in der Stadt gezeigt haben, als bis ein Schiffer Hermann Evers gerade um die angegebene Zeit (den 25. Juli) aus England zurückgekehrt sei, und mit ihm am Bord viele junge Leute (aufser den Matrosen wahrscheinlich auch Reisende), von denen in zwei Tagen wohl zwölf an dieser Krankheit gestorben wären[2]). Diese Verstorbenen waren nach einer anderen Angabe nicht in England, sondern unterweges

---

[1]) So steht z. B. irgendwo im zweiten Bande von Leibnitz Scriptores rerum Brunsvicensium [in Bodonis Chronico Clusino, l. c. II. p. 366], es wären in Hamburg 8000 Menschen am Schweifsfieber gestorben. — Ein unbekannter Chronist bei Staphorst Th. II. Bd. I. S. 85 giebt 2000 an.

[2]) „Darnegst im Jar 1529 gegen Jacobi hefft Godt alweldig gesandt ene greulicke Kranckheit aver de Stadt van Hamborg, welcke was de schwetende Sicke, de is in negenderley Unterscheding, welcke begunde, als de Schipper Herman Evers quam uth Engelland gegen Jacobi mit velen jungen Gesellen, darvan sturven sulliken in twe dagen wohl 12 Personen, de da bevillen in de Süke, welcke tho Hamborg und in andern Landen was unbekandt gewesen, so dat neen Minsch levede so old, de der kranckheid geliken gedacht hedde." Unbekannter Augenzeuge bei Staphorst, Th. II. Bd. I. S. 83. — Ein anderer äufsert sich darüber ebendas. S. 85: „De Anfanck der Kranckheit was uth Engelland, den da was Volck underwegens bevallen, do de up dat Land kämen, und de by de kämen, kregent ock, dat idt so manck dem gemenen Mann kam." — Unbestimmte Angaben finden sich bei Adelung S. 77, Stelzner Th. II. S. 219 in der kurzgefafsten Hamb. Chr. S. 45 und vielen anderen.

auf dem hohen Meere erkrankt, und die Seuche brach aus, nachdem die noch übrige Mannschaft gelandet war. Hierüber haben wir noch die ganz glaubwürdige Angabe, dafs in der Nacht nach der Landung von Hermann Evers vier Menschen in Hamburg am Schweifsfieber gestorben seien[1]).

Was diesen Einflufs[2]) der von Schweifsfiebergeruch durchzogenen Gefährten von Hermann Evers auf die Bewohner von Hamburg betrifft, so ist keineswegs zu leugnen, dafs ihr Verkehr mit Menschen in den unreinen und engen Gassen dieser Handelsstadt einen Anstofs zum Ausbruch der Schweifsfieberseuche gegeben haben möge, insofern sie den schon vorhandenen Zunder noch entzündbarer machten, oder den ersten Funken hineinwarfen, — doch kann nicht in Abrede gestellt werden, dafs unter den obwaltenden Umständen die Schweifsfieberseuche auch ohne den Schiffer Evers über Deutschland hereingebrochen wäre, wenn auch vielleicht erst einige Wochen später, und vielleicht nicht zuerst in Hamburg, dessen Bewohner durch die täglichen Nordseenebel zur ersten Aufnahme der mörderischen Krankheit allem Anscheine nach bevorrechtet waren.

Den Ausbruch lange vorbereiteter Volkskrankheiten auf den Tag zu bestimmen, ist selbst für einen gegenwärtigen Beobachter überaus schwer, und auch unter günstigen Umständen zuweilen unmöglich, denn es fehlt nicht an gewissen Uebergängen verwandter Krankheiten in die Seuche, und an einer Stufenfolge von Erscheinungen, die gewöhnlich schon einige Zeit vorher begonnen haben, und wenn nicht alle Vermuthungen trügen, auch bei der Schweifsfieberseuche nicht fehlten, wenn auch freilich von den damaligen

---

[1]) „So balde didt Ship tho Hamboreh qwam, begunden de Lude auer de gantze Stadt tho steruen, undt der Morgens horde men dadt 4 darinne gestoruen weren." — Aus Reimar Kock's handschriftlicher Chronik von Lübeck. (Die Excerpte daraus verdankt der Verf. der Güte des Herrn Professor Dr. Ackermann in Lübeck.) [In der Gruner-Häserschen Sammlung p. 443.]

[[2]) Der Verf. hält die hier mitgetheilte Nachricht von der Verschleppung des englischen Schweifses von England nach Hamburg für ungegründet, da die Krankheit, seiner Annahme von dem Vorherrschen derselben eben dort im Jahre 1528 zufolge, schon seit mindestens einem halben Jahre als Volkskrankheit in England aufgehört hatte. — Dieses Bedenken des Verf. ist durch den Nachweis, dafs die Seuche in England erst 1529 geherrscht hat, beseitigt, und daher habe ich mir erlaubt, die betreffende Stelle in dieser Ausgabe fortzulassen.]

Aerzten hierüber keine Rechenschaft zu verlangen ist. Nach dieser allgemeinen Erfahrung sind die folgenden Angaben zu beurtheilen, deren buchstäbliche Genauigkeit wir freilich nach drei Jahrhunderten nicht mehr verbürgen, die aber doch in ihrer Gesammtheit die eigenthümliche, fast wunderbare Art der Verbreitung des Schweifsfiebers über Deutschland anschaulich machen können.

In Lübeck, der nächsten Ostseestadt, zeigte sich das Schweifsfieber fast um dieselbe Zeit. Denn schon am Freitag vor Petri Kettenfeier (den 30. Juli) wurde es bekannt, dafs in der Nacht vorher eine Frau daran gestorben wäre[1]). In den nächsten Tagen nahmen die Todesfälle reifsend zu, und die Krankheit wüthete alsbald so gewaltig, dafs man sich wohl noch des schwarzen Todes von 1349 erinnern konnte. Es starben unzählige Menschen, in der Stadt wie in der Umgegend, und die Bestürzung war nicht geringer, als in Hamburg[2]). Am meisten erkrankten, wie überall, die kräftigen und wohllebenden jungen Leute, wogegen die Kinder und die Armen in den Kellern und in den Dachstuben fast ganz verschont blieben[3]).

Nun könnte man, in Voraussetzung einer fortschreitenden Luftveränderung, wie etwa bei den Influenzen, oder wenn an eine Mittheilung von Menschen zu Menschen gedacht werden soll, welche als Hauptursache dieser Volkskrankheit nicht angenommen werden kann, eine allmähliche Verbreitung des Schweifsfiebers von Hamburg und Lübeck aus in immer gröfseren Kreisen erwarten, in der Wirklichkeit ergab es sich nicht so. Denn [zur selben Zeit, als sich die Seuche in vielen Gegenden des benachbarten Mecklenburgs, in Rostock, Boitzenburg[4]), im Kloster von Ribnitz[5]) u. a. zu zeigen anfing,] brach die Schweifssucht auch am Fufse des Erzgebirges, in Zwickau aus, funfzig deutsche Meilen von Hamburg entfernt, und ohne vorher die gewerbreiche Handelsstadt Leipzig berührt zu haben. Hier wurden schon am 14. August 19 an ihr

---

[1]) *Reimar Kock's Chronik von Lübeck. [In der Gruner-Häserschen Sammlung p. 443, *Giltzheim p. 508.]

[2]) „A. 1529 ist die schwere Kranckheit in Deutschland überall gegangen, in sehr kurtzer Zeit und sind in dieser Kranckheit zu Lübeck in der Vornacht Vincula Petri viel treflicher seiner Bürger gestorben." Regkman S. 135. — Vergl. Kirchring S. 143. — Bonn S. 144.

[3]) *Reimar Kock p. 444. [[4]) Joh. Smeth p. 521.] [[5]) Slaghert p. 521.]

Verstorbene beerdigt, und in einer der folgenden Nächte erkrankten daran über 100[1]), woraus zu entnehmen ist, dafs die Seuche in Zwickau ihre Herrschaft auf eine sehr empfindliche Weise geltend machte.

Möglich, dafs das grofse Gewitter vom 10. August in der Entwickelung unserer über alles denkwürdigen Volkskrankheit den Ausschlag gab, denn elektrische Spannungen und Entladungen steigern die Empfänglichkeit für Krankheiten, auch ist nicht zu übersehen, dafs am 24. August bei bedecktem Himmel eine unerträgliche Hitze entstand[2]), welche die Körper nach lange ertragener nafskalter Witterung erschlaffen mufste, — genug, [gegen Ende August und] in den ersten Tagen des September finden wir das Schweifsfieber in Stettin [und andern Gegenden Pommerns] in Danzig und anderen preufsischen Städten, [in der Mark Brandenburg[3]), in Schlesien] in Augsburg, tief unten jenseits der Donau, in Köln am Rhein, in Strafsburg, in Frankfurt a. M., in Marburg[4]), in Göttingen, [Eimbeck und den umliegenden Städten und Dorfschaften[5]), sowie in Lüneburg, Zelle, Braunschweig, Hildesheim u. a.[6])] und Hannover[7]) zu gleicher Zeit ausgebrochen. Die Lage der genannten Städte giebt eine anschauliche Vorstellung von dem unabsehbaren Gebiete, das der englische Schweifs wie durch einen Zauberschlag in Besitz nahm. Es war wie ein sengender Brand, der sich unaufhaltsam nach allen Seiten hin verbreitete, doch gingen die Flammen nicht von einem Heerde aus, sondern sie schlugen, wie von selbst entzündet, überall empor, und begegneten sich aller Orten, und während dies alles in Deutschland und Preufsen geschah, wurden auch die Bewohner der übrigen nordischen Länder, Dänemark, Norwegen, Schweden, vielleicht auch Litthauen, Polen und Rufsland von der Gluth des Schweifsfiebers ergriffen.

In Stettin zeigte sich die Krankheit am 31. August unter der Dienerschaft des Herzogs[8]). Am 1. September erkrankte die

---

[1]) *Schmidt S. (307) 465. [2]) S. oben S. 270 und Klemzen S. 254.
[[3]) Angelus p. 319.] [4]) Euric. Cordus. [[5]) *Letzner p. 460.]
[[6]) Chron. Clusin. l. c.] [7]) Gruner, It. p. 23.
[8]) Nämlich Dienstag nach Johannis Enthauptung (den 29. August), die auf einen Sonntag fiel, da Aegidi (den 1. September) ein Mittwoch war. Die Zeitbestimmnng ist hier durchgängig nach Pilgram's Calendarium chronologicum.

Herzogin selbst mit vielen Hofleuten und Bürgern in der Stadt, wenige Tage darauf zählte man schon einige Tausend von der Seuche Befallene, und es war keine Gasse, in der nicht tagtäglich einige Leichen angemeldet wurden. Doch währte diese Schreckenszeit nicht viel länger, als eine Woche, denn gegen den 8. September liefs die Seuche in ihrer Heftigkeit nach, sie wurde nicht weiter gefürchtet, und es erkrankten nur noch Einzelne[1]). — An demselben Tage, nämlich am 1. September, war die Krankheit in Danzig, funfzig Meilen weiter östlich, und griff auch hier so vernichtend um sich, dafs sie in kurzer Zeit an 3000 Einwohner wegraffte[2]). Andere sagen sogar 6000, doch gelten diese, für Danzig gewifs zu hohen Angaben wahrscheinlich von einem gröfsern Theile Preufsens. Darf man einem ungenannten Berichterstatter Glauben beimessen[3]), so liefs die Seuche schon nach fünf Tagen nach, und überhob dann die Einwohner der tödtlichen Angst, die bis zur Wiederkehr der Besinnung überall nur das Unrechte und Schädliche zur Abwendung der Gefahr ergreifen liefs. [In anderen Gegenden Preufsens trat die Seuche erst nach dem 8. September (post festum nativitatis Virginis Mariae) auf und soll hier im ganzen Lande gegen 30,000 Menschen hingerafft haben; auch der Herzog (Albrecht I.) sowie seine Gemahlin erkrankten an der Schweifssucht, beide aber genasen[4]).] — In Augsburg finden wir das Schweifsfieber am 6. September. Es währte auch nur sechs Tage, warf gegen 1500 Einwohner auf das Krankenlager, und tödtete von ihnen mehr als die Hälfte, man sagt gegen 800[5]). In Köln ganz um dieselbe Zeit, wie aus den Aeufserungen des Grafen von Newenar, eines dortigen Prälaten hervorgeht, der seine Schrift über diese Krankheit am 7. September beendigte[6]) [und wenig später in Speier, Worms u. a. benachbarten Gegenden,] in Strafsburg aber um etwa zehn Tage früher, nämlich den 24. August. Hier erkrankten in einer

---

[1]) *Klemzen (S. 255) p. 442. [2]) *Curicke (S. 271) p. 466.

[3]) Kronica der Preufsen fol. 191*b*.

[[4]) Leo p. 425 u. a.]

[5]) Stettler II. S. 33. — [In den Annal. Augstburg. Gassar's (in Menckenii Script. rer. Germanic. I. 1784) heifst es, dafs die Krankheit in Augsburg erst im November geherrscht habe; die Zahl der hier Erkrankten und Todten wird von Gassar auf 3000 und resp. etwa 600 angegeben.]

[6]) Bei Gratorol. fol. 74*b*.

Woche gegen 3000 Einwohner, doch starben nur sehr wenige[1]). — In Frankfurt a. M. wurde gerade (vom 7. September an) die Herbstmesse gehalten, als dort die Schweifssucht herrschte[2]), woher denn die auch in neuerer Zeit[3]) wiederholte Meinung entstand, die reisenden Kaufleute hätten die Krankheit von da durch ganz Deutschland vertragen, und in eben diesem Mefsverkehr wäre die wesentlichste Ursache der grofsen Verbreitung der Schweifsfieberseuche zu finden. Nach den angeführten Thatsachen bedarf eine so kleinliche Ansicht keiner Widerlegung. Das Schweifsfieber war flüchtiger, als die damaligen Fracht- und Reisewagen auf ungebahnten, grundlosen Landstrafsen, denn »es konnte sobald kein Gerücht von der Krankheit wohin kommen, so kam die Krankheit mit[4]).«

Zwischen den angedeuteten Gränzen blieben wahrscheinlich nur einzelne Städte und Dörfer von der Schweifsfieberseuche verschont[5]), und es möchten vielleicht nur wenige Jahrbücher dieses an grofsen Ereignissen so fruchtbaren Zeitalters aufzufinden sein, in denen der gewaltigen Geifsel des Jahres 1529 nicht auf irgend eine ausdrucksvolle Weise Erwähnung geschähe. Doch war das Schweifsfieber nach der Art grofser Volkskrankheiten ohne allen Zweifel sehr ungleich verbreitet, und es liegt am Tage, dafs je weiter nach Süden es im Ganzen desto milder wurde, wie denn auch alle die Orte, in denen es später ausbrach, ohne Vergleich weniger litten, als die in den ersten Tagen des September und in den letzten des August heimgesuchten, denn will man auch die schwüle Hitze nach dem 24. August, die doch wahrscheinlich nicht lange anhielt, weniger in Anschlag bringen, so lag doch der Haupt-

[1]) Gruner, It. p. 25, nach handschriftlichen Chroniken. [G.-H. Sammlung p. 445.]

[2]) Franck fol. 253 *a*.

[3]) Von Joseph Frank, in der neuesten Ausgabe seiner Praxeos medicae universae Praecepta. — Vergl. Gruner, It. p. 28.

[4]) *Klemzen (S. 254) p. 441.

[[5]) Diese Vermuthung findet in den in der Gruner-Häserschen Sammlung vorliegenden Berichten der Chronisten und Aerzte, welche dem Verf. unbekannt geblieben sind, ihre volle Bestätigung. Eine weitere specielle Aufzählung der einzelnen von der Seuche heimgesuchten Orte Deutschlands bietet kein weiteres Interesse; es genüge, mit einem Hinweis auf die genannte Quellensammlung, die Bemerkung, dafs Baden nicht weniger wie Würtemberg, Bayern, die Pfalz, Franken, die sächsischen Herzogthümer, Thüringen u. s. w. von der Seuche heimgesucht wurden, dafs dieselbe ihre gröfste Verbreitung während des September fand, sich im October nur noch an vereinzelten Orten zeigte und im November vollständig erlosch.]

grund seiner anfänglichen grofsen Bösartigkeit in der gewaltsamen Behandlung der Kranken, deren Unzweckmäfsigkeit man glücklicher Weise bald erkannte. In Marburg erkrankte nur ein Bürger an der Schweifssucht, und auch dieser genafs[1]); in Leipzig aber kam die Seuche entweder gar nicht, oder sehr viel später, vielleicht im October oder November zum Ausbruch, denn die dortigen Aerzte geben in ihren Flugschriften ganz deutlich zu erkennen, dafs sie die Krankheit gar nicht aus eigener Beobachtung gekannt haben[2]), und als erst das Gerücht ging, der gefürchtete Feind sei in die Mauern dieser Handelsstadt nicht eingedrungen, so kamen von nah und fern Schaaren von Fliehenden, um hier Schutz und Sicherheit zu suchen, wiewohl der Ort an sich durchaus nicht zu einer Zufluchtsstätte geeignet war, denn die Sumpfluft, die aus seinen Stadtgräben aufstieg, erzeugte schon damals in den engen und finsteren Gassen viele langwierige Krankheiten[3]).

Es ist auffallend, dafs die Niederlande von dem Schweifsfieber[4]) um ganze vier Wochen später heimgesucht wurden, da doch hier der Handelsverkehr mit England, will man diesen überhaupt in erheblichen Anschlag bringen, ungleich bedeutender war, als in den deutschen Nordseestädten. Denn in Amsterdam erschien es erst am 27. September Vormittags, während die Stadt in einen dichten Nebel eingehüllt war[5]), und ganz gleichzeitig, vielleicht um einen Tag früher, in Antwerpen, wo man am 29. September einen feierlichen Umzug hielt, um durch Gebet noch gröfseres Unheil von der Stadt abzuwenden. Es waren nämlich in den

---

[1]) Dies geht aus einem Briefe von Euricius Cordus an den hessischen Kammersecretair Joh. Rau von Nordeck hervor, am Ende der zweiten Auflage seines Regiments. [G.-H. Sammlung p. 92. — Luther (Sämmtliche Schriften. Halle 1749. 21. Th. p. 299. G.-H. Samml. p. 433) schreibt dagegen vom 4. October aus Marburg: „Sie seynd hier toll worden mit Schweyfs schrecken, gestern haben sich bei funfzig geleget, deren seynd eins oder zwey gestorben."]

[2]) *Magnus Hundt schlofs die seinige am 7. October. [Aus den von Seidenschnur in Janus I. p. 161 seq. veröffentlichten und in der G.-H.schen Sammlung p. 525 u. 527 abgedruckten ärztlichen Mittheilungen von Heldt und Schilldtel geht allerdings hervor, dafs auch Leipzig jener Seuche nicht entgangen ist.]

[3]) Bayer von Elbogen Cap. 7. p. 51.

[4]) Man naunte es dort die ingelsche Sweetsieckte, oder die sweetende Sieckte.

[5]) Forest. L. VI. Obs. VII. Schol. p. 157. Obs. VIII. c. Schol. p. 158. — Wagenaar, T. II. p. 508. — [Egbertus l. c.]

letzten Tagen gegen 4 bis 500 Menschen am englischen Schweifse gestorben[1]). Man könnte glauben, der feuchte Boden Hollands und seine undurchdringlichen Nebel hätten die Seuche noch weit früher angelockt, als das hohe und heitere Land zwischen den Alpen und der Donau, oder das weit entlegene Preufsen, aber die Entwickelung der Volkskrankheiten folgt keiner menschlichen Berechnung, keiner ärztlichen Ansicht! In den Städten um Amsterdam soll das Schweifsfieber erst nach dem Aufhören des Sterbens in dieser Stadt zum Ausbruch gekommen sein, d. h. fünf Tage nach dem 27. September, und so können wir ohne erheblichen Irrthum annehmen, dafs die Seuche in den letzten Tagen dieses Monats und den ersten des October über das ganze Gebiet der Niederlande[2]), mit Einschlufs von Belgien verbreitet war[3]). Alkmaar und Waterland blieben frei[4]), wie ohne Zweifel auch in England und Deutschland einzelne Orte von dem Schweifsfieber verschont worden sind. — So wunderbar wie das erste Auftreten des englischen Schweifses war nun auch aller Orten die beispiellos kurze Zeit seines Verweilens. Denn so wie er in Amsterdam nur fünf Tage, in Antwerpen und in vielen deutschen Städten, wie wir gesehen haben, nicht viel länger wüthete, so konnte er wohl nirgends seine Herrschaft länger, als etwa funfzehn Tage behaupten, er offenbarte also auch hierin seine schon in den früheren Erkrankungen kundgegebene Eigenthümlichkeit. In diesen kurzen Zeitraum kann jedoch nicht das vereinzelte Vorkommen der Krankheit mit einbegriffen werden, denn wenn ein glaubwürdiger Zeitgenosse versichert, das Schweifsfieber habe einige zweimal, andere dreimal oder selbst viermal befallen[5]),

---

[1]) Pontan. p. 762. — Haraeus T. I. p. 581. — Antwerpsch Chronykje p. 31. — Ditmar p. 473.

[[2]) Ueber das Auftreten der Seuche in Haarlem berichtet Thomas Schrevelius in Wedel Diss. citirt.]

[3]) „Laquelle (la suette) s'estendit par le pays d'Oostlande, de Hollande, Zeelande, et autres des pays bas, on en étoit endedens vingt et quatre heures mort ou guarry, elle ne dura en Zeelande pour le plus que 15 jours, dont plusieurs en moururent." Le Petit, T. I. Livr. VII. p. 81. [Vergl. auch Chron. Urspergens. p. 372, wo von dem Ausbruche der Krankheit am 29. Septbr. (am St. Michaelsfest) in Brabant und den benachbarten Gegenden berichtet wird.]

[4]) Forest. a. a. O.

[5]) Erasm. Epist. Libr. XXVI. ep. 58. col. 1477 *b*. — In Zerbst dauerte das Schweifsfieber ebenfalls nur fünf Tage. Gruner, It. p. 29.

so möchte schon hieraus auf eine längere Dauer seines Verweilens zu schliefsen sein, wenn vielleicht auch in einigen Orten die Seuche nach mehrtägigem Wüthen plötzlich abbrach, so dafs keine vereinzelten Erkrankungen mehr vorkamen.

Der Ausbruch des Schweifsfiebers in Dänemark[1]) fällt auf die letzten Tage des September, denn am 29sten dieses Monats starben daran in Kopenhagen 400 Einwohner[2]), auch wurde Helsingör nicht wenig heimgesucht[3]), und wahrscheinlich um dieselbe Zeit die meisten Städte und Dörfer dieses Reiches. Doch sind die Nachrichten hierüber in den dänischen Zeitbüchern sehr mangelhaft[4]), weil die Zeitgenossen über die seltsame Flüchtigkeit des tödtlichen Uebels, das die Leiber ihrer Mitmenschen berührte, die gewifs auch dort grofsartige Erscheinung der Nachwelt zu beschreiben verabsäumten. Nur aus einigen Angaben ist ganz deutlich zu entnehmen, dafs es derselbe wohlbekannte Dämon war, den man auch Dänemark durchfliegen sah. Denn es erkrankten am meisten, wie schon ursprünglich in England, die jungen und starken Leute, weniger die alten und kränklichen, und in vierundzwanzig Stunden, höchstens in zwei Tagen (?) war über Leben und Tod entschieden.

In denselben Tagen verbreitete sich die Schweifsfieberseuche über die scandinavische Halbinsel, und brachte in Schwedens Hauptstadt, wo der Bruder des Königs Gustav Wasa, Magnus Erikson daran starb, wie in diesem ganzen Reiche und in Norwegen dieselben stürmischen Erscheinungen bei den Kranken, denselben Schrecken, dieselbe Todesangst bei den Gesunden hervor. Die nordischen Geschichtschreiber geben darüber sprechende Andeutungen, die nach sorgfältiger Durchforschung handschriftlicher Urkunden vielleicht noch an Farbe und Leben gewinnen könnten[5]).

---

[1]) Er hiefs dort „den engelske Sved."

[2]) Frederik I. Histori. S. 181. — Dieselben Worte bei Huitfeld, T. II. S. 1315.

[3]) Boesens Beskrivelse over Helsingöer. — Diese Angaben verdankt der Verf. der Gefälligkeit des Herrn Regimentsarztes Dr. Mansa in Kopenhagen.

[4]) Herr Dr. juris Baden hat auf Gruner's Ersuchen vieles durchforscht und nicht mehr gefunden, als was Huitfeld berichtet. Eine Abschrift seines lateinischen Briefes hierüber an Gruner ist dem Verf. ebenfalls durch Herrn Dr. Mansa zugekommen.

[5]) Dalin, D. III. S. 221. Engelske Svetten. — In Tegel's Geschichte des Königs Gustav I., Th. I. S. 267 findet sich nur eine allgemeine Angabe über den engli-

Dafs die Schweifssucht auch Litthauen, Polen, Liefland, wo nicht auch einen Theil von Rufsland durchzogen habe, wissen wir nur im Allgemeinen[1]). Ohne Zweifel sind in diesen Ländern noch geschriebene Urkunden hierüber vorhanden, die noch eines umsichtigen Forschers harren[2]); vorläufig aber ist aus dem frühzeitigen Auftreten der Krankheit in Preufsen zu vermuthen, dafs sie dort zu derselben Zeit wie in Deutschland, Dänemark und der scandinavischen Halbinsel geherrscht habe. Nirgends findet sich eine sichere Spur, dafs das Schweifsfieber noch im December 1529 oder im Januar des folgenden Jahres irgendwo vorgekommen sei. Es verschwand überall nach vierteljährlicher Dauer im Ganzen, ohne irgend ein Merkmal seines Daseins in der Entwickelung anderer Krankheiten zurückzulassen, zwischen denen es hindurchging, wie ein Komet durch die Planeten — ohne auch in das Gebiet des französischen Hungerfiebers, oder des italienischen Fleckfiebers einzudringen; für alle späteren Jahrhunderte ein sprechendes Bild gemeinsamer Erschütterungen des Völkerlebens, und für die Zeitgenossen eine furchtbare Geifsel.

[Am spätesten endlich trat die Seuche in der Schweiz auf, erlangte hier aber eine räumlich jedenfalls nicht sehr bedeutende

schen Schweifs in Schweden, ohne genaue Zeitbestimmung (Herbst 1529) und Beschreibung der Krankheit, wie dergleichen in deutschen Chroniken unzählige vorkommen. — Sven Hedin schlägt die Sterblichkeit in der Schweifsfieberseuche in Schweden offenbar zu hoch an, wenn er sie mit den Verheerungen durch den schwarzen Tod vergleicht (S. 27). Er theilt (S. 47) eine ausführliche Stelle über die Schweifssucht aus Linné's pathologischen Vorlesungen mit. Der grofse Naturforscher hat aber seiner Einbildungskraft freies Spiel gelassen, und kennt, wie alle Aerzte der neuern Zeit, die sich über den englischen Schweifs geäufsert haben, die Thatsachen viel zu wenig, um richtig urtheilen zu können. (Supplement till Handboken för Praktiska Läkare-vetenskapen, rörande epidemiska och smittosamma sjukdomar i allmänhet, och särdeles de Pestilentialiska. Ista St. Stockholm, 1805. 8.) [Vergl. hiezu auch Ilmoni Bridag till Nordens Sjukdoms Historia. Helsingfors 1849. II. p. 29, und die Auszüge aus den schwedischen Chroniken in G.-H. Sammlung. p. 482 seq.]

[1]) Aus Reimar Kock's handschriftlicher Chronik von Lübeck und Forest. a. a. O. — Vergl. Gruner's Itinerarium, das überhaupt mit sehr rühmlichem, wenn auch trockenem Fleifse gearbeitet ist, in dem Brownschen Zeitalter aber so wenig Anerkennung fand, dafs es schon jetzt zu den Seltenheiten gehört.

[[2]) Ilmoni (l. c. p. 32) spricht ebenfalls die Vermuthung aus, dafs sich die Seuche von Skandinavien und Deutschland aus weiter über die östlich vom baltischen Meere gelegenen Landschaften, so namentlich über Finnland verbreitet hat, allein sichere Nachrichten hierüber lassen sich in den aus jenen Gegenden bekannt gewordenen Chroniken nicht nachweisen.]

Verbreitung; aus den vorliegenden Berichten[1]) scheint hervorzugehen, dafs der englische Schweifs hier zuerst in Basel, und zwar im Spätherbst, erschienen ist, und sich von dort über Solothurn nach Bern verbreitet, andere Gegenden des Landes aber verschont hat. In Basel sollen die durch die Krankheit angerichteten Verheerungen sehr bedeutend gewesen sein, dagegen erlagen in Bern von 300 Erkrankten nur drei, wobei vielleicht der Umstand in Betracht kommt, dafs die Krankheit, wie aus einem vom 18. December vom Rathe der Stadt Bern zur Beruhigung der Gemüther erlassenen Rundschreiben hervorgeht, hier erst in einer sehr vorgerückten Jahreszeit aufgetreten ist.]

6. Moralische Erschütterung und ihre Folgen.

Die Erschütterung der Gemüther in Deutschland war über alle Beschreibung heftig, und gränzte an wahnsinnige Verzweifelung. Sobald die Seuche sich auf dem festen Lande gezeigt hatte, gingen haarsträubende Erzählungen von den unerhörten Qualen der Kranken und der Gewifsheit ihres Todes wie ein Lauffeuer von Mund zu Mund. Von bleichem Schreck wurden die Sinne benommen, und die Einbildung vergröfserte das Uebel, das wie ein jüngstes Gericht hereinzubrechen schien. So hörte man nur überall vom englischen Schweifs, und erkrankte jemand an irgend einem andern Fieber, so mufste es dieser Dämon sein, der dem Geiste seine Schreckbilder unablässig vorgaukelte. Zugleich entstand der unglückselige Wahn, wer irgend von der englischen Seuche ergriffen dem Tode entrinnen wollte, der müfste vierundzwanzig Stunden unablässig schwitzen[2]). So brachte man nun die Kranken, war es der englische Schweifs oder nicht, — denn wer wäre bei Besinnung gewesen, dies zu unterscheiden — auf der Stelle zu Bett, bedeckte sie mit Federbetten und Pelzen, und während der Ofen stark geheizt wurde, verschlofs man Thüren und Fenster mit grofser Sorgsamkeit, um jedes kühle Lüftchen abzuhalten. Damit nun auch

[[1]) *Wurstisen p. 474, *Stettler p. 475, *Anshelm p. 476.]

[2]) „Darnach war von etlichen fürgeben, es müfste einer vierundzwanzig Stunde aneinander schwitzen, und in mittler weil kein lufft an sich gehen lassen, dieses bracht manchen menschen umb seinen hals.“ Chronik von Erfurt.

der Leidende, war er etwa ungeduldig, seine heifse Last nicht abwerfen möchte, so legten sich noch einige Gesunde über ihn her, und beschwerten ihn so, dafs er kein Glied rühren konnte, und endlich in diesem Vorspiel der Hölle, in Angstschweifs gebadet, seinen Geist aufgab, wenn er vielleicht bei einiger Besonnenheit seiner allzu hülfreichen Verwandten ohne Mühe hätte erhalten werden können[1]). In Zwickau lebte ein Arzt — wir wissen nicht mehr den Namen dieses Ehrenmannes — der gegen diesen tödtlichen Wahn voll menschlichen Eifers auftrat. Er ging von Haus zu Haus, und wo er einen Kranken in heifse Betten vergraben fand, da rifs er diese mit eigener Hand hinweg, verbot überall die Kranken mit Hitze zu martern, und rettete durch sein entschiedenes Wesen viele, die ohne ihn gleich andern hätten ersticken müssen[2]). Es geschah in dieser Zeit oft, dafs wenn in Kreisen von Freunden der Schweifssucht nur mit einem Worte gedacht wurde, einer und der andere, von peinlicher Angst ergriffen, so dafs das Blut ihm in's Stocken gerieth, still und seines Verderbens gewifs, nach Hause schlich, dort sich legte, und nun wirklich ein Raub des Todes wurde[3]). Diese tödtliche Furcht ist eine schwere Zugabe zur Geifsel schnelltödtender Volksseuchen, und im eigentlichen Sinne des Wortes eine hitzige Gemüthskrankheit, die in ihren nächsten Wirkungen auf den Geist mit dem Alpdrücken einige Aehnlichkeit darbietet. Sie verwirrt den Verstand, so dafs er unfähig wird, die äufseren Dinge in ihrem wahren Verhältnifs zu beurtheilen, sie macht die Mücke zum Ungeheuer, eine ferne unwahrscheinliche Gefahr zu einem grausen Gespenst, das sich in die Einbildungskraft fest einklammert;

---

[1]) Chronik von Erfurt, und gleichlautend bei *Spangenberg, M. Chr. (fol. 402*b*) p. 456, Pomarius S. 617 und *Schmidt (S. 305) p. 465. — Von den Niederlanden berichtet Gemma, L. I. c. 8. p. 189, nach den Erzählungen seines Vaters, der die Schweifssucht selbst überstanden hatte: „Consuti (benäht) et violenter operti clamitabant misere, obstebantur Deum atque hominum fidem, sese dimitterent, *se suffocari iniectis molibus, sese vitam in summis angustiis exhalare,* sed assistentes has querelas ex rabie proficisci, *medicorum opinione persuasi*, urgebant continue usque ad 24. horas." etc. [In gleicher Weise äufsert sich Egbert aus Amsterdam: „Pauci moriebantur, postquam scilicet remedia a vicinis civitatibus communicata fuissent; prius enim, ut violenter sudorem exprimerent, multitudine stragulorum, vel carissimos sibi, veluti suffocabant."]

[2]) *Schmidt a. a. O.

[3]) — „*Animos omnium terrore perculit, adeo ut multis metus et imaginatio morbum conciliarit.*" *Erasm. Epist. L. XXVI. ep. 56 (c. 1476*a*) p. 438. — *Spangenberg a. a. O.

alle Handlungen werden verkehrt, und bricht etwa in diesem Zustande der Zerrüttung eine andere Krankheit aus, so glaubt der Kranke dem gefürchteten Todesübel verfallen zu sein, wie die Unglücklichen, die nach dem Bifs unschädlicher Thiere der eingebildeten Wasserscheu zur Beute werden. So mögen in dem angstvollen Herbste von 1529 gar viele von eingebildeter Schweifssucht befallen worden sein, und manche von ihnen in hochaufgethürmten Betten ihr Grab gefunden haben[1]). Andere dieser Gemüthskranken, die das Glück hatten, von körperlichen Uebeln verschont zu bleiben, — viele von ihnen rühmten sich gewifs ihrer Standhaftigkeit — verfielen ohne Zweifel durch den heftigen Sturm in ihren Nerven in jahrelange Hypochondrie, welche sich unter Umständen dieser Art durch Hautkrampf und Angstgefühl bei der blofsen Erwähnung des ursprünglichen Schreckbildes auszeichnet, wenn von diesem selbst auch keine Spur mehr aufzufinden ist[2]). Man sah noch jüngst einen solchen Gemüthskranken bei der falschen Nachricht von dem Wiederausbruche der neuesten Weltseuche sich den Tod geben[3]) — mit noch gröfserem Frevel, als sich feige Soldaten, wenn der Geschützdonner beginnt, leichte Wunden beibringen, um nicht an den Gefahren des Kampfes Theil zu nehmen.

Um diesen Zustand der Gemüther auch in seinen Vorbereitungen ganz zu begreifen, gedenke man nur der ungeheueren Ereignisse in Deutschland. Zwölf Jahre früher war das Riesenwerk der Reformation von dem gröfsten Deutschen dieses Jahrhunderts begonnen, und bis hierher mit der göttlichen Kraft des Evangeliums siegreich durchgeführt worden. Die Aufregung war ohne Gränzen. In Städten und Dörfern schlug die neue Lehre Wurzel, aber auch überall wucherte der tödtliche Hafs der Partheien, und wie dies in Zeiten so leidenschaftlicher Unruhe zu geschehen pflegt, die Selbstsucht bemächtigte sich auf beiden Seiten der Begeisterung, und ergriff die Fackel des Glaubens, um für ihre unreinen Zwecke die Welt in Feuer und Flammen zu setzen. Schon im Jahre 1521,

[1]) „Mancher schwitzt vor forcht, und meynt er hab den Engelischen schweys, wenn er darnach aufsgeschlaffen hat, so erkennet er aller erst seyn narheyt." Bayer v. Elbogen, Cap. 8, p. 53.

[2]) Einige wunderliche Beispiele dieser Art könnte der Verf. aus seinem eigenen Wirkungskreise anführen.

[3]) Es war ein Gemüsehändler in Paris. Berliner Vossische Zeitung v. 2. Sept. 1833.

während Luther's Verborgenheit in den Mauern der Wartburg erhoben sich falsche Propheten[1]), und wollten das Werk, dessen Geist sie nie begriffen, ohne den grofsen Meister, ohne die Seele dieses Zeitalters vollenden. Sie brachten die wildesten Leidenschaften auf die Bahn, aber ohne innern Halt, und unfähig sich selbst zu zügeln, wurden sie Brandstifter und Bilderstürmer. Bald darauf entflammte sich der unselige Bauernkrieg, eine Nachwirkung althergebrachter Willkür und Bedrückung, für welche die Wortführer von Dr. Eck's Gesinnung Luther'n selbst verantwortlich machen wollten, ohne zu erkennen, dafs die Aufregung der Zeit und die falschen Propheten den Aufruhr veranlafst hatten. Es geschahen Dinge, von denen sich das menschliche Gefühl noch in der Erinnerung abwendet, nie war Deutschlands schöner Boden der Schauplatz gröfserer Grausamkeiten, und nachdem die Rache ihr sinnloses Spiel ohne Hindernifs getrieben, war das Ende, dafs Hunderttausende einst friedlicher und grofsentheils verleiteter Bauern unter dem Schwert der Landsknechte und Henker fielen, und ihre zahllosen Hinterbliebenen der Noth der folgenden Jahre preisgegeben wurden. Die Schlacht bei Frankenhausen am 15. Mai 1525 und Münzer's nachherige Hinrichtung beschlofs diese blutigen Auftritte, die Nachwehen innerer Erschütterung blieben jedoch noch lange fühlbar, und trugen, abgesehen von ihrem höchst nachtheiligen Einflufs auf den Wohlstand des Volkes nicht wenig zu der Abspannung der Gemüther bei, deren Merkmale die Kenner dieser Zeit ganz deutlich angeben[2]).

Die Niedergeschlagenheit wurde vermehrt durch den überall thätigen Geist der Verfolgung, mit dem man hoffte, die neue Lehre noch auszurotten. Noch während die englische Seuche wüthete,

---

[1]) Carlstadt, Nic. Storch, Marcus Thomä, Marcus Stübner, Martin Cellarius und Thomas Münzer.

[2]) „Dann alle lieb ist in allen völckern erkalt. Die axt liegt an der Wurzel des baums, die straff ist schon angangen, niemant merckts. Dann die welt ist mit dicker blindheit geschlagen, der glaub aufsgelescht, alle eynigkeit und gotsforcht aufs dem land getriben für über, und nichts dann im Bapstthumb falsche, heuchlerische, scheinende werck, und in andern secten am meisten ein falscher, gedichter, fruchtloser, todter glaub im schwanck, und sy meint doch, sy gesehe und sitze im liecht. In summa, sie ist mit siben ärgern schalckhaftigern geistern besessen für den eynigen bäpstischen aufsgefarnen teufel, so sy doch meint, sy sey dero lofs und seyen all aufsgefaren." Franck, fol. 248 *a*. Dieselbe Chronik enthält eine sehr lebendige Beschreibung des Bauernkrieges.

wurden in Köln zwei Protestanten verbrannt[1]), in Mecheln, in Verden, in Paris, loderten in demselben Jahre Scheiterhaufen empor, deren Gluth den alten Glauben gegen die Pest der Gedankenfreiheit schützen sollte. Todesurtheile von Wiedertäufern waren auch in protestantischen Ländern ganz gewöhnlich. Die Universität Leipzig sprach ein solches im Jahre 1529 aus, und in Freistadt wurden 11 Frauen, weil sie sich zu dieser Secte bekannten, nach sogenanntem Urtheil und Recht ersäuft[2]). Und nun noch bei den Zerwürfnissen und der Unbeholfenheit des Reiches die Furcht vor den Barbaren des Südens, die bereits Ungarn unter ihrem Sultan Soliman erobert hatten, und während der englische Schweifs in den Donauländern ausbrach, Deutschland zu überschwemmen droheten! Es war eine Zeit der Noth und der Thränen, in der kaum die Muthigsten sich aufrecht erhielten[3]), aber zum ewigen Ruhme der Deutschen mufs es verkündet werden, sie haben dieses Läuterungsfeuer ehrenvoll und ihrer würdig bestanden. Denn ihre grofsen Geister erwachten zu unerhörter Kraftäufserung, und während die Kleinmüthigen verzagten, gaben sie dem Riesenwerk ihres Jahrhunderts die Weihe der lebendigen, unerschütterlichen Wahrheit.

Die Belagerung von Wien begann den 22. September, nachdem die englische Seuche in dieser Hauptstadt Oestreichs ausgebrochen war. Doch achtete man nicht der innern Gefahr. Mit rühmlicher Tapferkeit wurden die Stürme der Türken abgeschlagen, und am 15. October zog Soliman ab, nachdem der englische Schweifs nicht weniger unter seinen Schaaren gewüthet hatte, als unter den Belagerten[4]). Genauere Nachrichten hierüber fehlen, weil man bei viel gröfserer Bedrängnifs des Landes auf die Seuche weniger achtete, doch war die Sterblichkeit in Oesterreich unter so ungünstigen Umständen wohl bedeutender, als in den Nachbarländern[5]).

---

[1]) Ad. Clarenbach und Peter Flistedt.

[2]) Schmidt S. 308.

[3]) Nusquam pax, nullum iter tutum est, rerum charitate, penuria, fame, pestilentia laboratur ubique, sectis dissecta sunt omnia: ad tantam malorum lernam accessit letalis sudor, multos intra horas octo tollens e medio etc. *Erasm. Epist. L. XXVI ep. 58 (c. 1477 *b*), p. 438.

[4]) Fuhrmann, Th. II. S. 745. [Vergl. auch Histor. universit. Viennens. in G.-H. Sammlung p. 461, und *Klemzen p. 442. 443.]

[5]) Chronicon Monasterii Mellicensis. Bei Pez, T. I. col. 285.

Im nördlichen Deutschland sollte ein anderer Kampf zur Entscheidung kommen. Vor Kaiser und Reich wollten die Evangelischen ihren Glauben bekennen, das Ziel ihres Strebens enthüllen, die Reinheit ihres Bekenntnisses gegen Gefahr und Anfechtung zur Wehr nehmen. Hierzu bereitete man sich mit weiser Besonnenheit, und es ist in den Schritten der Reformatoren zur Befestigung des grofsen Werkes nicht die kleinste Spur von der Angst und dem Beben des Volkes in dieser Zeit zu bemerken. Mitten in einem Lande, dessen Bewohner vor der neuen Krankheit zitterten, und vielleicht schon von ihr hart mitgenommen waren, entwarf Luther in Marburg[1]) die ersten Grundzüge zu dem Glaubensbekenntnifs, das von Melanchthon ausgeführt, der Grundstein der evangelischen Kirche geworden ist, und im folgenden Frühjahr, während seines Verweilens in Coburg, dichtete er sein erhebendes Heldenlied: »Eine feste Burg ist unser Gott.«

Es konnte nicht fehlen, dafs der englischen Seuche auch in den Glaubenskämpfen dieser Jahre eine besondere Wichtigkeit beigelegt wurde. Volkskrankheiten erscheinen dem Menschen in seinem kleinen Gesichtskreise gar leicht als Geifseln Gottes, ja es ist diese Vorstellung von jeher und in allen Religionen die vorherrschende gewesen. Denn es ist leichter, die immer vorhandenen Sünden der Menschheit, als die grofsartigen, Geist und Körper umfassenden Regungen des Weltorganismus in Anschlag zu bringen, welche nur eine höhere Anschauung der Dinge zu ahnen vermag; und noch viel leichter entsteht durch kleinliche Selbstsucht und Verblendung über die eigenen Vorzüge, die ärmliche Ansicht unter den Menschen, das höchste Wesen lasse die Seuchen nur entstehen, um ihre anders glaubenden Feinde zu vernichten. Deshalb sprechen nicht nur die meisten Zeitgenossen von dem gerechten Zorne Gottes, und der zum Weltgerichte herangereiften Sündenschuld der Welt[2]), sondern es bemühte sich auch die päpstliche Parthei auf alle ersinnliche Weise, die englische Pest als eine Strafe der Ketzerei

[1]) Die dortige Zusammenkunft der Reformatoren begann am 2. October.

[2]) Die Flugschrift von Magnus Hundt ist mit einem Holzschnitte verziert, wo unter dem Vorsitze Gottes eine grofse Schaar Engel auf Feuer speienden Löwen und mit langen Schwertern mit den Menschen schlimmer umgeht, als Herodes Soldaten mit den Kindern zu Bethlehem.

und eine offenbare Abmahnung von dem siegenden Lutherthume darzustellen. Die Vorfälle in Hamburg, wo der Ausbruch der Schweifssucht der Aufhebung der Klöster fast auf dem Fufse gefolgt war, konnten ihr allerdings bei den Zaghaften und Kurzsichtigen Glauben verschaffen, auch konnte sie in hundert anderen Städten ein ähnliches Zusammentreffen der Umstände zu ihrem Vortheile benutzen, denn 1529 war ein Jahr grofser und schwerer Entscheidung. In Lübeck predigten die Mönche allgemein, der englische Schweifs wäre nur eine Strafe des Himmels für die »Martiner« — so nannten sie Luther's Anhänger — und das Volk wurde erst enttäuscht, als es mit Verwunderung sah, dafs auch Katholiken erkrankten und starben[1]). Man ging aber noch viel weiter, und scheute sich nicht vor Unwahrheiten und grausamer Rache. So wurde behauptet, die Zusammenkunft der Reformatoren in Marburg (den 2. October) habe deshalb zu keiner Vereinigung geführt, weil die Angst vor der neuen Krankheit die Ketzer ergriffen habe[2]). Nie kam feige Todesfurcht in Luther's Herz[3]), der bei einem Ausbruche der Pest in Wittenberg (1527) freudig und heitern Muthes auf seiner Stelle blieb, während alles um ihn her floh, und die Hochschule nach Jena verlegt wurde. Ueberdies kam die Schweifssucht, wie wir gesehen haben, gar nicht einmal [oder doch nur in sehr geringem Umfange] nach Marburg, und die Vereinigung der beiden evangelischen Kirchen mifslang aus Gründen ganz anderer Art.

In Köln waren die Eiferer der Meinung, man müsse durch Bestrafung der Ketzer den sichtbaren Zorn Gottes zu besänftigen suchen. Dieser blutige, wilder Barbaren würdige Wahn beschleunigte die Verbrennung von Flistedt und Clarenbach[4]). Und so könnten zur weitern Ausführung des grofsen Zeitbildes noch

---

[1]) *Reimar Kock's Chronik von Lübeck p. 443.

[2]) Kersenbroick bei Sprengel, II. S. 687. – Vergl. Sleidan., L. VI. Tom. I. p. 380, der die Sache ganz schlicht und einfach erzählt.

[[3]) So sagt Luther in seinem schon oben angeführten Schreiben vom 4. October (G.-H. Sammlung p. 433): „Das schreibe ich dazu, dafs ihr das Volck mit mir ermahnet, nicht so schüchtern und kleinmüthig zu sein, und sich selbst durch Gedanken eine Krankheit zu zuziehen, ehe sie da ist.“]

[4]) „Culpam eius rei plerique conferebant in theologos concionatores, qui suppliciis impiorum placandam esse clamabant iram Dei, novo morbi genere nos verberantis.“ Sleidan. a. a. O. p. 380.

viele kleinere Züge ermittelt werden; doch mögen wir nur noch einen mittheilen. In der Mark Brandenburg verbreitete sich der evangelische Glaube, grofser Hindernisse ungeachtet, täglich mehr und mehr, und die katholischen Priester sahen sich bald vereinzelt. Da hielt, als die Schweifssucht hereinbrach, ein Pfarrer in Friedeberg in der Neumark, eine Predigt voll Eifer und Leidenschaft, und suchte seine abtrünnige Gemeinde zu überzeugen, dafs Gott eine neue Plage ersonnen habe, um die neue Ketzerei zu züchtigen. Ein feierlicher Umzug nach altem Brauch und rechtgläubiger Vorschrift sollte am andern Tage gehalten, und so die Gemeinde in den Schoofs der alleinseligmachenden Kirche zurückgeführt werden. Aber siehe da, über Nacht starb der Eiferer an einer plötzlichen Krankheit, und die Protestanten verfehlten wahrscheinlich nicht, auch von ihrer Seite diese Begebenheit als ein Wunder darzustellen[1]). Denn die Menschen erklären die Donner des Ewigen nur immer nach ihren Wünschen und ihrer kleinlichen Gesinnung.

7. Die Aerzte.

Dem ärztlichen Stande wurde unter diesen Verhältnissen eine äufserst schwierige Aufgabe, deren sehr mangelhafte Lösung ihm nicht geradehin zum Vorwurfe gereichen kann. Das Wirken eines gelehrten und hülfreichen Arztes ist in den wechselnden Gestaltungen des Menschengeschlechts gewifs eine der edelsten Erscheinungen. Denn er vereinigt in sich die Macht der Einsicht in die Werke der Natur mit der Ausübung reiner, von seinem Berufe unzertrennlicher Menschenfreundlichkeit. Männer dieser idealischen Art lebten aber um diese Zeit nur wenige, und ihr mildernder Einflufs auf die mächtige Volkskrankheit war ohne Zweifel nur sehr gering. Denn diese war gewöhnlich schon vorüber, bevor sie noch dem neuen Feinde scharf in's Auge sahen, und wohlerwogenen Rath ertheilen konnten. Desto geschäftiger waren die ungebildeten und erwerblustigen Aerzte, welche — von jeher die Mehrzahl ihres Standes — diesen auch immer in seiner sittlichen Würde beeinträchtigt haben. Sie traten der Schweifssucht mit kecken Behauptungen entgegen,

---

1) Haftitz S. 131. — Angelus S. 319. — Cramer, Buch III. S. 76 u. m. a.

ängstigten das Volk mit vorlauten Schilderungen, priesen die Unfehlbarkeit ihrer Arzneien, und wurden die Verbreiter schädlicher Vorurtheile. In den Niederlanden — so versichert Tyengius, den wir zu den gelehrten und hülfreichen Aerzten rechnen — starb eine übergrofse Anzahl Kranker an den Wirkungen verderblicher Flugschriften, mit denen die Schweifssucht von eben jenen Unberufenen bekämpft werden sollte, die zum Theil in England gewesen zu sein vorgaben, den Einwohnern ihre Erfahrung, ihre Geschicklichkeit anrühmten, und mit ihren Pillen und »höllischen Latwergen« von Ort zu Ort umherflatterten[1]), besonders wo reiche Handelsherren, wenn sie genesen würden, ihnen Berge Goldes versprachen[2]). Eben so war es in Deutschland, wo zu Anfang der gesunde Verstand des Volkes vor aller dieser Geschäftigkeit nicht zur Besinnung kommen konnte, und in einer Fluth von kleinen Schriften, die zum Theil selbst von Nichtärzten verfafst waren, heftig wirkende Arzneien als zuversichtliche Heilmittel empfohlen wurden. Aus dieser unlautern Quelle kam die Verordnung des gewaltsamen vierundzwanzigstündigen Schwitzens[3]), die man in den Rheinlanden »das niederländische Regiment« nannte[4]), und es ist nicht zu entschuldigen, dafs die Aerzte die ältere Erfahrung der Engländer, welche der Besonnenheit und dem zweckdienlichsten Verhalten das Wort redete, entweder gar nicht kannten, oder mit hochfahrendem Dünkel unbeachtet liefsen. Begreiflich wird diese Vernachlässigung, die nur erst wieder gut gemacht wurde, als schon Tausende begraben waren, aus dem tadelnswerthen Stillschweigen der englischen Aerzte, von denen seit 1486, als wäre England von der Morgen-

---

[1]) „Verum quamplurimi, tam nobiles quam populares viri ac mulieres, hoc morbo misere suffocati sunt, *ob libellos erroneos,* ab indoctissimis hominibus in vulgus emissos, qui in eiusmodi lue curanda peritiam et experientiam jactabant, multosque in Anglia aliisque regionibus sese curasse dicebant, cum omnia falsa essent. Tales inquam minima pietate fulti erga aegrotos, *illorum loculos tantum expilabant,* ac in sui commodum convertebant, nullam de aliorum damnis nec morte ipsa curam gerentes, sed quae sua sunt tantum curantes, nulla arte instructi miseros aegros, passim sua ignorantia trucidabant.“ Forest. L. VI. Obs. 8. p. 158 *a*.

[2]) „Ditissimi negotiatores, lectis adfixi medicos ad se vocabant, montes auri promittentes, si curarentur.“ Ditmar. p. 473.

[3]) „Nam occlusis rimis omnibus, et excitato igne copioso, opertisque stragulis, quo magis tutiusque sudarent, aestu praefocati sunt.“ Forest. a. a. O. p. 157 *b*.

[4]) *Wild (bei Baldinger S. 278) p. 119.

röthe wissenschaftlicher Bildung noch nicht erhellt gewesen, kein einziger die Schweifssucht beschrieben, oder ein vernünftiges Heilverfahren dagegen angegeben hatte. Zwischen England und Deutschland bestand indessen ein lebendiger Verkehr, und es ist unglaublich, dafs jenes Verfahren, welches nicht von einer starren ärztlichen Schule, sondern von dem gesunden Sinne des Volkes erfunden worden war, diesseit der Nordsee nicht früher hätte bekannt werden sollen.

Es kann hier die Gewohnheit und häusliche Weise der Deutschen nicht unberücksichtigt bleiben, denn diese begünstigte nicht wenig das verderbliche Vorurtheil des Erhitzens, für welches wir die Aerzte durchaus nicht ganz verantwortlich machen wollen. Die Hausfrauen sorgten schon damals mit allzugrofser Emsigkeit für hohe Betten, welche die Federn der verzehrten Gänse alljährlich aufnahmen. Auf die Behaglichkeit der Federbettwärme hielt man sehr viel, und am wenigsten wollte man sie den Kranken versagen. Hierdurch steigerten sich alle hitzigen Krankheiten zu viel gröfserer Bösartigkeit, weil ein solches Lager entweder trockene Hitze bis zur Fieberwuth, oder nutzlosen erschlaffenden Schweifs verursacht. Dem entsprach der weit verbreitete Mifsbrauch der heifsen Badstuben, und nicht weniger die Sitte, sich allzuwarm zu bekleiden. Ueberhaupt war in der ärztlichen wie in der Heilkunde des Volkes der Gedanke vorherrschend, dafs die Krankheiten durch Wärme und Schweifstreiben bekämpft werden müfsten. Wie nun aber die neuen Volkskrankheiten immer mit den herrschenden Begriffen und Gewohnheiten empfangen werden, denn die grofse Menge, der sich die meisten Aerzte gern zugesellen, lebt und webt ja in ihnen, so gerieth nun auch die Schweifssucht auf einen Boden, in dem sie ihre bösartigsten Angriffe auf das Leben entwickeln konnte.

Doch wurde man nach vielen Trauerfällen schon in den ersten Tagen des begangenen Fehlers inne. In Zwickau starb am 5. September als ein Opfer seines eigenen Vorwitzes, ein Lobredner des vierundzwanzigstündigen Schwitzens, der ohne Arzt zu sein, dieses Verfahren in einem eigenen Schriftchen gepriesen hatte[1]). Einige Tage nach ihm ein Apotheker, ebenfalls in heifsen Betten. Da

---

[1]) Der Buchdrucker Frantz. Schmidt (S. 307) p. 465.

liefsen denn die Aerzte sogleich nach, verordneten den Kranken nur fünf oder sechs Stunden, und nicht mehr so gewaltig zu schwitzen, und wahrscheinlich fand der ehrenwerthe Ungenannte, dessen wir vorhin gedachten, beifälligen Glauben. Auch in Hamburg überzeugte man sich von der Schädlichkeit der Federbetten, und gab den wollenen Decken den Vorzug[1]). Denn das englische Verfahren wurde alsbald bekannt, und einsichtsvolle Menschenfreunde, die seine offenbare Heilsamkeit sahen, gaben davon in Briefen nach allen Seiten hin Nachricht[2]). In Lübeck hielt sich zur Zeit des Schweifsfiebers ein gelehrter protestantischer Engländer auf, Dr. Antonius Barus, der mit grofser Menschenfreundlichkeit überall die englische Behandlung des Schweifsfiebers bekannt machte. Er wurde aber nach beendigter Seuche aus der Stadt verwiesen, weil er den streng katholischen Rath um Duldung seiner Glaubensbrüder gebeten hatte. Viele wurden durch ihn gerettet, denn es war auch in dieser Stadt üblich, die Kranken »todt zu schmoren«[3]). In Stettin hörte man noch zur rechten Zeit vom englischen Verfahren, und zwei reisende Handwerker, welche von Hamburg dorthin gekommen waren, wurden den Einwohnern dieser Stadt dadurch hülfreich, dafs sie die Federn aus den Oberbetten zu nehmen riethen, und bekannt machten, wie man die Krankheit mit Glück behandelt habe. Sie hatten selbst Kranke gesehen, und konnten daher die an der wahren Schweifssucht Leidenden von den nur von dem Angstfieber Ergriffenen am Geruche unterscheiden. Sie waren beständig umlagert von Fragenden und Hülfe Suchenden, und während der gröfsten Noth wurden des Nachts die Gassen hell von den Leuchten der in Angst hin und her laufenden Angehörigen der Kranken[4]). Der Abscheu vor den Federbetten und der heifsen Behandlung folgte nun auch der blinden Empfehlung des vierundzwanzigstündigen Schwitzens so rasch, dafs man im Allgemeinen schon um die Mitte des Septembers, in vielen Orten wohl auch noch früher, zu besseren Ansichten gekommen war, und einige einsichtsvolle Männer nach den gemachten traurigen Erfahrungen die

---

[1]) Stelzner, Th. II. S. 219.

[2]) Dies geht aus dem Wittenberger Regiment hervor.

[3]) Reimar Kock's Chronik von Lübeck.

[4]) *Klemzen (S. 255) p. 442.

Gelegenheit ergriffen, besser auf das Volk einzuwirken, als ihre vorlauten Vorgänger, welche nun schon die Kirchhöfe so reichlich mit Leichen versehen hatten. Zu diesen hülfreichen Aerzten im wahren Sinne des Worts gehört Peter Wild in Worms[1]), der vor dem niederländischen Verfahren warnte[2]), und ein Ungenannter — die Namen der Besten bleiben in den Zeiten der Verwirrung oft unbekannt — der in kräftiger Volkssprache von dem Gebrauche der Federbetten dringend abmahnte[3]). Bald ging auch die

---

[1]) Bei Gratoroli: Petrus, Protomedicus. fol. 90.

[2]) Siehe dessen *Flugschrift. G.-H. Sammlung p. 117—123.

[3]) Hier ist das ganze, nur fünf Seiten füllende Schriftchen:

Das Remedium, Radt, Hulff vnd trost, fur die Erschrecklichen, vnd benor, bey vns deutschen, vnerhorten schnellen tödtlichen kranckheit, die Engelischenn Schweissucht genandt, darnor vns Gott der Almechtige genediglich bewahren wölle.

Wehn dye kranckheit vnd schweissucht an kumbt, so last fragenn, was die glock geschlagenn habe, das mercke.

So ymandt mit der Sench befelt, do vns Gott vor beware, den kümbt sie an mit hitze, oder mit kelde, vnd wird mechtig schwitzen, vnnd yhm wirt szo wee, vber alle seynen gantzen leib. Etliche kümbt die sucht an, mit heschen auffsteyung vnnd groltzen, vnnd schwitzen nicht, Vnd die nicht schwitzen, den geb man ein Muscaten blumenn mit warmen bier, so schwitzen sie.

So aber ymandt die sucht vnnd kranckheit, do vns Got vor beware, ynn der nacht kriegt, ym pethe, vnnd do er vnter leydt, das mus man yhm vber lassen, hat ehr ein feder odder dünne peth vber, szo schneidt mans auff, vnnd neme die feddern daraus, das ehr alleynn die ziechen oder büren vber behalt, ist sie zu dünn, szo lege darzu eynn erkeldt decken, vnd lafs yhn darunter ligen, bis zum hals zu bedeckt, vnnd hütte sich, das yhm die lufft nicht auff die brust, vnnd unter die arme, vnnd ballen der füefs nicht rüre noch stofs, vnd werff sich nicht vmb.

Item, man sol zweenn man bey dem krancken lassen, den zunorwarenn, das ehr sich nicht auff decke, vnnd auch nicht schlaffe.

Item, die selbigen zwen Menner, müssen acht auf den krancken haben, vnd für schlaffen bewaren. So sie das versehen, vnd nicht bewaren, vnd das der kranck schlieffe, szo kömpt ehr von seinenn synnen, vnnd wirdt toll ym heubt.

Domit man yhn aber vor dem schlaffe enthalten vnd verwaren künne, So nym einn wenig Rosen wassers, vnv streich yhm das mit einem schwam oder reynen tüchleyn yn die dünning schwüschen augen vnd ohren, vnd scharffen wein odder bir essigk, streych yhm mit dem schwam odder tüchleyn ynn die nasen, vnd rede stetigs mit yhm, das ehr nicht schlaffe.

Will ehr trinckenn, so gib yhm dünne trincken, vnd das soll eyn wenig warm seyn, vnnd man soll yhm auff eyn mal nicht mehr geben, denn zween löffell foll.

Item auff das heupt sol man den krancken setzen, eynne Leynene schlaeff hawbenn, vnnd eynne wüllene mütz darüber.

Item man soll auch nehmen eyn warm tuch, vnd wüsche ym den schweis domit ab von dem antlitz.

Rede von Mund zu Mund: »Die Schweifssucht will keine Arznei haben«[1]).

Es ist kein Grund anzunehmen, dafs der Einflufs des ärztlichen Standes in dem Mutterlande der Schweifssucht erheblich besser gewesen sei als in Deutschland, denn die Zahl der gelehrten Aerzte war dort noch viel geringer, und der Unterricht in der Heilkunde bei weitem nicht auf der Stufe wie in Italien, Deutschland und Frankreich. Der gelehrte Linacre war bereits im Jahre 1524 gestorben; Leibärzte des Königs um die Zeit der vierten Schweifsfieberseuche waren John Chambre[2]), Edward Wotton[3]), George Owen[4]) und wahrscheinlich auch William Butts[5]), dem Shakespeare[6]) ein schönes Denkmal gesetzt hat — gewifs sehr ausgezeichnete und würdige Männer[7]), doch hat die Nachwelt nichts von ihnen über den englischen Schweifs erfahren. Alle diese Aerzte

---

Item, Der die schweyssucht des tages krieget. Der lege sich nyder, ists eyn Man, ynn hossen vnd wammes zu peth, ists ein weibs bild in yhren kleydern, vnd las sich vber deckenn, nicht meher als zwue dünne decken, vnd vor allen dingen keyn feder peth, vnd gehe dem also nach, wie vorgeschriebenn ist.

Item den meysten lewten kümbt die kranckheit von grosser erschreckung, vnd von verfernufs, do sol sich ein mensch mit grossem fleys vorwahren.

Eyns für alles, man mus dem krancken nicht seinen willen lassen, Was ehr yhm wil gethan haben, das mus man yhm nicht thun.

Item die es des nachtes kriegen, vnd nackent ligen. Wollen sie nicht still ligen, szo nehe man sie ynn die leilach, vnd die leylach mit an das petthe, das do keyne lufft vnder kan komen, bewar yhn mit decken wie vor.

Summa, der es also kan xxiiij. stunde ansligen, vnd dem Gott gnad gibt, der genehest der sucht, vnd wirt gesundt.

So ein mensch die xxiiij. stund aufzgelegen hatt, so nehme man yhn anff mit eynem warmen leylachenn, vnd heng yhm was vmb, das ehr nicht kalt werde vnd zench yhm was vber die fuesse, vnd bring yhm bey das fewr, vnd vor allen dingen, las yhn yn vier tagenn nicht yn die lufft gehn, vnd bewahr sich vor vielem vnnd kaltem trincken.

Wil ehr auch schlaffen, so xxiiij. stund vmb seinn, So las man yhnn frey schlaffen, das yhn Got bewahr.

Der Herr ist vnser aller mechtigk.

Amen.

(Der Druckort fehlt; wahrscheinlich Leipzig oder Wittenberg.)

[1]) *Magnus Hundt (fol. 27*a*) p. 155 — „Nullis vero aliis medicamentis utuntur adversus ipsam, quam exspectatione sudoris, nam quibus advenit, omnes fere evadunt, quibus autem retinetur, maxima pars perit." Forest. a. a. O. p. 159*a* Schol.

[2]) Geb. um 1483, † 1549. [3]) Geb. 1492, † 1555. [4]) † 1558.

[5]) † 1545. „Vir gravis; eximia litterarum cognitione, singulari judicio, summa experientia, et prudenti consilio Doctor." Aikin p. 47.

[6]) In Heinrich VIII.

[7]) Ihre Lebensbeschreibungen siehe bei Aikin.

waren gelehrte und eifrige, ohne Zweifel auch vorsichtige Nachahmer der altgriechischen Heilkunst, ihre Verdienste kamen aber nicht dem Volke zu Statten, das, wenn es nicht mit seinem eigenen Verstande zu Rathe ging, und sich mit hergebrachten Hausmitteln behalf, einer Schaar von Wundärzten anheim fiel, so roh und so unwissend diese nur bei dem damaligen Zustande der Gesellschaft sein konnten[1]).

8. Flugschriften.

So unerklärlich auf den ersten Anblick das Stillschweigen der gelehrten englischen Aerzte über das Schweifsfieber ist — wozu nützt überhaupt alle Gelehrsamkeit, wenn sie nicht einmal die stürmischen Erscheinungen des Lebens beleuchten soll — so findet es doch vielleicht seinen Grund in einem ganz einfachen äufserlichen

[1]) Thomas Gale's Beschreibung dieser Klasse ärztlicher Handlanger in den englischen Kriegsheeren giebt hierüber den besten Aufschlufs: „Ich erinnere mich, dafs in dem Feldzuge des weltberühmten Königs Heinrich's VIII., bei Montreuil (1544), ein zusammengelaufenes Gesindel sich für Chirurgen ausgab. Es waren Schweinschneider, Pferdeschneider, Schuster und Kesselflicker, bunt durcheinander. Die trefflichen Leute (man nannte sie dog-leaches, Hundeärzte) machten so grofse Kuren, dafs ihre Verwundeten mit zwei Verbänden für immer abgefunden waren, so dafs sie nie wieder über Schmerz, Frost oder Hitze klagten. Als nun der Herzog von Norfolk, der damals Heerführer war, seine Soldaten an leichten Wunden hinsterben sah, so befahl er mir und einigen anderen Feldärzten die Sache zu untersuchen. Wir wanderten daher durch das ganze Lager, und fanden viele jener Leute, die sich für Chirurgen ausgaben, und sich als solche bezahlen liefsen. Fragten wir sie, bei wem sie gelernt hätten, so nannten sie ganz frech irgend einen geschickten Mann, der aber schon längst todt war. Dann zogen sie aus einer Tasche einen Topf voll Schmiere hervor, wie man sie gedrückten Pferden auflegt, oder waren es Schuster oder Kesselflicker, so heilten sie alles mit Schusterpech und altem Pfannenrost, woraus sie, wie sie sagten, eine schöne Heilsalbe machten. Endlich wurden aber diese Menschen festgenommen, und man drohte ihnen für ihre Schandthaten mit dem Galgen, wenn sie nicht sagen wollten, was sie wären, worauf sie denn ihre Geständnisse ablegten."

An einer andern Stelle sagt Gale: „Ich habe zur Zeit König Heinrich's VIII. in einem Jahre 72 Chirurgen für die Flotte und das Kriegsheer in London anwerben helfen, die ganz gute Arbeiter (workmen) und alle Engländer waren. Jetzt giebt es deren aber kaum 34, und da die meisten von ihnen in Diensten reicher Edelleute sind, so wüfste ich im Fall der Noth kaum zwölf ganz brauchbare Leute aufzufinden. Was sage ich, ganz brauchbare? Wären doch in ganz England nur zehn Leute, die den Namen Wundärzte verdienten." Man mache sich hiernach eine Vorstellung von der Hülflosigkeit der Kranken in dem französischen Pestlager vor Neapel im Jahre 1528. — Gale (geb. 1507, lebte noch um 1586) war ein zu seiner Zeit sehr wackerer und verdienter Feldarzt. Aikin p. 93.

Umstande. Noch hatte in England die Reformation nicht begonnen, die katholische Kirche stand noch auf ihren Grundpfeilern, und ein geistiger Verkehr der Gelehrten mit dem Volke gehörte noch keinesweges zu den anerkannten Bedürfnissen. Die Aerzte hätten daher die neue Krankheit nur in weitschichtigen lateinischen Büchern bearbeiten können, denn in ihrer Muttersprache schrieben sie ungern, dazu konnte ihnen aber der Gegenstand nicht geeignet erscheinen, denn sie fanden ihn bei ihren hochverehrten Meistern, den Griechen, unbeachtet und unerörtert.

In Deutschland dagegen hatten sich die geistigen Bedürfnisse des Volkes und der Gebildeten schon ganz anders entwickelt. Schon zwölf Jahre früher war hier das Zeitalter der Flugschriften angegangen; die Gedanken Luther's und seiner Gehülfen, und so auch ihrer Gegner, wurden durch eilenden Druck beflügelt, und das Volk nahm leidenschaftlichen Antheil an dem Streite der Gelehrten für seine Ueberzeugung, die durch diese ganz neue und durchgreifende Weise des Unterrichts allmählich gebildet und geleitet wurde. Daher ist es nicht zu verwundern, dafs man auch andere wichtige Gegenstände in Flugschriften zu erörtern anfing, und so sehen wir denn diesen wichtigen Zweig des geistigen Verkehrs, mit allen seinen Vorzügen und allen seinen Mängeln, auch im Gebiete der Volkskrankheiten, und zwar zum ersten Male in der englischen Schweifsfieberseuche seine zahlreichen Blätter entfalten. In den Seestädten geschah von dieser Seite nichts, denn der Ausbruch der Seuche kam zu unvermuthet, und als diese nach einigen Wochen schon wieder vorüber war, so schien es nicht mehr der Mühe werth, darüber das Volk noch zu belehren.

Diese Ueberraschung zeigt sich ganz deutlich in der Antwort der an das Krankenbett der Herzogin zusammengerufenen Doctoren und Licentiaten in Stettin: die Krankheit wäre ihnen neu und unbekannt, sie wüfsten nichts zu rathen, als herzstärkende Arzneien[1]). In Mitteldeutschland dagegen, wo das Gerücht von der neuen Pest schon im August alles in Aufruhr brachte, und der Ausbruch der Seuche in Zwickau die Menschen in wilder Flucht durch einander jagte, flatterten die Schweifsschriften schon in eben diesem Monate,

[1]) Klemzen S. 255.

und noch mehr im September nach allen Richtungen umher. Nach dem wissenschaftlichem Mafsstabe sind sie fast alle ohne Werth, viele von ihnen wurden sogar schädlich, und nur sehr wenige verbreiteten gute Ansichten. Die meisten von ihnen sind verloren gegangen, wie z. B. die am 3. September erschienene des Buchdruckers Frantz in Zwickau, in wie grofser Menge sie aber vorhanden gewesen sind, geht schon daraus hervor, dafs Dr. Bayer in Leipzig, der mit der seinigen am 4. September hervortrat, deren schon viele gelesen zu haben versichert, und sich über diese »neuen ungegründten Büchlein« ereifert, von denen die Leute verführt würden, sich Qualen und Martern anzuthun[1]). Eben dieser Dr. Bayer schreibt im Sinne eines ganz verständigen Alltagsarztes, schilt wacker auf die Vorurtheile der Menschen, und den Unfug der ärztlichen Gewerksleute, auf ihr sinnloses Aderlassen, wenn der Barbier sein Schild aushängt, oder ein rothes Zeichen auf der Lafstafel steht: auch sind einige seiner Rathschläge nicht übel, besonders wenn vom arabistischen Gebrauch der unschädlichen Syrupe die Rede ist. — sonst aber bewahrt er redlich den Ballast seines Zeitalters, und hält viel von vorbauenden Aderlässen, Abführungen und starken Arzneien, deren er so viele vorschlägt, dafs seine Leser nothwendig in Verwirrung kommen mufsten. Seine Vorschriften über das Schwitzen sind sehr zweckmäfsig, denn er warnt vor dem Erzwingen des Schweifses, richtet sich nach den Umständen, und beginnt selbst die Behandlung mit einem Brechmittel, wenn der Zustand des Magens ihm dazu geeignet scheint. Die Ansteckung zu verhüten, empfiehlt er bei der bevorstehenden Herbstmesse, die Fremden aus »sterbenden Landen« in eigenen Herbergen unterzubringen, fleifsig zu räuchern, und vor jeder Mefsbude ein Feuer zu unterhalten.

Eine andere Schrift von Caspar Kegeler in Leipzig ist ein trauriges Denkmal des ärztlichen Wunderglaubens, der sich von Herophilus bis in die neueste Zeit durch die ganze Heilkunde hindurchzieht. Sie ist ein wahres Schweifsarzneibuch, ohne alle Einsicht in das Wesen der Krankheit abenteuerlich zusammengewürfelt, eine Fundgrube wunderlicher Pillen und Latwergen aus

[1]) * Th. I. cap. 8. p. 53.

unzählbaren Bestandtheilen, mit denen sich dieser »dunkele Ehrenmann« vorgenommen hatte, in den Leibern seiner Kranken zu wüthen. Hätte er nur einen Schweifsfieberkranken gesehen, so würde er mindestens inne geworden sein, wie unmöglich es gewesen wäre, in vierundzwanzig Stunden auch nur den hundertsten Theil seiner Büchsen und Gläser und Schachteln in Anwendung zu bringen. Mit welchem Beifall dieses Arzneibüchlein von den Aerzten gleicher Einsicht und Gesinnung aufgenommen wurde, zeigen die acht Auflagen, die es erlebte[1]), man kann sich daher des betrübenden Gedankens nicht erwehren, dafs vielleicht Tausende von Kranken mit Kegeler's Arzneien gemifshandelt und hingeopfert worden sind.

Ein dritter Arzt in Leipzig, Dr. Johann Hellwetter, versichert in seiner Flugschrift, in fremden Landen das Schweifsfieber kennen gelernt zu haben, und giebt über das Schwitzen einige ganz gute Rathschläge, die von selbsterworbener Kenntnifs zeugen, und an das ursprünglich englische Verfahren erinnern. Seinem Ausspruche, die Fische seien schädlich, scheint die Erfahrung zum Grunde zu liegen, dafs der anhaltende Genufs von Fischen übelriechende Schweifse hervorbringt, und seine Aufforderung an die Aerzte, die Kranken doch ja nicht zu fliehen, sondern sie fleifsig zu besuchen und sie zu trösten, giebt der Vermuthung Raum, dafs wohl einige von diesen feig und ehrvergessen genug waren, sich zurückzuziehen, oder den Armen ihren Beistand zu versagen.

Fast alle Aerzte dieser Zeit waren im Besitz von Geheimmitteln, die sie entweder in allen, oder doch in den meisten Krankheiten auf eine sehr unziemliche Weise in Gebrauch zogen, und an deren Heilsamkeit die süfsen Vorspiegelungen ihres Eigennutzes sie nicht zweifeln liefsen. Noch waren nicht die scharfen Metallmittel der eben erst entstehenden spagirischen Schule eingeführt worden, doch fehlte es nicht an gewaltigen erhitzenden Arzneien aus dem alten Vorrathe der Empiriker, die fast durchgängig vor den milden Tränken und Syrupen der Arabisten den Vorzug erhielten. Hellwetter verkaufte ein unbekanntes Pulver, und eine Menge erhitzender Tincturen (gebrannte Wässer), von denen

[1]) Gruner, Script. p. 11.

Dr. Magnus Hundt in Leipzig mit vieler Anpreisung eine Uebersicht giebt. Die Flugschrift dieses Arztes gehört in jeder Beziehung zu den gewöhnlichen, giebt keinen Beweis von verständiger Auffassung der Krankheit, und gehört in das Gebiet des niedern ärztlichen Wirkens, welches in Zeiten der Gefahr dem Volke so leicht zum Gespötte wird, und die Achtung des ärztlichen Standes, zum grofsen Nachtheile des Gesammtwohles so sehr verringert.

Man glaube indessen nicht, dafs diese Flugschriftsteller von dem Volke, das in so gewaltiger Aufregung Gutes und Schlechtes durcheinander wirft, überall so bereitwillig gehört wurden. Die Schrift eines Dr. Klump in Ueberlingen, der seine Schweifsfieberkranken im Ausbruche der Krankheit mit Theriak und allerlei erhitzenden Pestpulvern bestürmte, erregte grofses Gelächter[1]), und man kann nicht leugnen, das Volk hatte wenigstens hier und da den Vortheil des gesunden Sinnes gegen die unendlichen Recepte der Aerzte auf seiner Seite. Und nun ist es erfreulich zu sehen, wie dieser gesunde Sinn, der ohne Zweifel von wackeren Aerzten geleitet wurde, in gar vielen Städten zum Heile der Leidenden durchdrang. Dies beweist die Flugschrift eines Arztes in Wittenberg[2]), die in der Sprache des Volkes geschrieben, höheren ärztlichen Anforderungen so vollkommen entspricht, dafs ihrem unbekannten Verfasser noch jetzt der gerechteste Beifall zu Theil werden mufs. Denn er zeigt durchweg eine sehr genaue Kenntnifs des Schweifsfiebers, und grofse Besonnenheit. Sein Verfahren ist durchaus milde und vorsichtig, er verwirft die Federbetten, warnt aber dringend vor jeder Abkühlung, und empfiehlt daher das in dieser Zeit sogenannte Benähen der Kranken, nämlich den Saum der Decke an das Lager mit Nadel und Faden zu befestigen, verordnet den Kranken mäfsiges, warmes, nicht erhitzendes Getränk[3]), erfrischt sie mit Rosensyrup, und schärft es seinen Lesern ein, dafs die meisten Kranken ohne Arznei gerettet werden. Zur Ver-

[1]) „Vix malevolorum cachinnos morsusque praeteriit." *Schiller, Epist. nuncupator. p. 276.

[2]) S. im Bücherverzeichnifs: *Ein Regiment u. s. w. [G.-H. Sammlung p. 229.]

[3]) Irgend ein dünnes, erwärmtes Bier. Warmbier war im nördlichen Deutschland ein allgemein gebräuchliches Getränk. Eimbecker und Bernauer Bier waren schwerere Sorten, und wurden von den Aerzten zur Nachkur empfohlen.

hütung der unbedingt tödtlichen Schlafsucht bediente man sich aufser anhaltendem Zuspruch, erfrischender Gerüche von Rosenwasser und Riechessig, dem Kranken in einem nicht zu nassen Tuche vorgehalten, oder vorsichtig die Schläfe damit benetzt. Die Genesenden wurden mit grofser Behutsamkeit gepflegt, und es ist wohl nicht der geringste Vorzug dieser ganz gediegenen Flugschrift, dafs sie auch die Zaghaftigkeit der Kranken, mit Gründen einer milden, aber männlichen Religion, wie sie nur irgend dem Sinne dieses Zeitalters entsprach, bekämpfte. — Die hier gegebenen Vorschriften sind im Grunde die ursprünglich englischen, die schon im Jahre 1486 die Gewalt der Schweifsfieberseuche gebrochen hatten, und der Verfasser verschweigt nicht, dafs man ihn hierüber schon am 7. August von Hamburg aus belehrt habe. Dafs durch dies Verfahren nicht nur einzelne Kranke[1]) gerettet, sondern auch ganze Städte vor allzugrofser Sterblichkeit bewahrt worden seien, wollen wir ihm gern glauben, und wir müssen deshalb um so mehr bedauern, dafs die damalige Heilkunst der starren Schulen ihren Beruf als Priesterin des Lebens so durchweg verkannte, dafs sie mit ihren abenteuerlichen Arzneien mehr Opfer niederstreckte, als die Seuche je abgefordert haben würde.

Wie bald das englische Verfahren die verdiente Anerkennung fand, ist aus einer, der Sache nach fast gleichlautenden lateinischen Schrift zu entnehmen, die ein Auszug aus einigen deutschen Flugschriften zu sein scheint[2]). Die einzigen hierin empfohlenen, sehr unschädlichen Arzneimittel sind nächst aromatischen Riechwässern Perlen und Korallen in erwärmtem Rosenwasser, efslöffelweise innerlich gegeben. Zur Vorbauung wird der durchweg sehr gebräuchliche Theriak in dem Safte gebratener Zwiebeln, jedoch nur in sehr geringer Gabe empfohlen. Aehnliche gute Ansichten in Betreff des Schwitzens unterschrieben auch wohl noch andere Aerzte[3]), und endlich liefs der grofse Rath von Bern, noch unter dem 18. December eine zu Geduld und unerschrockenem Gemüth ermahnende Schrift ausgehen, in der der Gebrauch der Federbetten

---

[1]) „Ich habe in meinem Hause sieben ligen gehabt an der selben seuche, von welchen, Gott lob, keiner starb." (Aus dem Briefe eines Hamburgers, in demselben Regiment.)

[2]) Gratorol. fol. 87 *b*. [3]) Ebend. fol. 90.

und aller Arzneien während der Krankheit, aufser etwas Zimmtwasser, ernstlich widerrathen wurde[1]). Auch der Hof von Holland empfahl ein Heilverfahren[2]), wahrscheinlich das englische — die beiden einzigen Spuren irgend einer väterlichen Fürsorge der Regierungen für ihre Unterthanen.

Der gelehrte und schöngeistige Euricius Cordus[3]) in Marburg hatte, als er schrieb[4]), noch keine Kunde von dem heilbringenden englischen Verfahren, und trat bei aller seiner Berühmtheit doch nur in die Reihe der gewöhnlichen Rathgeber. Er konnte sich von den aus Italien mitgebrachten Arzneivorschriften nicht losmachen, sondern reichte dem einzigen in Marburg vorgekommenen Schweifsfieberkranken einen zwar sehr gebräuchlichen, aber sehr widrigen Trank von Benedetto[5]). Seine Verordnungen zur Vorbauung sind sehr überladen, doch ist bei dem häufigen Gebrauche der Abführmittel, den in dieser Zeit fast alle Aerzte anrathen, wohl zu erwägen, dafs die damalige Völlerei sie im Allgemeinen nothwendiger machte, als vielleicht jetzt. Der Bischoff Ditmar von Merseburg hat der Nachwelt verrathen, der berühmte Mann habe sich vor der neuen Krankheit sehr gefürchtet, und seiner Angst kein Hehl gehabt[6]).

Von dem gelehrten Augsburger Arzte Achilles Gasser[7]) besitzen wir noch eine sehr überladene Arzneivorschrift, deren er sich in der Schweifsfieberseuche mit jugendlichem Vertrauen bediente[8]). Wir könnten dieser noch tausend ähnliche zur Seite

---

[1]) Stettler, Th. II. S. 33.

[2]) Wagenaar a. a. O. S. 509.

[3]) Sein eigentlicher Name ist Heinrich Spaten, wovon Cordus (der Letztgeborne oder Spätgeborne) eine Uebersetzung sein soll.

[4]) Den 2. September.

[5]) *Rp.* Pulveris cardiaci (sehr zusammengesetzt aus Edelsteinen und vielen anderen Dingen) ʒij, Pulveris cornu cervi ʒj, Seminis Santonici, Myrrhae āā ʒß. M. f. pulv. Drachmenweise in erwärmtem Weinessig.

[6]) Chronic. p. 473. [7]) Geb. 1505, † 1577.

[8]) Es ist das Electuarium liberans Gasseri: *Rp.* Spec. liberant. Galen., Spec. de gemm. an. ʒj, Pulveris Dictamn., Tormentill., Serpentinae, an. ℈iv, Pimpinell. Zedoariae an. ʒß, Bol. Armen. lot., Terr. sigillat. an. ℈ij, Rasur. Cornu cervin. ℈j, Zingiber. ʒß, Conserv. rosar. rec. ℥ß, Theriac. veteris ℥j. Syrup. acetositatis citri q. s. ut f. electuar. spiss. — Velsch. p. 19. — Gasser berichtet in seiner Chronik von Augsburg, es wären dort über 3000 Menschen erkrankt, aber nur 600 gestorben. S. Mencken, Scriptores rerum Germanicarum.

stellen, wenn es nicht schon am Tage läge, wie wenig die damalige Heilkunde im altgriechischen Gewande dem Bedürfnisse der Zeit entsprach; schwerfällig, unbeholfen und ihres ursprünglichen Geistes längst beraubt, denn so und nicht anders wurde sie an den Hochschulen gelehrt.

In dem breiten Sendschreiben von Simon Riquinus an den Grafen von Newenar in Köln[1]), sind zwar Spuren der besseren Grundsätze bemerklich, die sich von Hamburg aus schnell über ganz Deutschland verbreiteten, doch ist die angerathene Vorbauung nicht viel besser, als zu den Zeiten des Kaisers Antonin, wo der Theriak des Andromachus zu den Bedürfnissen des römischen Hofes gehörte. Beiläufig erzählt Riquinus, ein Bauer in der Gegend von Cleve, der vom englischen Schweifse befallen worden sei, habe sich eiligst in einen noch heifsen Backofen verkrochen, und sei nach einiger Zeit ganz ermattet wieder zum Vorschein gekommen[2]). Eben dieser Umstand beweist, dafs der Mann nur an einem eingebildeten, nicht am wirklichen Schweifsfieber gelitten; dafs aber das Brot, welches man nachher wieder in diesem Ofen gebacken, wie vergiftet gewesen sei, konnte wohl nur die Leichtgläubigkeit des gelehrten Leibarztes erklärlich finden.

Der Graf von Newenar[3]) äufsert sich über das Schweifsfieber wie ein gebildeter, mit ärztlichen Dingen nicht unbekannter Mann, und sucht das kritische Wesen des Schweifses durch das häufig erprobte Verfahren von Empirikern zu beweisen, Pestkranke gleich zu Anfang in starken Schweifs zu bringen[4]), bei welcher Gelegenheit er von einem gewissenlosen Arzte erzählt, er habe sich auf diese Weise der Pest in einem öffentlichen Bade entledigt, die nach ihm Kommenden aber wären sämmtlich angesteckt worden und gestorben. Seiner Angabe nach war der englische Schweifs in und um Köln nicht eben tödtlich[5]), doch finden wir ihn an den

---

[1]) Gratorol. fol. 74 *b*. — [G.-H. Sammlung p. 105.]

[2]) Fol. 85. — [G.-H. Sammlung p. 97.] — Wahrscheinlich weicht dieses Sendschreiben von der besonders erschienenen lateinischen Schweifsfieberschrift dieses Arztes nicht wesentlich ab. (De *ἱδροπυρετοῦ* seu sudatoriae febris curatione Liber. Coloniae, 1529. 4.)

[3]) Gratorol. fol. 64. — [Sammlung p. 100.]

[4]) Fol. 69 *b*. — [Sammlung p. 100. 101.]

[5]) Videmus, quam multi de sudore convalescant. fol. 66 *a*. — [Sammlung p. 97.]

Ufern der Schelde und in den niederländischen Seestädten wieder in seiner alten Bösartigkeit.

Man erkennt diese ganz deutlich aus der Schrift eines vielbeschäftigten Arztes in Gent, Tertius Damianus aus Vissenaecken bei Tirlemont[1]), dessen eigene Frau vom Schweifsfieber befallen, und glücklich wieder hergestellt wurde[2]). Die Zufälle, von denen Damianus Rechenschaft giebt, gehören zu den bedeutendsten, deren nur irgend Erwähnung geschieht, auch scheint es wohl, dafs die Krankheit, gegen die Meinung vieler, sie entstände nur aus Furcht, in den Niederlanden eine viel gröfsere Ansteckungskraft entwickelt habe, als in Deutschland, wozu die erhitzende Behandlung das Ihrige beigetragen haben mag[3]). Bemerkenswerth ist die eindringliche Weise, mit der Damianus seine Kranken von der Schlafsucht zurückhielt. Er liefs ihnen, wenn die gewöhnlichen Mittel nicht fruchteten, ab und zu Haare ausreifsen, die Glieder schmerzhaft zusammenschnüren, Essig in die Augen tröpfeln[4]) — freilich entschuldigte die Gefahr das Mittel, aber die Gewaltsamkeit erzwingt nicht leicht den Erfolg. Im Uebrigen weichen die Ansichten dieses Arztes nicht von den gewöhnlichen ab, und wenn er über den grofsen Wucher der Apotheker Klage führt[5]), so war dieser wohl eine natürliche Wirkung der üblichen Arzneivorschriften, deren er selbst viele sehr verwerfliche empfiehlt.

Was irgend die gelehrte Heilkunde des sechzehnten Jahrhunderts einem so furchtbaren Feinde gegenüber leisten konnte, zeigt sich in der sehr gehaltreichen Schrift Joachim Schiller's[6]) in Freiburg, die jedoch erst zwei Jahre später erschien, und über die Entwickelung der Seuche im Breisgau leider nicht den gewünschten Aufschlufs giebt. Schiller ist in seinen Ansichten gemäfsigt, er zeigt sich durchweg als einen sehr gebildeten, und in den Griechen bewanderten Arzt, und wenn auch er von dem Ballaste

---

[1]) Diese Stadt heifst niederländisch Tienen (Thenae in montibus), von Damianus Decicopolis übersetzt.

[2]) Fol. 117*a*. — [Sammlung p. 37.]

[3]) Fol. 109*a*. — [Sammlung p. 34.]

[4]) Fol. 116*b*. — [Sammlung p. 36.]

[5]) Fol. 118*a*. — [Sammlung p. 38.] — Damianus hat seine nicht unwichtige Abhandlung während der Schweifsfieberseuche in Gent niedergeschrieben.

[6]) Er nennt sich Schiller von Herderen, von einem Landgute in dem gleichnamigen Dorfe, dicht bei Freiburg.

schwerfälliger Arzneien sich nicht frei halten kann, so mag nicht ihm, sondern dem Zeitalter die Schuld beigemessen werden, welches eben so wie jedes andere seine Dämonen walten liefs, und den Genius der Heilkunde mit Nebel und Finsternifs umgab — den freien und grofsen, über menschliche Kurzsichtigkeit erhabenen, der seine Verehrer nur unter den begeisterten Dienern der Natur findet.

[Unter den zahlreichen übrigen, dem Verfasser nicht bekannt gewordenen ärztlichen Flugschriften über den englischen Schweifs, so weit dieselben aus der eigenen Beobachtung der Krankheit hervorgegangen sind, nimmt unbestritten die Schrift des Antwerpener Arztes Jac. Castricus[1]) den ersten Rang ein, insofern dieselbe nicht nur einen vorherrschend wissenschaftlichen Charakter trägt, sondern auch die bei weitem klarste und unbefangenste Beschreibung der Krankheitserscheinungen und die rationellsten Vorschläge bezüglich der Cur enthält; die Schrift reihet sich in würdiger Weise der später erwähnten, allerdings viel bedeutenderen Arbeit des Engländers Kaye an, welche eine Schilderung der letzten Seuche des englischen Schweifses (im Jahre 1551) giebt. — Wissenschaftlich viel unbedeutender, aber in ihren praktischen Vorschlägen nicht weniger beachtenswerth ist die kleine Flugschrift des Magdeburger Arztes Kröll[2]); mit aller Entschiedenheit spricht sich der Verf. namentlich gegen das unsinnige Bepacken des Kranken mit Betten und Decken aus; »ich bin des gewis,« sagt er, »das mancher durch viel hefftig decken vnd schwitzen yhn eyner Anmacht stirbet, der, so man eyn recht mafs hatte, erredt würde, man möchte mit dieser weys eyn gesuntten erwürgen,« und vor Allem verlangt er bei einer Feststellung der Heilmethode eine Berücksichtigung des Kräftezustandes, der Gewohnheiten, so wie überhaupt des individuellen Verhaltens des Kranken und des Grades der Krankheit. — Endlich verdienen hier die Flugschriften von Rhomming[3]) aus Landshut und des Nördlinger Arztes Gundelfinger[4]) wegen der in denselben abgegebenen rationellen Vorschriften genannt zu werden.]

[[1]) Conf. Schriftenverzeichnifs. In der G.-H. Sammlung p. 3.]
[[2]) Conf. Schriftenverzeichnifs. In der G.-H. Sammlung p. 217.]
[[3]) Conf. Schriftenverzeichnifs. In der G.-H. Sammlung p. 251.]
[[4]) Conf. Schriftenverzeichnifs. In der G.-H. Sammlung p. 259.]

9. Bild der Krankheit.

Die Angaben der Zeitgenossen über die Erscheinungen und den Verlauf der Schweifssucht sind zwar im Einzelnen ungenügend und mangelhaft[1]), doch läfst sich aus der Gesammtheit der noch erkennbaren Züge ein lebendiges und vollständiges Bild ihres Angriffes auf den menschlichen Körper entwerfen, besonders aus den deutschen [und niederländischen] Beobachtern, die ihre eigenen und die allgemeinen Erfahrungen ihrer Zeit treu und redlich wiedergaben, denn die Engländer haben bis hierher fast nur das Aeufsere dieser nun schon zum vierten Male unter ihnen aufgekommenen Volkskrankheit geschildert.

Es ist ausgemacht, dafs das Schweifsfieber zwar im Ganzen äufserst hitzig verlief, und die Nachwehen nicht in Anschlag gebracht, in höchstens vierundzwanzig Stunden zur Entscheidung eilte, doch liefs es selbst in dieser engen zeitlichen Beschränkung sehr verschiedenartige Zufälle hervortreten[2]), so dafs bei einer genaueren Beobachtung, als von den damaligen Aerzten erwartet werden kann, nicht wenige Stufen seiner Ausbildung und Heftigkeit zu unterscheiden gewesen wären. Es zeigte sich sogar eine Form dieser Krankheit, der gerade der wesentlichste Zufall, der schmelzende Schweifs abging[3]), wie bei der gefährlichsten Form der Cholera, Erbrechen und Durchfall fehlen, und die entweder durch einen allzu gewaltsamen Angriff das Leben innerhalb einiger Stunden vernichtete, oder vielleicht auch irgend eine andere uns unbekannte Wendung nahm.

Vorboten fehlten durchaus, wenn man nicht eine mit Herzklopfen verbundene Beklommenheit hierher rechnen will, welche vielleicht nicht körperlichen Ursprungs war, sondern von der allgemein verbreiteten Todesfurcht herrührte, — oder ein ohnmachtähnliches unwiderstehliches Sinken der Kräfte, das vielleicht der

---

[1]) Schiller sagt ganz naiv, „die Zeichen der Krankheit wären offenbar, und die er nicht angegeben, müsse man sich hinzudenken." Sect. II. c. 1. fol. 20*b*. — [Sammlung p. 305.]

[2]) „Habet inconstantes notas morbus." Schiller. — „Diversos diversimode adoritur." Damian. (fol. 115*b*) p. 34.

[3]) S. oben das Remedium, S. 296. Anm. 3. — Sudoris absentia plurimum nocebat." Forest. p. 158. Schol.

Krankheit so vorausging, wie es im nördlichen Deutschland als Gesammterscheinung den Ausbruch der Seuche verkündet hatte[1]), — oder auch rheumatische Leiden verschiedener Art, die im Sommer 1529 häufig vorkamen[2]), — endlich auch widrigen Geschmack und übeln Geruch aus dem Munde, eine auffallend gewöhnliche Klage in dieser Zeit[3]).

Bei den meisten trat die Krankheit, wie die Mehrzahl der Fieber, mit kurzem Schüttelfroste und Zittern ein[4]), das in den ganz bösartigen Fällen selbst in Zuckungen der Glieder überging[5]), bei anderen mit mäfsiger, fort und fort zunehmender Hitze[6]), entweder ohne offenbare Veranlassung, selbst mitten im Schlafe, so dafs die Kranken beim Erwachen schon im Schweifse lagen, oder auch im Rausch und während harter Arbeit[7]), besonders früh am Morgen bei Sonnenaufgang[8]). Viele Kranke empfanden sogleich zu Anfang ein unangenehmes Kriebeln oder Ameisenlaufen in den Händen und Füfsen[9]), das sich sogar zu stechenden Schmerzen und einem äufserst schmerzhaften Gefühl unter den Nägeln steigerte, zuweilen auch mit rheumatischen Krämpfen, und mit einer solchen Ermattung des Oberkörpers verbunden war, dafs die Befallenen durchaus nicht im Stande waren, die Arme zu heben[10]). Einigen sah man während dieser Zufälle die Hände und Füfse, den Weibern auch wohl die Weichen anschwellen[11]).

Hierauf entwickelten sich in rascher Folge [eine mehr oder weniger intensive Hitze[12]) und] bedenkliche Hirnzufälle. Viele geriethen in rasende Fieberwuth[13]), und diese starben gewöhn-

[1]) S. oben S. 272. Klemzen S. 254.

[2]) Bayer Cap. 6. — M. Hundt fol. 5*a*.

[3]) Bayer a. a. O.

[4]) Angelus S. 319. — Schiller, Stettler, a. d. a. St., und viele andere.

[5]) *Damian. (fol. 115*b*) p. 34.

[6]) Schiller a. a. O.

[7]) Das Regiment von Wittenberg.

[8]) *Damian. (fol. 115*b*) p. 34.

[9]) *Klemzen (S. 255) p. 441 [und *Giltzheim (p. 511), welcher erklärt: „Werhafftige Czeichen sein: kreuelent Im fleische bauen den armen von aufswendigk und darnach Innewendigk in denn fyngern."

[10]) „Ungues potissimum excruciat, alas ita comprimit, ut etiam si velis, non posses attollere." Forest. p. 157. Schol. — „In extremitatibus puncturis retorquentur dolorosis — extremitates obstupefiunt, dolet orificium ventriculi, nervorum contractiones nascuntur, plantarum pedumque dolores." *Damian. (fol. 116*a*) p. 35.

[11]) Damian. a. a. O.

[[12]) *Castricus p. 12, *Damianus a. a. O. u. a.]

[13]) Klemzen a. a. O.

lich[1]), über dumpfes Kopfweh klagten alle[2]), und es währte nicht lange, so brach die furchtbare Schlafsucht herein[3]), die, wurde sie nicht standhaft überwunden, den sichern Tod durch Schlagflufs herbeiführte. Hierdurch wurde den bewufstlosen Kranken wenigstens das Scheiden von den Ihrigen erleichtert, das ihnen, da sie von Angst zermartert wie in einem stinkenden Sumpfe lagen, viel qualvoller geworden wäre, als in irgend einem anderen Leiden.

Eben diese tödtliche Angst begleitete sie, so lange sie ihrer Sinne mächtig blieben, durch die ganze Krankheit[4]). Bei vielen wurde sogar das Gesicht [dunkel geröthet[5]) oder] blau und aufgedunsen, oder mindestens überzogen sich die Lippen und Augengruben mit Bleifarbe, woraus ganz deutlich hervorgeht, dafs der Durchgang des Blutes durch die Lungen in ähnlicher Weise wie bei grofser Engbrüstigkeit gehemmt war[6]). Sie athmeten daher mit grofser Beschwerde, als wären die Lungen von mächtigem Krampf oder beginnender Lähmung ergriffen: dabei zitterte und klopfte ihnen das Herz[7]) immerwährend, unter dem drückenden Gefühl inneren Brennens, das in den bösartigen Fällen zu Kopfe stieg, und tödtliche Fieberwuth anregte[8]), und nach kurzem Zögern, bei vielen gleich zu Anfang, brach der stinkende Schweifs in Strömen über den ganzen Körper hervor, entweder heilbringend, wenn das Leben Herr über die Krankheit werden konnte, oder verderblich, wenn es ihm unterlag, wie jedes vergebliche Heilbestreben. Und hier zeigten sich denn grofse Verschie-

---

[1]) „Nec quenquam vidimus ita delirantem restitutum incolumitati.“ *Damian. (fol. 116 *a*) p. 34.

[2]) Schiller, Stettler [n. a.].

[3]) Somnolentia et *inevitabilis sopor*, Schiller; ein harter Schlaf bei fast allen Chronisten.

[4]) Schiller. [*Castricus spricht (p. 6) von „perterbatio circa pectus et thoracem cum tristitia et anxietate.“]

[[5]) *Castricus erwähnt (l. c.): „rubor et inflatio faciei et maxillarum inflammatio.]

[6]) „Aliis mox tument manus et pedes, aliis facies, quae et in pluribus livet: nonnullis sola labia et superciliorum loca: mulieribus etiam inguina inflantur.“ *Damian. (fol. 116 *a*) p. 34.

[[7]) Herzklopfen mit heftiger Athemnoth und Druck in der Herzgegend wird von vielen der besten Beobachter übereinstimmend angeführt.]

[8]) „Maximus denique calor haud procul a corde sentitur, qui ad cerebrum devolans delirium adducit, internecionis nuncium.“ Damian. a. a. O.

denheiten nach der Leibesbeschaffenheit der Kranken, wie sie auch bei geringeren Krankheiten hervortreten. Denn einige schwitzen sehr leicht, andere dagegen sehr schwer, und am schwersten die Phlegmatischen, denen mithin die gröfste Gefahr drohete[1]).

In diesem gewaltigen Kampfe wurde zuweilen auch später das Rückenmark so sehr ergriffen, dafs selbst Zuckungen hinzutraten, und es geschah nicht selten, dafs in Folge des beengenden Brustleidens der Magen seinen aufgeregten Zustand durch Ekel und Erbrechen zu erkennen gab[2]). Doch zeigten sich diese Zufälle hauptsächlich nur bei denen, die bei vollem Magen von der Krankheit befallen wurden.

So weit die Zeitgenossen von 1529, deren Angaben von Kaye, einem englischen Augenzeugen der Schweifsfieberseuche von 1551 nur wenig ergänzt werden. Die Beobachtungen dieses ganz zuverlässigen Arztes mögen sich hier, so weit sie in das Bild der Krankheit gehören, noch mit anschliefsen, da keine wesentlichen Verschiedenheiten zwischen beiden Erkrankungen aufzufinden sind. Beim ersten Eintritt befiel die Krankheit den Nacken oder die Schultern, bei anderen auch einen Schenkel oder einen Arm mit ziehenden Schmerzen[3]). Einige fühlten auch ein warmes, über die Glieder sich verbreitendes Anwehen, wonach sogleich ohne alle sichtbare Ursache der Schweifs hervorbrach, bei anhaltender, sich steigernder Hitze der inneren Theile, die sich nach aufsen verbreitete. Die Kranken litten bei sehr beschleunigtem und gereiztem Puls[4]) an grofsem Durst, und warfen sich äufserst un-

---

[1]) Damiau. a. a. O. [2]) Schiller a. a. O. [* Kröll p. 222.]

[3]) „Primo insultu aliis cervices aut scapulas, aliis crus aut brachium *occupavit.*" (p. 15) p. 359. * Kaye sagt nicht, was er unter diesem „occupare" eigentlich versteht. Aus einer neuern analogen Beobachtung ergiebt sich indessen, dafs damit reifsende, rheumatische Schmerzen gemeint sind. „Hierbei klagten die Kranken über einen reifsenden Schmerz im Nacken, welcher bei allen Patienten bald heftiger, bald gelinder bemerkt wurde. Sinner S. 10.

[4]) Pulsus concitatior, frequentior. * Caius (p. 16) p. 360. [* Castricus (p. 12) sagt: „pulsus, qualis est febre calida laborantium, mollis et undosus",] die einzigen Angaben über den Puls, die sich bei allen Schriftstellern vorfinden. Wahrscheinlich fürchteten die meisten Aerzte Ansteckung, und unterliefsen deshalb die Untersuchung des Pulses. [Zusagender als diese Annahme erscheint die von Haeser (l. c. 554) ausgesprochene Vermuthung, dafs die Aerzte, aus Besorgnifs, den mit Decken oder Betten eingehüllten Kranken einem Luftzuge auszusetzen, die Untersuchung des Pulses unterlassen haben.]

ruhig umher; sie verfielen häufig, unter heftigem Kopfweh, in schwatzhaftes Irrereden, doch gewöhnlich erst um die neunte Stunde, und in sehr verschiedener Abstufung ihrer Geistesabwesenheit[1]), wonach dann die Schlafsucht eintrat. Bei anderen zögerte der Schweifs länger, während leichten Frierens der Glieder, dann brach er reichlich hervor, rieselte jedoch nicht immer in gleicher Menge die Haut herunter, sondern abwechselnd, bald mehr, bald weniger. Er war dick und von verschiedener Farbe, bei allen aber von sehr übelem Geruch[2]), der bei etwaniger Unterdrückung, nach erfolgtem Wiederausbruch, noch viel durchdringender wurde[3]).

Kaye fügt zu dem, was wir bereits über die Brustbeschwerde der Kranken wissen, noch die bedeutungsvolle Angabe hinzu, dafs die Kranken eine klägliche, seufzende Stimme hätten vernehmen lassen, woraus mit vollem Rechte auf ein tieferes Leiden des zehnten Nervenpaares geschlossen werden kann, und beschreibt aufserdem eine sehr milde Form der Krankheit, wie eine solche 1529 im südlichen Deutschland die vorherrschende war. Sie verlief bei entsprechender Pflege ohne alle Gefahr in dem sehr kurzen Zeitraume von funfzehn Stunden, und wurde bei mäfsiger Hitze durch einen ganz sanften Schweifs entschieden[4]).

Es ist auffallend, dafs während dieser stürmischen Krankheit weder die Thätigkeit der Nieren[5]), noch die Stuhlausleerung ganz unterbrochen wurden. Denn es ging fortwährend ein trüber und dunkeler Harn ab, wenn auch begreiflich in geringer Menge, und mit grofser Unzuverlässigkeit der prognostischen Merkmale, worüber die harnschauenden Aerzte in nicht geringe Verlegenheit geriethen[6]). Man bemerkte auch wohl zuweilen in den leichter heilbaren Fällen, dafs die Kranken, gleichzeitig mit dem Ausbruche des Schweifses Harn in grofser Menge liefsen[7]), weshalb ein französischer Arzt den Vorschlag that, bei den Schweifsfieberkranken den Harn zu treiben[8]). Doch

---

[1]) P. (106) 401.

[2]) Odoris *teterrimi.* Tyengius bei Forest. p. 158. [*Castricus p. 12.]

[3]) *Newenar (fol. 72*b*) p. 102. [4]) P. (15) 360.

[[5]) *Castricus p. 12.] [6]) Schiller, Kaye a. a. O.

[7]) — „cum alvi solutione ac lotii haud modica eiectione, in ea morbi specie, quae curatum itura est." *Damian. (fol. 116*a*) p. 35.

[8]) Rondelet, de dignosc. morbis, a. a. O.

hat dies Verfahren wohl keinen höheren therapeutischen Werth, als das Schweifstreiben in der Harnruhr, oder in der Cholera, und ist überdies viel weniger ausführbar. Dafs zuweilen Stuhlgang erfolgte, und zwar ein nicht anzuhaltender, geht aus den häufigen ärztlichen Verordnungen hervor, wie es damit gehalten werden sollte, die auch Kaye wiederholt[1]), auch scheinen Kranke vorgekommen zu sein, in denen die Natur eine gleichzeitige Krise durch die Haut, die Nieren und die Därme bewirkte.

Noch viel wichtiger aber ist die Bemerkung eines achtbaren holländischen Arztes, dafs nach überstandenem Schweifse an den Gliedmafsen [ein masernartiges Exanthem[2]) oder] kleine, nicht zusammenfliefsende, und die Haut sehr uneben machende Bläschen erschienen wären[3]), die von keinem andern ärztlichen Beobachter, wohl aber von dem Verfasser eines alten Hamburgischen Zeitbuches, und zwar, dafs man sie noch an den Leichen gesehen, erwähnt werden[4]). Es sind hierunter höchst wahrscheinlich Frieselbläschen, vielleicht aber auch Flecken zu verstehen, doch ist alles [?] gegen die Annahme, dafs diese Erscheinung beständig, und mithin das Schweifsfieber eine Ausschlagskrankheit gewesen sei[5]). Denn es würde ihrer in diesem Falle in den zahllosen Nachrichten der Geschichtschreiber, von denen viele die Krankheit ohne Zweifel selbst gesehen haben, irgendwie Erwähnung geschehen sein, und sie selbst bei den häufigen Rückfällen der Genesenen sich deutlicher und bestimmter ausgebildet haben. Eine Verwandtschaft mit

---

[1]) Die Erkältung zu vermeiden, liefs man die Kranken lieber das Bett verunreinigen. Steckbecken kannte man nicht. *Kaye (p. 110) p. 402 und die meisten anderen.

[[2]) *Castricus p. 12.]

[3]) Tyengius bei Forest. p. 158 *b*. — „Febrem sudor finiebat, *post se relinquens* in extremitatibus corporis *pustulas parvas, admodum exasperantes,* diversas et malignas secundum humorem malignitatem."

[4]) „Wenn dat versehen würde, dat se de Hände oder Vothen uth der Decken steckende, so waren se dodt und schwart aver allen Live alse ene Kahl, und vull Bladdern, und stuncken so, dat man se fort tho der Erden bestaden muste, van groten Stancks wegen." Staphorst, Th. II. Bd. I. S. 83.

[5]) Der ältesten Tochter von Thomas Morus, der gelehrten Margaretha Roper, die 1517 oder 28 am Schweifsfieber erkrankte, und gerettet wurde, brachen nach erneutem Schweifse (er war unterdrückt worden) Flecken über den ganzen Körper aus (maculae quas ronchas (?) vocant), die man sonst für Todeszeichen hielt, oder die erst nach dem Tode zum Vorschein kamen. Th. Stapleton, Vita et obitus Thomae Mori, C. 6. p. 26. S. Mori Opera.

dem Frieselfieber wird durch sie allerdings angedeutet, jedoch nur insofern beide Krankheiten rheumatischen Ursprungs sind, und dieser leise Anflug von dem Wesen einer Ausschlagskrankheit wurde bei dem englischen Schweifsfieber wahrscheinlich nur in ganz vereinzelten Fällen beobachtet. Was mit dieser Andeutung aus dem Schweifsfieber bei längerem Verlaufe hätte werden, ob es vielleicht gar in Frieselfieber hätte übergehen können, diese Frage liegt aufser dem Bereiche des Geschehenen, da auch später Uebergänge dieser Art nie beobachtet worden sind. Beide Krankheiten sind in Verlauf und Eigenthümlichkeit streng von einander gesondert [?], der Friesel aber entwickelte sich unter ganz anderen Verhältnissen erst im folgenden Jahrhundert zur selbstständigen Volkskrankheit.

Die Erschütterung der Lebenskräfte durch den englischen Schweifs war sehr bedeutend, woher denn auch schnelle Genesung wohl nur nach der mildesten Form dieser Krankheit beobachtet wurde, diejenigen aber, denen sie heftiger zugesetzt hatte, mindestens noch acht Tage lang sehr hinfällig und kraftlos blieben, so dafs sie durch gute Pflege und stärkende Nahrung nur allmählich wieder aufgerichtet wurden. Nach überstandenem Schweifs nahm man sie behutsam von dem Lager, trocknete sie im warmen Zimmer vorsichtig ab, setzte sie an das Kaminfeuer, und gab ihnen zur ersten Erquickung gewöhnlich Eiersuppe, doch konnten die meisten das überstandene Fieber noch lange Zeit nachher nicht ganz verwinden. Selten konnten Genesene schon am zweiten oder dritten Tage wieder ausgehen[1]).

In noch viel gröfsere Gefahr geriethen die, denen der Schweifs im Verlaufe der Krankheit selbst irgendwie unterdrückt wurde. Die meisten von ihnen verfielen dem unabwendbaren Tode — dies bestätigt die Volksstimme seit 1486 — bei denen sich aber die Lebenskraft zu erneutem Widerstande regte, da brach nach kurzer Frist ein neuer Schweifs hervor, noch viel übelriechender als der erste, so dafs der Körper wie von stinkender Jauche triefte, und es schien, als wollten die inneren Theile sich ihrer

---

[1]) Und gewifs nur nach sehr zweckmäfsiger, schonender Behandlung. S. das Wittenberger Regiment, Kaye a. a. O., Schmidt S. 307, *Klemzen (S. 256) p. 442 [und *Schilldtel p. 528].

Fäulnifs in übermäfsiger Anstrengung auf einmal entledigen[1]). Es liegt am Tage, dafs dieser wiederholte Sturm noch vielen, die ohne ein Hindernifs der Entscheidung hätten gerettet werden können, verderblich werden mufste, denn es ist in hitzigen Krankheiten nichts gefährlicher, als wenn Aussonderungen unterbrochen werden, welche die Natur als das einzige Rettungsmittel anordnet.

Rückfälle waren häufig, weil die Genesenen nach überwundener Krankheit noch lange sehr reizbar blieben. Man sah diese zum dritten und vierten Male von der Schweifssucht ergriffen werden[2]) — Spätere berichten sogar von zwölfmaliger Wiederholung des Schweifses[3]) — wodurch endlich eine völlige Zerrüttung der Gesundheit herbeigeführt wurde, denn es entstand Wassersucht[4]) oder irgend eine andere zerstörende Nachkrankheit, bis der Tod dem unheilbaren Leiden ein Ziel setzte, wobei es noch wichtig ist zu bemerken, dafs auch der Unterleib an der grofsen Reizbarkeit des Körpers Theil nahm, denn zu frühe Einwirkung der Luft erregte leicht Durchfälle[5]).

Wie grofs die Zersetzung des organischen Stoffes gewesen, geht aus allen bisherigen Angaben überzeugend hervor. Doch würde sie schon aus der überaus raschen Fäulnifs der Leichen vermuthet werden können, die aller Orten die gröfste Eile mit den Begräbnissen nothwendig machte[6]), und glücklicher Weise die Furcht vor dem lebendig Begrabenwerden nicht aufkommen liefs. Von Leichenöffnungen haben wir keine Kunde, auch würden sie, hätte man sie überhaupt anstellen können, bei der damaligen Weise zu untersuchen schwerlich irgend eine wichtige Seite der Krankheit enthüllt haben. Wenige Aerzte, fast nur die in Italien gebildeten, kannten den innern Bau des Körpers aus eigener oberflächlicher Ansicht, die meisten nur aus Galenischen Handbüchern — wie hätten sie mit so ärmlichem Wissen das Unverdorbene vom Krankhaften unterscheiden können? Ueberdies konnte die

---

1) *Newenar (fol. 72*b*) p. 102.

2) Erasm. Epist. L. XXVI. ep. 58 p. 1477*b*. — „et crebro quos reliquit brevi intervallo repetens, nec id semel, sed bis, ter, quater, donec in hydropem aut aliud morbi genus versus, tandem extinguat miseris excarnificatum modis.“

3) *Kaye (p. 110) p. 402. [4) *Erasmus p. 435.]

5) *Ebend. (p. 113) p. 404. 6) Staphorst, T. II. Bd. I. S. 83.

Schweifssucht in so kurzer Zeit keine handgreiflichen und in das Gewicht fallenden Verderbnisse der Eingeweide verursachen, wie man dergleichen allein gesucht haben würde. Angaben über die Beschaffenheit des Blutes in den Leichen, das nach so ungeheuerem Verluste von wässeriger Flüssigkeit, nach so gewaltiger Brustbeschwerde, nach so grofsen Hindernissen der Lungenverrichtung höchst wahrscheinlich verdickt und dunkel gefärbt war, so wie über den Zustand der Lungen und des Herzens, würden uns höchst erwünscht sein, aber auch sie fehlen durchweg, und es bleibt nach so langer Zeit nur Raum für Vermuthungen.

Es wiederholte sich in Deutschland die seit 1486 schon so oft gemachte Bemerkung, dafs das mittlere Alter vorzugsweise dem Schweifsfieber ausgesetzt war, die Kinder dagegen von dieser Krankheit fast ganz verschont blieben, und die Alten fast nur in einzelnen Ausnahmen von ihr befallen wurden[1], und dies wahrscheinlich auch nur während der Höhe der Volkskrankheit, wie denn z. B. in Zwickau eine hundertundzwölfjährige Frau von der Schweifssucht weggerafft wurde[2]. Wir haben den Grund dieser ganz beständigen Erscheinung schon zum Theil in der üppigen Lebensweise der vollsaftigen jungen Männer gefunden, und wenn wir den sittlichen Zustand der Deutschen im sechzehnten Jahrhundert berücksichtigen, so zeigt sich auch bei ihnen dieselbe unmäfsige Genufsgier wie bei den Engländern, dieselbe Trunkenheit, dieselbe Völlerei bei den häufigen Gelagen, wo die Weinhumpen und Bierkrüge mit allzu gierigen Zügen geleert wurden, endlich auch dieselbe Verweichlichung der Haut durch heifse Bäder und warme Kleidung. Davon wissen alle Zeitgenossen zu reden[3], und unsere wackeren Vorfahren standen bei ihren südlichen Nachbarn in allen diesen Dingen nicht im besten Rufe.

[1] „Immunes erant pueri et senes ab hoc malo." Ditmar. p. 473. — [„Kinder die one furcht und sorge leben, sind dieser seuche gemeyniglich nicht unterworffen." Schilldtel p. 528. —] „Pueri infra decem annos rarissime hac febre corripiuntur." *Newenar (fol. 72 *a*) p. 102. — „Senibus solis quandoque pepercit, — praeternavigavit etiam magna ex parte atrabilarios et emaciatos corpore, quoniam et horum corpora putris succi expertia erant." *Schiller (fol. 4 *a*) p. 283.

[2] *Schmidt (S. 307) p. 466.

[3] Z. B. *Schiller, um von Tausenden nur einen zu nennen. „Juvit etiam auxitque malum frequens multaque crapula, et in potationibus otiosa vita nostra." (fol. 3 *b*) p. 282.

Doch ist hierbei noch ein anderes Verhältnifs zu berücksichtigen; es liegt in dem eigenthümlichen Wesen der Krankheit. Schon im Eingange haben wir die Schweifssucht als ein rheumatisches Fieber[1]) bezeichnet, und wenn wir den Begriff eines rheumatischen Leidens, wie gebührlich, in seiner weitesten Bedeutung nehmen, so haben sich wohl für diese Ansicht im Verlaufe unserer ganzen Untersuchung gewichtige und überzeugende Gründe ergeben. Sehen wir, dafs gerade diejenigen Völker von dem Schweifsfieber heimgesucht wurden, die sich durch weifse Haut, blaue Augen und blondes Haar auszeichnen — die Merkmale deutscher Abstammung — so kann wohl mit Recht angenommen werden, dafs eben diese Eigenthümlichkeit des Körperbaues für die wunderbare Krankheit empfänglich machte. Sie ist es, welche die Empfänglichkeit zu Flüssen aller Art begründet, und welche diese Krankheiten ihres Theils in dem nördlichen Europa einheimisch macht, während die südlichen schwarzhaarigen Völker, und die Schwarzen in den Tropenländern unter gleichen Verhältnissen mehr von ihnen verschont bleiben[2]). Man erinnere sich weiter des übergrofsen Wassergehaltes der unteren Luftschichten, bei dem die Schweifsfieberseuchen entstanden, der dicken, selbst übelriechenden Nebel, welche die Krankheit vorbereiteten und verkündeten, der jähen Abwechselung von frostiger Kühle und grofser Hitze während des Sommers 1529, nicht minder des häufigen Vorkommens aller Arten Flüsse in eben diesem Jahre, und man wird das vollendete Bild der rheumatischen Constitution in jedem einzelnen Zuge wiedererkennen; vielleicht reichen noch einige offenbare Beziehungen zwischen den rheumatischen Leiden und dem englischen Schweifse hin, die rheumatische Natur dieser Krankheit zu erweisen:

Zuerst die überaus grofse Empfindlichkeit der Schweifsfieberkranken gegen jeden Wechsel der Temperatur, die entschiedene grofse Gefahr der Abkühlung. In keiner bekannten

[[1]) Gegen die hier ausgesprochene Ansicht des Verf. lassen sich, wie schon zuvor bemerkt, sehr gewichtige Bedenken erheben; ich werde später Gelegenheit finden, die Ansicht zu entwickeln, welche ich von der Sache gewonnen habe.]

[2]) Wohl zu bemerken unter gleichen Verhältnissen. Es soll nicht gesagt werden, dafs sie von rheumatischen Krankheiten frei, sondern nur, dafs sie weniger dazu disponirt sind. [Ich mufs diese Behauptung, den vorliegenden und von mir (histor.-geogr. Pathol. I. p. 597) gesammelten Thatsachen gegenüber für einen Irrthum erklären.]

Krankheit kommt diese Reizbarkeit der Haut bis zu dem Grade ausgebildet vor, wie in den rheumatischen Fiebern, nicht weniger auch in den fieberlosen Flüssen, in denen selbst eine ganz deutliche Empfänglichkeit für Metallreiz entsteht.

Zweitens die Neigung des rheumatischen Zustandes, sich durch sehr ergiebige, saure und übelriechende Schweifse zu entscheiden, ohne alles Zuthun der Kunst[1]). Das englische Schweifsfieber offenbart diese Regung des Organismus in ihrer höchsten bis jetzt bekannten Ausbildung. Denn es leidet wohl keinen Zweifel, dafs der Schweifs in dieser Krankheit an und für sich kritisch [?] war, in der vollsten Bedeutung des Wortes.

Drittens die eigenthümlich umgeänderte Grundmischung des organischen Stoffes in den rheumatischen Krankheiten, in Folge welcher Säure im Schweifse wie im Harne, und thierische Aussonderungen von besonderem Geruche vorwalten. Der englische Schweifs zeigt auch dieses Ergebnifs krankhafter Thätigkeit in so grofsartiger und sprechender Entwickelung, wie keine andere Krankheit. Denn auch die beobachtete Neigung zur Fäulnifs können wir nur als eine Steigerung dieses Zustandes ansehen.

Viertens. Die ziehenden Schmerzen in den Gliedern, das sprechendste Merkmal der Flüsse [?], fehlten nicht bei der englischen Schweifssucht, ja sie kamen sogar bis zur beginnenden Lähmung entwickelt vor, und wohl nicht mit Unrecht können selbst die Zuckungen der Schweifsfieberkranken aus derselben Quelle hergeleitet werden.

Fünftens. Die Neigung der Flüsse bei ungünstigem Verlaufe in eigenthümliche Wassersucht überzugehen — eine Folge der besonders gearteten Entmischung — zeigt sich bei dem Schweifsfieber so bestimmt ausgeprägt, dafs die Wassersucht selbst allmählich zum Tode führte.

Bedarf es hiernach für die Zweifelnden noch eines Mittelgliedes der Vergleichung, so bietet sich ein solches in dem Friesel dar, einer Krankheit von entschieden rheumatischem Wesen, doch möge man nicht die verkümmerten [?] Frieselformen der neuern Zeit, son-

[1]) Auffallende Erfahrungen dieser Art hat der Verf. zu Zeiten an sich selbst gemacht.

dern die grofsen und ausgebildeten des siebzehnten und achtzehnten Jahrhunderts im Auge behalten. Hier ist ein ähnlicher Geruch des Schweifses, dieselbe Beklemmung, dieselbe unnennbare Angst mit Herzklopfen und Unruhe. Die Arme ermatten, wie von Lähmung ergriffen, Gliederreifsen stellt sich ein, in den Fingern, in den Zehen das unbehagliche Prickeln, — alles wie beim englischen Schweifs, nur in längerem, ungeregelten Verlaufe, und in ganz anderer Entwickelung.

Nach dieser Darstellung erscheint der englische Schweifs als ein Flufsfieber in seiner höchsten Ausbildung, wie nur je die Welt sie gesehen, mächtig eingreifend in das Leben des Hirns und Rückenmarkes und ihrer Nerven, ohne aber die Geflechte des Unterleibes irgendwie zu belästigen. Die übermäfsige Aussonderung wässeriger Flüssigkeit, welche nur in den gutartigen Fällen durch selbstständige Heilkraft geschah, in den bösartigen aber Lähmung der Gefäfse und wirkliche Schmelzung erkennen liefs, gewährt noch eine andere Rücksicht auf den Folgezustand der Entleerung, der höchst wahrscheinlich in einen Stillstand des Kreislaufes überging, gleichwie dieser nach jedem andern raschen Säfteverlust eintritt, sei es durch Blutflufs oder Brechdurchfall. Hierin lag die Bedingung des ungemein raschen Verlaufes der Krankheit, auch wohl zum Theil der tödtlichen Schlafsucht[1]), — und die Ursache der leicht verzeihlichen Verkennung des Wesens des Schweifsfiebers auch in späterer Zeit. Das Folgeübel war gröfser und tödtlicher, als das ursprünglich rheumatische Leiden an sich, das in den geringeren Formen seiner Verwandtschaft gutartig, und für leitendes Eingreifen leicht empfänglich ist.

Und hieraus erklärt sich denn auch der wunderbar glückliche Erfolg des altenglischen Heilverfahrens, das eben diesen Folgezustand vermeiden liefs, und die ohnehin schon übermächtige Heilbestrebung anzuspornen vermied. Wir haben daher diesem weisen und wahrhaft ärztlichen Verfahren nichts weiter hinzuzufügen, als unsere vollkommene Beistimmung, denn es ist der Beruf des Arztes,

[1]) Diese Erscheinung kann wohl mit Recht mit dem ganz ähnlichen, nur aber länger dauernden Folgeübel der Cholera verglichen werden. Lähmung und Anfüllung der rückführenden Gefäfse gewähren in beiden dieselbe Berücksichtigung.

in Krankheiten von selbstständiger Heilkraft diese frei walten zu lassen, und bei behutsamer Pflege nur ihre Hindernisse zu beseitigen. Sollte den Völkern das Geschick bevorstehen, einst wieder von der Krankheit des sechszehnten Jahrhunderts heimgesucht zu werden — es wäre ja nicht unmöglich, dafs irgendwann ähnliche Ereignisse wiederkehrten — so wollen wir unseren Nachkommen anempfehlen, diese ewige Wahrheit und die goldenen Worte des Wittenberger Büchleins zu beherzigen, die Heilkunst aber vor fremdartiger Beimischung zu bewahren, denn nur als Untergebene der Natur führt sie den Stempel der Vernunft, der Meisterin aller irdischen Dinge.

Fünftes Erkranken.

1551.

Ubique lugubris erat lamentatio, fletus moerens, acerbus luctus.

KAYE.

1. Ausbruch und Verbreitung.

Es waren nun wieder volle dreiundzwanzig Jahre vergangen, keine Spur der Schweifssucht hatte sich in so langer Zwischenzeit irgendwo gezeigt, und England hatte in rascher Entwickelung eine ganz andere Gestalt angenommen[1]), — als der alte Erbfeind des englischen Volkes wiederum, und zum letzten Male hervorbrach. Es war in Shrewsbury, der Hauptstadt von Shropshire[2]). Hier erhoben sich während des Frühjahrs dicke, undurchdringliche Nebel von den Ufern der Severn, und gaben durch ungewöhnlich übeln Geruch Nachtheiliges zu befürchten[3]). Es währte auch nicht lange, so brach plötzlich am 15. April das Schweifsfieber aus, vielen ganz unbekannt, oder nur noch dunkel erinnerlich, denn über die Erschütterungen unter Heinrich's Regierung hatte man die alten Leiden längst vergessen.

[1]) Nach Heinrich's VIII. Tode, 1547, war der neunjährige Eduard VI. († 1553) zum Throne gelangt.

[2]) * Caius (p. 2) p. 353. [3]) P. (28) 366.

Das Erkranken war in Shrewsbury und den benachbarten Orten so beispiellos allgemein, dafs jedermann glauben mufste, die Luft wäre vergiftet, denn es half keine Vorsicht, kein Verschliefsen der Thüren und Fenster — jede einzelne Wohnung wurde ein Krankenhaus, und nur die Kinder und Alten, die zur Pflege der Ihrigen nichts beitragen konnten, blieben von der Seuche unberührt[1]). Die Krankheit kam so unvermuthet und ohne alles Vorgefühl, wie jemals früher: bei Tische, im Schlaf, auf der Reise, bei Scherz und Spiel, zu jeder Tageszeit, und so wenig hatte sie ihre uralte Bösartigkeit abgelegt, dafs sie einige ihrer Opfer selbst in kürzerer Frist als einer Stunde tödtete, und andere in einer oder einigen Stunden aus der Zahl der Lebenden abforderte[2]). Vierundzwanzig Stunden, nicht mehr noch weniger, entschieden zur Genesung, es war also in keiner Art eine Veränderung mit ihr vorgegangen.

Als nun die Seuche ihre tückische Gewalt mehr und mehr fühlen liefs, so gerieth das Volk in einen höchst elenden, verzweiflungsvollen Zustand. Die Städter flohen auf das Land, die Landleute in die Städte; einige suchten einsame Zufluchtsörter, andere verschlossen sich in ihre Häuser. Irland und Schottland nahmen Schaaren von Flüchtigen auf, andere schifften sich ein nach Frankreich oder den Niederlanden; aber Sicherheit war nirgends zu finden, und so ergab man sich endlich in das Verhängnifs, das so schwer und so lange auf dem Lande lastete. Die Weiber rannten nachlässig gekleidet wie sinnlos umher, und erfüllten die Strafsen mit Klaggeschrei und lautem Gebet; alle Betriebsamkeit stockte, niemand gedachte seiner täglichen Arbeit, und zu den Leichenzügen ertönten Tag und Nacht die Sterbeglocken, als sollten alle Lebenden an ihr nahes und unvermeidliches Ende erinnert werden[3]). Es starben aber auch innerhalb weniger Tage 960 Einwohner in Shrewsbury, gröfstentheils kräftige Männer und Hausväter, aus welcher Zahl auf die angstvolle Trauer in dieser Stadt geschlossen werden kann.

Die Schweifsfieberseuche verbreitete sich alsbald über ganz England, bis an die schottische Gränze, und nach allen Seiten hin bis zu den Meereswogen, unter so auffallenden und denkwürdigen

[1]) *Godwyn p. (142) 416. — Stow p. 1023.

[2]) *Caius p. (3) 353. [3]) P. (7) 354.

Erscheinungen, wie kaum je in einer andern Volkskrankheit beobachtet worden sind. In der That schienen die Ufer der Severn der Heerd des Uebels zu sein, und von hier aus eine wahre Vergiftung der Luft über ganz England auszugehen. Denn wohin die Winde den stinkenden Nebel weheten, da erkrankten die Einwohner am Schweifs, und es wiederholten sich dort mehr, dort weniger die Auftritte des Schreckens und der Trauer in Shrewsbury. Man sah die giftigen Nebelwolken von Ort zu Ort ziehen, und die Krankheit in ihrem Gefolge, eine Stadt nach der anderen einnehmen, während sie Morgens und Abends ihren ekeln, unerträglichen Geruch verbreiteten[1]). In gröfserer Entfernung verdünnten sich diese Wolken allmählich, vom Winde verweht, doch setzte ihr Verschwinden der Seuche kein Ziel, sondern es war, als hätten sie den unteren Luftschichten eine Art von Gährungsstoff mitgetheilt, der fort und fort, auch ohne dicken Nebeldunst sich neu erzeugte, und in die Lungen der Menschen aufgenommen, die furchtbare Krankheit überall hervorbrachte[2]). Schädliche Ausdünstungen aus Mistgruben, stehenden Wässern, Sümpfen, unreinen Kanälen, und ganz allgemein in England der Geruch der faulenden Binsen in den Wohnungen, mit allem widrigen Unrath dazwischen, schien dazu nicht wenig beizutragen, auch bemerkte man überall, wo dergleichen übele Gerüche hinzukamen, eine stärkere Entwickelung der Schweifsfieberseuche[3]). Es ist eine bekannte Erfahrung, dafs bei einer gewissen Luftbeschaffenheit, welche wohl zunächst von electrischen Verhältnissen [?], und dem Grade der Erwärmung abhängig ist, mephitische Gerüche sich viel leichter und stärker verflüchtigen. Man kann der damaligen Luftbeschaffenheit in England allerdings diese Eigenschaft zutrauen, wenn auch freilich hierüber keine genauen Angaben zu ermitteln sind.

---

[1]) „Whiche miste in the countrie wher it began, was sene flie from tonne to toune, with suche a stincke in morninges and evenings, that men could scarcely abide it." *Kaye (bei Babington p. 192) p. 323. Lat. Ausg. p. (28. 29) 366. — Zu bemerken ist hierbei, dafs *Damianus in Gent, im Jahre 1529, die Meisten des Morgens, bei Sonnenaufgang erkranken sah. p. (115 *b*) 34.

[2]) Hosack nimmt in Fällen dieser Art einen „*fermentative or assimilating process*" in der Atmosphäre an. p. 312. T. I. Laws on contagion. — Denselben Gedanken hat schon Lucrez in dichterischer Weise ausgesprochen. L. VI. v. 1118 — 23.

[3]) *Caius p. (29) 367.

Die Krankheit dauerte im Ganzen fast ein halbes Jahr, nämlich vom 15. April bis zum letzten September[1]), sie ging also nur allmählich von Ort zu Ort, und wir bemerken hier nicht die Blitzesschnelle in ihrer Verbreitung, die im Herbst 1529 in Deutschland so grofse Verwunderung erregt hatte. Es ist sehr zu bedauern, dafs die Zeitgenossen über den Ausbruch und den Verlauf der Schweifsfieberseuche in den einzelnen Städten entweder keine Nachrichten aufgezeichnet haben, oder wenn dergleichen je vorhanden gewesen, dafs sie nicht von den Späteren benutzt worden sind. Denn ohne Zweifel würde sich hier eine sehr denkwürdige Verschiedenartigkeit der Verhältnisse ergeben, und man würde vielleicht die diesmalige ganz eigenthümliche Verbreitung der Luftverderbnifs nach sicheren Thatsachen, nicht nach blofsen Vermuthungen beurtheilen können. So ist schon die einzige noch erhaltene Thatsache sehr auffallend, dafs das Schweifsfieber ein ganzes Vierteljahr bedurfte, um den kurzen Weg von Shrewsbury nach London zurückzulegen. Denn es brach hier erst am 9. Juli aus, und erreichte nach althergebrachter Weise schon in einigen Tagen seine gröfste Höhe, so dafs die reifsende Zunahme der Todesfälle in der ganzen Stadt Schrecken erregte[2]). Doch war die Sterblichkeit bei weitem geringer, als in Shrewsbury, denn es starben in der ganzen ersten Woche nur 800 [oder wie Strype[3]) mittheilt, vom 8. bis 19. Juli überhaupt nur 872] Einwohner[4]), und man kann, wenn auch alle Zeitgenossen über diese ganz wesentliche Frage schweigen, doch mit Bestimmtheit annehmen, dafs die Seuche nirgends länger als funfzehn Tage, vielleicht nur an den meisten Orten, wie sonst gewöhnlich, nur fünf und sechs Tage gewährt habe.

Der Menschenverlust im ganzen Reiche war sehr bedeutend, so dafs ein Geschichtschreiber sogar von Entvölkerung spricht[5]); auch blieb kein Stand verschont, sondern mit gleicher Wuth forderte die Schweifssucht ihre Opfer in den unreinen Hütten der Armen, wie in den Palästen der Grafen und Herzöge[6]). Hieraus

---

1) P. (2. 8) 353. 355.

2) *Holinshed p. (1031) 414 u. a. [3) G.-H. Sammlung p. 425.]

4) Stow p. 1023, Baker p. 332. 5) *Godwyn p. (142) 416.

6) Unter anderen starb der Herzog von Suffolk und sein Brnder. Godwyn a. a. O.

erklärt sich denn auch die allgemeine Niedergeschlagenheit, und die im ganzen Volke sich äufsernde Frömmigkeit, die Mutter zahlloser Werke christlicher Milde und Menschenliebe, durch welche gewifs viele Thränen getrocknet, viele Waisen und Wittwen gegen Noth und Mangel geschützt wurden. Denn diese an sich sehr erfreuliche Erscheinung zeigt sich nur bei grofsen Niederlagen und allgemeiner Todesfurcht — so lehrt es die Weltgeschichte der Volkskrankheiten — und wir wollen zur Ehre der Engländer gern glauben, dafs der religiöse Aufschwung, den sie durch ihre, an sich freilich nur dogmatische Kirchenverbesserung erhalten, keinen geringen Antheil daran gehabt habe. Doch liegt es leider so in dem Wesen der menschlichen Gesellschaft: ist die Noth vorüber, so läfst die Tugend nach, — kaum waren die Todten betrauert, so kehrte alles wieder zum gewohnten Treiben zurück[1]). So bemächtigte sich einst der Byzantiner während eines grofsen Erdbebens eine nie gesehene Gottesfurcht; bei Tag und bei Nacht strömten sie in die Kirchen, man sah nur christliche Tugend, Entsagung und Werke der Wohlthätigkeit — doch währte es damit nur so lange, bis der Boden wieder feststand[2]).

Man machte in diesem Jahre die höchst auffallende Bemerkung, dafs die Schweifssucht die Ausländer in England durchaus verschonte, den Engländern dagegen in's Ausland folgte, so dafs diese in den Niederlanden und Frankreich, ja selbst in Spanien, von der ihnen angeborenen Seuche in nicht unbeträchtlicher Anzahl weggerafft wurden, ohne diese irgendwo den Eingeborenen mitzutheilen. Nicht einmal in dem nahen Calais erkrankten die französischen Einwohner[3]), und da nun auch weder die Schotten, Bewohner der gemeinschaftlichen Insel, noch die Irländer von dem Schweifsfieber heimgesucht wurden, so können wir die Annahme irgend einer Eigenthümlichkeit in dem ganzen Sein der Eng-

---

[1]) „And the same being whote and terrible, inforced the people greatly to call upon God, and to do many deedes of charitie: *but as the disease ceased, so the devotion quickly decayed.*" — Grafton p. 525.

[2]) Gesch. der Heilk. Bd. II. S. 136.

[3]) *Caius p. (30) 367 u. a. a. St. — „And it so folowed the Englishmen, that such Marchants of England, as were in Flaunders and Spaine, and other countries beyond the sea, were visited therewithall, and non other nation infected therewith." Grafton a. a. O. — Vergl. Baker p. 332. — *Holinshed p. (1031) 414.

länder, welche sie ausschliefslich für diese Krankheit empfänglich machte, nicht von der Hand weisen. Diese genauer zu bestimmen, möchte um so schwerer fallen, da in dem Ursprungsjahre der Schweifssucht gerade die Ausländer es waren, unter denen die englische Krankheit zuerst ausbrach, und wiederum Engländer, die sich ein Jahr lang in Frankreich aufgehalten, bei ihrer Rückkehr im Sommer 1551 dem Schweifsfieber unterlagen[1]). Die Zeitgenossen finden sie freilich in der thierischen Völlerei und der rohen Lebensweise der Engländer, genug in allen den Dingen, die wir zeither kennen gelernt, und die ohne Zweifel auch ihres Theils den Deutschen und Niederländern im Jahre 1529 dieselbe Geifsel zugezogen haben. Kaye, der vollgültigste Augenzeuge, führt sogar zum Beweise dieser Ansicht an, dafs die Mäfsigen in England von der Schweifssucht verschont geblieben, und dagegen einige Franzosen in Calais, die zu tief in die englischen Sitten eingeweiht gewesen, von ihr ergriffen worden wären[2]). Hierin allein kann jedoch der Grund jener Empfänglichkeit nicht gesucht werden, wir müfsten denn in die althergebrachte Einseitigkeit bei der Erörterung entfernter Ursachen zurückfallen wollen, wobei es sogleich auffallen würde, dafs die Deutschen und Niederländer, die sich seit 1529 doch schwerlich um ein Beträchtliches gebessert hatten, nicht wiederum von dem alten Feinde heimgesucht wurden.

2. Ursachen.

Es liegt mithin nahe, oder vielmehr, es bleibt nur übrig, ein unerkanntes Etwas in der englischen Luft anzunehmen, das den Engländern die rheumatische Spannung mittheilte, oder wenn man will, ihre mit unverarbeiteten Säften überladenen Körper[3]) so durch-

[1]) *Caius p. (48) 376.

[2]) P. (196 bei Babington.) 326. — „these thre countryes (England, die Niederlande und Deutschland) whiche destroy more meates and drynckes without al order, convenient time, reason, or necessitie, then either Scotlande, or all other countries under the sunne, to the great annoiance of their owne bodies and wittes" etc. Vergl. p. (46 der lat. Ausg.) 375.

[3]) Godwyn a. a. O. versichert ausdrücklich, die Schlemmer, die mit vollem Magen in die Krankheit gekommen, wären verloren gewesen, und Kaye, aufser den Kindern und Alten wären auch die aus Noth mäfsigen und abgehärteten Armen entweder frei geblieben, oder sie hätten die Krankheit leichter überstanden. (P. 51) p. 373.

drang, dafs ihre Lebensstimmung bis zur sogenannten Opportunität der Schweifssucht verändert wurde. Bei einem solchen Zustande bedarf es allerdings nicht der gewohnten und mehr eigenthümlichen Anlässe, um den letzten Schritt zu der lange vorbereiteten Krankheit zu bewirken, sondern es reichen die ganz allgemeinen Ursachen des Erkrankens hin, um den letzten Anstofs zu geben, wenn dies auch unter einem ganz andern Himmel sein sollte, wie jetzt bei den Engländern unter dem spanischen, und bei dem venitianischen Gesandten Naugerio, der im Jahre 1528 fern von Italien am Fleckfieber erkrankte, unter dem französischen[1]).

Es ist den Lesern ohne Zweifel aufgefallen, dafs alle fünf Erkrankungen in England eine viel längere Dauer hatten, als die einmalige in Deutschland und im übrigen Norden Europa's. Auch diese konnte wohl nur von Eigenthümlichkeiten des englischen Bodens herrühren. Suchen wir aber jetzt jenes unerkannte Etwas in der Luft von 1551, das θεῖον des grofsen Hippokrates, welches seine Gegenwart durch das Erkranken der Völker kund giebt, durch wahrgenommene Erscheinungen anschaulich zu machen, denn weiter vorzudringen ist menschlicher Forschung nicht vergönnt. Der Winter von 1550 zu 51 war in England trocken und warm, das Frühjahr trocken und kalt, Sommer und Herbst waren heifs und feucht[2]). Das ganze Jahr zeigte manches Aufserordentliche, ohne jedoch in das Pflanzen- und Thierleben so mächtig, oder in einem so grofsen Kreise einzugreifen, wie die Zeit der vierten Schweifsfieberseuche. Es wird hier und da sogar als ein fruchtbares gerühmt[3]). Am 10. Januar erhob sich ein grofser Sturmwind, der in Deutschland an Häusern und Thürmen nicht geringe Spuren zurückliefs[4]). Derselbe Tag brachte nicht unbeträchtliche Ueberschwemmungen im Flufsgebiete der Lahn, welche der ganz ungewöhnlichen Zeit wegen bemerkt werden müssen[5]). Am 13. Januar, wiederum zu ungewöhnlicher Zeit, folgte ein grofses, über Norddeutschland verbreitetes Gewitter mit starken Regengüssen[6]), und am 28. Januar ein bedeutendes Erdbeben in Lissabon, wobei an 200 Häuser einstürzten und gegen tausend Menschen umkamen,

---

[1]) S. oben S. 257.
[2]) *Caius, engl. Ausg. p. (191) 323.
[3]) Schwelin S. 177.
[4]) Spangenberg fol. 463 *a*.
[5]) Chron. chron. p. 401.
[6]) Ebend. und Spangenberg a. a. O.

während sich eine feurige Lufterscheinung zeigte, die nach den ungenauen Beschreibungen die meiste Aehnlichkeit mit einem Nordlicht hat, also höchst wahrscheinlich electrischen Ursprungs war[1]). Hierauf trat in Deutschland (Februar) grofser Frost ein[2]). Am 21. März sah man in Magdeburg und der Umgegend, sieben Uhr Morgens zwei Nebensonnen mit drei Regenbogen, und am Abend zwei Nebenmonde[3]). Dieselben Nebensonnen wurden auch zu Wittenberg, jedoch ohne Regenbogen beobachtet. Eine ähnliche Erscheinung, mit zwei Regenbogen, wiederholte sich am 27. März[4]), auch hatte man schon am 28. Februar in Antwerpen Nebensonnen bemerkt[5]). Um dieselbe Zeit (den 21. März) trat die Oder aus ihren Ufern[6]), auch folgten im Mai, nach anhaltenden Regengüssen, Ueberschwemmungen in Thüringen und Franken[7]). Es fehlte nicht an grofsen Gewittern[8]), und nach bedeutender Hitze enstand am 26. Juni ein dichter Sommernebel in den Elbgegenden, der den Belagerern von Magdeburg den Anblick dieser Stadt entzog; man kann vermuthen, dafs dieselbe Erscheinung sich wohl in gröfseren Räumen gezeigt haben möge[9]). Am 22. September sah man wieder eine nordlichtähnliche Lufterscheinung, und am 29. desselben Monats fiel nach heiterem Wetter tiefer Schnee, und die Kälte blieb anhaltend[10]).

Diese Thatsachen reichen hin, um den ungewöhnlichen Verlauf des Jahres 1551, eine Ueberladung des Luftmeers mit Wasser, und eine gewifs nicht unbedeutende Störung der electrischen Verhältnisse ganz deutlich zu erkennen, wobei nicht zu übergehen ist, dafs schon seit 1547 wiederum Schimmelflecken an den Kleidern und rothe Färbungen des Wassers, also Wucherungen in der untersten kryptogamischen Pflanzenwelt in Deutschland vorgekommen waren[11]).

---

[1]) Chron. chron. a. a. O. [2]) Spangenberg fol. 463 *b*.

[3]) Angelus S. 344. — Spangenberg fol. 464 *a*. — Chron. chron. p. 401.

[4]) Spangenberg fol. 464 *a*. [5]) Chron. chron. p. 402.

[6]) Haftitz S. 167. — Angelus S. 344.

[7]) Chron. chron. p. 403. — Leuthinger p. 248.

[8]) Angelus a. a. O.

[9]) Spangenberg fol. 465 *a*. Magdeburg wurde in dieser Zeit belagert, weil es die Annahme des Interims verweigert hatte.

[10]) Wurstisen S. 624. — Spangenberg fol. 466 *a*.

[11]) In der Mark Brandenburg sah man die sogenannten Kreuze an den Kleidern im Jahre 1547 (Leuthinger p. 216); rothes Wasser bei Zörbig im Jahre 1549 (Ebend. p. 231), und sonst häufig im Jahre 1551 (Chron. chron. p. 402). Agricola

3. Krankheiten.

Schon während der Nothjahre von 1528 bis 1534 erregte es allgemeine Verwunderung, dafs bösartige Fieber, unter denen vorzüglich die Pest, das Fleckfieber und die Hauptkrankheit zu verstehen sind, die in den einzelnen Angaben selten ganz genau unterschieden werden können, sich immer wieder und wieder zeigten, und hatten sie ihre Wanderungen durch ganze Länderstrecken, träge von Ort zu Ort schleichend vollendet, da wo sie vor Jahren ausgegangen waren, wieder zum Vorschein kamen[1]). Es war ein Jahrhundert fauliger, bösartiger Verderbnifs, in welcher die typhösen Krankheiten unablässig wucherten, überreich an grofsen Erscheinungen des menschlichen Gesammtlebens, auch späterhin, lange nach der Zeit, wo unsere Untersuchung zu Ende geht.

Von einer epidemischen Ruhr, die sich während eines kalten Sommers[2]) im Jahre 1538 über einen grofsen Theil von Europa, vornehmlich über Frankreich verbreitete, so dafs nach der Versicherung eines berühmten Arztes fast keine Stadt von ihr verschont blieb[3]), haben wir leider nur mangelhafte Nachrichten, unter denen die Angabe nicht unwichtig ist, dafs kein auffallender Vorgang — von denen, die bei Erscheinungen dieser Art zu beachten sind — diese Volkskrankheit irgendwie erklärlich machte[4]). Zwei Jahre früher (1536, den 12. Juli) starb Erasmus an der Ruhr[5]). Diese Krankheit kommt selten vereinzelt, gewöhnlich epidemisch vor, und so könnten vielleicht geringere Verbreitungen dieses rheumatischen

scheint in der oben (S. 230) angegebenen Stelle diese zusammenhängenden Erscheinungen zu meinen.

[1]) „Pestis insuper in certis saeviebat Germaniae provinciis (1533), praesertim Nurenbergae et Babenbergae, et villis oppidisque per girum. Et est stupenda res, quod haec plaga nunquam totaliter cessat, sed omni anno regnat, jam hic, nunc alibi, de loco in locum, de provincia in provinciam migrando, et si recedit aliquamdiu, tamen post paucos annos et circuitum revertitur, et juventutem interim natam in ipso flore pro parte majore amputat." — Jo. Lange, Chron. Numburgens. eccles., bei Mencken, T. II. col. 88.

[2]) Spangenberg fol. 369*h*.

[3]) Fernel, de abditis rerum causis, L. II. p. 107. [Eben dieser Ruhrepidemie gedenkt auch Brassavolus (Commentar. in libros Aphor. Hippocratis etc. Basil. 1541. Lib. VI. aphor. 52.)]

[4]) S. Fernel; Wurstisen (S. 613) berichtet indessen, der vorausgegangene Winter wäre sehr warm gewesen. So würde also Aph. 12. Sect. III. zutreffen.

[5]) Wurstisen a. a. O.

Uebels als Vorläufer der grofsen Erkrankung von 1538 vorausgesetzt werden.

Eine denkwürdige Pestzeit beginnt hierauf im Jahre 1540, und endet gegen 1543. Der Sommer des erstgenannten Jahres wird in den Zeitbüchern vorzugsweise der heifse genannt, und er blieb noch im ganzen Jahrhundert seines trefflichen Weines wegen in gutem Andenken[1]). Waldbrände waren häufig, auch wird ein Erdbeben in Deutschland (den 14. December) angeführt[2]). 1541 folgte hierauf eine grofse Pest in Constantinopel[3]), die sich 1542 durch einen Heereszug der Türken nach Ungarn verbreitete, und ihre gröfsere Bedeutung an begleitenden Erscheinungen zu erkennen gab, unter denen besonders die Heuschreckenschwärme dieses Jahres zu bemerken sind. Sie kamen aus dem Innern von Asien, und zogen in dichten Massen über Europa hin, nördlich bis über die Elbe[4]), und südlich bis nach Spanien[5]). Kaye sah eine solche Heuschreckenwolke in Padua; ihr Vorüberziehen währte volle zwei Stunden, und ihr Umfang war unübersehbar[6]). Die Pest griff alsbald in Ungarn um sich, und bereitete dem gegen die Türken fechtenden Reichsheere unter dem Kurfürsten Joachim II. von Brandenburg einen ähnlichen Untergang, wie einst den Franzosen vor Neapel[7]). Ob diese Seuche die ursprüngliche morgenländische Drüsenpest gewesen sei, oder ob man schon jetzt eine Entartung derselben in das ungarische Fleckfieber annehmen könne, welches auch im Jahre 1566 in dem Lager bei Komorn, während des Feldzuges von Maximilian II. ausbrach, und durch die entlassenen Landsknechte sich überallhin verbreitete[8]), ist für jetzt nicht wohl zu entscheiden, denn es fehlt noch an Thatsachen. Noch im folgenden Jahre (1543) brach dieselbe Pest in Deutschland aus, namentlich in [Schlesien[9]),] den Harzgegenden, imGebiete der Saale[10]),

---

1) L'année des vins rostis, bei den Franzogen. Stettler S. 119.

2) Spangenberg fol. 439 *a*. — Chron. chron. p. 375.

3) Kircher p. 147. 4) Spangenberg fol. 439 *b*.

5) Villalba, T. I. p. 93. Sie machten in Spanien grofse Verwüstungen.

6) P. 193 bei Babington p. 25 der lat. Ausg. — Vergl. Haftitz S. 149 u. a.

7) Spangenberg fol. 439 *b*. 8) Jordan, Tr. I. c. 19. p. 220.

[9) Thebesius, Liegnitzische Jahrbücher. Jauer 1733. Lib. III. p. 42. — Henelii ab Hennenfeld, Chron. ducat. Monstberg. in Sommersberg, Silesiac. rer. script. Lips. 1729. I. p. 227. — Müncer, Von dem giftigen Fieber und der Pest. Leipzig 1621. p. 297.] 10) Spangenberg fol. 440 *b*.

und viel bösartiger noch in Metz[1]), doch verursachte sie im Ganzen keinen erheblichen Menschenverlust.

In den Jahren 1545 und 46 finden wir wieder die Trousse-galant in Frankreich[2]). Sie tödtete in der Nähe von Boulogne den Herzog von Orleans, zweiten Sohn Franz I., und in dieser Festung (1546) nach der Angabe französischer Geschichtschreiber 10,000 Engländer, so dafs die Besatzung genöthigt war, aufserhalb der Stadt ein Lager aufzuschlagen, und die zögernden Ersatzmannschaften dem gewissen Tode entgegenzugehen glaubten[3]). Die Krankheit verbreitete sich auch unter die französischen Truppen, und wir haben gesehen, dafs sie ihr Gebiet bis über die savoyischen Alpen ausdehnte[4]).

Bis hierher scheint also nur das Jahr 1544 von gröfseren Erkrankungen frei geblieben zu sein; doch möchte es schwer fallen, von nun an die einzelnen Gruppen von Volkskrankheiten genau zu bestimmen, wenn der Zusammenhang der Schweifsfieberseuche von 1551 mit ihnen nachgewiesen werden soll. Denn es war, um einen Ausdruck der Schule zu gebrauchen, eine anhaltende typhöse Constitution, die sich durch diese ganze Zeit hindurchzog, und sich bei den geringsten Anlässen durch bösartige Krankheiten zu erkennen gab, so dafs die Erkrankungen, die wir bis jetzt dargestellt haben, nur eigentlich als ihre Verschlimmerungen erscheinen, mit dem Hervortreten bald dieser, bald jener Seite des Lebens.

Das Lagerfieber, das im Frühjahr 1547 unter den Truppen des Kaisers herrschte, kann mit gutem Grunde für ein Fleckfieber gehalten werden. Sehr viele Soldaten erkrankten daran, und es wurde um so bösartiger, da das kaiserliche Heer aus ganz verschiedenartigen Kriegsvölkern, Spaniern, Deutschen, Ungarn und Böhmen zusammengesetzt war. Die Befallenen klagten, wie in der Hauptkrankheit, über unerträgliche Hitze des Kopfes, die Augen schwollen an und traten glänzend hervor; ein stinkender Athem verpestete ihre Nähe, die Zunge war braun bedeckt, sie erbrachen

[1]) Villalba, T. I. p. 94. — Die Schrift von Sixtus Kepser, einem Beobachter dieser Krankheiten, hat der Verf. nicht benutzen können. (Consultatio saluberrima de causis et remediis Epidemiae, sive pestiferi morbi Bambergensium civitatem tum infestantis. Bambergae 1544. 4.)

[2]) S. oben S. 260. [3]) Mezeray p. 1036. [4]) S. oben S. 262.

Galle, die Haut wurde bleifarben, und dunkelblauer Ausschlag brach hervor. Die Krankheit, deren frische Keime des Kaisers Husaren aus Ungarn mitgebracht hatten, tödtete schon am zweiten und dritten Tage, und man kann voraussetzen, dafs sie vor und nach der Schlacht bei Mühlberg (24. April) nicht geringe Verheerungen in Sachsen gemacht habe[1]). Doch kam es nicht zu allgemeinen Erkrankungen.

Nach kurzer Zwischenzeit mehren sich nun wieder die ungewöhnlichen Erscheinungen von 1549 an. Von Raupenfrafs und Viehsterben in diesem Jahre berichten die mitteldeutschen Zeitbücher; eben so von einem Nordlicht am 21. September, und einer bösartigen Krankheit, die bis zum Winter hin junge Leute in nicht geringer Zahl weggerafft habe[2]). Allem Anscheine nach war diese Krankheit ein Fleckfieber, das auch im folgenden Jahre (1550) die Mark Brandenburg, Thüringen und Sachsen heimsuchte[3]). Besonders war in Eisleben das Sterben bedeutend, wo vom 14. September an in nicht vollen vier Wochen 257, und nach dieser Zeit mehrmals an einem Tage 20 und 24 Leichen beerdigt wurden, so dafs der Verlust dieses Städtchens wohl auf 500 angeschlagen werden kann[4]). Man erkennt aus diesem kleinen Beispiele die grofse Bösartigkeit der Seuchen im sechzehnten Jahrhundert, die noch viel deutlicher in die Augen fallen würde, wenn die damaligen Aerzte besser beobachtet, und die Geschichtschreiber Vorfälle dieser Art genauer aufgezeichnet hätten.

1551 herrschte in Schwaben eine pestartige Krankheit, die den Herzog Christoph von Würtemberg bestimmte, sich von Stuttgart zurückzuziehen. Sie war nicht eben verbreitet, und blieb, wie es scheint, in den übrigen deutschen Landen unbekannt[5]). Auch in Spanien zeigte sich die Pest[6]), und bringt man die Influenz desselben Jahres[7]), so wie die grofsen Erkrankungen an bösartigen Fiebern in Deutschland und der Schweiz in Anschlag, die noch von den folgenden beiden Jahren berichtet werden[8]), so ergiebt sich

[1]) Thuan. L. IV. p. 73.
[2]) Spangenberg fol. 458 *a. b.* 459 *a.*
[3]) Leuthinger p. 241.
[4]) Spangenberg fol. 460 *a.*
[5]) Crusius S. 280.
[6]) Villalba, T. I. p. 95.
[7]) S. oben S. 246.
[8]) Wurstisen (1552 pestilenzische Seuche in Basel) S. 627. — Spangenberg fol. 467 *b.* 468 *a.* (Pestilenz und Hauptkrankheit).

wiederum ganz deutlich, dafs die fünfte Schweifsfieberseuche umgeben von einer Gruppe verschiedenartiger Volkskrankheiten erschien, welche als Wirkungen allgemeiner Einflüsse betrachtet werden können. Die Krankheit unserer Forschung nahm also in ähnlicher Umgebung von Europa Abschied, wie sie ursprünglich aufgetreten war, und dazwischen dreimal ihre mörderischen Angriffe wiederholt hatte.

4. John Kaye.

Verweilen wir noch einige Augenblicke bei dem Beobachter der fünften Schweifsfieberseuche, dessen Leben ein frisches Bild der Eigenthümlichkeiten und Regungen seines Zeitalters darstellt. Er wurde am 6. October 1510 zu Norwich geboren, und erhielt seine Bildung am Goneville Hall in Cambridge. Seine grofse Kenntnifs des Griechischen und seinen Eifer für theologische Untersuchungen bekundete er schon früh durch einige Schriften. Dann begab er sich im reifern Alter nach Italien, dem damaligen Sitze der Wissenschaften, wo ihn Baptista Montanus und Vesal zu Padua in die Heilkunde einweiheten. Der Doctorhut wurde ihm in Bologna zu Theil, und 1542 las er im Verein mit Realdus Columbus über Aristoteles, mit grofsem Beifall. Ein Jahr darauf durchreiste er ganz Italien, und verglich mit grofsem Fleifse die Handschriften, zur Berichtigung von Galen und Celsus, hörte in Pisa die Vorlesungen von Matthaeus Curtius, und kehrte dann durch Frankreich und Deutschland in sein Vaterland zurück.

In Cambridge als Doctor der Heilkunde aufgenommen, trat er mit grofser Auszeichnung in Shrewsbury und Norwich auf, wurde aber bald von Heinrich VIII. aufgefordert, den Wundärzten in London anatomische Vorlesungen zu halten. Am Hofe Eduard's VI. ehrte man ihn nicht wenig, und die Würde eines Leibarztes, die ihm dieser ertheilte, behielt er auch unter den Königinnen Maria und Elisabeth. 1547 wurde er Mitglied des Collegiums der Aerzte, in dem er späterhin sieben Jahre lang den Vorsitz führte. Er nahm die Würde dieses Vereins beständig mit grofsem Eifer wahr, schrieb dessen Jahrbücher von der Gründung durch Linacre an, bis zu Ende seines Vorsitzes, und bewirkte eine Stiftung zu jährlich zwei öffentlichen Zergliederungen menschlicher Leichen, den ersten in England[1]).

Dafs er sich also schon vor 1551 in London niedergelassen, ist gewifs, doch war er während des Schweifsfiebers in Shrewsbury gegenwärtig. Seine Flugschrift über diese Krankheit, die erste und letzte in England, erschien jedoch erst 1552, nachdem alles vorüber war. Sie ist in kräftiger Volkssprache und mit rühmlicher Freimüthigkeit geschrieben, denn Kaye tadelt darin die rohe Lebensweise seiner Landsleute ohne allen Rückhalt, und langweilt seine Leser nicht mit allzu vieler Gelehrsamkeit aus den Büchern, welche seine Zeitgenossen so wenig wie er selbst bei anderen Gelegenheiten zurückhalten können. Er behielt sich diese für die lateinische Bearbeitung seiner Flugschrift vor, die noch vier Jahre später herauskam[2]), und wenn sie auch, nach dem neuern Mafsstabe beurtheilt, ziemlich ungenügend ist, doch eine Fülle schätzbarer Angaben enthält, und ihren Verfasser als einen guten Beobachter des menschlichen Lebens erkennen läfst. Und dabei kann sich der Engländer des sechzehnten Jahrhunderts nirgends verleugnen, so viele Worte und Wendungen er auch von seinem Celsus erborgt. Seine Ansichten sind der altgriechischen Heilkunde, in welcher die damaligen Aerzte lebten und webten, durchaus angemessen, daher die Benennung »Ephemera pestilens«[3]), die Vergleichung mit ähnlichen Fiebern der Alten[4]), und seine genaue Würdigung der bedeutungsvollen Lehre von den Luftgeistern, auf welche er die Hauptursachen der Krankheit zurückführt, insofern die verderbte Luft (Spiritus corrupti) mit dem Blutgeiste (Spiritus sanguinis) sich in den Lungen vermischt, woraus ihm zugleich erklärlich wird, warum viele Menschen zugleich, und zwar an verschiedenen Orten vom Schweifsfieber befallen werden konnten, und warum die Theile des Körpers, in denen nach altgriechischer Ansicht die Luftgeister sich entwickelten, von dieser Krankheit vorwaltend ergriffen wurden[5]). Aus der Verwandtschaft der verpesteten

---

[1]) Aikin p. 103 seq.

[2]) 1556. Diese Ausgabe ist sehr selten, und in Deutschland wahrscheinlich nicht vorhanden. Die vom Verf. besorgte Ausgabe (1833) ist nach dem ganz guten Londoner Abdruck von 1721.

[3]) Bei den Deutschen zuweilen „eines Tags pestilentzisches Fieber.“

[4]) * P. (15) 359. — *Π. ἑλώδης, τυφώδης, ἱδρώδης.*

[5]) P. (17 seq.) 360.

Luft mit den durch Völlerei verderbten Luftgeistern im Körper erscheint es ihm auch erklärlich, warum die Ausländer in England, bei denen diese Verderbnifs weniger stattfand, nur in einzelnen Ausnahmen vom Schweifsfieber befallen wurden[1]); anderes Theoretische nicht zu erwähnen.

Ueber Luftverderbnifs im Allgemeinen standen ihm, wie er denn ein aufmerksamer Naturforscher war, seine Erfahrungen in Italien und die Kenntnisse der Alten zu Gebote, auch ist seine Würdigung der untergeordneten Ursachen im Ganzen beifallswürdig, in welcher Beziehung er mit dem gleichfalls naturkundigen Agricola denselben Standpunkt einnimmt. Das unmäfsige Biertrinken der Engländer wurde von vielen für den Hauptgrund der Beschränkung des Schweifsfiebers auf dieses Volk gehalten. Darüber spricht er sich ermüdend weitläufig aus, mit sichtbarer englischer Vorliebe für dieses Getränk, das offenbar zu der krankhaften Vollsaftigkeit des Volkes das Seinige beitrug, und eben diese erkennt er selbst als eine Hauptursache des Schweifsfiebers an[2]). Die von Erasmus und dem deutschen Arzte Hellwetter[3]) angeführte Schädlichkeit der Salzfische hätte er wohl nicht so geradehin verwerfen dürfen[4]), denn sie verursachen, anhaltend genossen, übelriechende Schweifse, und konnten mithin zur Vorbereitung des Schweifsfiebers mitwirken. Aehnliches gilt von den schmutzigen Binsenfufsböden in den englischen Häusern[5]), und anderen untergeordneten Ursachen der Krankheit, von denen im Verlaufe dieser Untersuchung die Rede gewesen ist.

Als eifrigem Lobredner der Mäfsigkeit hätte man ihm mehr Beifall wünschen mögen. Aber die Worte guter Aerzte verhallen in die Lüfte, wenn es Laster und sinnliche Angewöhnung gilt; man verlangt ein sicheres Schutzmittel, keine Bufspredigt. Seine Vorschriften über Speise und Trank sind umständlich, nach Art der Alten, und er empfiehlt so vielerlei, dafs wieder die Auswahl Kunst erfordert, während doch nur entschiedene Einfachheit nützen konnte. Reinigungsfeuer, die man in Pestzeiten aller Orten anzündete, werden auch von ihm sehr gerühmt, wobei wir erfahren, dafs die Schmiede und Köche vom Schweifsfieber freigeblieben wären[6]).

---

1) P. (49) 376. 2) * P. (31) 371. 3) S. oben S. 301. 4) P. (43) 373.
5) P. 44. S. oben S. 239. Anm. 6) P. (74) 387.

Räucherungen mit wohlriechenden Stoffen aller Art, selbst den kostbarsten indischen Gewürzen, waren in den Häusern der Reichen überall gebräuchlich, und man ging nicht aus ohne irgend eins von den tausend empfohlenen Riechmitteln aus alten Pestzeiten. Die gerühmten Arzneien sind wieder die gewöhnlichen, unter denen auch der Theriak, der armenische Bolus und die Perlen in mannigfacher Verbindung vorkommen, doch sind die meisten Schutzmittel welche irgend einen Fehler des Körpers beseitigen sollen, nicht allzu stürmisch.

Kaye's Behandlung des Schweifsfiebers ist die milde altenglische, sehr zweckmäfsig und klar auseinandergesetzt. Von dem Einflusse der Schulen wufste er sich hier im Ganzen frei zu halten, und das einzige Heilmittel, das er im Nothfall billigte, war eine unschädliche und sehr beliebte Bereitung aus Perlen und wohlriechenden Stoffen, die man Manus Christi[1]) oder in Deutschland Perlenzucker nannte. Sie stammte noch aus dem funfzehnten Jahrhundert, von Guainerus[2]), und es gab dazu sehr verschiedene Vorschriften[3]). Auch gab er wohl zuweilen Bolus oder Siegelerde zu Anfang[4]), denn wie hätte wohl ein Arzt des sechzehnten Jahrhunderts an der giftwidrigen Wirkung dieser überschätzten Heilmittel zweifeln können? Ungeduld des Kranken, Schwäche, zu dichte Haut und dickes Blut werden von ihm als die Haupthindernisse des kritischen Schweifses aufgeführt, die zu beseitigen er mit grofser und rühmlicher Vorsicht zu Werke geht, nach Umständen selbst warmen Wein und gröfsere Wärme verordnend. Zuweilen konnte er auch nicht von Theriak und Mithridat lassen, doch hat er von diesen Mitteln wenigstens keinen ausgedehnten Gebrauch gemacht. Wassersüchtigen und Rheumatischen, die vom englischen Schweifs befallen wurden, verschrieb er einen Trank aus Guajac, auch empfiehlt er als schweifstreibend die in dieser Zeit sehr gebräuchliche Chinawurzel. Brach dann der Schweifs hervor, so untersagte er entschieden, diesen über die Gebühr zu treiben, es wurden sofort alle Arzneien beseitigt, und er verliefs sich zur Abwendung der Schlafsucht allein auf den Riechessig und sanftes Rütteln, ohne gröfsere Qualen, wie Damianus für nothwendig zu halten[5]).

[1]) P. (94) 402. [2]) Practica, fol. 43 *a*, 263 *a*.
[3]) Fallop. de compos. medic. Cap. 41. p. 208. [4]) P. 102. [5]) P. 106. 7.

Als gelehrter Beförderer der Wissenschaften gehört Kaye zu den ehrenwerthesten Männern seines Vaterlandes. Durch ihn wurde unter Maria's Regierung Goneville Hall zum Rang eines College erhoben, besser begründet und reicher ausgestattet; bis an sein Ende führte er dann die Oberleitung dieser seiner Lieblingsanstalt, und verlebte in ihr sein Alter[1]), nicht in mönchischer Beschaulichkeit, wie Linacre, sondern den Studien eifrig ergeben, wie die grofse Zahl seiner Schriften zeigt. Man beschuldigt ihn, seinen Glauben nach Umständen gewechselt zu haben. Diese Fügsamkeit erhielt ihn freilich in der Nähe so ganz verschiedenartiger Throne, ist aber nicht das Merkmal von Seelengröfse, und erklärt sich nur zum Theil aus dem Geist der englischen Reformation. Kaye reformirte durch die That, indem er den Unterricht beförderte, und legte vielleicht auf das äufsere Bekenntnifs keinen Werth. Seine Vielseitigkeit als Gelehrter ist aufserordentlich, und würde aller Bewunderung werth sein, wenn er überall den Vorwurf der Leichtgläubigkeit vermieden, die Nebendinge nicht zu weit ausgesponnen und den Funken des Geistes besser zu erkennen gegeben hätte. Bald übersetzte und erläuterte er Galenische Schriften, bald schrieb er über Sprachkunde, oder ärztliche Kunst — freilich wohl ohne freie Beweglichkeit seines Geistes, denn Galen und Montanus waren seine Vorbilder[2]), aber wo waren in dieser Zeit die Aerzte, die nicht nach dem Pergament beobachteten? Versuche über Geschichte und englische Alterthumskunde finden sich einige unter seinen Schriften[3]), und seine Conrad Gesner gewidmeten Arbeiten über Naturkunde[4]) gehören zu den besten seines Jahrhunderts, weil er in ihnen, frei von den Banden irgend einer Schule, seine Beobachtungen ganz schlicht und unbefangen mittheilt. Er starb zu Cambridge, den 29. Juli 1573, und verordnete sich die Grabschrift: »Fui Caius.«

[1]) Zu einem neuen Gebäude schenkte er dieser Anstalt über 1800 Pfund, eine für diese Zeit sehr beträchtliche Summe.

[2]) De medendi methodo, ex Cl. Galeni, Pergameni, et Joh. Bapt. Montani, Veronensis, principum medicorum, sententia, Libri duo. Basil. 1544. 8. — Er widmete dieses unerhebliche Buch dem Leibarzt Butts; s. Balaeus fol. 232 *b*.

[3]) Vergl. sein eigenes Werk „de libris propriis", bei Jebb, welches einem ähnlichen Galenischen nachgeahmt ist, und ungefähr denselben Geist athmet.

[4]) De canibus Britannicis und de rariorum animalium et stirpium historia, bei Jebb.

So war nun im Herbst 1551 die Schweifssucht von der Erde verschwunden. Sie ist seitdem, wie sie damals und früher auftrat, nie wieder erschienen, und es ist nicht zu glauben, dafs sie jemals wieder als grofse Volkskrankheit in derselben Gestalt, und beschränkt auf einen vierundzwanzigstündigen Verlauf erscheinen wird, denn es ist offenbar, die Lebensweise der damaligen Völker hatte einen grofsen Antheil an ihrer Entstehung, und diese wird nie wiederkehren. Doch ist die Natur nicht arm an ähnlichen Erscheinungen in alter und neuer Zeit, und ziehen wir die grofse Häufigkeit der verwandten rheumatischen Uebel in Betracht, so mögen wohl vereinzelte Fälle zuweilen vorgekommen sein, in denen unreine Vollsaftigkeit und stürmisch erhitzende Behandlung rheumatische Fieber bis zur Ertödtung des Nervenlebens unter strömendem Schweifse steigerten, nur vielleicht in längerem Verlaufe, der keinen wesentlichen Unterschied begründet, und unter ganz anderen Namen, welche die Aufmerksamkeit irre führen.

Von allen je vorgekommenen Krankheiten, die mit der englischen Schweifssucht irgend verglichen werden können, haben wir vornehmlich drei[1]) zu berücksichtigen: das Schweifsfieber von Röttingen, den Picardischen Schweifs [und eine neuerlichst

[[1]) Der Verf. hat an dieser Stelle, neben dem Picardischen Schweifse (Schweifsfriesel) und dem Röttinger Schweifsfieber, den morbus cardiacus der Alten (nach den Schilderungen dieser Krankheit von Celsus, Aretäus und Caelius Aurelianus) mit dem englischen Schweifse verglichen, und, wenn auch nicht eine Identität, doch eine auffallende Aehnlichkeit zwischen beiden Krankheiten erkennen zu müssen geglaubt; später hat er diese Ansicht aufgegeben, und, nach dem Vorgange von Seidlitz (Hecker, Annalen der gesammten Heilk. II. p. 129) die Herzkrankheit der Alten für eine Pericarditis scorbutica erklärt. — Landsberg hat (in Janus Bd. II. p. 53) die Unhaltbarkeit auch dieser Auffassung von dem morbus cardiacus nachgewiesen, und, wie mir scheint, mit vollem Rechte in dem morbus cardiacus einen Symptomencomplex erkannt, der keineswegs einer bestimmten Krankheitsform entspricht, sondern ebensowohl als Symptom, wie als Folge mannigfacher Krankheiten auftritt und sich wesentlich in Anämie, resp. in den durch Anämie herbeigeführten mannigfachen Erscheinungen im Gebiete des Cirkulations-, Respirations- und Nervensystems ausspricht. — Ich habe, da der Verf. selbst seine in dieser Schrift ausgesprochene Ansicht von der (wesentlichen) Aehnlichkeit zwischen dem englischen Schweifse und der in Frage stehenden Krankheit später aufgegeben hat, die betreffende Stelle aus dieser Schrift ganz unterdrückt, und mir, in der vorliegenden Ausgabe, die Aenderung zu machen erlaubt, dafs ich die Besprechung des Röttinger Schweifsfiebers, als einer, wenn auch nicht der Zeit, so doch den Erscheinungen nach dem englischen Schweifse viel näher stehenden Krankheit, der Darstellung von dem Picardischen Schweifse voraufgeschickt habe.]

unter dem Namen Cholera cutané oder Cholera sudoral beschriebene Krankheitsform, welche eben so bestimmte Beziehungen zum englischen Schweifse, wie zur Cholera erkennen läfst — eine Krankheit, welche bisher, wie es scheint, nur in geringem Umfange beobachtet, wenig Berücksichtigung gefunden hat, deren nähere Erörterung aber für die Geschichte des englischen Schweifses ein ganz besonderes Interesse bietet.]

I. Das Schweifsfieber von Röttingen.

Wir untersuchen zunächst eine Erscheinung, die, ungeachtet ihrer kurzen Dauer und ihrer engen räumlichen Gränzen, zu den denkwürdigsten dieses Jahrhunderts gehört. Sie ist bis jetzt, weil die Nebel stolzer Unwissenheit den Ueberblick über die Gestaltung der Krankheiten in grofsen Zeiträumen hinderten, in ihrer wahren Bedeutung noch nicht erkannt worden, und schon nach einem Menschenalter bis auf den Meeresgrund der Vergessenheit versunken, von dem wir sie jetzt an das Tageslicht ziehen wollen.

Krankheitsgeschichte.

„Nach einem heifsen, sehr trockenen Sommer, während dem es fast gar nicht geregnet hatte“, berichtet Sinner[1]), „erschien diese Krankheit zu Ende des Novembers 1802, zu welcher Zeit sich anhaltendes Regenwetter eingestellt hatte. Immerwährende Nebel waren in unserer Atmosphäre, welche das an der Tauber liegende Städtchen Röttingen, welches ringsherum mit Bergen eingeschlossen ist, ganz umlagerten. Den Einwohnern[2]) desselben sieht man es beim ersten Blicke an, mit welcher Anstrengung sie ihren weitschichtigen Wein- und Ackerbau betreiben. Denn bei ihren bergichten Gegenden mufs der gebeugte Rücken jene Lasten gröfstentheils tragen, welche anderswo durch das Zugvieh fortgeschleppt

---

[1]) Darstellung eines rheumatischen Schweifsfiebers, welches zu Ende Novembers 1802 in dem churfürstlich-würzburgischen Städtchen Röttingen an der Tauber endemisch herrschte. Von Joseph Michael Sinner, Dr. der Arzneykunde, churfürstlichem Landphysikus für das Fürstenthum Würzburg. Würzb. 1803. — [Ich habe, statt des vom Verf. gegebenen kurzen Auszuges aus dieser kleinen, sehr interessanten Schrift, einen vollständigen Abdruck derselben besorgt, der um so erwünschter erscheinen dürfte, als die Schrift selbst äufserst selten geworden ist, wohl aber verdient, der ärztlichen Litteratur erhalten zu werden.]

[2]) Die Anzahl der Bürger beläuft sich auf ungefähr 250.

werden. Nur diese guten und fleifsigen Leute allein wurden mit dieser Seuche befallen, da man in der ganzen Nachbarschaft keine Spuren dieser Krankheit wahrnahm. Doch machte die grofse Sterblichkeit, welche diese Krankheit unter den Einwohnern Röttingens gleich Anfangs anrichtete, die ganze Nachbarschaft aufmerksam. Nicht nur die Menge der Leichen, sondern das starke Umsichgreifen dieser Seuche, welches denn doch mitunter durch die Volkssage, wie gewöhnlich geschieht, zu sehr vervielfältigt wurde, machte die umliegenden Dorfschaften so schüchtern, dafs es nur wenige Menschen wagten, dieses Städtchen zu besuchen. Ja, es ergingen aller Orten her Verbote, durch welche sogar die Rückkehr in ihre Heimath denjenigen untersagt wurde, welche sich an diesen Unglücksort zu begeben wagen würden[1]).

So wie diese Seuche zu Röttingen endemisch herrschte, so epidemisch ergriff die Furcht die benachbarten Gegenden. Zum Glücke für die bange Menschheit breitete sich diese Seuche nicht weiter aus, ja im Städtchen selbst war sie von keiner langen Dauer, wie ich in der Folge näher bestimmen werde. So unerklärbar der unvermuthete Eintritt dieser Krankheit war, so wenig es sich entziffern läfst, warum dieselbe ebenso schnell wieder abzog; ebenso auffallend und ungewöhnlich war der erste Anfall. Denn ohne vorher gehendes Uebelbefinden (man erlaube mir den Ausdruck), so wie ein Mörder aus dem Hinterhalte den sorglosen Wanderer hastig anpackt und zu Boden wirft, ohne vorher fühlbare Anlage ergriff dieses Uebel die dem Anscheine nach ganz gesunden Menschen. Browns Opportunität erschien hier sicher unter der Larve der Gesundheit. Da ich nicht gesonnen bin, einen Saltum naturae anzunehmen, so glaube ich, die Periode der Opportunität war so kurz, dafs man entweder dieselbe kaum bemerken konnte, oder dafs die so schnell erkrankten Landleute dieses Stadium nicht auszudrückten vermochten. War vielleicht selbst die immerwährende Furcht vor dieser Krankheit hieran Schuld? — Kurz, die Menschen überfiel auf einmal eine entsetzliche Baugigkeit mit Herzklopfeu; sogleich brach am ganzen Körper ein so häufiger Schweifs aus, dafs dieselben, sie mochten sich zu Bette legen, oder aufser demselben verweilen, binnen 10 bis 12 Stunden fast ebenso viele Hemden wechseln mufsten. Der Schweifs roch sehr übel, fast ebenso sauer, wie man denselben öfter beim Rheumatismus wahrnimmt. Hiebei klagten die Kranken über einen reifsenden Schmerz im Nacken, welcher bei allen Patienten bald heftiger, bald gelinder bemerkt wurde. Verlor sich dieser Schmerz, welches meistentheils sehr schnell geschah, so zog er sich gegen die Brust, erregte da abermals das angstvolle

[1]) Sogar dem jungen Arzte Herrn Dr. Kraufs von Weickersheim, welcher gleich im Anfange dieser Seuche zu einigen Kranken berufen wurde, untersagte es seine Regierung, fernerhin der leidenden Menschheit beizustehen; ja er wurde im Falle des Nichtgehorchens mit einer ansehnlichen Geldstrafe bedroht. Doch vielleicht wufsten es die Herren von Weickersheim schon, dafs von der churfürstlichen Sanitäts-Commission wirkliche Fürsorge getroffen war!!!

Herzklopfen, convulsivisches Zittern am ganzen Körper, Ohnmachten und Erstarren, worauf der Tod folgte. Dieses geschah meistens in den ersten vier und zwanzig Stunden. Der Puls und das Athemholen war in diesem Zeitpunkte schnell, häufig und geschwind, in kurzem wieder klein und schwach. Kehrte dieser reifsende Schmerz wieder in die äufsern Theile, so fühlten die Kranken eine Art von reifsendem Schmerz mit etwas Steifigkeit im Nacken; dann war Puls und Athem wieder fast natürlich, nur flofs der Schweifs noch immer sehr häufig. Nun glaubte man den Kranken aufser Gefahr zu sehen, so wenige Zufälle, mit Ausnahme des Schweifses, waren zugegen, und doch latet anguis sub herba, ehe man es vermuthete, war das bange Herzklopfen mit den oben beschriebenen Zufällen wieder sichtbar, und oftmals der Tod unvermeidlich. Bei dem grofsen Verluste von Flüssigkeiten, welche durch den häufigen Schweifs verloren gingen, war doch der Durst Anfangs sehr mäfsig, die Zunge nicht trocken, ebenso wenig beladen, sondern natürlich feucht. Bei den Meisten aber stellte sich eine Urinverhaltung ein, oder besser zu sagen, es war keine grofse Absonderung des Urins zugegen. Dieser reichliche stinkende Schweifs entkräftete die Patienten ungemein. Blasen, Flecken oder Friesel kamen erst dann zum Vorscheine, als die furchtsamen Kranken eine äufserst üble Behandlungsart ergriffen hatten. Zu bemerken ist es, dafs die Bewohner das Unglück hatten, keinen Arzt in ihrer Mitte zu haben; denn schon war die verkehrte Heilmethode allgemein adoptirt, schon waren die meisten Einwohner erkrankt, schon waren viele am Rande des Todes, als der geschickte und thätige Herr Amtsphysikus Dr. Thein von Aub herbei gerufen wurde, welcher nicht nur als praktischer Arzt die beste Heilmethode sogleich vorschlug, sondern schleunigsten Bericht über diese fürchterliche Seuche an das Sanitätsconsilium abschickte. Allein bis zur Ankunft dieser Hülfe unterhielten die unglücklichen Kranken den ohnehin widernatürlich heftigen Schweifs noch mehr, und glaubten, ein im Körper liegendes Gift heraustreiben zu müssen. In diesem Irrwahne wurden sie (bei den so vielen Leichen) noch dadurch bestärkt, dafs sie bei ihrer Schwitzmethode allerhand Exanthemata hervorbrechen sahen.

Man kann sich gar keinen Begriff machen, wie sehr in Betten verhüllet bei genau verschlossenen Thüren und Fenstern, bei der glühenden Ofenhitze, durch das Beisammenliegen mehrerer Kranken in einem Zimmer, ja sogar in gemeinschaftlichen Betten, die unreine Luft noch mehr verdorben, der Schweifs stinkender und heftiger und die Seuche immer tödtender wurde. Durch dieses ganz verkehrte Betragen geschah es, dafs häufige und verschiedene Hautausschläge beobachtet wurden; bald sah man der Farbe und Gröfse nach verschiedene Friesel, bald Petechien, bald hirseförmige Bläschen, worin eine weifse Jauche safs, nachdem mehr oder weniger das Treibhaus erhitzet, und die Luft verdorbener eingehauchet wurde: vielleicht dafs auch noch eine andere Concurrenz schädlicher Potenzen im Spiele war. Diese neue Erscheinung bestärkte das Volk in der

Verfolgung dieser unglücklich gewählten Heilmethode noch mehr, und alles rief triumphirend beim Ausbruche eines Exanthema: das Gift ist im Abmarsche, nur tapfer eingeheizet und wacker geschwitzet. — Armes, betrogenes Volk!

Unterdessen kam der Tod, und mähte die saft- und kraftlose ausgeschwitzte Maschine wie eine welke Pflanze hinweg.

In dieser Lage kam ich den 3. des Decembermonates nach Röttingen. Jeder prophezeihte mir auf meinem Hinwege bedeutungsvoll den gewissen Tod, weil ich der Pest entgegen ginge[1]). Bei meiner Ankunft lagen wirklich an diesem Tage sieben Erwachsene und zwei Kinder als Leichen in diesem kleinen Städtchen und vier und achtzig Personen brüteten noch zum gröfsten Theile an ihrem Gifte. Aufser dem Munde, mit welchem die Unglücklichen nur noch die verdorbene Luft einhauchen durften, liefs man keinen Theil des Körpers unbedeckt, man sah nichts, als ein stratum super stratum von eiteln Decken: Kleider und Teppiche waren über die Kranken zum Erstaunen verbreitet.

Da ich aus Gründen nicht jede endemische oder epidemische Krankheit so geradehin im asthenischen Zustande annehmen konnte, weil selbst der redliche Sydenham mehrere unläugbare Beobachtungen von hypersthenischen Krankheiten hinterliefs; so diente mir weder die Stufenleiter der Erregungstheorie des Herrn Dr. Samuel Lynchs, noch jene des figürlichen Pop[2]) zur Richtschnur. Lynchs und Pops tabellarische Uebersicht der Erregungstheorie wird jeder rechtliche Arzt nicht nur als höchst schädlichen Irrthum, sondern sogar als Unsinn verabscheuen. Was konnte mich dann für meinen Heilplan bestimmen? Ist der Schlufs a iuvantibus et nocentibus bei seltenen Krankheiten nicht rationell? Exspectatio casuum similium war hier nicht möglich. — Nie beobachtete ich diese Krankheit. Ich gestehe es mit gerader Offenherzigkeit: Herrn Dr. Theins wohl begründete und gut gerathene Heilmethode munterte mich dazu auf. Aus welchem Grunde stellte Herr Frank in seinen Erläuterungen der Erregungstheorie das in der Note bemerkte Resultat seiner Erfahrungen auf? Hätten diesem scharfsinnigen Manne Brown's Grundsätze der Erregung ein Genüge geleistet, so wäre derselbe gewifs bei der Bestimmung, ob eine Krankheit asthenisch oder hypersthenisch sei, nicht auf diese Probe-Indication gefallen.

Mit gesammter Kraft wirkte ich nun gemeinschaftlich mit Herrn Amtsphysikus Dr. Thein, der bereits schon vor mir diese unglückliche Methode

---

[1]) Nur war ich noch eine Stunde von Röttingen entfernt, als mich mein Fuhrmann nicht weiter fahren wollte, so grofs war der Lärmen in der umliegenden Gegend. Täglich sterben 20 Personen, hiefs es, und über 200 Kranke liegen im Städtchen an der Pest. Hätte mich das fama cressit eundo nicht aufrecht erhalten, so wäre ich beinahe selbst schüchtern geworden. Doch Menschenpflicht rief mich dahin, weder meine Diäten noch Landphysikatsgehalt konnten mich aufmuntern, sondern nur Menschenrettung.

[2]) S. Röschlaubs Magazin. 3. Thl.

mifsbilligt hatte. Nur wollten die Leute ungern ihren Schweifs- und Schwitzbehältern entsagen. Männlich bald mit vernünftigen Gründen, wo diese Eingang fanden, bald mit Drohen brachten wir es dahin, dafs die Irregeleiteten nun Folge leisteten: selbst das Wohlbehagen, welches dieselben bei der Abnahme der lästigen Decke, bei behutsam gereinigter Luft empfanden, begünstigte die Heilart. Mit Vergnügen erinnere ich mich des Ausdruckes eines wackeren Jünglings, welcher seine furchtsamen Aeltern bei der Hinwegnahme der Kleider und Teppiche erschrocken bemerkte, als er zum ersten Male wieder etwas freier Athem holen konnte: Mufs ich dann doch sterben, so will ich lieber beim freien Athemzuge dem Tode entgegen blicken, als im Bette jämmerlich ersticken. — Guter Jüngling! du starbst nicht.

Wir geboten mäfsiges Warmhalten, um den ausgebrochenen Schweifs nicht zu unterdrücken, wir reichten statt des Hollunderlatwergenwassers und Theriaks bald Limonade, bald Weinmolke, oder auch Wein mit Wasser verdünnt. Ein Baldrianaufgufs mit Hirschhorngeist oder Hofmanns-Tropfen wurde löffelweis gereicht. Bereits hatte schon vor meiner Ankunft Herr Dr. Thein Blasenpflaster auf beide Oberarme mit bestem Erfolge setzen lassen, um dadurch das vom Nacken gegen die Brust wandernde Miasma abzuleiten. Oftmals sahen wir uns genöthigt, sogar auf die Brust bei Versetzung dieses Miasma dahin Vesicantia mit gutem Nutzen zu legen; dabei wurde zugleich innerlich jede Stunde ein Gran Kampher mit Zucker abgerieben gegeben. Bei gröfserer Entkräftung und Schwäche liefsen wir die Vitriolnaphtha nehmen. Kräftige Fleischbrühen, worin Gerste, Hafer oder Reis abgekocht wurden, dienten die ersten Tage zur Nahrung, bis in der Folge der Zustand mehr Nahrungsmittel erlaubte.

Nach Anwendung dieser Heilmethode hörte man nicht mehr die Todtenglocke fürchterlich tönen. Die Erkrankten überstunden nun fast alle die erste so gefährliche Periode dieser Krankheit. Am zweiten Tage sah man den Schweifs sich mindern, und so ging es mit der Abnahme dieses Schweifses verhältnifsmäfsig bis zum sechsten Tage, wo man denselben richtiger eine vermehrte Hautausdünstung, aucta transpiratio, nennen konnte. Nach dem sechsten Tage durfte man mit Gewifsheit behaupten, dafs die Gefahr dieser Endemie vorüber sei. Von so vielen Kranken, welche theils vor, theils nach meiner Ankunft von dieser endemischen Seuche befallen wurden, zählten wir nur noch eine einzige Leiche. Diese Kranke starb am fünften Tage ihres Krankwerdens.

Ich werde die vollständige Geschichte dieser Person am Ende beifügen, weil dieselbe jede verordnete Arznei, ausgenommen einen einzigen Gran Kampher, welchen sie in meiner Gegenwart zu sich nahm, eigensinnig zurückstellte. Bei ihr konnte man daher ganz genau den dieser Krankheit so eigenen Gang richtig bemerken.

Die Ausschläge mochten heifsen, wie sie wollen, bedurften, in Hinsicht der Kranheitsconstruction keiner besondern Aufmerksamkeit. Sie schienen entweder bloſse Folgen der unglücklich gewählten Schwitzmethode gewesen zu sein, oder, wie sehr gute praktische Aerzte zum Theil glauben, mochten sie auch ihre Ursache von jenen Unreinigkeiten herleiten, welche diese Seuche bei manchem Subjecte antrafen [1]).

Ich war im Anfange gar nicht mit mir selbst einig, indem ich durchaus gar nicht glauben konnte und wollte, daſs sich je wieder eine Schweiſskrankheit einstellen würde; ja, ich muſs es offenherzig gestehen, da ich in den wenigen Schriften, welche ich von dem Sudore anglico gelesen hatte, so viel Widersprechendes sowohl in Hinsicht der Zeitrechnung, als selbst des Factums bemerkt hatte: da ich zum Theile als prüfender Arzt geneigt war, der bei der englischen Schweiſssucht angepriesenen Schwitzmethode den verursachten Schweiſs zuzuschreiben, da ich sogar heimlich auf den Gedanken fiel, auch bei der Röttinger Seuche möge vielmehr die Furcht vor dem Tode und die daher entstandene Bangigkeit mit der so verkehrten Heilart verbunden die Ursache dieses übermäſsigen Schweiſses sein, so war ich Anfangs mit mir ganz unzufrieden, und glaubte ein endemisches Frieselfieber vielleicht gar von der Art zu erblicken, wie der ehedem beobachtete Sudor Picardicus war. Allein meine Meinung scheiterte daran, als ich in der Folge nicht nur so ganz verschiedene Exanthemata, sondern auch sogar den Mangel irgend eines Ausschlages wahrnahm. Denn nicht alle Erkrankten bekamen bei der eingeschlagenen Heilmethode Hautausschläge: nur der übermäſsige Schweiſs und der Nackenschmerz waren allein charakteristisch und jederzeit gegenwärtig.

Daſs die von dieser Seuche so sehr entkräfteten und ermatteten Kranken am Ende ihrer Krankheit mehrere stärkende Mittel, wohin vorzüglich Wein und China gehörten, erhalten haben, dieses finde ich nicht nothwendig ausführlich zu beschreiben, indem dieses jedem praktischen Arzte bekannt ist. Merkwürdig war und ist es noch immer, daſs von dieser endemischen Krankheit meistens junge und starke Körper befallen wurden; auf diese Subjecte wirkte die Endemie heftiger: auch waren es meistens Menschen in ihren besten Jahren, welche eine Beute dieser schnell tödtenden Krankheit wurden.

Ungefähr zehn Tage lang wüthete diese Krankheit, sie hörte am 5. December ganz auf, indem seit diesem Tage kein Mensch mehr erkrankte; die Krankheit war gleichsam wieder verschwunden. Trug vielleicht die Veränderung der Luft das Ihrige mit bei, da sich um diese Zeit helle Atmosphäre mit groſser Kälte einstellte? — Wie viel Unerklärbares liegt noch in dieser einzigen Krankheit! vielleicht nur mir allein so dunkel! — Freilich mag ihre seltene Erscheinung viel dazu beitragen. —

---

[1]) Wirkte vielleicht die eingeschlossene, verdorbene Luft etwas zu diesen Ausschlägen? Woher ihre so groſse Verschiedenheit? Warum hatten nicht alle Patienten Ausschläge? Beim Schrecken bemerkt man oft Zufälle auf der Haut, von denen man sagt, die Gänsehaut überlauft mich? Bei einem Kranken bemerkte ich auch einen Pemphigus.

Gern wünschte ich in diesem Falle eine ewig unerklärbare Dunkelheit zu haben, nie will ich mit Aufopferung so vieler Menschen klüger werden.

Nur noch einige Fragen erlaube man mir. In wie weit stimmt die Röttinger Seuche mit dem englischen Schweifsfieber überein? In wie fern weichet dieses von jener ab? — War die Röttinger Seuche und endemische Krankheit ein ganz neues, noch nie beobachtetes Uebel? — Der gelehrte Herr Hofrath Gruner kann bei seiner mühsamen Sammlung der Geschichte des englischen Schweifsfiebers mehr Aufklärung geben. Ich will nur einige Punkte berühren.

Ioannes Wyer (Weyer) sagt in seiner Abhandlung de sudore anglico: Huius vis intra viginti quatuor horas deferbuit, et debuit continuo sudore foetido superari. Die Krankheit zu Röttingen dauerte bis zum sechsten Tage fort; freilich war der Schweifs nur am ersten Tage so übermäfsig. Was beurkundet die Geschichte vom englischen Schweifse? Sind alle Schriftsteller gleichlautend? Haben sie vielleicht den Schweifs der folgenden Tage nicht so sehr in Anschlag genommen? — Nach Weyer's Aussage mufste der Schweifs am ersten Tage erzwungen werden: bei dieser neu beobachteten Krankheit durfte dieses nicht geschehen; nur durfte er nicht gestört werden.

Fracastorius de morbis contagiosis schreibt: in hoc morbo (sudore Britanico) qui se iactant, decubitum mutant, novum aerem aucupantur, impedito sudore sua causa pereunt. Er hielt es also mit jenen, welche bei der englischen Schweifssucht ihren Patienten gar keine frische Luft gönnten, welche ihre Kranken im eigenen Schweifs baden liefsen, welche in einer höchst beschwerlichen Lage ganze 24 Stunden über wie angenagelt liegen mufsten. Und doch durften die Kranken zu Röttingen nicht allein sich frei bewegen, sie mufsten sogar die Hemden wechseln, sie bekamen reinere, somit gewifs auch bei geöffneten Fenstern eine neue Luft, ja sobald dieses vom Fracastorius vorgeschriebene Regimen cassirt wurde, starben die Patienten nicht mehr. Der so belesene Herr Professor Gruner schreibt in der medizinisch-chirurgischen Zeitung über das englische Schweifsfieber Folgendes: „Furchtsame und paracelsistische Aerzte glaubten damals, der Kranke müsse ganze 24 Stunden ununterbrochen schwitzen (dadurch wurde er entkräftet und getödtet), rechtliche Männer und denkende Aerzte begnügten sich höchstens mit 6—8 Stunden, suchten durch Fasten, gelindes Warmhalten und sorgfältige Unterhaltung des ausgebrochenen Schweifses das Uebel zu entfernen, durch gelinde Herzstärkungen die Kräfte zu erhalten und Alles zu vermeiden, was den Kranken schwächen oder den Schweifs zurücktreiben konnte."

Vergleicht man die bei der Röttinger Endemie glücklich angewandte Heilmethode in Rücksicht des Verhaltens, der Diät und der gereichten Arzneien, so findet man gewifs eine grofse Aehnlichkeit. Nur der so ganz charakteristisch beobachtete Nackenschmerz und die Dauer des Schweifses fehlt noch.

Die wenigen Arzneimittel, welche gereicht wurden, nebst der schicklichen Diät und Lebensordnung bei Vermeidung schädlicher Potenzen war ja Alles, was zum Glücke der Erkrankten und zur Begründung der Heilmethode diesem Uebel entgegengesetzt wurde.

Vielleicht wirkte die Furcht vor dem Tode so mächtig auf die Gemüther der Erkrankten, dafs auch bei dieser Krankheit der für diesmal richtig schliefsende Luther hätte ausrufen können: „Die Leute sterben ja aus übergrofser Furcht, und schwitzen sich zu Tode.“ Wie oft sagte ich zu Röttingen nicht nur den Kranken, sondern auch jenen, die mich über diese Seuche befragen: die armen Leute schwitzen mit dem letzten Tropfen ihres Schweifses die Seele aus! —

Die englische Schweifssucht befiel weit mehr junge, starke und reizbare Personen; sie verschonte alte schwächliche Leute und Kinder. Auch in dieser Hinsicht wich die Röttinger Endemie von dem englischen Schweifsfieber gar nicht ab; die Menschen von blühender Gesundheit starben dahin, während alte, kränkliche und die ärmere Volksklasse ziemlich verschont blieb.

Nur ganz allein der oft bemerkte reifsende Schmerz im Nacken wird bei der mir bekannten Geschichte des englischen Schweifses vermifst, der doch so ganz allein die Eigenheit dieser Röttinger Krankheit bezeichnete.

Eben dieser Schmerz war die Ursache, warum ich dieser Seuche den Namen „rheumatisches Schweifsfieber“ beilegen wollte. Mir wenigstens scheint dieses Miasma rheumatischer Art gewesen zu sein; denn der reifsende, flüchtig hin und her ziehende Schmerz, der sich sehr oft an jener Stelle fixirte, wo die Blasenpflaster hingelegt waren; und der sich nach dem Schweifs ganz verlor, dieser wandernde Schmerz, der, so oft er sich auf die Brustgegend zog, fast jederzeit tödtend war, berechtigt wenigstens mich für jetzt noch zu dieser Benennung. Trug vielleicht die nach dem heifsen und trockenen Sommer eingetretene Nässe und Kälte zur rheumatischen Anlage das Ihrige bei? Oder waren es andere Potenzen, welche diesen charakteristischen Nackenschmerz bildeten? — Vogel spricht in seinem praktischen Handbuche für angehende Aerzte von einem frieselartigen Rheumatismus.

Allein nicht alle Kranke, wie ich schon bemerkte, hatten den frieselartigen Ausschlag. — Sollten vielleicht alle Ursachen, welche irgend ein Exanthema erzeugen, eben solche Reize, wie der frieselartige Rheumatismus verursacht, bewirken können? — Viele Exanthemata entstehen erst dann, wenn eine zweckwidrige Heilmethode ergriffen wird; und doch war dieser reifsende Nackenschmerz gleich im Anfange gegenwärtig. —

Nur zwei Krankheitsgeschichten, so wie sie in meinem Tagebuche stehen, will ich beifügen. Die erste soll den Gang der Krankheit bezeichnen, welchen sie bei der gewählten Heilmethode nahm; die zweite wird die Krankheit so darstellen, wie dieselbe, sich selbst überlassen (weil die kranke Person keine Arznei nahm), die Menschen auf eine unerwartete [1]) Weise tödtete.

I.

Philipp L..., 18 Jahre alt, niemals krank, hatte einen starken robusten Körperbau; er wurde am 4. December mit dieser Seuche befallen.

Erster Tag. Nach einem ruhigen Schlafe wohl und munter, wollte er zur gewöhnlichen Tagesarbeit schreiten. Auf einmal fühlte er eine aufserordentliche Bangigkeit. Sogleich flofs der Schweifs, das Reifsen und Ziehen im Nacken war so heftig, dafs er über Steifwerden des Halses klagte. Der Puls und Athem klein und geschwind, die Zunge rein, seine gewöhnliche Oeffnung hatte er Morgens. Grofse Furcht vor dem Tode.

Verordnung. Ich suchte den furchtsamen Patienten dadurch aufzuheitern, dafs die Krankheit nur durch die unrechte Heilmethode bisher so tödtend gewesen sei; ich liefs denselben im Bette leicht zudecken, ich erlaubte ihm, seine Hände aufser Bett zu haben. Das Zimmer durfte nur mäfsig erwärmt sein [2]). Reisschleim mit Fleischbrühe und Weinmolken dienten zur Nahrung.

An beide Oberarme wurden Vesicatorien gelegt, innerlich wurde folgende Mixtur gegeben:

Rad. Valerian. sylvest. Unc. sem.
Infund. cum aqua font. Unc. sex.
Stat in infusion. calid. per ¼ hor.
Colot. add.
Spirit. corni cerv. Drach. I.
Syrup. Aurantior. Unc. I.
D.

Hiervon nahm der Kranke alle Stunde einen Löffel voll.

Binnen fünf Stunden hatte der Patient viermal das Hemd wechseln müssen. Der Schweifs war gegen Abend nicht gemindert, nur Athem und Puls waren freier und langsamer, der Patient etwas heiter; nur klagte er über grofse Schmerzen in den Oberarmen, wiewohl die Vesicatorien noch kaum die Haut etwas entzündet hatten.

Zweiter Tag. Der Schweifs flofs im nämlichen Grade bis nach Mitternacht, wo derselbe etwas nachliefs. Der Kranke hatte von dieser Zeit an zwar unterbrochen doch beinahe zwei Stunden geschlafen. Der Puls und Athem wie gestern Abend. Keinen Urin, keinen Stuhlgang. Die Vesicatorien hatten grofse Blasen gezogen, die Stellen schmerzten aufserordentlich

[1]) Einige Aerzte drückten dies mit dem Worte Malignität aus; sie nannten jene eine malignöse Krankheit, welche (specie mitis facultate gravis) so unverhofft die Kranken hinwegraffte.

[2]) Schon dieses Regimen freute den ängstlichen Kranken, dafs er nicht so wie sein erkrankter Bruder (der zwar erhalten, aber äufserst geschwächt war) in das sonst bräuchliche Schwitzbad müsse.

den Kranken; Reifsen und Brennen in beiden Oberarmen. Ich rieth, häufiger zu trinken, wenn auch der Durst nicht heftig sei und liefs es mit der Diät und Arznei wie gestern. Den Tag hindurch war der Schweifs noch immer sehr lästig, doch nicht so häufig, wie am ersten Tage; gegen Abend hin klagte der Patient wieder über einige Steifheit und stumpfe Schmerzen im Nacken. Nachts gegen elf Uhr stellte sich schnelles Athemholen mit Angst, Brustbeklemmung und Herzklopfen ein, der Puls war voll und geschwind, Zittern am ganzen Körper. Sogleich wurde ein Gran Kampher mit Zucker gegeben, in einer halben Stunde darauf zwei Löffel voll von obiger Mixtur, dann wieder ein Kampherpulver, so dafs er stündlich ein Gran Kampher erhielt. Bei der zweiten Gabe liefsen die Zufälle nach, Athem und Puls wurden etwas freier. Nun liefs ich wieder allein den Baldriananfgufs fortbrauchen.

Dritter Tag. Nach Mitternacht hatte der Patient zwei Stunden ununterbrochen geschlafen; er klagte über äufserst brennende Schmerzen an den Blasenstellen. Diese waren heftig entzündet, angelaufen und heifs; der Puls nicht sehr schnell, das Athemholen leicht, der Schweifs liefs merklich nach. Wenig hochroth gefärbter Urin, noch keinen Stuhlgang, die Zunge etwas schleimicht und beladen, grofse Entkräftung. Der obige Baldrianaufgufs wurde dahin abgeändert, dafs statt Hirschhorngeist eine gleiche Gabe von der Vitriolnaphtha beigemischt wurde; auch wurde mehr Wein gereicht. Abends war der Kranke ziemlich munter, die Hoffnung zum Leben ermunterte noch mehr, der Schweifs minderte sich merklich, nur das Reifsen und Brennen in den Armen schmerzte noch. Hochgefärbter Urin, noch keine Oeffnung.

Vierter Tag. Der Patient hatte einige Stunden gut geschlafen, der Schweifs war kaum merkbar; heftiger Trieb zum Jucken auf dem Rücken, wo weifse dem Hirse ähnliche Bläschen häufig zu sehen waren; beim Kratzen flofs eine weifslichte Jauche mit Brennen aus; die Zunge mehr beladen, der Puls kaum 70 Schläge, noch keinen Stuhlgang. Die Blasenstellen, welche mit Cerat verbunden waren, verursachten weniger Schmerzen, doch waren noch flüchtig reifsende Stiche in den Armen. Nach gegebenem Klystiere von Kamillendecoct mit Honig bekam der Patient einen harten trockenen Stuhlgang mit Erleichterung. Ich liefs dem Kranken etwas mehr Wein und kräftigere Suppe reichen, und mit dem Baldrianaufgufs nebst Naphtha fortfahren.

Fünfter Tag. Unruhige Nacht, geschwinder Puls, grofser Durst, mehr beladene Zunge; der Schweifs unbeträchtlich. Der Kranke hatte den Abend zuvor mehr Efslust und erhielt von den Seinigen eine ziemliche Portion Kalbfleisch. Bei dem Genusse leichter Fleischbrühe, Weinmolke und dem Gebrauche eines Klystiers bekam er gegen Abend häufige, sehr übel riechende Stuhlgänge mit grofser Entkräftung. Der Puls war sehr schwach, die Zunge trocken und weifs beladen. Ich verordnete Chinadecoct mit Naphtha, und gab wieder kräftigere Fleischsuppe mit weich gesottenen Eiern.

Sechster Tag. Nach einem ordentlichen Schlafe war die Zunge wenig beladen, der Patient fühlte mehr Kraft und verlangte aufser Bett. Bei dem fortgesetzten Gebrauche des Chinadecocts, bei dem Genusse guten Weins mit Zimmet und mehr nahrhafter Speisen wurde derselbe bald vollkommen hergestellt.

II.

Magdalena D..., 42 Jahre alt, übrigens gesund, ledigen Standes, erkrankte am 3. December Nachts.

Erster Tag. Grofse Bangigkeit, Herzklopfen, beschwerliches Athemholen, etwas schneller Puls, häufiger Schweifs[1]), Nackenschmerz.

Zweiter Tag. Sehr in Betten eingehüllt hatte sie gar nicht geschlafen. Viel Schweifs, frieselartiger Ausschlag am Leibe und an den Füfsen, schneller Puls, grofse Bangigkeit vor dem Tode. Ich machte ihr Vorstellungen, sie möge doch Folge leisten, sich weniger und leichter zudecken. Sie versprach's, hielt es, so lange ich gegenwärtig war, und in meiner Abwesenheit brütete sie wieder an ihrem Friesel und Gift. Gegen Abend stellte sich Bangigkeit, Herzklopfen, kurzes Athemholen, sehr geschwinder Puls nebst convulsivischem Zittern und leichte Ohnmachten ein. Auf den Gebrauch eines Granes Kampher liefsen die Zufälle nach. Nur der Schweifs war sehr übelriechend und häufig.

Dritter Tag. Die Nacht war ziemlich ruhig; nur klagte sie, dafs der Friesel nicht recht ausbrechen wolle und dafs sie grofsen Schmerz in den Oberarmen habe, wo die Blasenpflaster lagen. Oeffnung und Urin waren verhalten. Sie schöpfte nun mehr Lebenshoffnung, trank etwas Wasser mit Wein und afs hinlänglich Suppen. Die Zunge war rein, der Schweifs wie gestern.

Vierter Tag. Sie hatte einige Stunden geschlafen, der Schweifs liefs etwas nach, sie war sehr munter und hoffnungsvoll. Nur war sie über das Ausbleiben des Friesels bang. Der Puls ging fast natürlich, der Appetit stellte sich ein, sie scherzte und lachte in ihrem Bette, versprach, den andern Tag aufzustehen, und schien so wohl, dafs ich selbst nichts ahndete.

Fünfter Tag. Früh Morgens gegen 1 Uhr wurde ich gerufen, traf die Kranke unter Schluchzen, Convulsionen und Ohnmachten an. Bald stellte sich Schluchsen (Singultus), bald Trieb zum Erbrechen ein; der Mund und Hals waren krampfhaft zusammengezogen, der Puls klein und geschwind, bald intermittirend. Ohne etwas schlingen zu können, erstarrte sie in diesem Zustande und wurde die letzte Leiche der endemischen Kranken zu Röttingen."

---

[1]) Diätetisches Verhalten und Arznei wurden wie gewöhnlich verordnet, die Arznei gar nicht genommen und welches Verhalten bei der Lebensordnung beobachtet wurde, werde ich jeden Tag beifügen.

Die Aehnlichkeit dieses Fiebers mit dem englischen Schweifse ist offenbar, und ergiebt sich selbst aus der ganz kurzen, nur zehntägigen Dauer des Erkrankens, welche nach unserer Darstellung als ein ganz wesentliches Merkmal der englischen Schweifsfieberseuchen, wenigstens in Deutschland erscheint, während die Frieselseuchen sich immer durch einen viel längeren Zeitraum hingezogen haben. Aber bleiben wir auch nur bei den Zufällen der Krankheit stehen, so sind bei dem Röttinger Schweifsfieber durchaus keine anderen als wesentlich zu betrachten, als das Herzklopfen mit Angst, der strömende Schweifs und der rheumatische Nackenschmerz, der bei keinem Kranken vermifst wurde, und gerade dieselben Erscheinungen treten aus dem Bilde des englischen Schweifses in gleichem Verhältnisse zu den übrigen ganz deutlich und erkennbar hervor. Die Ausschläge dagegen waren so durchaus unwesentlich, wie in der Krankheit des sechzehnten Jahrhunderts. Die Reizbarkeit der Haut und die Neigung zu lebensgefährlichen Versetzungen war bei dem Röttinger Fieber geringer, als beim englischen Schweifs, denn die Kranken konnten ohne Schaden mitten im Schweifs die Wäsche wechseln, was bei der englischen Schweifssucht nicht ohne tödtliche Folgen gewesen wäre; doch wird dieser Unterschied leicht aus der höhern Stufe des Leidens in dieser, und der niedrigern in jener erklärlich. Es bliebe mithin nur noch die Dauer zu beachten, und hier sehen wir ganz deutlich, der Hauptsturm war in dem ungestört verlaufenden Röttinger Schweifse in den ersten vierundzwanzig Stunden vorüber, und das einzige noch übrige Symptom bis zum sechsten Tage, die vermehrte Hautausdünstung — wir reden hier nur von den ganz reinen Fällen — konnte füglich nur als ein Nachzügler angesehen werden. Die Entscheidung geschah nicht mit einem Schlage, wie beim englischen Schweifs, was keinen wesentlichen Unterschied begründen kann.

Wir nehmen daher keinen Anstand, das Röttinger Fieber für einen englischen Schweifs zu erklären. Dieser Erscheinung aber ihre Deutung zu geben, die Ursachen zu durchschauen, welche das Nebelgespenst von 1529 mitten in Deutschland wieder aus den Wolken herabzogen, und in einem einzigen Orte seine kurze Wuth austoben liefsen, dies vermag keine menschliche

Weisheit — keine Wissenschaft führt so weit, um die Triebfedern des Erkrankens in dieser Durchkreuzung unerkannter Kometenbahnen zur Anschauung zu bringen. Aber so wie aller Einsicht in die Werke der Natur ein ernstes Forschen vorausgehen mufs, welches die Erscheinung auf jedem Boden, in jeder Zeit und in aller Entwickelung aufsucht, so kann eine bessere Erkenntnifs der Krankheiten, und so auch des ganzen menschlichen Seins nicht ausbleiben, wenn erst die Untersuchungen über das Erkranken der Völker in grofsen Zeiträumen an Zahl und Gediegenheit gewonnen haben werden.

Eine solche Erkenntnifs fordert dies Zeitalter von den Aerzten, deren Beruf es ist, das Leben nach allen Richtungen zu durchforschen. Es fordert von ihnen eine historische Pathologie, und zu diesem Zweige der Naturforschung ist das vorliegende Werk ein Beitrag!

II. Der Picardische Schweifs [1]).

(Suette des Picards. Suette miliaire. Friesel. Schweifsfriesel.)

1. Geschichte der Krankheit in Frankreich.

Die frühesten sicheren Nachrichten über das Auftreten des Picardischen Schweifses (oder Schweifsfriesels, wie ich die Krankheit nun im Folgenden nennen werde) auf dem Boden Frankreichs datiren, abgesehen von nicht verbürgten, oder doch zweideutigen Mittheilungen über das Vorherrschen der Krankheit 1713 in der Grafschaft

[[1]) Die Geschichte des Picardischen Schweifses ist erst in der neuesten Zeit, namentlich durch die auf denselben hingerichteten wissenschaftlichen Bestrebungen einzelner französischer und deutscher Aerzte, zu derjenigen Klarheit gebracht worden, welche nicht nur ein vollkommeneres Verständnifs von dem Charakter und der Natur der Krankheit, sondern auch eine Kritik aller derjenigen Thatsachen ermöglicht, welche von früheren Historikern auf das in Frage stehende Leiden bezogen worden sind. — Diese Kritik nun lehrt, dafs eben diese, und unter denselben zum Theil auch der Verf. der vorliegenden Schrift, vielfache durchaus differente Krankheitsformen, in deren Verlaufe reichliche Schweifse und das Auftreten von Miliaria beobachtet wurden — Zufälle, die offenbar sehr häufig durch ein, zum Theil von der Schule gebotenes, erhitzendes Verfahren künstlich hervorgerufen oder doch wesentlich gesteigert worden sind — unter dem Begriffe des Friesels zusammengeworfen haben, während der eigentliche Pi-

Mümpelgard[1]) und 1714 im Elsafs[2]), aus dem Jahre 1718, in welchem dieselbe, den Erklärungen der Berichterstatter zufolge, zum ersten Male in verschiedenen Gegenden der Picardie (daher auch der Name) beobachtet wurde, alsbald aber auch in der Normandie auftrat und sich demnächst über einzelne Landschaften von Poitou, Ile-de-France, Bourgogne und Flandern verbreitete. Wie es in solchen Fällen gewöhnlich zu gehen pflegt, suchten die Zeitgenossen den Ursprung des Leidens aufserhalb der Gränzen ihres Landes, und so beschuldigte ein Theil bösartige, die Luft verpestende Winde, die von den Küsten der Niederlande her über Nordfrankreich geweht haben sollten, als den Träger des Seuchengiftes[3]), während Andere die Krankheit als von aufsen her durch den Hafen St. Valery eingeschleppt ansahen[4]); das wiederholte epidemische Vorherrschen des Schweifsfriesels in den folgenden Jahren innerhalb der genannten Gegenden lehrte aber bald die Unhaltbarkeit jener Ansichten und gab den Beweis, dafs es sich hier um den lokalen Ursprung eines Leidens handelte, das übrigens bis gegen Ende des Jahrhunderts auf

cardische Schweifs, der „essentuelle Friesel", eine eigenthümliche specifische Krankheitsform darstellt, welche mit dem Charakter eines endemisch-epidemischen Leidens bis jetzt vorzugsweise in Frankreich und Italien, demnächst auch in einigen Gegenden Deutschlands, der Schweiz und Belgiens beobachtet worden ist, und welche ich in den von mir (in Virchow, Arch. für pathol. Anat. Bd. VIII. p. 455. IX. p. 126 und in meinem Handbuche der historisch-geographischen Pathologie Bd. I. p. 256) gegebenen historisch-pathologischen Darstellung der Krankheit unter dem Namen des „Schweifsfriesels" beschrieben habe. — Die Bearbeitung der Geschichte des picardischen Schweifses in der vorliegenden Schrift des Verf. kann aus den angeführten Gründen unserer heutigen Erkenntnifs des Thatbestandes nach keiner Seite hin mehr entsprechen, zudem verlangt sie eine Fortführung der Geschichte der Krankheit bis auf die neueste Zeit, und so habe ich es denn für gerathen erachtet, mit Zugrundelegung der von mir (ll. cc.) bereits veröffentlichten Arbeiten über diesen Gegenstand, hier eine vollständige Umarbeitung des Capitels von dem Picardischen Schweifse zu geben, dessen nahe Beziehungen zum englischen Schweifse eine ausführlichere Erörterung der Krankheit an dieser Stelle allerdings durchaus geboten erscheinen lassen. — Uebrigens bemerke ich ausdrücklich, dafs ich für die hier gegebene Darstellung der Geschichte des Schweifsfriesels die ganze den Friesel betreffende Litteratur nochmals aufs genaueste und sorglichste durchgesehen und jede, bezüglich ihrer Verläfslichkeit oder bezüglich des Charakters der Krankheit, nur einigermafsen verdächtige Mittheilung unberücksichtigt gelassen habe, so dafs hier manche Epidemien nicht genannt sind, welche von anderen Historikern und auch von mir früher in der Geschichte des Schweifsfriesels aufgeführt worden sind.]

[1]) Binninger in Acta Helvetica II. p 76.

[2]) Pascal in Rec. de Mém. de Méd. milit. L. I. p. 1.

[3]) Bellot. [4]) Journ. de Méd. XXXI. p. 473.

den Norden und Osten Frankreichs beschränkt blieb, wenigstens, den Erfahrungen von Lorry[1]) zufolge, bis zum Jahre 1770 den Süden des Landes ganz verschont hatte. Hier zeigte sich der Friesel zum ersten Male in den Jahren 1772 und 73 in der Provence, noch verbreiteter in den Jahren 1781 und 82 im Languedoc, gleichzeitig erschien er im nordöstlichen Theile Frankreichs in immer gröfseren Dimensionen, die sich im Laufe dieses Jahrhunderts noch wesentlich erweitert zu haben scheinen, so dafs die Krankheit uns jetzt als eins der verbreitetsten Leiden unter den endemisch-epidemisch herrschenden Krankheiten Frankreichs entgegentritt. — Ich habe, behufs eines Ueberblickes über den Umfang, den der Schweifsfriesel in seinem räumlichen und zeitlichen Vorkommen hier erlangt hat, im Folgenden zunächst eine Zusammenstellung der bis jetzt bekannt gewordenen Schweifsfriesel-Epidemien Frankreichs gegeben und werde bei Besprechung des Verlaufes, der Dauer u. s. w. der Krankheit noch Gelegenheit finden, die interessantesten und wichtigsten Momente aus der Geschichte dieser Krankheit specieller hervorzuheben.

Chronologisch geordnete Zusammenstellung der Schweifsfriesel-Epidemien in Frankreich vom Jahre 1718 bis 1861.

Jahr.	Epidemie.			Berichterstatter.
	Departement.	Ortschaft.	Jahreszeit.	
1718	Somme	in Viemen, Abbeville, Amiens u. a. O. der Picardie	Sommer	Journ. de Méd. XIX. p. 372, Bresl. Samml. V. p. 1354.
„	Aisne	in St. Quentin	„	
„	Orne	an v. O. der Normandie . . .	„	
„	Nord	in mehreren Gem. v. Flandern	„	
1723	Pas de Calais .	in Arras u. a. O. des Artois .	„	Journ. de Méd. XX. p. 180, Bresl. Samml. 1723. II. p. 160. 274.
„	Nord	in Cambray und Umgegend .	„	
1726	Aisne	in Melun	„	Vandermonde [2]).
„	Seine-et-Marne	in Guise	„	
1732	Seine-et-Marne	in Meaux	Frühling	J. de Méd. XXI. p. 78.
1733	Somme	in Abbeville u. a. O. d. Picardie	Sommer	Bellot.
1734	Bas-Rhin . . .	in Strafsburg	H. u. W.	Salzmann, Lindern (l).
1735	Seine	in der Umgegend von Paris .	Fr. u. S.	Journ. de Méd. XXI. p. 271, Quesnay.
„	Seine-et-Oise .	in Frénense, Vexin franç. . .	„	
„	Eure	in Vexin normand	„	

[1]) Mém. et observ. de Méd. Montpellier. 1776. p. 46.

[2]) Die Schriften der hier citirten Berichterstatter findet man in dem alphabetisch geordneten Litteratur-Verzeichnifs.

Jahr.	Epidemie.			Berichterstatter.
	Departement.	Ortschaft.	Jahreszeit.	
1737 „	Orne . . . . . . Calvados	in Argentan, Vire, Falaise u. a. O. der Normandie	. . . .	Lepecq p. 256. 323. 368. 419.
1738	Seine-Oise . . .	in Luzarche und Royaumont .	Frühling	Journ. de Méd. XXI. p. 456.
1739	Aisne	in Chateau-Thiéry	. . . . . .	Foucart p. 305.
1740	Seine-Marne . .	in Provins	Frühling	Naudot.
„	Eure	in Berthonville.	. . . . . .	Rayer p. 446.
1741	Seine infér. . .	in Rouen	Frühling	Pinard.
1742	„ „ . .	in Caudebec	„	Lepecq p. 156.
1747	Seine	in der Umgegend von Paris .	Sommer	Malouin.
„	Seine-Oise . . .	in Chambly und Beaumont . .	„	Vandermonde.
1748	Marne	in Chalons s/m.	. . . . . .	Navier.
1750	Aisne	in Guise und Granvilliers . .	Sommer	Ozanam.
„	Oise.	in Beauvais	. . . . . .	Boyer.
1752	Seine-Oise . . .	in Etampes.	Sommer	Journ. de Méd. I. p. 264.
„	Marne	in Sermaise	„	Meyserey p. 5.
1755	Allier	in Cusset	Frühling	Debrest (I).
1756	Pas-de-Calais .	in Boulogne s/m	Sommer	Desmars.
1757	Puy-de-Dôme .	in den Jahren 1757—62 in der Nieder-Auvergne in gröfserer oder geringer Verbreitung .	„	de Pleigne, Brieude.
1758	Nord	in Lille	„	Boucher (I).
„	Calvados	in Falaise	Frühling	Lepecq p. 156.
„	Allier	in Vichy	Winter	Aufauvre.
1759	Seine infér. . .	in Caudebec	Sommer	Lepecq p. 156.
„	Aisne	in Guise und Umgegend . . .	„	Vandermonde.
„	Allier	in Gannot u. a. O. in Cusset .	Frühling	Debrest (II).
„	Oise.	in Compiègne	. . . . . .	Bida.
1760	Orne	in Alençon	. . . . . .	Lepecq.
1763	Calvados	in vielen Orten	Sommer	Lepecq p. 347. Journ. de Méd. LXIX. p. 426.
„	Seine-Oise . . .	in Etampes.	Frühling	Boncerf.
„	Nord	in Lille	Sommer	Boucher (II).
1764	Seine-Oise . . .	in Angerville bei Etampes . .	Frühling	Boncerf.
1765	Calvados	in Caen (bes. Vorst. S. Sauveur)	. . . . . .	Lepecq.
1766	Manche	in Avranches.	Sommer	Lepecq.
„	Orne	in Laigle	„	Lepecq.
1767	„	in Tinchebray	„	Lepecq.
„	Calvados	in Caen und Umgegend. . . .	Frühling	Lepecq.
1768	Manche	in Avranches.	Herbst	Lepecq.
1769 1770	Allier . . . . . . „	in Chambon de Combrailles und der Umgegend	Frühling Winter	Barailon.
„	Calvados	an der Küste	Sommer	Lepecq.
„	Eure	in Louviers	„	Lepecq.
„	Manche	in Avranches	Herbst	Lepecq.
1771	Loiret.	in Montargis	Sommer	Gastellier.

23

Jahr.	Epidemie.			Berichterstatter.
	Departement.	Ortschaft.	Jahreszeit.	
1772	Basses Alpes. .	in Forcalquier	. . . . . .	Bouteille.
1773	„ „ . .	in Ornison u. a. O. der Provence	. . . . . .	
„	Seine infér. . .	an verschiedenen Orten. . . .	Sommer	Lepecq p. 109, 135.
„	Nord	in Lille	Frühling	Boucher (III).
„	Oise	in Beauvais und Umgegend .	Winter	Tessier.
1774	Calvados	in Harcourt	Frühling	Lepecq 139.
„	Allier	in Chambon de Combrailles .	Winter	Barailon.
1775	Manche	in Avranches u. a. O.	Sommer	Lepecq.
1780	Seine-Oise . . .	in Corbeil	Winter	Rayer p. 435.
1782	Aude	in Castelnaudary, Castres, St. Papoul, Carcassone, Toulouse, Laveur, Perpignan u. a. O. des Languedoc	Fr. u. S.	Pujol, Duplessis, Journ. de Méd. LVIII. p. 156. 234.
„	Tarn			
„	Haute-Garonne.			
1783	Oise	in St. Reinan (Beauvais) . . .	. . . . . .	Rayer p. 435.
„	Saine-Oise . . .	in Falaise, Beaumont u. a. O.	Sommer	ibid.
„	Seine-Marne . .	in vielen Ortschaften	Frühling	ibid.
1784	Rhône	in St. Foix (in der Nähe v. Lyon)	. . . . . .	Reydellet in Dict. des Sc. méd. LIII. p. 197.
1791	Oise	in Méru, Corbeil u. a. O. . . .	Winter	Poissonier.
„	Nord	in Douay	Herbst	Taranget.
1810	Oise.	in Beauvais und Umgegend .	S. u. H.	Rayer p. 437.
1812	Bas-Rhin . . .	in Rosheim und Umgegend. .	Frühling	Schahl & Hessert, Schweighäuser.
1817	Seine infér. . .	im Arrond. Yvetot	. . . . . .	Lefèbure.
1820	Bas-Rhin . . .	in Dorlisheim	Sommer	Foderé p. 78.
1821	Oise.	an vielen Orten in einem grösseren Umkreise	Fr. u. S.	Rayer, Moreau, François, Dubun (I).
„	Seine-Oise . . .		„ „ „	
1822	Somme	in der Umgegend von St. Valery	Sommer	Ravin.
1830	Seine infér. . .	im Arrond. Yvetot	. . . . . .	Lefèbure.
1831	Vosges	in Plombières	Winter	Turck.
1832	Oise	in weiter Verbreitung	Frühling	Menière, Honrmann.
„	Haute-Marne. .	in Chaumont	Sommer	Robert (I).
„	Pas-de-Calais .	in Auxi-le-Chaumont	„	Defrance.
„	Seine-Oise . . .	in mehreren Ortschaften . . .	Fr. u. S.	Bazin, Delisle, Dubun (II).
„	Dordogne . . .	in einigen Gemeinden	. . . . . .	Parrot in Mém. de l'Acad. de Méd. VI. p. 5.
„	Haute-Saône. .	in Vesoul	. . . . . .	Pratbernon ib. VII. p. 147.
1833	Bas-Rhin . . .	in Rosheim	Winter	Maugin.
1835	Dordogne . . .	im Canton Mareuil	. . . . . .	Parrot.
1837	Haute-Saône. .	in Vesoul	Frühling	Pratbernon.
1838	Vosges	in Plombières	Sommer	Turck.
„	Aisne	in einigen Gem. d. Arrond. Laon	. . . . . .	Lejenne.
1839	„	in Bellicour	. . . . . .	Bourbier.

Jahr.	Epidemie. Departement.	Ortschaft.	Jahreszeit.	Berichterstatter.
1839	Seine-Marne . .	in weiter Verbreitung	Frühling	Barthez, Bourgeois (I).
1841	Dordogne . . .	in weiter Verbreitung	Fr. u. S.	Parrot, Borchard, Galy, Pindray, Pigné, Rayer in Bullet. de l'Acad. de Méd. VII. 186, Martin-Solon.
„	Charente	ebenfalls weit verbreitet . . .	„ „ „	Gigon, Genueil, Rayer u. Martin-Solon ll. cc.
„	Gironde	in Bordeaux	Sommer	Mignot, Chabrely.
„	Manche	in Coutances	„	Gaz. méd. de Paris. 1841. 511.
1842	Lot-et-Garonne	an sehr vielen Orten	„	Burtez, Martin-Solon.
	Tarn-Garonne .	in einzelnen Ortschaften . . .	„	
	Jura	in einzelnen Ortschaften . . .	S. u. H.	
	Deux-Sèvres . .	in einzelnen Ortschaften . . .	Winter	
	Haute-Saône . .	in einzelnen Ortschaften . . .	Sommer	
„	Eure	in Bernay	Frühling	Gaz. méd. de Paris. 1842. 249.
1843	Marne.	in La Fère champenoise . . .	„	Martin-Solon l. c.
„	Bas-Rhin. . . .	in Geipolsheim	Winter	Reibel.
1844	Vosges	in Nothalten	. . . . . .	Tauflieb.
„	Somme	in Abbeville	Frühling	Martin-Solon l. c.
1845	Haute-Marne. .	in geringer Verbreitung	Sommer	Martin-Solon l. c.
„	Vienne	im Arrondissement Poitiers . .	„	ibid., Arlin, Loreau, Gaillard, Morineau.
1846	Cantal	in der Ortschaft Chaudesaignes	„	Martin-Solon l. c.
„	Hérault	im Arrondissement Bezières .	S. u. H.	
„	Doubs	in geringer Verbreitung	Winter	
„	Var	im Arrondissement Brignoles .	. . . . . .	Bullet. de l'Acad. XII. 876.
1847	Haute-Saône . .	in Breurey (Arrond. Vesoul) .	W. u. Fr.	Sallot.
1849	Somme	in weiter Verbreitung	Frühling	Foucart, Bucquoy, Guérin.
„	Seine-Oise . . .	in Noyon, Etampes u. a. a. O.	Fr. u. S.	Bourgeois (II), Colson.
„	Oise	in Compiègne, Chambly u. a. a. O.	„ „ „	Foucart, Vernueil, Tourrette, Gaultier.
„	Aisne	in weiter Verbreitung	Frühling	Foucart.
„	Marne	in Sézanne, Epernay, Fontenay u. a. O.	„	Reveillé-Parise, Boinet, Guérin.
„	Meuse.	in der Umgegend von Verdun	Sommer	Guérin.
„	Jura	in einigen Gem. d. Arrond. Dôle	„	Gaultier.
„	Deux-Sèvres . .	in mehr. Orten d. Canton Niort	Frühling	ibid.
„	Haute-Saône . .	in einer Ortsch. d. Canton Bray	Winter	ibid.

Jahr.	Epidemie.			Berichterstatter.
	Departement.	Ortschaft.	Jahreszeit.	
1849	Gers	im Arrondissement Condom .	Frühling	Jägerschmid, Gaultier.
„	Yonne	in Tonnere	Sommer	Lachèze, Badin et Sagot.
„	Bas-Rhin . . .	in Andlau, Nothalten u. a. O. .	Winter	Taufflieb. — Gaz. m. de Strafsb. 1849. 79. 86. 87.
„	Meurthe	im Arrond. Château-Salins .	Sommer	Simonin.
„	Puy-de-Dôme .	in mehreren Gemeinden . . .	„	Nivet et Aguilhon.
1850	Seine infér. . .	in Cailleville (Arrond. Yvetot)	Winter	Lefebure.
1851	Manche	im Arrond. v. Valognes u. a. O.	Fr. u. S.	Gaultier (II) p. CLXIX.
„	„	in Carentan	Sommer	ibid. p. CLXXI.
„	Somme	in mehr. O. des Arrond. Roisel	„	ibid. p. CLXXII, Bucquoy.
„	Lozère	im Arrond. Florac an mehr. O.	Fr. u. S.	ibid. p. CLXV.
„	Hérault	im Arrond. Pézenas	„ „ „	ibid. p. CLXXIV, Grynfelt.
1852	Eure	in 2 Ortsch. d. Arrond. Bernay	Sommer	Gaultier (III).
„	Jura	in 1 Ortsch. d. Cant. Montmercy	„	ibid.
„	Lozère	im Arrond. Mende	. . . . . .	Marie in Bullet. de l'Acad. XVIII. p. 300.
„	Bas-Rhin . . .	in Weyer	. . . . . .	Stöber et Tourdes p. 414.
1853	Jura	in Lons-le-Saulnier	Winter	Gaultier (IV).
„	Bas-Rhin . . .	in Altenweiler	. . . . . .	Stöber et Tourdes.
„	Haute-Marne . . }	in vielen Ortschaften	. . . . . .	Vergne.
„	Seine-Marne . . }			
1854	Bas-Rhin . . .	in Düttlenheim	. . . . . .	Stöber et Tourdes.
„	Oise	in bedeutender Verbreitung .	. . . . . .	Barth (I) p. CXXVI.
„	Marne	in Etréchy	Sommer	Chalette.
„	Vosges	im Arrond. Neufchâteau	„	Destrem, Jacquot.
„	Haute-Marne . .	an vielen Orten	„	Barth (I) p. CLXV, Jacquot, Foucart (II).
„	Haute-Saône . .	im Arrond. Pesmes	„	Bertrand.
„	Jura	im Arrond. Dôle	. . . . . .	Chauvin.
„	Isère	in einem Kloster in Viriville .	Sommer	Barth (I) p. CLXII.
„	Haute-Garonne .	in weiterer Verbreitung	„	Foucart (II).
„	Lozère	im Arrond. Marvejols	Frühling	Barth (I) p. CLXIV.
„	Aube	in weiterer Verbreitung	Sommer	Dechambre, Hullin.
„	Cote-d'Or . . .	an vielen Orten	„	Dechambre, Clausse.
1855	Marne	in den Arr. Chalons u. Epernay	„	Barth (II) p. CLXIV.
„	Loire	in einer Ortsch. von Montbrison	„	ibid. p. CLVIII.
„	Meurthe	in den Arrond. Château-Salins und Luneville	„	ibid. p. CLXV.
„	Bas-Rhin . . .	in Mutzig u. Canton Molsheim	. . . . . .	Stöber et Tourdes p. 414.

Jahr.	Epidemie. Departement.	Ortschaft.	Jahreszeit.	Berichterstatter.
1855	Jura	in Longwy und Chaussin . . .	. . . . . .	Barth (II) p. CLIV.
„	Hérault	im Arr. Béziers u. Montpellier	S. u. H.	Barth (II) p. CXLVII.
„	Charente	in 3 Ortsch. d. Arrond. Cognac	Herbst	Barth (II) p. CXVI.
„	Landes	in vielen Ortschaften	. . . . . .	Barth (II) p. CLVI.
„	Hautes-Pyrénées	im Arrond. Bagnères	Herbst	Barth (II) p. CXCII.
„	Basses-Pyrénées	an vielen Orten	S. u. H.	Barth (II) p. CXCIII, Rossoutrot.
1856	Bas-Rhin . . .	in Neuhof	Winter	Robert (II).
„	Lozère	in einigen Ortsch. des Arrond. Marvejols	. . . . . .	Bericht in Mém. de l'Ac. de Méd. XXII. p. XCI.
1857	Indre-Loire . .	in einer Ortsch. des Arrond. Tours	Frühling	Haime in Bullet. de l'Acad. de Méd. XXIII. 47.
„	Nièvre	im Arrond. Château-Chinon .	. . . . . .	Duboz ibid. 127.
„	Saône-Loire . .	im Arrond. Lonchans	. . . . . .	Guillemont ib. 329.
1859	Dordogne . . .	im Arrond. Périgneux	Frühling	Jolly in Mém. de l'Ac. de Méd. XXV. p. LXV.
1860	Var	in Draguigan und Umgegend .	„	Bericht ib. p. CLXXVI, Dumas, Boyer-Goubert.
1861	Dordogne	in Nontron	. . . . . .	Jolly l. c. XXVI. p. CXI.

Innerhalb der Jahre 1718—1861 sind uns demnach 175 Epidemien von Schweifsfriesel auf französischem Boden bekannt geworden, von denen die meisten allerdings nur auf eine oder wenige Ortschaften beschränkt, andere jedoch über weitere Kreise, ja selbst über ganze Arrondissements oder Departements verbreitet, geherrscht und in ihrem zeitlichen Zusammentreffen mitunter, wie namentlich in den Jahren 1832, 1842, 1849 und 1853 und 54, den Charakter einer pandemischen Krankheit angenommen haben. — Diese 175 Epidemien lassen aber eine eigenthümliche Prävalenz des Leidens in einigen Gegenden des Landes, im Gegensatze zu andern, von demselben verschont gebliebenen, erkennen; wir finden nämlich, dafs von den 89 Departements (ausschliefslich Nizza, Savoyen und Corsica) bis jetzt 53 von der Krankheit heimgesucht worden sind, jedoch in der Weise, dafs dieselbe in 23 Departements nur einmal und in 8 nur zweimal epidemisch geherrscht hat, während eine einigermafsen bedeutendere Prävalenz von Schweifsfriesel in 5 (Haute-Marne, Vosges, Lozère, Pas-de-Calais, Hérault), ein relativ häufiges Vorkommen in 14 (Aisne, Seine infér., Calvados, Manche, Somme,

Nord, Marne, Jura, Haute-Saône, Allier, Seine-Marne, Eure, Orne, Dordogne), ein wahrhaft endemisches Vorherrschen in 3 Departements (Seine-Oise, Bas-Rhin und Oise) beobachtet worden ist. Stellen wir nun diese von der Krankheit vorzugsweise häufig befallenen Gegenden zusammen, so finden wir, dafs dieselbe in ihrer Prävalenz fast ausschliefslich auf einen, im Nordosten des Landes gelegenen, Landstrich beschränkt ist, der sich von der Franche-Comté durch Elsafs, Lothringen, den nördlichen Theil der Champagne, Flandern, die Picardie, Ile-de-France und die Normandie erstreckt, und vorzugsweise die Departements Jura, Haute-Saône, Bas-Rhin, Vosges, Haute-Marne, Marne, Nord, Pas-de-Calais, Somme, Aisne, Oise, Seine-Marne, Seine-Oise, Seine, Eure, Seine infér., Orne, Calvados und Manche umfafst, indem von jenen 175 Epidemien auf diesem Gebiete allein 125 geherrscht haben, während die übrigen 50 meist vereinzelt, wenn auch zuweilen in weiter Verbreitung aufgetreten, nur in wenigen Gegenden des mittlern und südlichen Frankreichs, so namentlich in der Auvergne, dem benachbarten Departement Allier in der Dordogne und dem Poitou zahlreicher beobachtet worden sind, so dafs die Krankheit eben hier auch, wie in den oben genannten Gegenden, den Charakter eines endemisch herrschenden Leidens trägt.

2. Geschichte der Krankheit in Italien.

Die ersten Nachrichten über den Schweifsfriesel in Italien datiren, wie wir aus den Berichten von Fantoni und Allioni ersehen, nahe aus derselben Zeit, in welcher man auch in Frankreich auf das epidemische Auftreten der Krankheit aufmerksam geworden ist. — Sie zeigte sich in den Jahren 1715—1720 in und um Turin und blieb anfangs ausschliefslich auf diese Gegend beschränkt; später erschien sie in anderen Gegenden Piemonts, trat daselbst während des 4—6 Decenniums wiederholt epidemisch auf (so 1734 in Turin, Acqui und anderen Orten, 1742 in Coni, Ivrea, Pignerol, Alba und Ceva, 1751 in San Giovanni di Moriana (Savoyen), 1753 in Savigliano und Susa, 1755 in Novara[1])), und erlangte namentlich im Jahre 1774 eine weitere Verbreitung in Piemont[2]);

[1]) De Augustinis. [2]) Damilano.

spätere Mittheilungen über den Schweifsfriesel in dieser Landschaft Italiens liegen aus dem Jahre 1817, in welchem derselbe im Spätsommer, nach Erlöschen der Typhusepidemie, in Novara auftrat[1]), und aus den Jahren 1821—23 vor, in welchen die Krankheit in dem in der Provinz Alessandria zwischen Sale und Camerane gelegenen Landstriche mehrere Ortschaften ergriff[2]). — Wann, und in welchem Umfange sich der Schweifsfriesel von Sardinien aus über andere Gegenden Oberitaliens verbreitet hat, läfst sich bei den sparsamen und zum Theil wenig verläfslichen Berichten nicht mit Sicherheit entscheiden, eine allgemeine Herrschaft hat die Krankheit eben dort, wie es scheint, erst gegen Ende des 2. Decenniums des 19. Jahrhunderts erlangt. — Wir begegnen dem Leiden aufserhalb Sardiniens zuerst in Corregio (Modena), wo dasselbe im Sommer 1775 epidemisch herrschte[3]), sodann im Venetianischen, wo die Krankheit zuerst im Jahre 1790 in Verona aufgetreten sein und sich von hier aus westlich weiter verbreitet haben soll[4]); so wurde sie im Jahre 1817 in Vicenza, etwas später in Treviso, gegen Ende des 4. Decenniums in Padua[5]) und noch später in Venedig[6]), in mehreren Districten von Friaul dagegen schon im Frühling 1835 epidemisch beobachtet[7]). — In der lombardischen Ebene erschien die Krankheit zuerst im Anfange dieses Jahrhunderts an den Ufern des Po[8]), besonders in der Umgegend von Mantua, später in den dieser Provinz benachbarten Districten von Brescia[9]), und erst im 5. Decennium ist sie nach dem Mailändischen, nach Pavia[10]) und Cremona[11]) vorgedrungen; so beobachtete Storti eine kleine Epidemie von Schweifsfriesel im Sommer 1844 in der Ortschaft Pomponusio, in Pavia herrschte die Krankheit während des heifsen Sommers 1846, in der Gemeinde von Borgosatollo (Mantua) wurde sie vom Frühling bis in den Herbst 1848 beobachtet[12]); 1854 trat sie in mehreren Ortschaften der Provinz Brescia epidemisch auf, und eben hier ist sie im Sommer 1856 von Neuem, besonders bösartig in Carpenedolo, erschienen[13]). — Die jüngste Geschichte hat

---

[1]) Ramati. [2]) Dalmazzone. [3]) Baraldi. [4]) Pollini, Arvedi.

[5]) Lippich (Advers. med.-clin. Ser. II. Fasc. I) spricht im Jahre 1835 vom Friesel als einer in Padua noch unbekannten Krankheit.

[6]) Taussig. [7]) Podrecca. [8]) Jemina. [9]) Menis I. p. 152.

[10]) Pignacca. [11]) Tassani. [12]) Belpietro. [13]) Maraglio.

der Schweifsfriesel in Toscana; hier hat sich die Krankheit, wie Seitz nach den Mittheilungen von Zink berichtet, zuerst im Winter 1836—37 in Florenz gezeigt, in den Jahren 1843 und 44 trat sie daselbst von Neuem auf, verbreitete sich von dort zwei Jahre später über Pisa, Livorno, Poggibonzi, Fauglia u. a. O.[1]), und ist seitdem in diesen Gegenden wiederholt epidemisch beobachtet worden, so namentlich im Jahre 1853 in Sangimignano[2]), 1854 in Ponte a Cappiano[3]), im Winter 1855—56 in Poggibonzi[4]) und Fauglia[5]) und in den Jahren 1858 und 59 wiederum in Sangimignano[6]). — Ob Mittel- und Unteritalien vom Schweifsfriesel bisher ganz verschont geblieben sind, habe ich nicht ermitteln können; soviel mir bekannt, existirt nur eine hierauf bezügliche Mittheilung, die Schrift von Pernieri[7]), über eine von ihm 1804 in Bevagna (Delegation Perugia) beobachtete Epidemie von Friesel; da ich die Schrift nicht habe erlangen können, so vermag ich nicht zu beurtheilen, ob und wie weit dieser Bericht sich auf die in Frage stehende Krankheitsform bezieht.

3. Geschichte der Krankheit in Deutschland, der Schweiz, Belgien und Spanien.

Nächst Frankreich und Italien ist es nur noch Deutschland, und zwar namentlich der südwestliche Theil des Landes, in welchem der Schweifsfriesel als Volkskrankheit einige Bedeutung erlangt hat. Sehen wir von den nicht sparsamen, aber durchweg zweideutigen Nachrichten über den »Friesel« während des 17. und 18. Jahrhunderts auf deutschem Boden ab — Nachrichten, die sich zum Theil gar nicht auf die in Frage stehende Krankheit, sondern auf andere Krankheitsformen, so namentlich Scharlach beziehen, zum Theil so unklar gehalten sind, dafs wir eine bestimmte Ansicht von dem Beobachtungsobjecte heute nicht mehr zu gewinnen vermögen — so begegnen wir dem Schweifsfriesel hier, mit Ausnahme einiger kleinen Epidemien, wie die während des Winters 1801 in Wittenberg[8]), ferner im Frühling 1820 in einer in der Nähe von Bam-

[1]) Taussig. [2]) Cantieri. [3]) Tempesti. [4]) Burresi.
[5]) Gattai. [6]) Cantieri.
[7]) Relaz. e simpl. cura della febbre migliare etc. Fuligno 1805.
[8]) Gläser, Kreyssig.

berg gelegenen Ortschaft[1]) und in dem zum würtembergischen Amte Heidenheim gehörigen Flecken Giengen[2]), und endlich die im Sommer 1825 in einigen Gemeinden des baierischen Gerichtsbezirkes Erding[3]) beobachteten, zum ersten Male in allgemeinerer Verbreitung in den Jahren 1828—1836, also gleichzeitig mit dem Vorherrschen der Suette miliaire in Frankreich und dem ersten Auftreten der Cholera in Europa, und zwar ist es in allen diesen, wie in den vorigen und folgenden Jahren, der südliche, speciell der südwestliche Theil des Landes, in dem die Krankheit vorzugsweise häufig und mit dem Charakter eines endemisch herrschenden Leidens beobachtet worden ist. Im Würtembergischen zeigte sich die Krankheit im Frühling 1829 in Oeffingen[4]) und Ensingen[5]), im Frühling 1830 in und um Mettingen[6]), im Winter desselben Jahres und im Frühling 1833 in mehreren Ortschaften des Oberamtes Gmünd[7]), und im Winter 1832—33 im Amte Vaghingen[8]), in Baden trat der Schweifsfriesel in den Jahren 1828, 33, 35 und 36 in mehreren Gegenden des Main- und Tauberkreises epidemisch auf[9]), in Baiern herrschte er während des Frühlings und Sommers 1828 im Roththale (an der westlichen Grenze des Oberdonaukreises)[10]), im Winter 1833 in mehreren Ortschaften des Landgerichts Weilheim[11]), im Mai 1834 in einem in der Nähe von Würzburg gelegenen Dorfe[12]) und hieran schliefst sich endlich eine kleine Schweifsfriesel-Epidemie, welche im Sommer 1833 in einer der Stadt Meiningen benachbarten Ortschaft geherrscht hat[13]). Auch in den folgenden Jahren ist die Krankheit in eben diesen Gegenden nicht selten, meist jedoch in mehr vereinzelten, oft auf ganz kleine Kreise beschränkten Epidemien beobachtet worden, so im Februar 1837 in zwei Gemeinden des würtembergischen Amtes Gmünd[14]), im Frühling 1838 in Herlheim (Unterfranken)[15]) u. a., besonders aber im Sommer und Herbste des Jahres 1844, in welchem der Schweifsfriesel sich von dem von der Krankheit häufiger heimgesuchten Landgerichte Neumarkt aus nach den Bezirken Mühldorf, Altötting, Vilsbiburg, Erding, Landshut, Dingolfing und Landau, über einen 16 Stunden langen und

[1]) Speyer. [2]) Steudel p. 92. [3]) Seitz p. 334. [4]) Steudel p. 77. [5]) Schnurrer. [6]) Steudel, Mauz. [7]) Bodenmüller (I). [8]) Keyler. [9]) Bericht in Bad. med. Annal. V. p. 492. [10]) Beck. [11]) Seitz p. 358. [12]) Fuchs. [13]) Jahn. [14]) Bodenmüller (II). [15]) Stahl.

14 Stunden breiten hügeligen Landstrich theils Nieder- theils Oberbaierns verbreitet hat[1]). — Nächst Würtemberg und Baiern sind es vorzugsweise einige Gebirgsgegenden Oesterreichs, in welchen innerhalb der letzten Decennien die Krankheit mehrfach epidemisch beobachtet worden ist, so in Steiermark im Sommer 1835[2]) und später im 6. Decennium im Lasnizthale, wobei der Berichterstatter erklärt, dafs die Krankheit hier überhaupt in mehreren Hügelgegenden endemisch vorherrscht[3]), ferner in Oberösterreich im Sommer 1836, sodann im Frühling 1839 in Tarnow (Galizien)[4]) und in einigen Gebirgsorten des Saazer Kreises (Böhmen)[5]), neuerlichst (im Herbste 1859) in dem im Wienerwaldkreise gelegenen Städtchen Ybbs[6]). — In den epidemiologischen Mittheilungen, die wir aus dem mittlern und nördlichen Deutschland besitzen, ist zwar vielfach von Friesel und Frieselepidemien die Rede, allein aufser der zuvor erwähnten kleinen Epidemie 1801 in Wittenberg dürfen wir nur noch die Nachrichten über die Epidemien im Herbste 1838 im Kalauer Kreise (Provinz Brandenburg)[7]), im Winter 1839 in dem im sächsischen Erzgebirge gelegenen Städtchen Frauenstein[8]), und endlich im Winter 1849 in der Ortschaft Wegeleben (Kreis Oschersleben)[9]) mit Sicherheit in der Geschichte des Schweifsfriesels aufführen, und auf die im Vorhergehenden angeführten Daten reducirt sich überhaupt Alles, was wir vom Schweifsfriesel in Deutschland kennen gelernt haben.

Die Nachrichten über das Vorkommen von Schweifsfriesel in der Schweiz in der Mitte des vorigen Jahrhunderts[10]) sind in hohem Grade unsicher, zum Theil beruhen sie offenbar auf diagnostischen Irrthümern; ebenso wenig verbürgt ist die Angabe französischer Zeitschriften über das Auftreten der Krankheit 1849 in Biscaya (Spanien), und so finden wir auf europäischem Boden, sowie überhaupt auf der ganzen bewohnten Erdoberfläche, so weit uns die Krankheitsverhältnisse auf derselben bekannt geworden sind, aufser Frankreich, Italien und dem südlichen Deutschland nur noch

[1]) Seitz (II), Ebersberger, Egger.
[2]) Vest in Oest. med. Jahrb. Nst. F. XV. p. 3.
[3]) Macher, Topogr. des Herzogthums Steyermark. Graz 1860. p. 147.
[4]) Kellermann. [5]) Müller. [6]) Masarei. [7]) Roedenbak.
[8]) Physikatsbericht im Königreich Sachsen. 1839. p. 69. 1840 u. 41. p. 163.
[9]) Andreae. [10]) Vergl. besonders Allioni (deutsche Uebersetzung) p. 19.

einen Punkt, auf welchem Schweifsfriesel überhaupt eine, wenn auch sehr geringe, Bedeutung erlangt hat, Belgien, wo die Krankheit im Jahre 1849 neben Cholera in Lüttich, Namur und in der Umgegend von Mons[1]), im Jahre darauf selbstständig in Hotton (Luxembourg) beobachtet worden ist[2]).

4. Bild der Krankheit.

Von einzelnen, nicht gerade wesentlichen Modificationen abgesehen, hat der Schweifsfriesel in allen bis jetzt an den zuvor genannten Punkten Europa's beobachteten Epidemien eine gleichartige Gestaltung in dem Symptomencomplexe gezeigt, so dafs sich die Unterschiede in dem Verlaufe der Krankheit in den einzelnen Epidemien lediglich auf eine mehr oder weniger gesteigerte Intensität gewisser, dem Krankheitsprocesse eigenthümlicher, Erscheinungen zurückführen lassen:

In vielen Fällen trat die Krankheit plötzlich und ohne Vorboten auf[3]), und namentlich wurden diese häufig in Fällen heftigerer Erkrankung vermifst[4]), in der Mehrzahl aber machte sich ein Stadium prodromorum bemerklich[5]). Die Kranken klagten alsdann einige Stunden oder Tage lang über allgemeine Schwäche, Schmerzen und Abgeschlagensein in den Gliedern, einen dumpfen Schmerz in der Lenden- oder Schenkelgegend[6]), der, wie Foucart bemerkt, mit Ausbruch des Schweifses nachliefs, ferner über Kopfschmerz, vorzugsweise in der Stirngegend[7]), Schwindel, Betäubung, Ohrensausen; in zweiter Reihe beobachtete man unter den Vorläufer-Symptomen mannigfache Störungen im gastrischen Systeme, Ano-

---

[1]) Leynseele, De la fièvre miliaire épidém. (Brux. 1854) p. 1511.

[2]) l'Hermitte in Annal. méd. de la Flandre occid. 1853. N. 8.

[3]) Boyer, Lindern, Bazin, Burtez, Gaillard, Tauflieb, Bellot, Dubun, Rayer, Parrot, Schnurrer, Fuchs, Stahl, Seitz. Foucart zählte den plötzlichen Ausbruch der Krankheit in ungefähr $^{3}/_{5}$ der von ihm beobachteten Fälle, glaubt aber, dafs oft leichte Unpäfslichkeit bei der Indolenz der Leute unbeachtet vorübergegangen ist.

[4]) Pindray, Borchard.

[5]) Moreau, Robert, Bucquoy, Verneuil, l'Hermitte, die meisten deutschen und fast alle italienischen Beobachter.

[6]) Parrot, Bazin, Rayer, Dubun, Robert, Masarei.

[7]) Burtez, Rayer.

rexie, bitteren Geschmack, belegte Zunge, zuweilen Druck in der Magengegend[1]) und Uebelkeit, seltener Erbrechen schleimiger oder biliöser Massen, Colik oder leichte Diarrhöen (Barthez), Zufälle, welche Parrot in der Dordogne vorzugsweise an solchen Orten beobachtete, wo die ausgebildete Krankheit später mit hervorragenden gastrischen Störungen verlief, oder welche, wie Foucart, Rossoutrot, Jacquot, Badin et Sagot u. a. erklären, sich da bemerklich machten, wo mit dem Schweifsfriesel gleichzeitig Cholera und Cholerinen vorherrschten, oder demselben folgten. Einzelne Beobachter[2]) endlich erwähnen schon unter den Vorboten der Krankheit einer, mitunter mehrere Tage währenden, auffallenden Geneigtheit der Erkrankten zu Schweifsen, die nicht blofs Nachts, sondern auch am Tage bei der geringsten körperlichen Anstrengung ausbrachen.

Mochten nun Vorboten der Art voraufgegangen sein oder nicht, in den bei weitem meisten Fällen traten die ersten Erscheinungen der entwickelten Krankheit Nachts auf[3]), indem die Kranken, die zuvor oft ein gutes Mahl zu sich genommen und sich verhältnifsmäfsig wohl niedergelegt hatten, in Schweifsen gebadet erwachten und in allen, wenigstens einigermafsen entwickelten Fällen, mehr oder weniger lebhaft fieberten; selten wurde der Krankheitsausbruch von einem eigentlichen Froste eingeleitet[4]), meist ging der Fieberhitze nur ein leichtes Frösteln vorher[5]). Gleichzeitig klagten die Kranken über Kopfschmerz, der in schlimmeren Fällen besonders heftig[6]), und auch wohl von Ohrensausen und einer bis zur Unbesinnlichkeit gesteigerten Benommenheit begleitet war[7]), sowie über lebhafte Schmerzen in den Gliedern, die zuweilen den der Cholera eigenthümlichen krampfhaften Charakter annahmen (Barthez). Selten, und zumeist nur bei gleichzeitigem Vorherrschen

[1]) Barthez, Moreau, Foucart, Bucquoy, Masarei.

[2]) Moreau, Bazin, Parrot, Borchard, Gaillard, Damilano, Steudel, Mauz.

[3]) Bourgeois, Moreau, Gaillard, l'Hermitte, Schnurrer, Seitz. — Foucart beobachtete den Ausbruch der Krankheit zur Nachtzeit in $^4/_5$ der Fälle.

[4]) Bourgeois.

[5]) de Plaigne, Burtez, Robert, Taufflieb, Bucquoy, Moreau, Barthez u. v. A.

[6]) Bellot, Lepecq, Parrot, Pindray, Menière, Borchard u. A.

[7]) Salzmann, Bourgeois.

von Cholera, beobachtete man beim Ausbruche der Krankheit Uebligkeit und Erbrechen[1]), oder Diarrhöe (Verneuil), fast constant dagegen ein mehr oder weniger starkes Gefühl von Druck und Beklemmung in der Magengegend, mit etwas beengtem, von Seufzern unterbrochenen Athmen, das Rayer so schildert, wie wenn die Kranken in einer sehr heifsen Atmosphäre respirirten, und dem sich zuweilen Herzklopfen und Pulsatio epigastrica[2]) hinzugesellten, Zufälle, welche sich im weiteren Verlaufe der Krankheit meist wesentlich steigerten, während die physikalische Untersuchung weder in den Lungen, noch im Herzen irgend etwas Abnormes ergab (Barthez). — Unter diesen Erscheinungen also brach auf der heifsen, in schwereren Fällen[3]) glühend heifsen, Haut, zuweilen unter dem Gefühle von Prickeln oder flüchtigen Stichen[4]), die erste charakteristische Erscheinung im Krankheitsverlaufe, der Schweifs, aus, und zwar entweder gleichzeitig über den ganzen Körper verbreitet, oder von einzelnen Theilen, namentlich dem Kopfe, Halse und der Brust ausgehend und sich allmählich über den ganzen Körper verbreitend. Diese nie fehlenden[5]) Schweifse, gewöhnlich eins der hervorragendsten Symptome während des ganzen Krankheitsverlaufes, flossen, besonders vom Abend bis zum Morgen[6]), so reichlich, dafs sie die Leibwäsche und Betten durchtränkten, selbst durch die Matratzen oder Strohsäcke drangen, und sie erschienen um so reichlicher, je heifser die Kranken gehalten wurden; die in solchen Schweifsen liegenden Kranken verbreiteten alsbald einen eigenthümlich widerlichen Geruch um sich, der mit dem von Essig, Harn, faulendem, moderigen Stroh u. s. w. verglichen und früher wohl als ganz besonders charakteristisch für den Frieselschweifs angesehen wurde, während aufmerksame, neuere Beobachter[7]) sich davon überzeugt haben, dafs jener eigenthümliche Geruch nur von einer

---

[1]) Barthez, Bourgeois, Robert, Foucart.

[2]) Borchard, Parrot, Barthez, Bourgeois.

[3]) Quesnay, Parrot, Robert, Burtez, Verneuil.

[4]) Menière, Bourgeois, Borchard, Robert, Masarei.

[5]) Morineau sagt: „le symptome qui n'a jamais manqué dans la suette, c'est la sueur."

[6]) Verneuil, Burresi u. A.

[7]) Dubun, Loreau, Gaillard, Foucart, Robert, der Berichterstatter aus Florac (1851).

Zersetzung des Schweifses in der mit demselben durchtränkten Wäsche oder von der Vermoderung des durchfeuchteten Strohs in den Matratzen herrührt, dafs er sich daher verlor, sobald der Kranke die durchnäfste Leib- und Bettwäsche fleifsig wechselte und die Zimmer gehörig durchlüftet wurden, unter solchen Umständen auch wohl gar nicht auftrat, wie namentlich bei wohlhabenden Kranken, bei welchen solche Mafsregeln leichter ausführbar waren. — Einzelne Beobachter (Seitz, Masarei u. a.) fanden den Schweifs stets stark sauer, Stahl vermifste zuweilen die sauere Reaction, während Barthez, der allerdings nur den vom Gesichte des Kranken abfliefsenden Schweifs untersucht hat, denselben stets neutral gefunden hat.

In den besonders mild verlaufenden Fällen liefsen zuweilen, sobald die Schweifse einmal zu fliefsen angefangen hatten, die etwa vorhandenen Beschwerden, bis auf ein Gefühl von Schwäche und einen leichten Druck in der Magengegend, nach, gewöhnlich aber entwickelte sich, mit dem Auftreten des Schweifses, eine Reihe neuer Erscheinungen, oder es machte sich eine Steigerung der bereits früher vorhandenen bemerklich; die anfangs reine oder wenig belegte Zunge bedeckte sich fast stets mit einem mehr oder weniger dicken Belag, blieb jedoch feucht, die Kranken waren vollständig appetitlos, klagten, selbst bei geringem Zungenbelag, über einen bitteren, pappigen Geschmack, häufig über Uebligkeit und Brechneigung[1]), selten aber, und vorzugsweise in schwereren Fällen, kam es zu wirklichem Erbrechen[2]). Diese gastrischen Erscheinungen waren in einzelnen Epidemien entwickelter, als in anderen, niemals aber fehlten sie ganz; so sah u. a. Parrot in der Epidemie 1841 in der Dordogne an einzelnen Orten (Mareuil, Légillac, Paussac u. a.) niemals Uebligkeit und Erbrechen, die Kranken hatten mitunter sogar Neigung zum Essen, während in Perigueux jener Gastricismus constant, mitunter sehr heftig und sehr hartnäckig vorkam, ebenso sah Bucquoy in der Epidemie 1851 im Arrondissement Roisel diese Zufälle in Sorel sehr ausgesprochen,

[1]) Salzmann, Pujol, Bourgeois, Vernueil, Moreau, Rayer, Barthez, Borchard, Burtez, Galy, Foucart, Robert, Jacquot, Burresi, fast alle deutschen Beobachter, u. v. A.

[2]) Pindray, Moreau, Foucart, Robert.

in den benachbarten Gemeinden dagegen nur leicht angedeutet und in der Epidemie 1758 in Harcourt gehörten nach dem Berichte von Lepecq Uebligkeit und Erbrechen zu den constantesten Krankheitserscheinungen. — Der Durst der Kranken war, trotz der starken Schweifse, sehr selten gesteigert[1]), oder stand wenigstens, wie Loreau ausdrücklich bemerkt, in gar keinem Verhältnisse zu denselben. Der Stuhlgang war, nach den übereinstimmenden Berichten fast aller Beobachter, während des ganzen Krankheitsverlaufes angehalten, nur in einzelnen[2]), namentlich durch Choleraeinflüsse modificirten Epidemien[3]), zeigte sich im Anfange oder im Verlaufe der Krankheit Diarrhöe, die übrigens fast nur von früheren Beobachtern[4]) als ungünstige Erscheinung, oder gar (Meyserey) als Vorbote des nahen tödtlichen Ausganges notirt wird. — Die Urinsecretion war immer sehr beschränkt, mitunter selbst zeitweise ganz aufgehoben[5]), so dafs der in die Blase eingeführte Catheter dieselbe leer fand[6]), andere Male beobachtete man Strangurie, Dysurie, Schmerzen in der Blasengegend beim Urinlassen u. s. w., Erscheinungen, die aber ebenso wenig constant waren, wie die Qualität des Harns, der bald hochgestellt, bald blafs, hell oder getrübt erschien und ebenso, wie die zuvor genannten Erscheinungen, mehrfach wechselte.

Constanter, wesentlicher und bei weitem beschwerlicher als die vom gastrischen und uropoëtischen Systeme ausgehenden Zufälle war eine Reihe nervöser Erscheinungen, welche, wie zuvor bemerkt, sich ebenfalls, wenn auch nur angedeutet, zuweilen schon bei dem ersten Auftreten des Schweifses bemerklich machten: die Kranken klagten über ein Gefühl von heftiger Beklemmung oder Spannung in der regio epigastrica, das auf Druck zuweilen zunahm, sich in schlimmeren Fällen zuweilen bis zu heftiger Cardialgie steigerte[7]), und dem sich schliefslich das Gefühl einer von der Magengrube aufwärts bis zum Larynx fortschreitenden Zusammenschnürung (constriction épigastrique, barre trachéo-bronchique) und

[1]) Bellot, Tessier, Bourgeois und Burtez erwähnen eines starken Durstes der Kranken; ohne Zweifel kam es dabei wesentlich auf den Grad des Fiebers an, was sich jedoch aus den vorliegenden Angaben nicht bestimmt ermitteln läfst.

[2]) Burresi, Steudel, Seitz. [3]) Menière, Dubun, Verneuil.

[4]) Vandermonde, Desmars, Pujol, von Neueren Kellermann.

[5]) Kreyssig, Seitz, die sächsischen Aerzte. [6]) Duplessis, Foucart.

[7]) Bazin, Verneuil.

Dyspnöe hinzugesellte, so dafs wahre Erstickungszufälle eintraten, die Kranken sich in der entsetzlichsten Angst umherwarfen, nach frischer Luft verlangten, ja nicht selten wirklich den Erstickungstod starben. Die Athmungsbewegungen waren in diesen Anfällen nicht beschleunigt, sondern krampfhaft, sie trugen vollständig den Charakter der Dyspnöe oder Apnöe, und niemals konnte man, wenn nicht etwa anderweitige Lungenkrankheiten als Theilerscheinungen des Friesels aufgetreten waren, auf dem Wege der physicalischen Untersuchung die geringste Spur pathologischer Veränderungen in den Athmungsorganen entdecken[1]). Häufig war mit diesen Zufällen Schmerz in der Herzgegend[2]), und starkes Herzklopfen, seltener auch Pulsatio epigastrica[3]) verbunden, aber auch hier ergab die physicalische Untersuchung, mit Ausnahme eines zuweilen etwas verstärkten Herzimpulses (Foucart), nichts Abnormes[4]).

Bei weitem weniger constant, als diese wahrhaft pathognomonischen Erscheinungen, und meist nur in heftigeren Fällen entwickelter, waren die von Gehirnaffection ausgehenden Zufälle; Kopfschmerz, Schwindel und Schlaflosigkeit zeigten sich allerdings häufig und damit war, selbst in leichter verlaufenden Fällen, gewöhnlich Röthe des Gesichtes und ein auffallender Glanz in den Augen verbunden[5]), Delirien dagegen, oder Sopor, Convulsionen und andere heftigere Zufälle zeigten sich nur in schlimmeren Fällen (und wenn in milderen, so waren sie meist leicht und schnell vorübergehend), entwickelten sich gewöhnlich erst später aus voraufgegangener Unruhe und Benommenheit des Kranken, und waren, wenn sie einen hohen Grad erreichten, meist Vorläufer des sogleich zu erwähnenden Exanthems, oder Zeichen des nahe bevorstehenden Todes[6]). Bemer-

---

[1]) So erklärt u. a. Barthez: „jamais l'auscultation ne nous fit apercevoir aucun râle ni aucune modification du bruit respiratoire", und in derselben Weise äufsern sich François, Borchard, Gaillard, Foucart, Verneuil, Masarei u. v. A.

[2]) Eine im Sterben liegende Kranke sagte zu Loreau: „mon coeur est noyé", und eine andere, die später genas, rief: „il me semble que des aiguilles me piquent le coeur."

[3]) Dalmazzone theilt einen Fall mit, in welchem diese Erscheinung (valido e molesto battito della celiaca) am dritten Tage der Krankheit sehr heftig hervortrat.

[4]) Barthez, Verneuil, Foucart.

[5]) Vandermonde, Bellot, Rayer, Barthez, Pindray, Foucart.

[6]) Desmars, Pujol, Rayer, Turck (in der bösartigen Epidemie 1838 in Plombières), Borchard, Barthez, Bazin, Burtez u. A.

kenswerth erscheint der von Salzmann hervorgehobene Umstand, dafs die nervösen Zufälle im pneumogastrischen Systeme meist um so schwächer auftraten, je heftiger die Gehirnerscheinungen waren, sowie die von mehreren Beobachtern[1]) mitgetheilte Thatsache, dafs auf allgemeine Blutentziehungen nicht selten eine Steigerung aller nervösen Symptome erfolgte. — Ein häufiger beobachtetes Symptom endlich waren Hämorrhagien, besonders aus dem Uterus und der Nase, die jedoch nicht blofs in dieser ersten Periode der Krankheit, sondern oft erst nach entwickeltem Exanthem auftraten, mitunter sehr profus (Burresi), und alsdann von ziemlich ominöser Bedeutung wurden[2]).

In den milder verlaufenden Fällen liefs das Fieber nach Auftreten des Schweifses nicht selten alsbald nach; man fand den Puls alsdann voll, grofs, verlangsamt[3]) oder doch wenig beschleunigt. Andere Male aber, und namentlich in heftigeren Fällen, war Fieber mit vollem, hartem, häufigem Pulse und gesteigerter Temperatur, die übrigens nie die den Typhus charakterisirende Höhe erreichte (Burresi) deutlich ausgesprochen, und zwar zeigte dasselbe, sowie überhaupt alle zuvor angeführten Krankheitserscheinungen, vorherrschend einen remittirenden Typus mit abendlichen Exacerbationen und morgigen Remissionen, seltener einen intermittirenden, dessen Vorkommen, wiewohl von einzelnen Beobachtern in Zweifel gezogen, durch die Erfahrungen von Parrot (vorzugsweise 1842 in St. Cyprien), Borchard, Barthez, Gigon, Foucart, Fallot, Colson, Verneuil, Tauflieb, Boyer, den Berichterstattern aus den Epidemien 1851 in Florac, dem Departement Manche, Pézenas, 1853 im Departement Jura, 1856 im Departement Lozère, ferner vieler deutscher und italienischer Aerzte, wie namentlich Damilano, Belpietro und Pignacca, aufser Frage gestellt ist, ohne dafs man jedoch irgendwie berechtigt wäre, hier ohne Weiteres an eine Combination von Schweifsfriesel und Malariafieber zu denken.

Die Dauer dieser ersten, nicht unpassend mit dem Namen des

[1]) Foucart beobachtete die Erstickungszufälle stets am heftigsten auftretend, wenn ein Aderlafs gemacht war, und Debrest (l. c. IV. p. 474) erklärt: „non satis mirari potest, quod, quo magis sanguis detrahebatur, eo magis ad caput fieret sanguinis appulsus."

[2]) Malouin, Meyserey, Vandermonde, Bellot, Rayer, Loreau.

[3]) Dubun, François u. A.

Schweifsstadiums bezeichneten, Periode der Krankheit betrug in der bei weitem gröfsten Mehrzahl der Fälle 2—3 Tage, selten zog sie sich, wie namentlich in schlimmeren Fällen, bis zum 6. oder 8. Tage hin, und noch seltener endete sie schon am 1. Tage mit Ausbruch des Exanthems (Bellot, Pujol). — Diesem meist während der Nacht (Barthez, Foucart) erfolgenden Ausbruche ging gewöhnlich eine Exacerbation der einzelnen Zufälle vorher; die Kranken fühlten sich besonders angegriffen, die Schweifse flossen reichlich, Dyspnöe und Erstickungszufälle erreichten einen höheren Grad, nicht selten klagten die Kranken über heftigeren Kopfschmerz, Schwindel, Ohrensausen, der Puls erschien beschleunigt oder das etwa noch vorhandene Fieber steigerte sich, zuweilen traten Delirien, seltener Nasenbluten, als eine für die bevorstehende Eruption aber besonders charakteristische Erscheinung ein Gefühl von Prickeln oder Stechen in der Haut auf, das von den Kranken zuweilen so empfindlich geschildert wurde, wie wenn sie von Nadeln oder Brennnesseln gestochen worden wären (Parrot). Die ersten Spuren des Exanthems zeigten sich am Halse und am oberen Theile der Brust, und von hier aus fortschreitend erschien es auf den Schultern, dem Rücken, der Brust, den Armen, dem Bauche, den Hüften und Schenkeln; selten sah man es auf dem behaarten Theile des Kopfes und im Gesichte, das dagegen zuweilen wie bei Scharlach geröthet war. Entweder erfolgte der Ausbruch des Exanthems in einem Zuge, so dafs innerhalb weniger Stunden der Körper mit demselben bedeckt war, oder paroxysmenweise und im Verlaufe mehrerer Tage, so dafs ein Theil des Körpers nach dem anderen befallen wurde, und zwar scheint diese Art der Eruption häufiger als die erste vorgekommen zu sein; jedem neuen Nachschube aber ging gemeinhin eine neue Exacerbation der Erscheinungen voraus, und diese einzelnen Paroxysmen erfolgten oft in so regelmäfsigen Perioden, dafs die Krankheitszufälle auch in diesem Stadium einen typischen Charakter erkennen liefsen (Gaillard). Robert bemerkt hierzu, dafs, sobald der Urin getrübt und sedimentirend erschien, fernere Nachschübe des Exanthems nicht mehr zu erwarten waren. — Bei der Beschreibung des Exanthems haben die einzelnen Beobachter verschiedene Formen und Varietäten desselben unterschieden, und dadurch nicht unwesentlich zu der Verwirrung beigetragen, welche über diese Krankheit überhaupt herrscht. Prüft man jedoch alle diese Beschreibungen genauer, so überzeugt man sich bald, dafs jene verschiedenen Formen nur verschiedenen Entwickelungsstufen des Exanthems entsprechen, das bald auf einer niederen Stufe der Entwickelung stehen blieb, bald eine weitere, zuweilen excessive Ausbildung erfuhr. Vor allem mufs die Eintheilung in weifsen und rothen Friesel als eine ganz unzulässige zurückgewiesen, und dieser sogenannte weifse Friesel, die wohlbekannten Sudamina, als eine dem Schweifsfriesel nicht mehr, wie vielen anderen Krankheiten eigenthümliche, nichts weniger als charakteristische Erscheinung desselben, aus dem Complexe der eigentlich pathognomonischen Symptome ganz gestrichen werden. — Das Frieselexanthem erschien zuerst in Form kleiner, circa 1—2 Linien im Durchmesser haltender, rundlicher, rother, unregelmäfsig zerstreuter Flecken, die nur in ihrem Centrum etwas über das Niveau der Haut hervorragten, so dafs sich diese, wenn man mit der Hand darüber hinfuhr, rauh, etwa wie Chagrin, anfühlte; mit Hülfe der Loupe fand man, dafs diese Hervorragung durch ein kleines, transparentes Bläschen gebildet war, welches dem Centrum des Fleckens aufsafs und, wie Barthez mehrere Male beobachten konnte, von einem feinen Gefäfsnetze umgeben war[1]). Blieb das Exanthem auf dieser Stufe der Entwickelung stehen, was, wie Rayer, Foucart u. a. fanden, in der Mehrzahl der Fälle vorkam, so glich es frappant den Masernflecken, oder, wenn es in dem Grade confluirte, dafs die Umrisse der einzelnen Flecke nicht mehr unterschieden werden konnten, dem Scharlach[2]); schritt das Exanthem dagegen in seiner Entwickelung weiter vor, so wurden die Bläschen gröfser, bis zum Umfange eines Hirse-, Senfkorns oder einer Linse, erschienen alsdann von dem Flecken wie von einem rothen Halo umgeben und von einer transparenten Flüssigkeit gefüllt; zuweilen endlich erreichten sie die Gröfse einer halben Erbse und darüber, und glichen alsdann den Varicellen (Colson, Verneuil, Masarei u. a.), und ohne Zweifel ist eben

[1]) „Nous avons observé plusieurs fois à leur centre de petites arborisations très-fines de vaisseaux capillaires, dont l'injection ne disparaissait pas sous la pression du doigt."

[2]) Boyer, Loreau, Burtez u. A.; Moreau bemerkt, dafs er das Confluiren der Flecken vorzugsweise häufig in heftigeren Krankheitsfällen beobachtet hat.

darauf die Erklärung einzelner Beobachter zurückzuführen, welche von einer im Verlaufe des Schweifsfriesel auftretenden Eruption von Varicellen berichten. — Im weiteren Verlaufe trat eine Trübung des Inhaltes der Bläschen ein, indem derselbe ein anfangs milchiges, später gelbliches, eiteriges Ansehen annahm, gleichzeitig verblafste der Vorhof, und schliefslich wurde der Inhalt entweder resorbirt oder nach Zerreifsung der Hülle nach aufsen ergossen, in welchem Falle er geronnen eine kleine Kruste bildete (Beroaldi) und so zu der, wesentlich durch Abstofsung der später gerunzelten Bläschenhülle bedingten, Desquamation beitrug. In denjenigen Fällen, in welchen die Eruption des Exanthems in einem Zuge erfolgt war, dauerte dieses ganze Stadium floritionis 2—3 Tage[1]), während sich bei Nachschüben der exanthematische Procefs 5 Tage und darüber hinzog[2]), wobei man auf der einen Stelle des Körpers bereits Abschuppung, auf einer andern das Exanthem noch in voller Blüthe fand.

Mehrere, ältere wie neuere, Beobachter bemerken, dafs sich gleichzeitig mit dem Auftreten des Exanthems Excoriationen in der bekannten Form von Aphthen auf der Mundschleimhaut, namentlich auf der Zunge, dem harten und weichen Gaumen und der inneren Wangenfläche bildeten; bereits Barailon[3]) hatte erklärt, dafs sich diese Excoriationen aus kleinen Knötchen entwickelten, bestimmter aber sprachen sich in dieser Beziehung Barthez und Foucart aus, und namentlich ist es der Letztgenannte, welcher die Bildung jener Excoriationen auf der Mundschleimhaut aus kleinen, den Frieselbläschen ähnlichen, Vesikeln beobachtet hat, welche eben in Folge des stets feuchten, zarten und einer anhaltenden Reibung ausgesetzten Epithels schnell zerreifsen und so die seichten Substanzverluste bilden[4]). — Nicht selten litten die Kranken schon

[1]) Malouin, Duplessis, Rayer, Moreau, Dubun, Parrot, Loreau, Burtez, Tauflieb, Foucart, Bucquoy, l'Hermitte.

[2]) Robert, Gaillard, Barthez, Foucart, Masarei u. A.

[3]) l. c. Tom. I. p. 272.

[4]) „Une circonstance sur laquelle n'ont pas suffisament insisté les auteurs, c'est la présence de l'éruption sur la muqueuse qui tapisse la cavité buccale. La voûte palatine, le voile du palais, la face interne des joues, présentent des rougeurs disséminées, un pointillé plus foncé que l'aspect général rosé de la muqueuse à l'état normal. Au bout de quelques jours, ces points rouges se convertissent en petits aphthes; ce sont les vésicules, qui s'excorient." Foucart p. 40.

im Beginne des Leidens an einer Angina, die mit Ausbruch des Exanthems meist verschwand, dagegen bildete sich im Stadium exanthematicum zuweilen eine croupöse oder diphtheritische Affection der Rachenschleimhaut[1]) und in eben diesem Sinne sind auch wohl die von Barthez, Foucart und Belpietro zuweilen beobachteten Vorgänge auf der Zungenschleimhaut zu deuten, welche anfangs geschwellt oder dick belegt erschien und sich sodann in grofsen Fetzen abstiefs, worauf die Zunge längere Zeit lebhaft geröthet und in hohem Grade empfindlich blieb[2]).

Mit dem vollständigen Ausbruche des Exanthems trat in mild und günstig verlaufenden Fällen sogleich ein Nachlafs aller Erscheinungen ein[3]), namentlich mäfsigten sich die Schweifse, oder hörten auch wohl ganz auf, die Urinsecretion wurde gleichzeitig reichlicher, der Kopfschmerz, der Druck und die Beklemmung in der Magengegend und Brust, so wie das etwa noch vorhandene Fieber liefsen nach, selten nur klagten die Kranken noch über Uebligkeit, Brechneigung oder Dyspnöe, die abendlichen Exacerbationen traten zurück, und nur bei neuen Nachschüben des Exanthems erfuhren die Zufälle, wie zuvor bemerkt, eine wesentliche Steigerung; die Zunge blieb dagegen noch stark belegt, der Stuhlgang war oft hartnäckig angehalten und die Kranken wurden in Folge des Juckens auf der mit dem Exanthem bedeckten Haut nicht selten von Schlaflosigkeit gequält. — In weniger leicht verlaufenden Fällen hielt der Schweifs bis zum Beginn der Desquamation an, ebenso das Fieber, welches, während es früher meist einen remittirenden Typus zeigte, nun nicht selten anhaltend wurde (Moreau, Parrot), allein eigentlich gefährliche Zufälle traten, wie namentlich Gigon und Foucart erklären, unter diesen Umständen vorzugsweise nur dann ein, wenn in der diätetischen oder medicamentösen Behandlung der Kranken

[1]) Sehr ausgesprochen sah Robert Rachendiphtherie, die in heftigeren Fällen nicht selten unter Gehirnerscheinungen zum Tode führte.

[2]) „In alcuni, sul fine del male, spelavasi la lingua o gonfiavasi; rimaneva rossa, benchè non vi fossero segni di gastrite. Nel n. 15 (der vom Verf. mitgetheilten Fälle) per esempio, desquamossi due volte, essendochè la giovine recidivo sull' ottavo giorno da che par la prima volta era cessata la febbre e sembrava guarita. La sensibilità di tale organo era in essa tanto squisita, durante tale evenienza, che ogni sostanza su quella applicata le ruisciva dolorosissima.“ Belpietro.

[3]) Duplessis, Robert, Gigon, Barthez, Foucart, Burtez u. A.

Fehler gemacht wurden, oder wenn complicirende Erkrankungen wichtigerer Organe, namentlich der Lungen, auftraten. Namentlich wirkte Erkältung schädlich, unter deren Einfluſs das Exanthem verblich oder ganz zurücksank und eine neue Reihe heftiger Symptome auftrat, welchen der Kranke nicht selten schlieſslich erlag. Uebrigens wies schon Vandermonde darauf hin, daſs das schnelle Verschwinden des Exanthems und der Schweiſse, wenn dasselbe nicht eben Folge äuſserer Schädlichkeiten war, als eine ziemlich gleichgültige Erscheinung beurtheilt werden konnte, eine Behauptung, die auch Borchard bestätigt fand, und gewiſs hat Foucart vollkommen recht, wenn er die Gefahr nicht in dem unter den zuvor genannten Umständen beobachteten Zurücktreten des Exanthems an sich, sondern in der dasselbe bedingenden Einwirkung der Schädlichkeit auf den Gesammtorganismus sucht[1]).

Mit der beginnenden Desquamation trat der Kranke in die Genesungsperiode, und zwar erfolgte die Desquamation, wie angedeutet, je nach der Art der Eruption, entweder gleichzeitig über den ganzen Körper, oder ebenso successiv, wie das Exanthem aufgetreten war; bald gestaltete sie sich kleienförmig, wie bei Masern, bald lappig, wie bei Scharlach, ohne daſs sich jedoch, wenigstens so weit man nach den vorliegenden, sich zum Theil widersprechenden Angaben zu urtheilen vermag, ein bestimmtes Verhältniſs zwischen der Entwickelungsstufe des voraufgegangenen Exanthems und der Form der nachfolgenden Desquamation herausstellte. Parrot erklärte, daſs sie, je nach dem das Exanthem weniger oder mehr confluirt hatte, kleienförmig oder lappenförmig erschien, Foucart dagegen glaubt gefunden zu haben, daſs die Abschuppung in denjenigen Fällen scharlachartig erfolgte, wo sie über den ganzen Körper verbreitet eintrat, im entgegengesetzten Falle aber masernartig, jedoch giebt er vielfache Ausnahmen von dieser Regel zu und bemerkt zudem, daſs die Desquamation in gröſseren Lappen überhaupt weit seltener als die kleienförmige ist; Barthez endlich scheint den Modus der Abschuppung als von der geringeren oder gröſseren Entwickelung der Vesikel abhängig anzusehen, indem der ersten eine masern-, der letzten eine scharlachartige Desquamation entspricht.

[1]) „Ce n'est pas la disparition de l'éruption qui constitue le danger mais bien la phlegmasie intercurrente." p. 37.

Von Belang für die vorliegende Frage ist jedenfalls die von mehreren Beobachtern bestätigte Thatsache, dafs oft einem verhältnifsmäfsig sehr sparsamen Ausbruche des Exanthems dennoch eine allgemeine Desquamation folgte, ein Umstand, der, worauf auch Gaillard[1]) hinweist, lehrt, dafs sich die Haut im Schweifsfriesel, unabhängig von der Exanthembildung auf derselben, in einem Zustande abnormer Thätigkeit befindet, als deren Folge eben die Desquamation anzusehen ist. Ob in der That, wie Tauflieb beobachtet haben will, die Abschuppung zuweilen ganz fehlte, ist fraglich; wir wissen von den Masern und selbst von Scharlach her, wie leicht eine kleienförmige Abschuppung übersehen wird.

Nur in den mildesten und seltensten Fällen verlief die Genesungsperiode schnell und ganz ungetrübt, und Foucart geht entschieden zu weit, wenn er eine protrahirte und durch Krankheitszufälle gestörte Reconvalescenz nur auf Rechnung von Diätfehlern oder einer mangel- und fehlerhaften (d. h. mit der von ihm empfohlenen Therapie nicht übereinstimmenden) Behandlung des Kranken schiebt; eine überwiegend grofse Zahl von Beobachtern[2]) spricht sich vielmehr übereinstimmend dahin aus, dafs die Genesungsperiode, auch ohne das Hinzutreten irgend welcher schädlichen Einflüsse und trotz der von Foucart gepriesenen Behandlungsmethode, sich nicht selten sehr in die Länge zog[3]), dafs namentlich die meist zurückbleibende grofse Schwäche und Abgeschlagenheit der Reconvalescenten in keinem Verhältnisse zur Intensität der voraufgegangenen Krankheit stand, und dafs manche Zufälle, wie besonders lange anhaltendes Herzklopfen[4]), der Ausbruch pustulöser und furunkulöser Hautleiden[5]), Geneigtheit zu starken Schweifsen[6]) u. s. w., unter allen

[1]) „Ce fait est important, il démontre qu'indépendamment de l'éruption, toute la peau est le siége d'une fluxion aiguë et d'un travail pathologique qui se traduit plus tard par la desquammation.“ p. 35.

[2]) Bellot, Rayer, Dubun, Moreau, Parrot, Badin et Sagot, Bucquoy, Lefebure, Robert, Jacquot, Vernueil, Kellermann, Masarei und viele andere der deutschen Beobachter.

[3]) Jacquot veranschlagt die mittle Dauer der Reconvalescenz auf 4 – 6 Wochen, und Robert erklärt, dafs Kranke, die im December erkrankt waren, sich oft noch im April oder Mai des folgenden Jahres elend fühlten.

[4]) Die badischen Aerzte in der Epidemie des Jahres 1837, Stahl, Kellermann, Müller.

[5]) Steudel, Seitz, Masarei, Allioni u. A.

[6]) Vandermonde, Bellot, Borchard, Allioni u. A.

Umständen beobachtet wurden. Allerdings kann dabei nicht in Abrede gestellt werden, dafs Diätfehler, besonders Erkältung, Magenüberladung[1]) und körperliche Anstrengungen, mannigfache Störungen im normalen Verlaufe der Genesung veranlafsten. — Bei den in der Genesungsperiode zuweilen auftretenden Recidiven, die übrigens ebenfalls nicht immer durch bestimmte äufsere Schädlichkeiten veranlafst waren, und zuweilen erst lange nach beendeter Krankheit erfolgten, handelte es sich niemals um einen alle Phasen der Krankheit von Neuem durchlaufenden Schweifsfriesel, es zeigten sich vielmehr gewöhnlich nur einzelne der charakteristischen Krankheitserscheinungen, am häufigsten die Schweifse mit oder ohne Exanthem, zuweilen nur gastrische Beschwerden mit Druck in der Regio epigastrica, seltener nervöse Zufälle, am seltensten ein neues Aufflammen von Fieber, und in den bei weitem meisten, derartigen Fällen war der Verlauf ein leichter, niemals ein gefahrbringender.

Zur Ergänzung des hier entworfenen Krankheitsbildes sind noch gewisse Modificationen desselben zu erwähnen, die sich in rudimentären Formen der Krankheit, in gewissen im Verlaufe derselben auftretenden Complicationen und in dem bösartigen, letalen Ausgange des Leidens aussprachen.

Zu den rudimentären Formen von Schweifsfriesel müssen zunächst diejenigen Fälle gerechnet werden, in welchen bei den Kranken, nachdem sie ein paar Nächte zuvor stark geschwitzt hatten, das Exanthem ausbrach, ohne dafs sich jedoch im Befinden der Ergriffenen irgend eine andere wesentliche Störung bemerklich machte, so dafs sie nach wie vor ihren Geschäften nachgehen konnten, oder mit leichtem Kopfschmerz und etwas Schwächegefühl 3—4 Tage das Bett zu hüten gezwungen waren[2]). — In einer grofsen Reihe von Fällen fehlte nach den übereinstimmenden Beobachtungen vieler Berichterstatter[3]), bei Gegenwart aller übrigen die Krankheit charakterisirenden Symptome, das Exanthem, und Barthez wie Foucart gehen entschieden zu weit, wenn sie die Existenz solcher Fälle

---

[1]) Foucart erklärt, dafs die Reconvalescenten flüssige und kalte Speisen am besten vertrugen, warme Getränke und feste Nahrung dagegen häufig Druck in der Magengegend oder selbst Erstickungszufälle aufs Neue herbeiführten.

[2]) Rayer, Dubun, Bazin, Gaillard, Bourgeois, Moreau, Colson, Robert, Jacquot, Kreyssig, Seitz, Steudel, Bodenmüller, Kellermann u. v. A.

bezweifeln und den scheinbaren Mangel des Exanthems aus dem Uebersehen der oft sehr vereinzelt dastehenden Frieselbläschen erklären zu können glauben; Verneuil versichert, dafs in der von ihm beobachteten Epidemie (1849 im Departement Oise) bei dreihundert Kranken das Exanthem 100 mal gefehlt habe (wobei es allerdings manches Mal übersehen worden sein mag), und in ähnlichem Sinne ist wohl die Erklärung von Morineau aufzufassen, welcher erklärt: »dans la suette qui régnait à Poitiers (1845) l'éruption était une complication, une véritable aggravation; sur ce point, il n'y a eu qu'une opinion.« Gerade solche Fälle waren es, in welchen Schweifse, mäfsige Schwäche und ein leichter Gastricismus die einzigen Krankheitserscheinungen waren, die eben nur darum Aufmerksamkeit erregten, weil sie im Verlaufe einer Frieselepidemie auftraten. — Aeufserst selten endlich verlief die Krankheit mit allen charakteristischen Symptomen, jedoch ohne die reichlichen Schweifse; schon Pujol[1]) hatte Fälle der Art beobachtet, Foucart hatte einige Male Gelegenheit, diese rudimentäre Form von Schweifsfriesel zu sehen, ebenso Steudel (in der Epidemie 1820 in Giengen) und Kellermann, jedenfalls aber gehörten derartige Fälle zu den seltensten Ausnahmen, insofern der Schweifs überhaupt die constanteste, charakteristischste Krankheitserscheinung bildete; »le symptôme qui n'a jamais manqué dans la suette«, sagt Morineau, »c'est la sueur: elle se montrait dès le commencement, et si elle ne subissait pas de diminution, les malades tombaient promptement dans l'épuisement et succombaient quelquefois assez vite.«

Unter den die Krankheit complicirenden Zufällen sind es namentlich Affectionen der Respirationsorgane, welche in Form von Bronchialkatarrhen, Pneumonie oder Pleuritis einzelnen Epidemien, und zwar vorzugsweise den zur Herbst- und Winterszeit herrschenden, ein eigenthümliches Gepräge aufdrückten; sehen wir von den betreffenden älteren Berichten[2]), bei denen wir

[1]) „J'ai vi plusieurs malades ne suer presque pas, quoiqu'on les ait tenus scrupuleusement dans leurs lit et qu'ils eussent d'ailleurs tous les autres symptômes de la maladie épidémique." (l. c. p. 298.)

[2]) So bemerkt Salzmann, dafs in dem in den Winter fallenden Anfang der Epidemie 1734 in Strafsburg viele Frieselkranke an Husten litten, Aufauvre beobachtete diesen Zufall sehr constant in der Epidemie 1758—59 in Vichy, Pujol bemerkt, dafs

über die Natur des Leidens meist im Unklaren bleiben, und von dem mehr vereinzelten Vorkommen von Pneumonie im Verlaufe von Schweifsfriesel ab, wie ein solches von Rayer, Burtez, Foucart u. a. beobachtet worden ist[1]), so sind es besonders die Mittheilungen von Türck aus der Epidemie während der Winter 1831 und 32 in Plombières, von Maugin im Winter 1833 im Elsafs und von Pratbernon 1837 in Vesoul, wo jener Complication als einer vorzugsweise häufig beobachteten gedacht wird, bemerkenswerth erscheint in dieser Beziehung auch die von Parrot mitgetheilte Thatsache, dafs, während in der Epidemie 1835 in Mareuil und 1841 in Cendrieux die meisten an Schweifsfriesel Erkrankten an bronchitischen oder pneumonischen Zufällen[2]) litten, sich in den zwischen Mareuil und Perigueux gelegenen und von der Krankheit in der letztgenannten Epidemie heimgesuchten Orten diese Erscheinung ganz vermifst worden ist.

Bei dem, verhältnifsmäfsig selten beobachteten, letalen Ausgange der Krankheit trat der Tod entweder schon im Schweifsstadium, oder erst nach erfolgtem Ausbruche des Exanthems, sehr selten erst in der Desquamationsperiode, und hier meist auf die Einwirkung nachweisbarer Schädlichkeiten ein[3]). — In den meisten Fällen erfolgte er, wie aus den übereinstimmenden Berichten der Beobachter[4]) hervorgeht, vor Erscheinen des Exanthems und zwar gewöhnlich zur Zeit der dem Ausbruche desselben vorhergehenden Exacerbation, meist unter plötzlicher Steigerung aller, und namentlich der von Affection des Nervensystems ausgehenden Erscheinungen; die Kranken geriethen in die äufserste Unruhe, es traten Delirien, Convulsionen, Sehnenhüpfen, Schlingbeschwerden hinzu, zuweilen zeigte

---

im Anfange der Epidemie 1782 im Languedoc die Kranken häufig über Seitenstiche klagten und husteten, Debrest und Malouin sahen unter diesen Umständen zuweilen blutige Spute u. s. w.

[1]) Robert bemerkt, dafs man zuweilen eine Pneumonie vor sich zu haben glaubte, „cependant l'auscultation ne faisait rien entendre."

[2]) „On entendait dans la poitrine soit un râle crepitant, soit un râle sibilant."

[3]) Seitz sah u. a. in einzelnen Fällen, wo die in der Desquamation befindlichen Kranken das Bett verlassen hatten, den Tod plötzlich unter Schwindel und Ohnmacht der Erkrankten eintreten.

[4]) Malouin, Vandermonde, Tessier, Pujol, Bellot, Desmars, Schweighäuser, Rayer, Taufflieb, Pindray, Parrot, Borchard, Gaillard, Kreyssig, Bodenmüller, Seitz u. A.

sich etwas Nasenbluten, die Athembeschwerden und Erstickungszufälle erreichten den höchsten Grad, der Kranke wurde komatös und so schlofs der Tod die Scene. — Foucart, der in der von ihm beobachteten Epidemie allerdings niemals Gelegenheit gehabt hat, diesen Ausgang der Krankheit selbst zu sehen, glaubt sich, den Aussagen von Augenzeugen des Todesvorganges gemäfs, zu der Annahme berechtigt, dafs der Tod fast immer ein wahrer Erstickungstod war, und es scheint in der That, dafs in einzelnen Epidemien, so u. a. in der von Barthez beobachteten, diese Todesart die gewöhnliche war[1]). Allein gerade Barthez bemerkt, wie aus dem unten mitgetheilten Citate hervorgeht, dafs eben dieselben Zufälle zuweilen auch erst nach erfolgtem Ausbruche des Exanthems auftraten, und so erscheint die weitere Behauptung Foucarts, dafs mit vollendeter Eruption alle Gefahr für den Kranken beseitigt war, jedenfalls nicht begründet. Aufser Barthez erwähnen viele andere Beobachter ausdrücklich[2]), dafs der Tod in selteneren Fällen auch erst nach entwickeltem Exantheme unter den zuvor geschilderten Zufällen erfolgte und zwar bald, ohne dafs das Exanthem irgend eine Veränderung erkennen liefs, bald unter Erbleichen, Livide-werden[3]) oder selbst vollkommenem Verschwinden[4]) desselben und

[1]) „Dans presque tous ces cas, quelle qu'ait été sa marche à son principe, la mort est survenue de la même manière, les malades succombant à la violence de la constriction épigastrique. Ce symptôme, qui, par sa fréquence et son intensité, a imprimé un caractère particulier à l'épidémie que nous avons observée, était porté alors au plus haut degré et amenait la suffocation au milieu des plus pénibles angoisses. Chez quelques-unes des victimes, on peut attribuer la mort à un refroidissement suivi de la suppression subite de la sueur et de l'exanthème cutané; chez d'autres, la suffocation, après s'être montrée plusieurs fois, devenait tout à coup d'une violence extrême; souvent les malades s'agitaient, demandaient à grands cris qu'on les débarrasât du poids qui opprimait leur poitrine; alors la sueur et l'éruption se supprimaient; à l'agitation succédait le délire, la peau devenait d'une chaleur brûlante, une sueur visqueuse couvrait la face et le malade succombait rapidement."

[2]) Robert, Bazin, Lefebure, Maugin, Steudel, Seitz, Fuchs u. A.

[3]) Vandermonde, Boyer, Boncerf, Turck, Burtez u. A. sprechen von einer lividen Färbung des Exanthems und dem Hinzutreten von Ekchymosen bei letalem Ausgange; Foucart hatte in einem Falle Gelegenheit, sich von der Umwandlung der Frieselbläschen in Ekchymosen zu überzeugen, indem er beobachtete, wie sich dieselben mit Blut füllten, dabei gröfser wurden und schliefslich wahre Ekchymosen darstellten.

[4]) Robert, Tauflieb, Steudel, Bodenmüller u. A. haben bemerkt, dafs das Exanthem, nachdem dasselbe in Folge heftiger Zufälle zurückgetreten war, nach glücklicher Beseitigung der letztern, von Neuem ausbrach und der weitere Verlauf der Krankheit alsdann ein günstiger war.

Unterdrückung der Schweifse. — Bemerkenswerth ist dabei die von vielen Beobachtern hervorgehobene Thatsache, dafs zwischen dem Eintritte der gefahrdrohenden Erscheinungen und dem Ausgange der Krankheit in Tod gewöhnlich nur eine sehr kurze Zeit, mitunter nur wenige Stunden lagen, so dafs zuweilen der Arzt Kranke, die er verhältnifsmäfsig munter verlassen hatte, eine halbe oder ganze Stunde später mit dem Tode ringend fand[1]). In vielen Fällen konnte alsdann allerdings eine Ursache dieser plötzlichen ungünstigen Veränderung im Krankheitsverlaufe (vorzugsweise Erkältung) nachgewiesen werden, allein in vielen andern blieb diese Ursache durchaus unbekannt, und dasselbe gilt auch von den Epidemien von Schweifsfriesel, die sich durch eine besonders grofse Sterblichkeit vor andern, gutartig verlaufenden auszeichneten. Bei einzelnen derselben lag der Grund in dem durchaus unzweckmäfsigen diätetischen Verhalten der Kranken, oder in der erhitzenden, reizenden Behandlungsmethode, die, bei Mangel eines verständigen Arztes, von der Umgebung des Kranken auf eigene Hand eingeschlagen worden war, allein in vielen andern lag nichts derartiges vor, ja man sah nicht selten unter mehreren benachbarten Gemeinden, deren Bewohner in denselben, ökonomischen und ärztlichen, Verhältnissen lebten, die Krankheit in einer Gemeinde sehr bösartig auftreten, während sie in allen übrigen gutartig verlief, und kaum einen oder einige Todesfälle veranlafste. So berichtet u. a. Bucquoy aus der Epidemie 1851 im Canton Roisel, dafs, während der Verlauf der Krankheit in den meisten Gemeinden ein sehr gutartiger war, in der Ortschaft Sorel innerhalb nicht voller 14 Tage 14 Personen der Krankheit erlagen, »sans qu'on en puisse trouver la raison dans aucune circonstance locale«, wie der Berichterstatter hinzufügt, indem er gleichzeitig darauf aufmerksam macht, dafs gerade diese Gemeinde sich in topographisch und gesellschaftlich sehr günstigen Verhältnissen befindet.

Ein so vollständiges Bild uns die vorliegenden Mittheilungen über Schweifsfriesel von der klinischen Gestaltung gewähren, so

[1]) „On a vu des accidents graves éclater tout à coup chez des personnes qui paraissaient légèrement atteintes, et la mort terminer une maladie, sur l'issue de laquelle on avait porté un prognostic favorable", erklärt Barthez, und in derselben Weise äufsern sich Jägerschmidt u. A.

wenig Aufklärung haben bis jetzt die anatomisch-pathologischen Untersuchungen über das Wesen der Krankheit geschafft; bei der im Ganzen geringen Tödtlichkeit der Krankheit war zu Leichenuntersuchung überhaupt selten Gelegenheit geboten, und diese wurde noch durch die aufserordentlich schnell eintretende Fäulnifs der Leichen, sowie durch den Widerstand namentlich der ländlichen Bevölkerung gegen die Nekroskopie wesentlich geschmälert, so dafs sich die Leichenuntersuchung auf eine verhältnifsmäfsig sehr kleine Reihe von Fällen reducirte und selbst die hierbei gewonnenen Resultate für uns nur einen beschränkten Werth haben, da die Untersuchung nicht selten unter dem Einflusse vorgefafster Meinungen von der Natur der Krankheit angestellt und beurtheilt wurde.

Als die constanteste, und von allen Beobachtern hervorgehobene Erscheinung post mortem wird die auffallend früh eintretende und schnell fortschreitende Leichenfäulnifs der am Schweifsfriesel Erlegenen bezeichnet; schon nach wenigen Stunden zeigten sich grofse Leichenflecke nicht blofs auf der hinteren Seite des Körpers, mit welcher die Leiche auflag, sondern auch an der vorderen, demnächst ein weitverbreitetes Emphysem im Unterhautbindegewebe (Pratbernon, Parrot) und nicht selten machte die Zersetzung so schnelle Fortschritte, dafs die Beerdigung der Leiche schon 12 Stunden nach erfolgtem Tode vorgenommen werden mufste. — Bei der Eröffnung des Schädels erschienen die Gehirnhäute und Sinus stets sehr blutreich[1]), der Serumgehalt der Ventrikel mitunter etwas vermehrt[2]), zuweilen blutig gefärbt (Borchard, Burtez —? Leichensymptom), das Gehirn oft ganz normal, in einzelnen Fällen hyperämisch[3]), sehr selten Adhäsionen der Gehirnhäute in Folge von Exsudaten[4]); mit Recht weiset Pindray darauf hin, dafs dieser Befund für Schweifsfriesel in keiner Weise charakteristisch ist, sich vielmehr in allen übrigen acuten Krankheiten in gleicher Weise darstellt, sobald der Tod unter ähnlichen Erschei-

[1]) Dubun, Rayer, Pratbernon, Robert, Parrot, Borchard, Galy, Burtez, Speyer, Seitz, Beck.

[2]) Dubun, Rayer (besonders nach schnell erfolgtem Tode), Parrot (einmal), Burtez.

[3]) Robert, Galy, Borchard, Burtez.

[4]) Parrot (einmal), Borchard.

nungen eintritt[1]). Vom Kleinhirn und Rückenmark bemerkt Parrot ausdrücklich, dafs er beide Organe stets normal vorfand und die Angabe von Galy, der das Rückenmark in seiner ganzen Ausdehnung entzündet gesehen haben will, dürfte wohl auf einer Verwechselung mit Leichenhypostase beruhen. — Die Schleimhaut des Larynx, der Trachea und der Bronchien erschien meist geröthet und zuweilen mit einem röthlichen, schaumigen Schleime bedeckt[2]), die Lungen waren stets hochgradig hyperämisch[3]); Parrot fand mehrere Male bedeutendes Lungenemphysem, besonders auf der vorderen Fläche, dagegen nur einmal exquisite lobäre Pneumonie. Das Herz erschien stets schlaff[4]), die Herzhöhlen entweder leer[5]) oder etwas dünnflüssiges Blut enthaltend[6]); den Herzbeutel fanden Borchard und Primbs in mehreren Fällen ekchymosirt[7]). — Die Magen- und Darmschleimhaut sahen Dubun und Rayer zuweilen entzündlich (?) geröthet, Primbs in Landshut (nach den Mittheilungen von Seitz) mit röthlichen Flecken (? Ekchymosen) bedeckt; einen Gegenstand einer lebhaften, übrigens, soviel ich weifs, unerledigt gebliebenen Controverse, bildeten die von französischen Aerzten in einzelnen Fällen von Schweifs-

---

[1]) Bemerkenswerth ist der von Bouteille (l. c. p. 352) mitgetheilte Befund: „le cerveau en particulier nous parut sain dans toute sa substance et nous ne vîmes point sur les méninges des traces d'aucune affection, à laquelle nous pûssions attribuer la céphalalgie et le délire." Wer da weifs, welches grofse Gewicht die älteren, mit anatomisch-pathologischen Untersuchungen noch wenig vertrauten Aerzte gerade auf die äufserlich auffallendsten Erscheinungen, wie Blutreichthum, Serumgehalt u. s. w. gelegt haben, der wird diese Aeufserung um so mehr zu würdigen wissen.

[2]) Pratbernon, Parrot, Borchard, Seitz.

[3]) Pratbernon, Robert, Parrot, Galy, Borchard, Speyer, Masarei.

[4]) Pratbernon, Borchard, Parrot, Galy.

[5]) Parrot, Galy.

[6]) Borchard.

[7]) Primbs spricht von Frieselbläschen, die er einmal auf dem gerötheten serösen Ueberzuge des Herzens, ein anderes Mal auf der inneren Wand der Aorta dicht über den Semilunarklappen gesehen haben will, während die tunica intima der Aorta eine Röthung zeigte, die sich zu einem Streifen verschmälernd bis in die Aorta descendens herabreichte. Aehnliches will Speyer in zwei Fällen beobachtet haben; bei einer am dritten Tage der Krankheit verstorbenen 44jährigen Frau fand er sowohl auf dem Parietal- als Visceralblatte des Perikardismus kleine, hirsekorngrofse Bläschen von weifslicher Farbe, und in einem anderen Falle, bei einer nach 30stündiger Krankheit verstorbenen, 31jährigen Frau zeigten sich solche Bläschen auf der entzündlich gerötheten tunica intima der Aorta. — Ich lasse dahingestellt, wie diese Angaben zu deuten sind, welches Vertrauen sie überhaupt verdienen.

friesel auf der Darmschleimhaut vorgefundenen, den Frieselbläschen ähnlichen Vesikel. Während nämlich Parrot, Borchard u. a. Aerzte in der Dordogne, ferner Barthez, Landouzy, Robert[1]) u. a. in denselben geschwellte solitäre Follikel zu sehen glaubten, behaupteten andere, dafs es sich hier um ein Frieselexanthem, um transparente, mit einer Flüssigkeit gefüllte und von dem Epithel gebildete Frieselbläschen handele, und namentlich ist es, soviel mir bekannt geworden, Bourgeois, der diese letzte Ansicht am entschiedensten vertreten hat[2]); Beck, welcher die Krankheit vorzugsweise bei Wöchnerinnen beobachtet hat, fand in den Fällen, wo im Krankheitsverlaufe colliquative Diarrhöen aufgetreten waren, die Schleimhaut des Ileums bis zur Cöcalklappe mit Flecken (? Ekchymosen), und mit nicht selten tief gehenden (folliculären) Geschwüren bedeckt. — Die Leber war meist blutreich[3]), zuweilen etwas weich (Borchard); die Milz stets mehr oder weniger geschwellt, erweicht und mürbe[4]); die Nieren fand Primbs immer normal. — Während das im Verlaufe der Krankheit durch V. S. entzogene Blut bei langsamer Gerinnung einen grofsen, sehr weichen, dem Johannisbeer-Gelée ähnlichen Kuchen bildete, der in einer sehr geringen Menge Serum schwamm[5]), erschien es in der Leiche stets sehr dünnflüssig und dunkel gefärbt. — Ueber den mi-

[1]) Er sagt: „On trouva le plus souvent un dévelopement plus ou moins considérable des follicules intestinaux, aux quelles on a donné le nom de glandes de Brunner."

[2]) „J'ai dit", heifst es bei demselben, „qu'il y avait une éruption vésiculeuse bien caractérisée; que les vésicules avaient les dimensions d'un grain de millet; qu'elles étaient d'un blanc mat et saillantes; qu'à mesure qu'on les observait du haut en bas de l'intestin, on commençait à apercevoir un petit point noir central; que ce point allait s'élargissant, devenait de moins en moins noir, puis transparent, ce qui donnait alors à la vesicule l'apparence ombiliquée, qui n'existait pas réellement; que plus loin encore on ne trouvait plus qu'une frange linéaire blanche qui indiquait le contour de la vésicule, et là plus de saillie à l'oeil nu: c'était bien évidemment des vésicules déchirées. On pourrait encore douter: je pris un lambeau d'intestin couvert de vésicules nombreuses et entières; je l'essuyai avec soin, et puis avec le tranchant du scalpel, j'incisai perpendiculairement cinq ou six vésicules d'où l'on vit alors bien distinctement sortir une gouttelette de sérosité lactescente. — Je le demande, à moins d'être myope ou de fermer les yeux, pouvais-je croire encore à un développement de follicules de Brunner?"

[3]) Parrot, Borchard, Galy, Primbs.

[4]) Robert, Pratbernon, Parrot, Borchard. — Hiebei ist jedoch in Betracht zu ziehen, dafs es sich in sehr vielen Fällen um Individuen handelte, die in Malaria-Gegenden gelebt hatten.

[5]) Salzmann, Meyserey, Debrest, Boncerf, Steudel u. A.

croscopischen Befund des **Inhaltes der Frieselbläschen** theilen **Seitz** und **Beroaldi** Folgendes mit: In frisch entwickelten Bläschen zeigte sich der Inhalt derselben klar und enthielt neben vielen kleinen Kernen einige deutliche Zellen, etwas kleiner als Eiterkörperchen, mit drei oder mehr Kernen, die auf Zusatz von Essigsäure sichtbar blieben, während die Zellenwand verschwand; bei längerem Bestehen der Bläschen war der Inhalt weniger flüssig, etwas opak, die Zellen erschienen in gröfserer Zahl, unterschieden sich von Eiterkörperchen aber noch immer durch den kleineren Umfang, während endlich die gelbe, dickflüssige und ganz opake Masse aus älteren, dem Vertrocknen nahen Bläschen, fast nur noch aus jenen Zellen bestand.

5. Heilverfahren.

Auf keinem Gebiete der praktischen Heilkunde hat sich wohl zu allen Zeiten der Mangel der historischen Forschung, und besonders die Theilnahmlosigkeit des gröfseren ärztlichen Publicums an Allem, was demselben auf dem Gebiete der Krankheiten zeitlich oder räumlich fern zu liegen schien, so empfindlich und hart gestraft, als auf dem der grofsen Volksseuchen. — Mag man es immerhin der menschlichen Natur zu Gute halten, wenn das Individuum, dem Gebote und den Forderungen des Augenblickes genügend, die durch verheerende Volksseuchen jüngst getrübte Vergangenheit gerne mit dem Schleier des Vergessens verhüllt, oder in der Anschauung der in dem Spiegel der Geschichte sich darstellenden Schreckensbilder solcher längstvergangener trauriger Ereignisse nichts weiter als die Quelle einer mehr oder weniger tief gehenden Erregung des Gemüthes, oder einer ästhetischen Befriedigung findet, wenn es, den Interessen der Gegenwart und der eigenen, nächsten Kreise sich hingebend, dem in fernen Gegenden durch mörderische Seuchen erzeugten Jammer und Elende einen flüchtigen Blick des Mitleides zuwendet, auch wohl einen Act der Nächstenliebe erfüllt, sich selbst aber in dem oft sehr trügerischen Bewufstsein der fernen Gefahr sicher wähnt — der Arzt, in seiner Eigenschaft als Heilkünstler, hat in dieser Beziehung eine weiter gehende Aufgabe: er hat, in der richtigen Erkenntnifs des Umstandes, dafs der mehr oder weniger enge Kreis seiner Beobachtungen nicht dazu ausreicht, ihm einen, auch nur entfernt vollständigen Einblick in die mannigfachen Gestaltungsformen der Volkskrankheiten zu gewähren, seine Aufmerksamkeit den über dieselben in vergangenen Zeiten und in ihm selbst entfernten Räumen gemachten Beobachtungen und Erfahrungen zuzuwenden, er hat sich ebenso mit den früher begangenen Einseitigkeiten und Irrthümern, wie mit der allmählich gewonnenen besseren Ueberzeugung vertraut zu machen, sich mit der ganzen Fülle der Erkenntnifs zu wappnen, welche ihn auch für das Unvorhergesehene gerüstet erscheinen läfst, und ihn in der That zu dem macht, was der Arzt beim Auftreten grofser Volkskrankheiten im weitesten Umfange werden soll und werden kann: ein wahrer Helfer in der Noth, der nicht blofs den Schaden zu heilen, sondern vor allen Dingen das Unheil soweit als möglich abzuwenden versteht. Die Geschichte der Heilkunde hat die Aufgabe, dem Arzte das Material für eine solche Bekanntschaft mit den Volkskrankheiten darzubieten, und der Arzt hat die Aufgabe, sich dieses Material anzueignen; leider aber hat die Geschichte diese Aufgabe bis jetzt nur zum kleinsten Theile erfüllt, noch weniger aber haben die Aerzte selbst, und zwar heute wie zu allen Zeiten, von dem ihnen von der Geschichte Gebotenen den richtigen Gebrauch gemacht, sie haben, in Kurzsichtigkeit oder Uebermuth, den Lehren der Geschichte ihr Ohr verschlossen, und wie schwer die ihrer Sorgfalt anvertrauten Völker dafür gebüfst haben, hierfür liefert u. a. die Geschichte des Schweifsfriesels ein eclatantes Beispiel.

Man wird es den Aerzten des 16. Jahrhunderts billigerweise nicht zum Vorwurfe machen können, wenn sie bei dem ersten Auftreten des englischen Schweifses, durch die Neuheit der Erscheinung, über welche ihnen ihre galenisch-arabische Weisheit keinen Aufschlufs gab, gefesselt, und von gewissen theoretischen Voraussetzungen ausgehend, zuerst ein forcirt diaphoretisches Heilverfahren gegen diese Krankheit einschlugen, oder auch wohl mit Aderlässen, Purganzen und anderen »höllischen Latwergen« den Feind zu bannen versuchten; in den gebildeten und aufgeklärten Köpfen griff jedenfalls schnell eine bessere Einsicht Platz: man überzeugte sich bald von der absoluten Schädlichkeit aller dieser Proceduren, sowie überhaupt jedes eingreifenden Heilverfahrens, man erklärte die methodus exspectativa, wie sie in England schon in den ersten Epidemien der Seuche sich als das Heilsamste herausgestellt hatte, neben einer Berücksichtigung der dringendsten Symptome als die zweckmäfsigste Therapie, und so wurden später entschieden Tausende gerettet, die unter anderen Umständen ihren unter hoch aufgethürmten Federbetten, Pelzen, Kleidungsstücken, schweifstreibenden, erhitzenden Getränken u. s. w. hingeopferten Leidensgefährten ohne Zweifel gefolgt wären. — Von allem dem wufsten die französischen und italienischen Aerzte beim Auftreten des Schweifsfriesels in der Mitte des 18. Jahrhunderts offenbar wenig oder gar nichts, und doch hätten sie aus einer Kenntnifs jener Thatsachen, bei der in die Augen springenden Aehnlichkeit der Erscheinungen in dieser Krankheit und im englischen Schweifse, grofsen Gewinn für ihre praktische Thätigkeit ziehen können; wieder mufsten zahlreiche Opfer der Seuche fallen, bevor einzelne aufgeklärte Aerzte das wahre Heil des Kranken in einer vorherrschend exspectativen Behandlungsmethode desselben fanden, und wie langsam sich diese bessere Erkenntnifs auch da erst wieder Bahn brach, ersehen wir daraus, dafs noch in den Epidemien der letzten Jahre nicht blofs das, über das Sachverhältnifs vollkommen unaufgeklärt gebliebene, und in den alten Vorurtheilen befangene Publicum, sondern selbst noch sehr viele Aerzte in jener »Schwitz- und Schmormethode« das ultimum refugium erblickten. Man glaubt in der That, in die Zeiten des ersten Auftretens des englischen Schweifses in Deutschland und den Niederlanden versetzt zu sein, wenn man u. a. die Schilderung liest, welche Foucart (l. c. p. 166) aus der Schweifsfriesel-Epidemie 1849 im Departement Somme von dem Verhalten der Aerzte und dem Zustande der Kranken entwirft: »Als ich in Chaulnes (Arrondissement Péronne) angekommen war, liefs ich mich sogleich zu den schwersten Kranken führen, alle aber, und darunter auch meinen vortrefflichen Collegen, der selbst sehr schwer erkrankt war, fand ich mit einem wahren Berge von Bettdecken bepackt; bei den wohlhabenderen Leuten lag jeder Kranke unter drei bis vier Decken, bei den Armen allerdings nur unter einer bis zwei, soviel eben das Haus bot, allein hier war der Mangel an Bettdecken durch Kleider, Unterröcke, Hosen, Camisole, Blousen, kurz, durch Garderobestücke jeder Art ersetzt, deren man habhaft werden konnte, und die nun in einem bunten Gemische auf den Betten der unglücklichen Kranken zusammengehäuft waren. Bei den Reichen thürmte sich über der Bettdecke ein grofses, mächtiges Federkissen auf, bei den weniger Begüterten fand man quer über dem Bette ein oder zwei Säcke voll Kleie liegend, jeder ungefähr einen Meter lang, 60—70 Centimeter breit und von einem Gewichte von 6—8 Kilogramm[1]). In den Hütten, wo stets mehrere solcher Säcke vorräthig waren, waren meistens zwei derselben für jeden Kranken gebraucht, und zwar einer über die Füfse und Unterschenkel, der andere über die Oberschenkel und den Unterleib gelegt. Bei einigen Individuen fand ich einen solchen Aufwand von Erwärmungsgegenständen, wie ich ihn mir auch nicht entfernt hatte vorstellen können, und so sah ich namentlich Frauen, welche, bevor sie ins Bett gebracht worden waren, stark wärmende Kleidungsstücke angelegt hatten — —. Tag und Nacht blieben die Fenster hermetisch verschlossen und mit der gröfsten Aengstlichkeit vermied man das Offenstehen der Thüren; in den Betten sehr vieler Kranken fand ich heifsgemachte, mit Zeug umwickelte Ziegelsteine oder mit heifsem Wasser gefüllte Flaschen, u. s. w. und zu allem Dem endlich kamen aromatische Theeaufgüsse, welche man die Kranken so heifs, als dieselben es nur ertragen konnten, gläserweise in enormen Massen trinken liefs. Dies war die Behandlungsmethode, welche am 27. Mai 1849 alle Aerzte in den einzelnen Gemeinden des Arrondissement Péronne, und zwar alle ohne Ausnahme, bei ihren Kranken in Anwendung brachten, und welche ich im vollsten Umfange an allen Orten befolgt fand, die ich bis zum 1. Juni besuchte. Es herrschte in dieser Beziehung in der That eine flagrante Uebereinstimmung, und ich führe diese Thatsachen an, um zu zeigen, wie befangen die Aerzte von dem allgemein verbreiteten Vorurtheile waren, das in allen Schweifsfrieselepidemien so viele Opfer gefordert hat.« — Dieselben Zustände fand Foucart aber auch später im Departement Aisne und man braucht keineswegs bis in die Geschichte des Schweifsfriesels im 18. Sec. zurückzugehen, um noch viele andere Beispiele eines so widersinnigen Verfahrens bei der Behandlung der in Frage stehenden Krankheit nachzuweisen.

[1]) Die Landleute bedienen sich dieser Säcke während des Winters zum Warmhalten der Füfse.

Wenn in den Ansichten der erfahrensten und einsichtigsten Aerzte über das beste Heilverfahren bei Schweifsfriesel, und zwar besonders bezüglich einzelner, specieller Fragen, auch noch keine vollkommene Uebereinstimmung erzielt ist, so scheint doch darüber kein Zweifel zu bestehen, dafs in normal verlaufenden Fällen der Krankheit ein exspectativ-diätetisches Verfahren nicht nur vollkommen ausreicht, sondern auch das bei weitem geeignetste ist: der Kranke mufs sich, bei mäfsig kühler Zimmertemperatur, leicht bedeckt im Bette halten, es mufs für ausreichende Lüftung des Krankenzimmers, jedoch mit Vermeidung einer den Kranken treffenden Zugluft, und für häufigen Wechsel der von den Schweifsen durchfeuchteten Leib- und Bettwäsche gesorgt, der Kranke gleichzeitig auf eine strenge Diät gesetzt, zum Getränke nur kaltes Wasser, Limonade oder leichter Thee gereicht, Alles, was irgendwie eine Erhitzung des Kranken herbeiführen könnte, wie namentlich zu warme Bedeckung, heifse Getränke und andere Sudorifica u. s. w. aufs strengste vermieden, die Sorge um denselben aber endlich auch noch über die Reconvalescenz ausgedehnt werden, in welcher Erkältung und Diätfehler nachweisbar nicht selten tödtliche Rückfälle herbeigeführt haben. Bei etwa vorhandener Stuhlverstopfung im Anfange der Krankheit werden leichte Purganzen oder noch besser, zur Vermeidung eines durch dieselben etwa erregten Durchfalles, Lavements, bei Diarrhöen ein Infusum Ipecacuanhae und bei starken gastrischen Beschwerden (stark belegter Zunge, Uebligkeit u. s. w.) ein Emeticum verordnet. Foucart glaubte in der Epidemie des Jahres 1849 von der Anwendung eines Brechmittels, gleich im Anfange der Krankheit gereicht, ganz besonders günstige Erfolge gesehen zu haben, so dafs er es als ein »therapeutisches Gesetz« aussprach: »dans le traitement de la suette miliaire, l'ipécacuanha est souvent un remède héroïque; toujours il est utile; jamais il ne détermine le moindre accident«, und auch in der Epidemie des Jahres 1854 in den Departements Haute-Marne und Haute-Garonne bewies sich ihm die Darreichung eines Emeticums im Anfange der Krankheit sehr günstig, insofern das Auftreten nervöser Erscheinungen im späteren Verlaufe der Krankheit dadurch meist verhindert, der Verlauf der Krankheit selbst abgekürzt wurde und auch die Reconvalescenz schneller zur vollständigen Genesung führte; andere

Beobachter haben sich in anderen Epidemien von der Vortrefflichkeit dieser Behandlungsweise nicht überzeugen können und die Anwendung des Brechmittels nur auf diejenigen Fälle beschränkt, in welchen eben bestimmte Indicationen für dasselbe vorlagen; in dieser wie in anderen Beziehungen erscheinen die unten angeführten Worte von Bucquoy in hohem Grade beachtenswerth. — Eine besondere therapeutische Berücksichtigung fordern die im Verlaufe der Krankheit auftretenden, schwereren nervösen Erscheinungen, und die Störungen in der Reconvalescenz. — In erster Beziehung handelt es sich namentlich um Beseitigung des oft bis zum vollständigen Erstickungsgefühl gesteigerten, zusammenschnürenden, krampfhaften Druckes in der regio epigastrica und auf der Brust, und je nachdem man den Grund für diesen Zufall in einem Congestivzustande der Brustorgane, speciell der Lungen suchte, oder die Affection selbst als eine nervöse auffafste, glaubte man im ersten Falle zu allgemeinen und örtlichen Blutentziehungen, im letzten zu der Anwendung von Antispasmodicis und äufseren ableitenden Mitteln, resp. Hautreizen greifen zu müssen. — Bei den Aerzten des 18. Jahrhunderts spielten Blutentziehungen eine sehr hervorragende Rolle in der Therapie des Schweifsfriesels, und auch später glaubten die auf Broussais'schem Standpunkte sich bewegenden Aerzte derselben bei der Behandlung dieser Krankheit nicht entbehren zu können, die Erfahrung hat im Allgemeinen nicht zu Gunsten dieses Heilmittels entschieden, so dafs in der neuesten Zeit die bei weitem meisten Beobachter dasselbe nicht nur als ein überflüssiges, sondern als ein nicht selten absolut schädliches Mittel vollkommen verworfen haben[1]), und nur die wenigen Aerzte, die demselben noch das Wort reden, jedenfalls grofse Vorsicht bei der Anwendung anrathen. — Abgesehen von individuellen Eigenthümlichkeiten, welche die Indi-

[1]) Foucart erklärt: „Pour résumer en deux mots notre opinion sur la valeur des émissions sanguines dans le traitement de la suette, nous dirons: que les faits observés par nous démontrent, de la manière la plus péremptoire, que jamais les saignées générales ou locales n'ont amené aucun résultat favorable. Quelquefois, elles n'ont pas paru avoir été très-nuisibles; mais dans l'immense majorité des cas, elles ont déterminé ou l'apparition, ou l'aggravation des accidents. Dans le plus grand nombre des cas, qui se sont terminés d'une manière funeste, c'est aux émissions sanguines qu'il faut, en grande partie, rapporter la cause de la mort", und in fast gleicher Weise äufsern sich die Berichterstatter aus den Epidemien 1849 im Departement Gers, 1854 in Viriville, ferner Robert, Seitz, Kellermann u. A.

cation für Blutentziehungen im Schweifsfriesel abgeben, wird für dieses Heilmittel gewifs ebenso, wie für die Behandlung mit Emeticis, der Charakter der Epidemie mafsgebend sein, und eben aus diesem Momente erklären sich die Widersprüche in den therapeutischen Erfahrungen derjenigen Beobachter, welche dasselbe unberücksichtigt gelassen haben; am bestimmtesten und klarsten spricht sich in dieser Beziehung Bucquoy aus: »Der Charakter und die Gestaltung der Krankheit zeigte sich von den Complicationen abhängig, welche nicht nur in den einzelnen Epidemien, sondern selbst in den einzelnen Fällen ein und derselben Epidemie sehr grofse Verschiedenheiten erkennen liefsen, und so mufste es von vorn herein irrationell erscheinen, in exclusiver Weise ein Heilverfahren bei Schweifsfriesel festsetzen zu wollen — eine Voraussetzung, welche von der Erfahrung auch vollständig gerechtfertigt worden ist . . . Ich darf mich auf das Zeugnifs aller Aerzte, welche die Epidemie des Jahres 1849 in den verschiedenen Cantons des Arrondissement Péronne beobachtet haben, berufen, dafs sich die Anwendung ausleerender Mittel, und besonders von Brechmitteln, in derselben nichts weniger als specifisch heilsam bewiesen hat, wenn man etwa von den vereinzelten Fällen absieht, wo diese Mittel rationell indicirt erschienen, und ihr Gebrauch in der That Nutzen geschafft hat . . . und man mufs es nur bedauern, dafs die Akademie jene kühne Behauptung ohne Weiteres acceptirt zu haben scheint, der zufolge bei der Behandlung mit Ipecacuanha kein Fall von Schweifsfriesel in Péronne mit Tode geendet haben würde. In ihrer Totalität aufgefafst, zeigte die Epidemie des Jahres 1849 in diesem Arrondissement, wie gesagt, einen ausgesprochen entzündlichen Charakter, daher waren Blutentziehungen rationell indicirt, sie wurden fast immer angewandt, und wenn dies eben nur mit richtigem Mafse geschah, so zeigten sie sich, fern davon, wie behauptet worden ist, tödtlich zu werden, ganz aufserordentlich heilsam. Die Epidemie des Jahres 1851 dagegen hat im Allgemeinen einen gastrischen Charakter gehabt . . . man hat daher die Anwendung von Blutentziehungen auf ein sehr geringes Mafs beschränken müssen, dieselben mit grofser Vorsicht und nur auf ganz bestimmte Indication hin verordnet, dagegen sehr häufig und mit unbestrittenem Erfolge Emetica und Chinin gebraucht. Wenn man übrigens Gelegenheit gehabt hat, eine gewisse Zahl epidemischer Krankheiten zu beobachten, so weiſs man, daſs dieselben keineswegs immer mit demselben Charakter auftreten, und daſs sie daher nicht immer in derselben Weise behandelt werden können; allein in den bösartigsten Epidemien führen wenigstens in der Hälfte aller Kranken die Heilbestrebungen der Natur allein zur Genesung, wenn der Arzt denselben nicht in einer gar zu brüsquen Weise entgegen arbeitet und sie stört, und gerade diese Kranken glauben unerfahrene Aerzte mit ihren Mitteln geheilt zu haben, während die Mittel keinen weiteren Nutzen geschafft, als daſs sie eben nicht geschadet haben.« — Von groſsem Werthe für die Behandlung jener congestiv-nervösen Erscheinungen zeigten sich fast allen Beobachtern, und zwar neben Blutentziehungen oder auch ohne dieselben, Revulsiva in Form von Hautreizen (Senfteige, Vesicatore oder auch wohl [nach Stahl] der Major'sche Hammer), in denjenigen Fällen aber, in welchen die Krankheitserscheinungen einen ausgesprochen nervösen Charakter, den des sogenannten »malignen Schweiſsfriesel«, trugen, erschien die Anwendung von Antispasmodicis und Nervinis, von Valeriana, Serpentaria, Kampher, unter Umständen auch von Opium, vor Allem aber von Chinin indicirt; das letztgenannte Mittel war zuerst, und zwar mit entschiedenem Erfolge, in denjenigen Epidemien in Gebrauch gezogen worden, in welchen sich ein intermittirender Typus im Krankheitsverlaufe bemerklich machte, und zwar war es Parrot, der zuerst auf diesen Krankheitscharakter aufmerksam geworden, sich von der Heilkräftigkeit des Mittels unter den genannten Umständen überzeugt und dasselbe besonders warm empfohlen hatte, später gemachte Beobachtungen von Tauflieb, Verneuil, Robert, so wie in den Epidemien 1851 in Florac, Carentan, im Departement Hérault, 1854 im Departement Lozère, 1860 im Departement Var u. a. bestätigten die Erfahrungen von Parrot, während endlich Bucquoy in der Epidemie 1851 im Arrondissement Péronne zu der Ueberzeugung gelangte, daſs das Chinin nicht bloſs in diesen Fällen, sondern bei malignem Schweiſsfriesel überhaupt, und zwar gleich im Anfange der Krankheit in groſsen Dosen gereicht, ein ganz besonderes Vertrauen verdiene — eine Thatsache, die allerdings noch weiterer Bestätigung bedarf. — Eine ganz besondere Aufmerksamkeit endlich war in therapeutischer Beziehung, wie bemerkt, dem Stadium der Reconvalescenz von Schweifsfriesel zuzuwenden, insofern es sich einerseits um die Verhütung von Störungen derselben durch unzweckmäfsige Diät, andererseits um die Beseitigung einzelner aus dem früheren Krankheitsverlaufe übrig gebliebener, namentlich nervöser und gastrischer, Beschwerden handelte. In erster Beziehung war eine noch längere Zeit fortgesetzte strenge Enthaltsamkeit des Kranken von allen einigermafsen schwer verdaulichen oder reizenden Speisen und Getränken, so wie vor Allem Verhütung einer Ueberladung des Morgens mit festen oder flüssigen Nahrungsmitteln geboten; das zuweilen noch längere Zeit fortbestehende Herzklopfen erheischte keine besondere Medication, da es, nachdem es allen dagegen angewendeten Heilmitteln getrotzt hatte, sich später immer von selbst verlor, dagegen empfahlen sich bei anderen, die Reconvalescenz störenden, nervösen Beschwerden, wie Magendruck, Brustbeklemmung u. s. w., warme Bäder, und bei andauernden gastrischen Störungen schliefslich auch wohl der vorsichtige Gebrauch von bitteren Mitteln, Wein u. s. w.

6. Verbreitung und Dauer der Krankheit und Sterblichkeitsverhältnisse in den Schweifsfriesel-Epidemien.

Unter den acuten Infectionskrankheiten, und speciell unter den acuten Exanthemen, denen die in Frage stehende Krankheit wohl unbedenklich zugezählt werden darf, hat, wie zuvor gezeigt, keine in ihrer geographischen Verbreitung eine so enge Begrenzung gefunden, als der Schweifsfriesel, und selbst innerhalb dieser engen Grenzen ist die Krankheit als Epidemie gemeinhin nur an ganz vereinzelten Punkten, auf eine oder wenige Ortschaften beschränkt, selten über gröfsere Kreise verbreitet, am seltensten, und alsdann zumeist unter eigenthümlichen, später zu nennenden Verhältnissen, in allgemeiner Verbreitung über grofse Landstriche und in Form einer Pandemie an vielen Gegenden gleichzeitig oder doch in kurzer Aufeinanderfolge vorherrschend aufgetreten. In Frankreich begegnen wir gröfseren Schweifsfriesel-Epidemien 1723 im Artois, 1733 in der Picardie, 1737 in der Normandie, 1757—62 in der Nieder-Auvergne, 1772—73 in der Provence, 1782 im Languedoc, 1821 in den Departements Oise und Seine-et-Oise, 1839 im Departement Seine-et Oise, 1851 in den Departements Manche, Somme und Lozère, in einer allgemeinen Verbreitung finden wir die Krankheit daselbst 1718 im Nordosten des Landes (in der Picardie, Normandie und Flandern), 1832 in den Departements Pas-de-Calais, Seine-et-Oise, Oise, Haute-Marne, Haute-Saône und Dordogne, 1841—42 in der Dordogne, Charente, Gironde, Tarn-et-Garonne, Jura, Deux-Sèvres, Haute-Saône, namentlich aber in den Jahren 1849 und 1853—55, wo das Vorherrschen derselben fast vollständig den Charakter einer Pandemie trug. — Wie sich die betreffenden Verhältnisse in Italien gestaltet haben, vermag man, bei den sparsamen, nur theilweise verläſslichen Nachrichten über das Vorkommen von Schweiſsfriesel daselbst, nicht mit Sicherheit zu entscheiden, allein auch hier scheint, soweit man aus den vorliegenden Mittheilungen eben schlieſsen kann, die Krankheit als Epidemie fast immer nur vereinzelt, selten in gröſserer Verbreitung oder doch in gehäuften Epidemien (so namentlich 1734, 1742 und 1774 in Piemont, 1821—23 in Alessandria, 1846 u. ff. in Toscana, 1854 in der Provinz Brescia) beobachtet worden zu sein, und dasselbe gilt, wie der vorliegende Ueberblick über die Geschichte des Schweiſsfriesels lehrt, von dem Vorherrschen der Krankheit in Deutschland und Belgien; die bei weitem meisten der uns aus diesen Gegenden bekannt gewordenen Epidemien von Schweiſsfriesel waren auf einen ganz engen Kreis, zumeist auf einzelne Orte, beschränkt und, abgesehen von dem gehäuften Auftreten der Krankheit in den Jahren 1832 und 33 in mehreren Gegenden Würtembergs, Badens und Baierns, ist es nur die Epidemie des Jahres 1844 in Nieder- und Oberbaiern, welche eine verhältniſsmäſsig bedeutende Verbreitung gefunden, resp. sich in vier Landgerichten über einen Umkreis von nahe 7 Quadratmeilen ziemlich allgemein verbreitet hat.

Diesem vorherrschend räumlich beschränkten Charakter der Schweiſsfriesel-Epidemien entspricht die auffallend kurze, zeitliche Dauer, welche dieselben in der groſsen Mehrzahl der Fälle erkennen lassen — ein Moment, in welchem sich Schweiſsfriesel dem ihm gewiſs sehr nahe stehenden englischen Schweiſse in bemerkenswerther Weise anschlieſst. — Die mittlere Dauer der Epidemie in einem Orte betrug drei, höchstens vier Wochen, nicht selten war dieselbe aber auch auf einen Zeitraum von 7—14 Tagen beschränkt[1]), und selbst in denjenigen Fällen, wo sie sich über zwei oder sogar drei Monate hinzog, war der Verlauf gemeinhin der Art, dafs innerhalb der ersten Wochen sich einzelne Fälle der Krankheit zeigten, alsdann plötzlich eine grofse Zahl von Individuen erkrankten, die Epidemie schnell auf ihre Akme stieg, ebenso schnell abnahm, so dafs die Dauer des eigentlich epidemischen Vorherrschens der Krankheit sich somit ebenfalls auf ungefähr 2—3—4 Wochen beschränkte, und nun wieder längere Zeit hindurch einzelne verzettelte Krankheitsfälle den Schlufs der Epidemie bildeten[2]). — In denjenigen Epidemien, in welchen die Krankheit überhaupt eine weitere Verbreitung über gröfsere Kreise erlangte, zeigte sowohl die Art des Auftretens und Fortschreitens, wie auch die Dauer, innerhalb welcher die Verbreitung erfolgte, sehr viele Verschiedenheiten; nicht selten wurden plötzlich zahlreiche Ortschaften eines Kreises gleichzeitig von der Krankheit befallen, andere Male verbreitete sich die Krankheit wie von einem Centrum aus radienartig nach verschiedenen Seiten, ohne jedoch nach diesen einzelnen Richtungen hin gleich schnell oder gleich weit vorzuschreiten, in noch anderen Fällen erfolgte die Verbreitung sprungweise, oder endlich die Epidemie schritt in einer Richtung schnell vor, blieb dann eine Zeit lang stationär und machte erst nach längerer Zeit weitere Fort- oder auch wohl wieder Rückschritte. So erschien u. a. in der Epidemie 1841 in

---

[1]) So betrug die Dauer der Epidemie 1833 in der Nachbarschaft von Meiningen 8 Tage, 1843 in Geipolsheim 10 Tage, 1801 in Wittenberg und 1851 in Busson (Dep. Hérault) 14 Tage.

[2]) So heifst es u. a. in dem Berichte von Pujol (l. c. 274): „Il est une autre particularité qu'a présentée notre Épidémie, et qui ne me semble pas avoir été observée dans aucune autre d'une manière aussi marquée. Dans les villes où devait arriver l'épidémie miliaire, on vit d'abord ça et là quelques individus qui en furent affectés d'une manière sporadique. Mais dès que le moment arrivait où la maladie devenait vraiment épidémique, alors et presque tout-à-coup les malades s'alitaient par centaines chaque jour; et les premiers jours même le nombre des malades surpris dans les 24 heures allaient toujours croissant. Après les six ou sept premiers jours, le nombre des sujets attaqués journellement de la maladie devenait moindre, et allait ensuite en décroissant durant autres six ou sept jours, en sorte qu'au bout de quinze ou seize jours la fièvre miliaire cessait d'être épidémique, et reprenait sa première marche sporadique." Genau denselben Verlauf nahm die Epidemie 1832 im Dep. Seine-et-Oise, und auch aus der Epidemie 1859 in Ybbs, welche vom 15. September bis 31. December dauerte, bemerkt Masarei, dafs die bei weitem meisten Fälle in der Zeit vom 1—15. October vorkamen.

der Dordogne die Krankheit zuerst im Juni in dem im Nordwesten des Departements gelegenen Arrondissement Nontron, schritt von hier in südöstlicher Richtung nach Mareuil und bis an die Drône fort und erschien noch in eben diesem Monate in einzelnen auf dem linken Flufsufer gelegenen Communen, jedoch in sehr milder Form; erst im Juli zeigte sich der Schweifsfriesel hier in den von der Seuche bisher ganz verschont gebliebenen Ortschaften ziemlich bösartig und verbreitete sich nun sehr langsam in südlicher Richtung, so dafs in Perigueux, dem südlichsten von der Epidemie ergriffenen Orte, sich die ersten Fälle Anfangs September zeigten, die Akme der Epidemie hier in die Mitte dieses Monats und das Ende in den Anfang des October fiel.

In einem sehr bemerkenswerthen Gegensatze zu dieser engen Begrenzung, welche der Schweifsfriesel in seinem epidemischen Vorherrschen in räumlicher und zeitlicher Beziehung gemeinhin gefunden hat, steht die nicht selten auffallend grofse Extensität der Epidemie innerhalb der einzelnen von ihr heimgesuchten Orte, eine Extensität, die in einzelnen Fällen so gesteigert erscheint, dafs unter den übrigen epidemisch herrschenden Krankheiten nur noch die Influenza ein Analogon für sie bietet: so erklärt u. a. Pujol, dafs in der im Jahre 1782 über einen Theil des Languedoc verbreiteten Epidemie von Schweifsfriesel die Zahl der Erkrankten über 30000 betrug, in der Epidemie 1772 in Forcalquier (Provence) waren von den 2000 Einwohnern der Stadt 1400, d. h. 75 % erkrankt, und in Busson (Hérault) wurde im Jahre 1851 innerhalb 2 Wochen fast die ganze Bevölkerung (von 1000 Bewohnern 800) von der Krankheit ergriffen; ein Erkrankungsverhältnifs von 25 — 30 % der gesammten Einwohnerschaft ist verhältnifsmäfsig häufig beobachtet worden, die mittlere Gröfse der Morbilität in Schweifsfriesel-Epidemien dürfte, soweit man eben nach den vorliegenden Nachrichten urtheilen kann, auf 10 — 20 % der Bevölkerung veranschlagt werden, während allerdings Epidemien mit einem Erkrankungsverhältnifs von 2 — 9 % nicht gerade zu den Seltenheiten gehören. Uebrigens ist hiebei in Betracht zu ziehen, dafs bei dem epidemischen Vorherrschen von Schweifsfriesel in weiterer Verbreitung die einzelnen von der Epidemie heimgesuchten Orte einer und derselben Gegend sehr bedeutende Differenzen in der

Morbilität der Bewohnerschaft erkennen lassen, so finden wir u. a. in der Epidemie

1812	in Rosheim	von 3730	Bew.	300 Kr.,	d. h.	10 %	Morbilität
	- Bläsheim	- 850	-	182 -	-	20 %	-
	- Geistpolsheim . . .	- 2200	-	300 -	-	14 %	-
1841	- Nontron	- 12280	-	938 -	-	7 %	-
	Perigueux	- 48081	-	7285 -	-	15 %	-
	- Ribérac	- 22985	-	2582 -	-	10 %	-
1842	im Arrond. Villeneuve	- 98000	-	21138 -	-	22 %	-
	- - Marmande	- 104000	-	4224 -	-	4 %	-

Nicht weniger grofse Verschiedenheiten, wie in den Morbilitätsverhältnissen der Schweifsfriesel-Epidemien, machen sich in der durch die Krankheit zu den verschiedenen Zeiten und an den verschiedenen Orten ihres Vorherrschens bedingten Mortalität bemerklich; im Allgemeinen ist Schweifsfriesel als eine selten tödtliche Krankheit zu bezeichnen, und es werden nicht wenige Epidemien angeführt, wie u. a. 1821 im Departement Seine-et-Oise, 1849 im Departement Oise, 1851 in Busson (Hérault), 1853 in Boulogne (Haute-Marne), 1854 in den Departements Vosges und Haute-Marne, 1855 in Cognac (Charente), wo die Sterblichkeit 0 war, oder wie 1821 im Departement Oise, 1842 in der Dordogne und den meisten Gegenden des Departement Lot-et-Garonne, 1851 in Carentan, 1855 im Arrondissement Bagnères u. a., nur 1—5 % der Erkrankten betrug; dagegen kennen wir nicht wenige Epidemien, in welchen die Mortalität die Höhe von 6—13 % erreichte (so namentlich 1812 im Departement Bas-Rhin, 1832—33 im Departement Seine-et-Oise, 1839 in Seine-et-Marne, 1841 in der Dordogne, 1849 in Niort, Dôle u. a., 1851 in Florac, 1860 in Draguigan, 1854 in Ponte a Capiano, 1801 in Wittenberg, 1844 in Baiern u. s. w.), und schliefslich liegen eine Reihe statistischer Angaben vor, in welchen wir eine Sterblichkeit von 15—30, ja selbst bis 50 % der an epidemischem Schweifsfriesel Erkrankten finden — ein Verhältnifs, das offenbar zu den Ausnahmen gehört, und, wie es scheint, am häufigsten noch bei einer sehr geringen Extensität der Epidemie beobachtet worden ist; ich mufs mich darauf beschränken, eine Reihe hierhergehöriger Daten kurz zusammenzustellen, aus welchen das fragliche Verhältnifs leicht erkannt werden kann: es starben

1856	in	Carpenedolo	. . . .				17 %
1848	-	Borgosatollo	von 31	Kranken[1])	6,	d. h.	18 %
1855	-	Hastingues	- 264	-	52	-	20 %
1829	-	Oeffingen	- 64	-	15	-	22 %
1855	-	Tuzaguet	- 12	-	3	-	24 %
1820	-	Giengen	- 104	-	24	-	24 %
1839	-	Tarnow	- 57	-	12	-	24 %
„	-	Bellicour	- 77	-	20	-	26 %
1855	-	Haussonville	- 140	-	40	-	28 %
1842	-	Seligney	- 18	-	6	-	30 %
1847	-	Vesoul	- 90	-	28	-	30 %
1854	-	Marvejols	- 54	-	15	-	30 %
1855	-	Pezénas	- 90	-	25	-	30 %
1838	-	Herlheim	- 22	-	7	-	35 %
1859	-	Ybbs	- 25	-	9	-	36 %
1837	-	Vesoul	- 50	-	20	-	40 %
1820	-	Bamberg	- 41	-	21	-	40 %
1833	-	Rosheim	- 45	-	20	-	50 %
1850	-	Cailleville	- 25	-	13	-	50 %
1834	-	Würzburg	. . . .				50 %

Uebrigens gilt auch von den Mortalitätsverhältnissen, was zuvor bezüglich der Erkrankungsverhältnisse in den einzelnen Ortschaften einer von Schweifsfriesel in gröfserem Umfange heimgesuchten Gegend bemerkt worden ist, dafs jenes Verhältnifs nämlich an den einzelnen, selbst nahe zusammengelegenen Punkten grofse Unterschiede erkennen läfst; so betrug, um nur wenige Beispiele hiefür anzuführen, die Sterblichkeit

1812	in	Rosheim	20,0 %	(300 Kranke,		62 Todte)	
	-	Bläsheim	15,0 %	(182	-	30	-)
	-	Geistpolsheim . . .	0,3 %	(300	-	1	-)
1841	-	Nontron	13,0 %	(938	-	138	-)
	-	Perigueux	6,0 %	(7285	-	461	-)
	-	Ribérac	10,0 %	(2582	-	218	-)
1832	-	Apremont	15,0 %	(200	-	30	-)
	-	Olly-St. Georges . .	6,0 %	(160	-	9	-)
1844	-	Eggenfelden (Baiern)	17,0 %	(213	-	35	-)
	-	Dingolfing	13,0 %	(315	-	42	-)
	-	Visliburg	5,0 %	(1558	-	73	-)
	-	Landshut.	4,0 %	(351	-	13	-).

[1]) Diese Zahl bezieht sich nur auf die Praxis des Berichterstatters.

7. Ursachen des Schweifsfriesels.

Bei einer Untersuchung der Frage nach den der Genese von Schweifsfriesel zu Grunde liegenden Ursachen, wird man vor Allem ins Auge zu fassen haben, dafs es sich hier um eine exquisite Infectionskrankheit handelt, deren wesentliche Ursache uns eben so unbekannt ist, wie die aller übrigen Infectionskrankheiten, und dafs wir daher nur den Einflufs der einzelnen, die Pathogenese fördernden, vielleicht auch bedingenden, sinnlich wahrnehmbaren äufseren Momente zu studiren und zu erkennen vermögen, Momente, die wir in gewissen atmosphärischen, terrestrischen, socialen und somatischen Verhältnissen gegeben finden.

Eine besondere Beachtung kommt in dieser Beziehung zunächst dem Einflusse der Jahreszeit und der Witterung zu, insofern die Krankheit in ihrem Auftreten und ihrer Verbreitung einen gewissen Grad von Abhängigkeit von denselben nicht verkennen läfst. — Von 173 der oben verzeichneten Epidemien, bei welchen uns die Zeit des Auftretens und Vorherrschens der Epidemie überhaupt bekannt geworden ist, finden wir, dafs die Krankheit

	42 mal	im Frühling,
	16 -	- Frühling und Sommer,
	1 -	vom Frühling bis in den Herbst,
	72 -	im Sommer,
	6 -	- Sommer und Herbst,
dagegen nur	7 -	- Herbste,
	1 -	- Herbste und Winter,
	26 -	- Winter, und
	2 -	- Winter und Frühling

geherrscht hat, dafs von jenen 173 Epidemien also 59 im Frühling und 78 im Sommer, dagegen nur 8 im Herbste und 28 im Winter ihren Anfang genommen, und dafs nahe ⁵⁄₆ aller Epidemien im Frühling und Sommer geherrscht haben, während die Krankheit im Herbste äufserst selten, im Winter etwas häufiger, aber nur unter bestimmten, später zu erwähnenden Verhältnissen, und alsdann stets nur in kleinen, sehr beschränkten Epidemien aufgetreten ist. Bemerkenswerth erscheint hier übrigens die Thatsache, dafs auch der Ausbruch aller fünf Epidemien des englischen Schweifses in den Frühling und Sommer gefallen, und dafs die Krankheit spätestens mit Beginn des Herbstes erloschen ist. — Den Grund für dieses überwiegend häufige Vorkommen und Vorherrschen von Schweifsfriesel im Frühling und Sommer darf man wohl von vorne herein in dem Einflusse gewisser, eben diesen Jahreszeiten eigenthümlicher Witterungsverhältnisse suchen, und wenn auch einzelne Beobachter einen solchen Einflufs ganz in Abrede stellen zu dürfen glaubten, weil weder vor dem Ausbruche, noch während der Dauer der von ihnen beobachteten Epidemien (so u. a. 1832 in den Departements Haute-Marne und Pas-de-Calais, 1834 in Poitiers, 1849 und 1851 in den nördlichen Gegenden Frankreichs) die Witterung irgend eine von der Norm auffallende Abweichung gezeigt, die Krankheit sich (wie u. a. 1723 in Arras und Cambray, 1762 in der Auvergne, 1846 in Pavia, 1851 im Canton Roissel[1]), 1855 im Departement Marne u. a.) ebensowohl in der mildern Frühlingswärme, wie bei heifser Sommerwitterung unverändert erhalten hat, u. s. w., so beweisen diese und ähnliche Facten allerdings, dafs das Vorkommen von Schweifsfriesel keineswegs an eine bestimmte Witterung gebunden, am wenigsten durch dieselbe bedingt ist, die grofse Mehrzahl der Fälle aber lehrt, dafs die Krankheit vorherrschend häufig bei einer durch warme oder stark wechselnde Temperatur und hohen Luftfeuchtigkeitsgehalt charakterisirten Witterung aufgetreten ist oder sich unmittelbar nach Vorherrschen einer solchen Witterung entwickelt hat, und, was wohl beachtenswerth, auch zur Zeit der meisten jener nur sehr kurze Zeit, 2—3 Wochen, dauernden Winterepidemien eine sehr flaue, feuchte Witterung beobachtet wurde, wie namentlich 1758 in Vichy, 1791 in Douay, 1801 in Wittenberg, 1831 in Esslingen, 1832 in Rosheim, 1833 in Weilheim u. A. — Uebrigens spricht sich der Einflufs einer feuchten Witterung auf die Krankheitsgenese auch in der Geschichte des englischen Schweifses in einer so wenig zu verkennenden Weise aus, dafs Hecker geneigt gewesen ist, in diesem in allen Epidemien dieser Krankheit constant vorherrschenden Momente eine der wesentlichsten Ursachen der Krankheit zu erblicken. —

[1]) So erklärt Bucquoy, dafs die Krankheit hier während des Sommers fortbestanden hätte, „malgré la température sèche et élevée qui n'a pas cessé de regner pendant toute la durée de l'épidémie."

Einen sehr viel geringeren Einflufs, als das hier besprochene aetiologische Moment, lassen Bodenverhältnisse auf das Vorkommen und die Verbreitung von Schweifsfriesel erkennen. — Die Elevation, Configuration sowie die Gesteinsart erscheinen, soweit die vorliegenden Thatsachen ein Urtheil gestatten, in dieser Beziehung ganz ohne Belang, wir begegnen der Krankheit gleich häufig auf Hoch- und Tiefebenen, in Thälern, wie auf Gebirgsabhängen, speciell in Frankreich, ebenso auf den Sandflächen der Nordküste und dem Kreideboden des nördlichen Tieflandes, wie auf dem Jurakalke, der tertiären Molasse, dem Granit und Sandstein der Vogesen, dem vulcanischen Boden der Auvergne u. s. w., das einzige Moment, das in dieser Beziehung überhaupt in Betracht kommen kann, ist der Feuchtigkeitsgehalt, resp. die sumpfige Beschaffenheit des Bodens, und gerade auf diese Schädlichkeit haben einzelne Beobachter ein ganz besonderes Gewicht legen, resp. die Pathogenese wesentlich auf die aus feuchtem und sumpfigem Boden entwickelten Effluvien, auf ein Sumpfmiasma zurückführen zu dürfen geglaubt. — Schon bei dem ersten Auftreten der Krankheit 1718 in der Picardie war man darauf aufmerksam geworden, dafs sich dieselbe längs eines feuchten Thales auf Torfboden verbreitete, ohne den trockenen Kreideboden der an denselben grenzenden Ebene zu berühren; auffallend war ferner das häufige Vorkommen von Schweifsfriesel in dem, in einem feuchten Thale gelegenen Cusset; man wies darauf hin, dafs die Epidemie 1782 in Languedoc ausschliefslich längs des Canales du Midi fortschritt, und dafs die Krankheit 1772 und 73 in der Provence, wie 1812 im Elsafs, auf die tiefen feuchten Thäler, dort der Alpen, hier der Vogesen, beschränkt blieb, die hoch und luftig gelegenen Orte dagegen wenig oder gar nicht berührte. Bei dem Vorherrschen der Krankheit 1820 in der Nähe von Bamberg machte man auf die tiefe und feuchte Lage des von derselben befallenen Ortes aufmerksam, die Epidemie 1828 im Roththale war nur auf die niedrig gelegenen, sumpfigen Ortschaften beschränkt, während die Höhen verschont blieben; dem Ausbruche des Schweifsfriesels 1829 in Ensingen ging eine Ueberschwemmung der sumpfigen Gegend vorher; Herlheim, wo die Krankheit 1838 auftrat, liegt auf feuchtem Moorgrunde; in der Epidemie 1839 im Canton Rebais fand Barthez, dafs vorzugsweise die in einem engen, reichlichen Ueberschwemmungen ausgesetzten Thale gelegenen Ortschaften von der Seuche ergriffen waren; man machte geltend, dafs die Seuche 1841 in der Charente vorzugsweise an den sumpfigen Ufern der Lione herrschte und an Verbreitung und Bösartigkeit abnahm, je weiter sie sich ins Land erstreckte; bei dem Vorherrschen von Schweifsfriesel 1844 in Baiern blieb die Krankheit, mit Verschonung der hoch gelegenen, trockenen Orte, vorzugsweise auf die von Hügelzonen eingeschlossenen, feuchten, sumpfigen oder moorigen Längsthäler beschränkt, ebenso waren in der Epidemie 1849 im Departement Oise vorherrschend die feuchten und sumpfigen Gegenden heimgesucht, und dasselbe ätiologische Moment machte sich in der Epidemie desselben Jahres in der Umgegend von Vesoul, wie später im Jahre 1851 in Carentan, 1856 in Neuhof, 1860 in Belgien, wo zuerst die von den Ueberschwemmungen der Ourthe betroffenen Gegenden von der Krankheit ergriffen wurden, wie 1859 in Ybbs geltend, wo ebenfalls vorzugsweise der untere, feuchtgelegene und häufigen Ueberschwemmungen ausgesetzte Theil der Stadt und die demselben benachbarten, auf feuchten Wiesengründen gelegenen Ortschaften heimgesucht wurden. — Ich habe hier aus der Seuchengeschichte des Schweifsfriesels nur einen Theil derjenigen Thatsachen hervorgehoben, welche eine Deutung in dem zuvor angeführten Sinne erfahren haben, viele andere gleichlautende mit Stillschweigen übergangen, und es erscheint mir, namentlich bei einer Berücksichtigung des Einflusses, den eine feuchte Bodenbeschaffenheit auf die klimatischen Verhältnisse einer Gegend ausüben mufs, nicht fraglich, dafs diesem Momente in der Genese von Schweifsfriesel, wie in der mehrerer anderer Infectionskrankheiten, eine ätiologische Bedeutung zukommt, allein dafs diese nicht, wie etwa bei dem endemischen Vorherrschen von Malariakrankheiten, eine specifische ist, dafs es sich bei Schweifsfriesel nicht etwa, wie hier, um ein eigentliches Sumpfmiasma handelt, geht meiner Ansicht nach aus einer Betrachtung der Verbreitungsweise der Krankheit im Grofsen und Ganzen hervor; viele der zuvor genannten Gegenden, die der hier erörterten Schädlichkeit anhaltend unterworfen waren und es auch noch sind, hat der Schweifsfriesel einmal, oder doch nur in sehr entfernten, durch viele Jahre von einander getrennten Zeiträumen heimgesucht, und gerade die ausgesprochensten

Sumpfdistricte der eigentlichen Heimath der Krankheit, Frankreichs, so namentlich die an den Mündungen der Loire, Garonne, Rhone gelegenen und andere, sind von derselben ganz oder doch fast ganz verschont geblieben. Andererseits aber ist der Schweifsfriesel in einer mindestens ebenso grofsen Reihe von Epidemien, gerade mit Umgehung der tief gelegenen, feuchten und sumpfigen Gegenden, auf trockenen, luftigen Hochebenen, also unter Verhältnissen aufgetreten, bei denen von einem Sumpfmiasma nicht die Rede sein kann; so finden wir die Krankheit vorherrschend auf dem im Ganzen trocknen, zum Theil sterilen Kreideboden des nördlichen Frankreichs, auf den steinigen Steilküsten der Normandie (namentlich im Departement Calvados), in den Epidemien der Jahre 1810, 1821 und 1832 im Departement Oise litten vorzugsweise die hoch und trocken gelegenen Ortschaften, und dasselbe finden wir bei dem Auftreten der Krankheit 1820 in Giengen und 1830 in Mettingen und Gmünd, ferner 1841 in der Dordogne, 1842 im Departement Lot-et-Garonne, 1844 in Poitiers, 1849 in den Departements Somme, Aisne u. a., 1851 in Peronne, 1853 in Menetaux, 1854 in Viriville u. s. w.; wenn endlich, um nur noch eine hiehergehörige Thatsache anzuführen, einzelne Beobachter im Departement Gers als Ursache der daselbst 1849 herrschenden Epidemie die sumpfige Beschaffenheit des Landstriches geltend machen, so ist doch in der That nicht abzusehen, weshalb denn die Sümpfe der Gascogne mehr als ein Jahrhundert von der Krankheit verschont geblieben, und auch bei diesem ersten Ausbruche von derselben dennoch im Ganzen so wenig heimgesucht worden sind, und warum — im Anschlusse an dieses Faktum — der Schweifsfriesel auch in Oberitalien seine erste Heimath in den hoch und gebirgig gelegenen Gegenden Piemonts gefunden und dort längere Zeit geherrscht hat, bevor seine allgemeinere Verbreitung über die Tiefebene des Landes, und auch hier ganz unabhängig von der sumpfigen Beschaffenheit des Bodens erfolgt ist. — Ich glaube sonach den Einflufs von Bodenverhältnissen auf die Genese von Schweifsfriesel, soweit die Thatsachen uns überhaupt einen Einblick gewähren, auf sein richtiges Mafs zurückgeführt und vor Allem die einer laxen Logik in der ätiologischen Forschung entsprungene Annahme von dem malariösen Ursprunge der Krankheit widerlegt zu haben.

Unter den durch somatische und sociale Verhältnisse bedingten, die Pathogenese fördernden Momenten ist es zunächst namentlich das Alter, welches bei dieser Krankheit, gerade wie beim englischen Schweifse, in dieser Beziehung eine sehr wichtige Rolle spielt; in allen Epidemien, und zwar ohne jede Ausnahme, haben fast nur die mittleren Altersklassen, etwa von 20—50 Jahren, an der Krankheit gelitten, während Kinder und Leute höheren Alters oder gar Greise von derselben fast ganz verschont geblieben sind. Namentlich waren es kräftige, gesunde Individuen, und im Allgemeinen weit mehr Frauen als Männer, welche von der Krankheit ergriffen wurden, wenn auch die Mortalität an Schweifsfriesel unter den letzten verhältnifsmäfsig etwas gröfser, als unter den ersten gewesen zu sein scheint. So, um nur wenige Beispiele anzuführen, waren nach den statistischen Mittheilungen von Rayer in der Epidemie 1821 im Departement Oise, in der Altersklasse bis zum 15. Lebensjahre 156 und in der von 51—90 Jahren 284, dagegen unter den Individuen von 16—50 Jahren 1461 Individuen erkrankt; 1980 Kranke vertheilten sich unter den Geschlechtern in der Art, dafs 1177 auf das weibliche und 803 auf das männliche Geschlecht kamen, von diesen aber nur 42 Frauen (1 : 28 $^7/_{16}$), dagegen 60 Männer (1 : 13 $^3/_{16}$) erlegen waren; in der Epidemie 1851 in Carentan waren 181 Frauen und 97 Männer erkrankt und unter diesen 278 Kranken nur 19 Kinder; in Hastingues waren in der Epidemie des Jahres 1855 von 264 Krankheitsfällen 41 bei Kindern beobachtet, in Ybbs war die Krankheit 1859 nur bei Frauen vorgekommen und fast dasselbe gilt von der Epidemie 1850 in Cailleville; in der Epidemie 1844 in Baiern waren 2109 Frauen und nur 1535 Männer erkrankt, dagegen von jenen 147, von diesen 112 gestorben, so dafs das Mortalitätsverhältnifs im weiblichen Geschlechte 7 %, im männlichen aber 7,3 % beträgt; in Rosheim betrug in der Epidemie 1812 die Zahl der erkrankten Frauen 970, dagegen die der Männer 674, im Departement Seine-Marne waren 1839 von Frauen 173 erkrankt und von diesen 17, also 10 % gestorben, dagegen von Männern 114 erkrankt mit einer Sterblichkeit von 18, also 15,7 %; in Perigueux betrug die Zahl der Erkrankungen im weiblichen Geschlechte 321, im männlichen 276, die Sterblichkeit dort 29, d. h. 9 %, hier dagegen 37, also nahe 14 %. — Bezüglich der hier erörterten Erkrankungsverhältnisse unter den verschiedenen Geschlechtern machten sich übrigens in einzelnen Epidemien Ausnahmen bemerklich; so war zuweilen, wie u. a. 1845 in Poitiers, 1851 in Florac, 1855 in Hastingues, die Zahl der erkrankten Frauen und Männer nahe gleich, in anderen Epidemien, wie u. a. 1849 in Niort und Dôle, 1854 in Marvejols, überwog sogar die Zahl der Erkrankungsfälle im männlichen Geschlechte die im weiblichen um ein Bedeutendes.

Eine sehr eigenthümliche Erscheinung tritt uns in der, im Gegensatze zu dem Verhalten anderer Infectionskrankheiten um so bemerkbareren, Unabhängigkeit des Vorkommens und der Verbreitung des Schweifsfriesels von socialen Verhältnissen entgegen. — Schon bei dem ersten Auftreten der Krankheit in den Jahren 1734 u. ff. in Piemont wurde man darauf aufmerksam, dafs die Krankheit in den verschiedenen Classen der Bevölkerung eine ziemlich gleichmäfsige Verbreitung fand, jedenfalls nicht, wie andere derartige Leiden, vorzugsweise den ärmeren, dürftigeren Theil der Bevölkerung heimsuchte, oder seinen Sitz in den elenden, schmutzigen, stinkenden Höhlen des Elends aufschlug, und wenn spätere Beobachter, wie u. a. 1821 im Departement Oise, 1828 im Roththale, 1833 in Rosheim, 1839 in Tarnow und Rebais, 1849 im Arrondissement Vesoul, 1851 in Valognes, 1854 in Marvejols, 1855 im Departement Hérault, 1856 in Neuhof, die Krankheit vorherrschend unter den hier genannten ungünstigen hygieinischen Verhältnissen auftreten und verlaufen gesehen haben, so stehen diesen Erfahrungen zu viele gegentheilige Thatsachen gegenüber, als dafs man berechtigt wäre, denselben eine besondere Bedeutung bezüglich der Pathogenese beilegen, resp. in ihnen ein dieselbe wesentlich förderndes Element erblicken zu dürfen; ich beschränke mich hier mit einem Hinweise auf die 1801 in Wittenberg, 1817 in Novara, 1842 in der Dordogne, 1848 in Borgosatollo, 1849 im Departement Seine-Oise, 1853 in Menetaux, 1859 in Ybbs gemachten Beobachtungen, wo sich ebenso wenig, wie bei dem häufigen Vorherrschen von Schweifsfriesel in Marmande, irgend welche Unterschiede in den Erkrankungsverhältnissen unter den einzelnen Volksklassen nachweisen liefsen, ich verweise auf die Erfahrungen, welche 1734 in Strafsburg gemacht worden sind, denen zufolge vorzugsweise der wohlhabende Theil der

Bevölkerung litt, und denen sich die gleichlautenden Beobachtungen von Bucquoy aus der Epidemie 1851 im Departement Somme anschliefsen; »la suette miliaire a offert ceci de particulier«, heifst es in seinem Berichte, »qu'elle s'est montrée plus grave là où les conditions hygiéniques paraissaient être les plus favorables.« — Als eine hiemit im Zusammenhange stehende Thatsache haben wir das Faktum zu beurtheilen, dafs mehrfachen Erfahrungen zufolge die Anhäufung gröfserer Menschenmassen in engen Räumen, wie in Gefängnissen, Casernen, Seminarien u. s. w., die Entwickelung oder Verbreitung des Schweifsfriesels nicht nur nicht begünstigt hat, sondern in dieser Beziehung sogar einen günstigen Einflufs zu äufsern schien; »à Poitiers«, heifst es in dem Berichte von Gaillard über die Epidemie vom Jahre 1845, »ni les hôpitaux, ni la garnison, ni les habitués du bureaux de bienfaisance n'ont été frappés; des ouvriers aisés, des personnes appartenant à la riche bourgeoisie, au commerce ont été les seules victimes de l'épidémie«; in derselben Weise äufsert sich Parrot aus der Epidemie 1841 in der Dordogne: »l'observation a démontré de la manière la plus évidente, que plus l'agglomération des individus était considérable, moins les cas étaient proportionellement nombreux, et moins ils étaient sérieux ... A Périgeux tous les établissements réunissant un grand nombre d'individus furent épargnés; les casernes, qui renfermaient habituellement deux bataillons, n'eurent pas un seul malade, le collège, qui n'était pas encore en vacances pendant les premieres huit jours de l'épidémie, n'eut pas un seul élève atteint, et dans les prisons, qui contiennent habituellement cent à cent vingt individus, il n'eut y que trois cas d'une excessive bénignité.«

Es schliefst sich hieran endlich die Frage nach der Verbreitung der Krankheit auf dem Wege des Contagiums — eine Frage, die von ebenso vielen Beobachtern bejaht als verneint worden ist, und welche wir, so wie die Thatsachen heute liegen, noch als eine offene ansehen müssen; die wiederholt angestellten, aber stets erfolglos gebliebenen Inoculationsversuche mit dem serösen Inhalte der Frieselbläschen beweisen allerdings nichts für die nicht-infectiöse Natur der Krankheit, viel bedeutungsvoller erscheinen in dieser Beziehung die so eben angeführten Thatsachen von dem mehr oder weniger vollkommenen Verschontbleiben zusammengehäufter Menschenmassen in Gegenden und Ortschaften, die von Schweifsfriesel heimgesucht sind, ohne dafs irgend eine Absperrung ihnen einen Schutz gewährt hätte, so wie der von vielen Beobachtern hervorgehobene Umstand, dafs trotz des engsten Verkehres mit den von der Krankheit ergriffenen Eltern die Kinder derselben meist gesund blieben, oder die Seuche sich über einen Ort hinaus nicht verbreitete, trotzdem derselbe mit der ganzen Umgegend in offener Communication stand. Andererseits glauben Beobachter, wie u. a. Schahl und Hessert in der Epidemie 1812 in Rosheim, Rayer 1821 im Departement Oise, Loreau 1845 in Poitiers, Bucquoy 1851 im Canton Roisel, Robert 1856 in Neuhof, sich von der gerade auf dem Wege der Verschleppung erfolgten Verbreitung der Krankheit überzeugt zu haben, und Foucart, der bei den von ihm in der Epidemie 1849 im Departement Somme hierauf angestellten Untersuchungen zu keinem bestimmten Resultate zu gelangen vermochte, glaubt, dafs man eine »transmission infectieuse« von Schweifsfriesel um so weniger ohne Weiteres in Abrede stellen dürfe, als eine solche bei einem Hinblicke auf die vielfachen Analogien, die der Schweifsfriesel mit der grofsen Trias der acuten Exantheme (Blattern, Scharlach, Masern) erkennen läfst, a priori wahrscheinlich ist. — Majoritätsvota können über solche Fragen allerdings nicht entscheiden, wir werden es der exacten Forschung überlassen müssen, diese noch ungelösete Frage zu beantworten und dabei nicht aufser Acht lassen dürfen, wie lange es gedauert hat, bevor man in dieser Beziehung bei andern Infectionskrankheiten — ich erinnere an Cholera und Typhoid — zu einer bestimmten Ueberzeugung gelangt ist.

Fassen wir alle hier in der Geschichte und der Aetiologie des Schweifsfriesels erörterten Thatsachen zusammen, so werden wir zu der Ueberzeugung gelangen, dafs es sich bei der Pathogenese um eine specifische Schädlichkeit, ein Krankheitsgift, handelt, deren Natur uns vollkommen unbekannt ist, von der wir nur auszusagen wissen, dafs ihre Entstehung oder ihr Wirkungsvermögen auf den menschlichen Organismus durch gewisse Witterungsverhältnisse wesentlich gefördert wird, wenn sie an das Vorherrschen derselben auch keineswegs absolut gebunden erscheint, dafs gewisse Altersklassen eine ausgesprochene Prädisposition für die Einwirkung derselben erkennen lassen, und dafs sie unter gewissen Umständen, vielleicht auch von den erkrankten Individuen selbst ausgehend, der Krankheit den Charakter eines infectiös-contagiösen Leidens aufdrückt. So wenig wir aber die Natur des Krankheitsgiftes kennen, so wenig vermögen wir darüber zu entscheiden, wovon die mannigfachen Modificationen im Verlaufe von Schweifsfriesel-Epidemien, wovon vor Allem die Gröfse der Erkrankungs- und Mortalitätsverhältnisse in demselben abhängen. In vielen Fällen darf der Grund für den bösartigen Charakter der Epidemie in einem zweckwidrigen diätetischen oder therapeutischen Verhalten der Erkrankten gesucht werden, ein Umstand, der, wie gezeigt, vielfachen Erfahrungen zufolge für diese Krankheitsform nicht weniger, wie für den ihr so nahe stehenden englischen Schweifs, mit vollem Rechte geltend gemacht worden ist, in vielen andern Fällen aber reicht dieser, oft zu einseitig geltend gemachte Grund zur Erklärung der extensiven und intensiven Steigerung des Charakters der Epidemie nicht aus, hier stehen wir an derselben Grenze der Erkenntnifs, die uns auch für viele andere Infectionskrankheiten — ich erinnere namentlich an Scharlach — gesteckt ist, und so werden wir bezüglich dieser ganzen Frage die Erklärung von Bucquoy acceptiren müssen: »C'est qu'ici, comme dans la plupart des autres maladies épidémiques, tout est encore mystère pour nous, et qu'aprés tant des siècles passés en recherche de toute nature, nous en sommes encore à cet égard au quid occultum, quid divinum du père de la medecine.«

8. Die Natur des Schweifsfriesels und das Verhältnifs desselben zu anderen Krankheitsformen.

Ich habe den Schweifsfriesel, im vollkommenen Einverständnisse mit den meisten älteren und allen neueren Beobachtern, als eine Infectionskrankheit bezeichnen zu müssen geglaubt, und zwar schliefst er sich in pathologischer nicht weniger, wie in epidemiologischer Beziehung theils der Gruppe der sogenannten acuten Exantheme, theils der Cholera an, zu welcher der Schweifsfriesel, wie gezeigt werden soll, sehr bemerkenswerthe und äufserst interessante Beziehungen erkennen läfst. — Bevor ich zu einer Untersuchung dieser Frage übergehe, will ich noch einmal mit wenigen Worten resumirend das Verhältnifs zwischen dem englischen Schweifse und dem Schweifsfriesel hervorheben.

Eine Vergleichung dieser beiden Krankheiten in epidemiologischer, ätiologischer und symptomatologischer Hinsicht läfst eine so vollkommene Aehnlichkeit derselben erkennen, dafs man sie, wenn auch nicht identificiren, so doch in ihnen nur graduell verschiedene Modificationen desselben Krankheitsprozesses erblicken wird; beide haben das plötzliche Auftreten und die oft auffallend kurze Dauer der Epidemie, das Vorherrschen zur Sommer- und Herbstzeit, und in ihrer Genese und Verbreitung, wie gezeigt, eine nicht zu verkennende Abhängigkeit von gewissen Witterungseinflüssen gemein; beide Krankheiten theilen die Eigenthümlichkeit, dafs sie bald mit einem hohen Grade von Tödtlichkeit, bald so milde, wie kaum irgend eine andere epidemisch herrschende Infectionskrankheit verlaufen, und vorherrschend die mittleren Altersklassen ergreifen, in beiden erfolgte der Ausbruch vorzugsweise zur Nachtzeit und unter denselben Erscheinungen, dem Froste (der im englischen Schweifse ebenso wie beim Schweifsfriesel oft fehlte), dem grofsen Schwächegefühl des Erkrankten, den reifsenden und ziehenden Schmerzen im Nacken, Rücken u. s. w., dem Gefühle von Kribbeln in der Haut, namentlich der Extremitäten, den Erscheinungen von Beklemmung, Angst und Herzklopfen, beide haben als charakteristische Symptome die fliefsenden Schweifse, die eben genannten nervösen Zufälle und das übrigens im Schweifsfriesel so wenig, wie im englischen Schweifse[1]) constante Exanthem gemein. in beiden finden wir denselben Verlauf, dieselben Störungen während der Reconvalescenz, in beiden endlich erfolgte der Tod nahezu unter denselben Erscheinungen. Wenn noch irgend ein Zweifel an dem innigen Zusammenhange dieser beiden Krankheitsformen bestehen kann, so ist es namentlich die Geschichte der Epidemie des Röttinger Schweifsfiebers, welche denselben zu beseitigen vermag, und welche nicht blofs die innere (pathologische), sondern auch die äufsere (zeitliche)

[1]) Ich lasse dahingestellt, ob das Auftreten von Exanthemen im englischen Schweifse in der That so selten gewesen ist, als die sparsamen Nachrichten darüber es vermuthen lassen, ob es nicht vielmehr der Aufmerksamkeit der Beobachter, die nicht darnach gesucht haben, und zwar um so mehr entgangen ist, als eine darauf hingerichtete Untersuchung der Haut, bei der Besorgnifs, den Kranken zu erkälten, gewifs meist ganz unterblieben ist.

Zusammengehörigkeit jener Krankheiten in einer so prägnanten Weise vermittelt, dafs man die Röttinger Epidemie in der That mit demselben Rechte den der Neuzeit angehörigen, bösartig verlaufenden Epidemien des Schweifsfriesels, wie der mittelalterlichen Gestaltungsform der Krankheit, dem englischen Schweifse, anreihen darf.

Eine bestimmte Beziehung des Schweifsfriesels zu den acut-exanthemathischen Krankheitsformen finden wir, abgesehen von dem exanthematischen Charakter, den der Schweifsfriesel trägt, in dem auffallend häufig beobachteten zeitlichen Zusammentreffen dieser Krankheit mit anderen, epidemisch herrschenden acuten Exanthemen, namentlich mit Scharlach, seltener mit Masern, so im Jahre 1756 in Boulogne, wo Masern und exanthematischer Typhus neben Schweifsfriesel epidemisch herrschten, 1802 in Wittenberg, wo sich diese Krankheit unmittelbar an eine eben erlöschende Scharlach-Epidemie anschlofs, 1820 in Giengen, 1830 in Gmünd und 1831 in Efslingen, wo Scharlach neben Schweifsfriesel epidemisirte, 1839 in Rebais, wo Scharlach und Masern in epidemischer Verbreitung dem Ausbruche des Schweifsfriesels vorhergingen, 1841 in der Dordogne und 1849 im Departement Gers, wo die Schweifsfriesel-Epidemie sich ebenfalls einer Epidemie von Scharlach und Masern anschlofs, 1855 im Departement Jura, wo Scharlach und Schweifsfriesel neben einander herrschten, u. a.

In einem weit höheren und charakteristischen Grade aber macht sich eine solche zeitliche Coincidenz von Schweifsfriesel und Cholera bemerklich, und unser Interesse für diese Thatsache wird wesentlich noch dadurch gesteigert, dafs neuere Untersuchungen und Beobachtungen einen gewissen inneren Zusammenhang zwischen diesen beiden Krankheiten kennen gelehrt haben, der uns in einer eigenthümlich gestalteten Krankheitsform entgegentritt, welche unter dem Namen der »sweating sickness« oder unter der noch prägnanteren Bezeichnung von »Cholera cutané« oder »Cholera sudoral« von den Beobachtern vorgeführt worden ist.

Schon bei dem ersten Auftreten von Cholera im Jahre 1832 in Frankreich wurde man auf diesen Umstand, und zwar um so mehr aufmerksam, als auch Schweifsfriesel eben damals nach einem Zeitraume von 11 Jahren wieder zum ersten Male eine allgemeine Verbreitung erlangt hatte und gleichzeitig mit Cholera in den Departements Oise[1]), Seine-Oise[2]) und Pas-de-Calais[3]) vorherrschte. In nach gröſserem Umfange wurde dieselbe Thatsache bei der zweiten epidemischen Verbreitung von Cholera in Frankreich, im Jahre 1849, beobachtet, wo, wie aus der chronologischen Uebersicht der Schweiſsfriesel-Epidemien in Frankreich hervorgeht, auch diese Krankheit sich wieder in gröſserem Umfange in den verschiedensten Gegenden des Landes gezeigt hat, und zahlreiche Nachrichten über das zeitliche und räumliche Zusammentreffen beider Krankheiten in den Departements Marne[4]), Seine-Marne[5]), Oise[6]), Seine-Oise[7]), Somme[8]), Yonne[9]), Puy-de-Dome[10]), Gard[11]) und Hérault[12]) vorliegen; im Jahre 1853 traten beide Krankheiten wieder gleichzeitig in den Departements Haute-Marne und Seine-Marne epidemisch auf[13]), und in derselben Weise finden wir sie in auſserordentlicher Verbreitung in den Jahren 1854 und 1855 in den Departements Haute-Saône[14]), Vosges[15]), Haute-Marne[16]), Côte-d'Or[17]), Aube[18]), Haute-Garonne[19]), Hérault[20]), Jura[21]), Meurthe[22]), Charente[23]), Landes[24]), Basses-Pyrenées[25]), Hautes-Pyrenées[26]) u. a.[27]). Auſserhalb Frankreichs ist ein solches Zusammentreffen von Cholera und Schweiſs-

---

[1]) Menière, Hourmann ll. cc. [2]) Dubun in Transact. méd. l. c.

[3]) Defrance.

[4]) Boinet (aus dem Arrond. Epernay), Reveillé-Parise (aus Fontenay).

[5]) Gautier. [6]) Verneuil, Tourrette.

[7]) Bourgeois (aus dem Arrond. Etampes). [8]) Foucart, Bucquoy.

[9]) Lachaise, Badin et Sagot. [10]) Nivet et Aguilhon.

[11]) Gaultier (aus Beaucaire).

[12]) Arnaud (in Revue thérap. du Midi. 1855 Octbr. in Marseillan).

[13]) Vergne. [14]) Bertrand.

[15]) Destrem, Jacquot (bes. in dem Arrond. Neufchâteau und Mirecourt, so daſs namentlich in dem erstgenannten von 132 Communen 100 von beiden Krankheiten ergriffen und in 94 Communen etwa 19000 Individuen an Friesel, wenigstens 6000 an entwickelter Cholera und 13000 an Cholerinen erkrankt waren).

[16]) Jacquot, Barth. [17]) Clausse (aus la Manche), Dechambre.

[18]) Hullin.

[19]) Millon (in Journ. de Méd. de Toulouse. 1855 Octbr. aus Revel).

[20]) Arnaud (l. c. aus Marseillan), Saurel (in Revue thérap. du Midi. 1855 Sept. aus Marviel), Barth (aus dem Arrondissement Bézieres).

[21]) Dechambre. [22]) Barth (aus Houssouville, Arrondissement Luneville).

[23]) Barth (aus Cognac). [24]) Barth.

[25]) Micé (Journ. de Méd. de Bordeaux. 1855 Decbr.) und Rossontrot (aus dem Arrondissement Bayonne).

[26]) Barth.

[27]) Vergl. auch den Bericht von Fiévet (in Gaz. des hopit. 1854 No. 107).

friesel, so viel ich weifs, nur im Jahre 1832 in Meiningen, wo während des Vorherrschens von Cholera Schweifsfriesel in einem benachbarten, von der Cholera verschont gebliebenen Dorfe vorkam, und 1849 in einigen Gegenden Belgiens (in Lüttich, Namur und der Umgegend von Mons) beobachtet worden.

Das Verhalten der beiden Krankheiten zu einander bei diesem zeitlichen Zusammentreffen war nun in verschiedenen Epidemien ein verschiedenes; sehr häufig ging Schweifsfriesel als Epidemie dem Auftreten von Cholera vorher und erlosch mit Entwickelung dieser Epidemie, so 1832 im Departement Oise, 1849 in fast allen von beiden Krankheiten heimgesuchten Ortschaften desselben Departements, in Etampes und anderen Orten des Departements Seine-Oise und in mehreren Gegenden des Departements Yonne, wo der Verlauf der Cholera sich unter solchen Verhältnissen besonders günstig gestaltete, 1854 in den Departements Haute-Marne, Côte-d'Or und Vosges, wo, wie Jacquot erklärt, Schweifsfriesel fast »ein unzertrennlicher Gefährte« der Cholera war, und 1855 im Arrondissement Bayonne; andere Male traten beide Krankheiten ziemlich gleichzeitig auf und herrschten und erloschen auch zu gleicher Zeit, so 1812 im Departement Seine-Oise, 1849 in mehreren Ortschaften des Departements Somme, in Meaux, einigen Gegenden von Puy-de-Dome, in Marseillan, Epernay, im Departement Yonne, 1854 und 1855 in vielen von den Krankheiten heimgesuchten Ortschaften der Departements Haute-Saône, Haute-Garonne, Jura, Aube, Hautes-Pyrenées, Hérault, Charente und Landes; zuweilen bildete Schweifsfriesel den Vorläufer, dauerte während der Cholera-Epidemie an und bestand auch noch nach Erlöschen dieser Krankheit fort, wie namentlich 1853 in mehreren Ortschaften der Departements Haute-Marne und Seine-Marne und 1854 in Revel; selten erschien der Schweifsfriesel als Nachläufer von Cholera-Epidemien, wie 1849 in Tournay (Departement Marne) und mehreren Ortschaften der Departements Seine-Oise und Yonne; oder endlich beide Krankheiten herrschten gleichzeitig in unmittelbar benachbarten Gegenden, so dafs das epidemische Vorherrschen der einen Krankheit das der anderen ausschlofs, wie in der Epidemie des Jahres 1849 in vielen Ortschaften der Departements Oise, Puy-de-Dome, Somme, Yonne, Vosges, Seine-Oise und 1854 in Côte-d'Or beobachtet worden ist, wo beispielsweise in der Ortschaft la Marche mit 2000 Einwohnern 97 Fälle von Schweifsfriesel und nur 43 Fälle von Cholera, dagegen in dem benachbarten Flammerans eine bedeutende Verbreitung der Cholera, aber nur vereinzelte Fälle von Schweifsfriesel vorkamen.

Mit diesem zeitlichen Zusammentreffen von Schweifsfriesel- und Cholera-Epidemie war denn nun auch ein nicht selten vorkommendes Zusammentreffen, eine Combination beider Krankheiten, im Individuum gegeben. — Am häufigsten sprach sich diese Combination in einer eigenthümlichen Gestaltung des Schweifsfriesels aus, indem sich demselben Choleradiarrhöe und andere Erscheinungen von Cholerine hinzugesellten[1]), oder indem sich der Schweifsfriesel im Verlaufe von Cholerine entwickelte, so dafs die charakteristischen Darmausleerungen, die Präcordialangst, Muskelkrämpfe u. s. w. unter Ausbruch eines starken Schweifses nachliefsen und der Schweifsfriesel nun seinen ungestörten Verlauf nahm (Verneuil); alle derartigen Fälle gaben nach dem übereinstimmenden Urtheile aller Beobachter eine durchaus günstige Prognose, nur war die Reconvalescenz meist eine auffallend langwierige, durch mannigfache Beschwerden getrübte und stand so in einem grellen Widerspruche mit dem verhältnifsmäfsig leichten Verlaufe der Krankheit. — Weit seltener entwickelte sich Cholera bei einem an Schweifsfriesel erkrankten Individuum, und zwar entweder schon im Anfange der Krankheit, in welchem Falle die Schweifse zu fliefsen aufhörten, Krämpfe, Collapsus und gewöhnlich sehr schnell der Tod erfolgte, oder, was gewöhnlicher war, erst gegen Ende oder im Stadium der Reconvalescenz von Schweifsfriesel, ein Verhältnifs, das auch zumeist eine schlechte Prognose gab[2]). — Sehr selten[3]) endlich trat Schweifsfriesel im Verlaufe (so nach Dechambre in der Epidemie 1854 im Departement Haute-Garonne oft schon im Stad. reactionis), oder in der Reconvalescenz von Cholera (Micé), alsdann jedoch

---

[1]) Menière, Foucart, Bucquoy, Verneuil, Jacquot, Dechambre, Badin et Sagot, Defrance, Colson, Lachaise, Arnaut, Micé, Rossoutrot u. A.

[2]) Menière, Hourmann, Barth (aus Cognac), Boinet, Badin et Sagot, Vergne, Micé.

[3]) Boinet erklärt diesen Modus der Combination nie gesehen zu haben, und auch viele andere Beobachter erklären denselben für selten.

meist ohne wesentliche Gefahr für den Kranken auf (Dechambre aus der Epidemie 1854 im Departement Ardennes).

Dafs es sich bei diesem Zusammentreffen von Schweifsfriesel und Cholera in der Epidemie und im Individuum nicht um einen Zufall handelt, dafs zwischen diesen beiden Krankheiten unter den genannten Verhältnissen ein ätiologischer, vielleicht auch pathologischer Zusammenhang existirte, scheint mir in Anbetracht der hier vorgeführten Thatsachen kaum noch einer Frage zu unterliegen, eine weitere Bestätigung dieser Annahme aber finden wir in der Seuchengeschichte der neuesten Zeit, in welcher uns eine an verschiedenen Punkten der Erdoberfläche beobachtete, eigenthümlich gestaltete Form von Schweifskrankheit, und zwar stets in Begleitung der Cholera, zum Theil selbst an den Erscheinungen dieser Krankheit participirend, entgegentritt, welche wir um so mehr in näheren Betracht ziehen müssen, als sie nicht nur die Geschichte der uns hier speciell interessirenden Krankheitsgruppe ergänzt, sondern auch ein wesentlich neues Licht auf die Natur der Schweifskrankheiten und das Verhältnifs derselben zur Cholera zu werfen geeignet ist.

Die erste Nachricht über die in Frage stehende Krankheitsform finden wir in dem Berichte von Murray[1]) über eine von ihm unter dem Namen »sweating Sickness (Schweifskrankheit)« beschriebene Krankheit, welche er im Juni, Juli, September und October 1839 und im Juni und Juli 1840 in seinem Stationsorte Mhow (in Malwa) beobachtet hat, während die Cholera in der Nachbarschaft epidemisch, in Mhow selbst nur in vereinzelten Fällen vorkam, und hier während des Herbstes gleichzeitig Malariafieber herrschten. — Dem Krankheitsausbruche ging ein mehrtägiges Stadium prodromorum vorher, in welchem die Kranken über einen leichten Kopfschmerz und Druck in der Magengegend klagten, an Appetit- und Schlaflosigkeit litten, täglich mehrere dünnflüssige Stühle hatten, während die Herzthätigkeit auffallend geschwächt erschien; ein mehr oder weniger heftiger Frost mit darauf folgender Hitze bezeichnete den Anfang der entwickelten Krankheit, gleichzeitig steigerten sich der Kopfschmerz und die übrigen zuvor ge-

[1]) Madras quarterly med. Journal. 1840. II. p. 77 und 1841. III. p. 80.

nannten Zufälle; die Kranken klagten über die äufserste Erschöpfung, heftigen, brennenden Schmerz in der Präcordialgegend, Durst und wurden sehr unruhig; alsbald traten wässerige, wenig gefärbte Stuhlentleerungen, zuweilen auch Erbrechen ähnlicher Massen, Krämpfe in den Extremitäten, Athemnoth, Gefühl von Beklemmung und Angst in den Präcordien auf, der Puls wurde schnell, klein, der Herzchoc verschwand und die Haut bedeckte sich mit fliefsenden Schweifsen. In den schlimmsten Fällen liefsen nun alle Beschwerden, mit Ausnahme des heftigen Durstes, der Brustbeklemmung und der profusen Schweifse, nach, allein der Puls wurde allmählich unfühlbar, an Stelle der bis dahin intact gebliebenen Besinnlichkeit trat allmählich ein komatoser Zustand ein, und oft schon 10 Stunden nach dem ersten Anfalle erfolgte der Tod; Erbrechen und Krämpfe waren während des Krankheitsverlaufs keine besonders hervorragenden und constanten Erscheinungen, dagegen beobachtete man stets vollkommene Urinverhaltung und Mangel an Galle in den Darmausleerungen. — Bei günstigem Verlaufe wurde der Puls voller und langsamer, das Gefühl von Brennen und Druck in den Präcordien liefs nach, die Ausleerungen wurden gallig gefärbt und fäculent, der Kranke entleerte gröfsere Quantitäten Urin und schlief ein, um gesund zu erwachen, während in anderen, weniger günstig und prompt verlaufenen Fällen Fieber und fliefsende Schweifse noch längere Zeit anhielten. — Häufig wiederholte sich nun nach 12—48 Stunden dieselbe Reihe von Erscheinungen, und so kam es nicht selten selbst zu mehreren aufeinander folgenden Anfällen, die bei günstigem Verlaufe immer leichter wurden, während im ungünstigen Falle das Koma sich steigerte, immer längere Zeit anhielt, und die Krankheit schliefslich mit Tode endigte, obwohl selbst noch in den heftigsten Fällen (M. sah einen Kranken, der 3 Tage lang in Koma gelegen hatte, genesen) Heilung erfolgte. Die Reconvalescenz war immer durch einen hohen Grad von Schwäche des Kranken ausgezeichnet, oft klagten die Genesenden längere Zeit über ein lästiges Gefühl in der Herzgegend, und nicht selten erfolgten Rückfälle und Recidive. — Bei der anatomischen Untersuchung von zwei dieser Krankheit unterlegenen Individuen fand Murray ein auffallend dunkles, dünnflüssiges Blut, serösen Ergufs in die Hirnhäute und starke Blutanhäufung in den Brust- und Bauchorganen, sonst übrigens keine wesentlichen anatomischen Veränderungen. Den Tod glaubt M. durch Urämie in Folge der im Krankheitsverlaufe stets vollkommen unterdrückten Urinsecretion bedingt, in der Krankheit selbst aber findet er das Bild des Schweifsfriesels wieder, während dabei, wie er meint, eine Reihe von Erscheinungen die nahen Beziehungen dieser Schweifskrankheit zur Cholera, eine andere die zu Malariafiebern nicht verkennen lasse.

An diese Mittheilungen nun schliefsen sich Berichte über eine zur Zeit des epidemischen Vorherrschens von Cholera auf europäischem Boden beobachtete Krankheitsform, welche der indischen Schweifskrankheit, wenn auch nicht vollkommen gleich, doch in hohem Grade ähnlich ist, und welche wie diese eine sehr nahe Beziehung zum Schweifsfriesel zeigt. — Der Marine-Arzt Roux in Toulon ist der Erste, welcher auf diese eigenthümliche Krankheit aufmerksam gemacht und nach den von ihm in den Cholerajahren 1849, 1854 und 1855 daselbst gemachten Beobachtungen ein Bild derselben unter dem Namen der »Choléra cutané ou sudoral« entworfen[1]), gleichzeitig aber auch auf Nachrichten[2]) französischer Marine-Aerzte hingewiesen hat, welche dieselbe Krankheit auf der französischen Flotte im schwarzen Meere während des Krimmkrieges, und zwar zur Zeit der Cholera-Epidemie des Jahres 1854, beobachtet haben, und eben diese Nachrichten werden, abgesehen von einzelnen anderen, weniger vollständigen Angaben französischer Aerzte, durch die Mittheilungen von Houlès[3]) und Bourgogne[4]) über das Vorherrschen derselben Krankheitsform zur Zeit der Cholera-Epidemie des Jahres 1854 in Languedoc (speciell in Sorèze, Revel und anderen Orten des Departements Tarn) und in Condé (Nord) ergänzt.

Nach der von Roux gegebenen Beschreibung trat diese Krankheit, welche sich durch eigenthümliche nervöse Zufälle, durch die profusen Schweifse, die Abwesenheit oder Geringfügigkeit der Ausleerungen durch Erbrechen und Stuhl, sowie durch den intermittirenden Verlauf und ihre lange Dauer von der gleichzeitig herr-

---

[1]) Union méd. 1855 No. 27 — 32, 1857 No. 131. 139. 142. 143.

[2]) ibid. 1855 No. 31. [3]) Revue méd. 1855 August, September.

[4]) Lettre sur le traitement abortif du Choléra asiatique. Valenciennes 1854 und in Annal. de la Soc. med. de Bruges. 1860 November, December.

sehenden Cholera unterschied, gemeinhin ohne Vorboten auf; das Individuum wurde gewöhnlich plötzlich, besonders häufig in der Nacht, von einem Gefühle äufserster, Ohnmacht ähnlicher Schwäche und einer eigenthümlichen, einem elektrischen Schlage gleichen Erschütterung befallen, gleichzeitig trat Blässe des Gesichtes, Kältegefühl, Veränderung der Stimme, Verlangsamung des Pulses, zuweilen auch Uebligkeit und Drang zum Stuhlgange ein, so dafs die Kranken von der Cholera ergriffen zu sein glaubten. Nachdem dieser peinliche Zustand kurze Zeit, oder selbst mehrere Stunden angehalten hatte, trat Reaction ein, der Puls hob sich, der Körper wurde warm, und nun trat ein unversiegbarer (intarissable) Schweifs ein, der, weder im Geruche, noch in der Farbe etwas Eigenthümliches darbietend, Tag und Nacht hindurch stromweise flofs, so dafs der Kranke zu einem anhaltenden Wechseln der Wäsche gezwungen wurde. Allmählich liefsen Schweifs und Hitze nach, der Kranke lag nun in der äufsersten Erschöpfung da, das Gesicht erschien verfallen, erdfahl, die Extremitäten waren wie zerschlagen, oder krampfhaft afficirt, Appetit und Schlaf fehlten, und neben anderen Neuralgien war es namentlich ein empfindlicher Druck mit Gefühl von Beklemmung im Epigastrium, welcher den Kranken besonders quälte. Nachdem dieser Zustand mehrere Tage angehalten hatte, liefsen die Erscheinungen allmählich nach, Appetit, Schlaf und die Kräfte kehrten allmählich wieder, und der Kranke schien in der Reconvalescenz zu sein, als plötzlich ein neuer Anfall mit der ganzen Reihe der zuvor geschilderten Erscheinungen auftrat und derartige Anfälle wiederholten sich 3—5—6mal oder selbst fortdauernd während der ganzen Epidemie, und zeigten dabei bald einen vollständig intermittirenden, namentlich im Anfange und am Ende der Epidemie, bald einen remittirenden Typus, zuweilen aber erfolgten sie auch ganz unregelmäfsig. Die Krankheit wurde nur bei Erwachsenen beobachtet und verlief durchaus günstig, und selbst die zurückbleibenden mannigfachen Beschwerden, so namentlich Neuralgien, ein Gefühl von Beklemmung in der Herzgegend, Verdauungsstörungen, geistige Verstimmung u. s. w. verloren sich mit der Zeit gewöhnlich vollkommen[1]). — In einer ähnlichen Weise, nur ohne

[1]) Dafs es sich hier nicht etwa, wie man vermuthen dürfte, um eine Form von perniciösem Malariafieber handelt, geht einerseits aus der vollkommenen Unwirksamkeit

jene eigenthümlichen Intermissionen und bei weitem bösartiger, gestaltete sich die Krankheit nach den Beschreibungen von Beau auf der französischen Flotte im schwarzen Meere, nach Bourgogne in Condé und nach Houlés im Departement Gard, indem sie eben hier unter den ausgesprochenen Erscheinungen einer Cholera asphyctica meist tödtlich verlief, und in dem Krankheitsbilde eben nur an Stelle der Darmtranssudate jene fliefsenden Schweifse traten: »361 malades,« heifst es in dem Berichte von Beau, »offraient tous les symptômes les plus tranchés du choléra algide: cyanose, froide glacial des extrémités et de la langue; sueurs froides s'écoulant par toute la surface cutanée en assez grande quantité pour traverser en quelques instans les linges des malades et macérer leur épiderme; abscence du pouls radial, extinction de la voix, amaigrissement rapide, facies cholérique typique, crampes très douloureuses, quelquefois suppression des urines. Les vomissemens et la diarrhée caractéristiques ont seuls manqé assez souvent et c'est là encore une des nuances particulières à notre épidémie. L'abondante diaphorèse que nous avons signalée, a, d'ailleurs, semblé remplacer l'hypersécrétion intestinale habituelle.«

Fassen wir die im Vorigen mitgetheilten Thatsachen behufs einer Beurtheilung der Frage nach der Natur der hier, unter der allgemeinen Bezeichnung der »Schweifskrankheiten« dargestellten Krankheitsformen zusammen, so tritt uns zunächst als eine constante, allen diesen Krankheiten eigenthümliche, sie wesentlich charakterisirende Erscheinung die gesteigerte Thätigkeit der Haut, als secretorisches Organ, in Form eines abnormen transsudativen Prozesses entgegen, und zwar sehen wir dieses, in profusen Schweifsen erfolgende Transsudat unter den ausgesprochensten Erscheinungen einer, von Affection des Nervensystems ausgehenden, oder doch von einer solchen begleiteten, mehr oder weniger tiefen Störung in den Circulations- und Nutritionsverhältnissen erfolgen; fern davon, dem in den hier betrachteten Schweifskrankheiten auftretenden Schweifse

des Chinins bei dieser Krankheit, sodann aber auch aus den im Folgenden mitgetheilten Thatsachen hervor; übrigens haben wir in der Febris recurrens und der Meningitis cerebro-spinalis epidemica, wie in dem Schweifsfriesel selbst, Krankheitsformen kennen gelernt, welche, ohne Malariakrankheit zu sein, dennoch unter Umständen einen intermittirenden Typus im Krankheitsverlaufe zeigen.

eine kritische Bedeutung beilegen zu dürfen, wird man das Wesen und die Bedeutung dieser Erscheinung daher von demselben Gesichtspunkte zu beurtheilen haben, von welchem man bei der Beurtheilung anderer, aus ähnlichen allgemeinen Störungen hervorgehenden, abnormen Transsudationsprozessen ausgeht, keiner der uns genauer bekannt gewordenen Krankheitsprozesse aber bietet hiefür eine so prägnante Analogie, als gerade diejenige Krankheit, zu welcher die Schweifssucht auch nach anderen Richtungen hin eine nicht zu verkennende Beziehung zeigt, die Cholera, und diese Analogie ist in der That eine so grofse, dafs Hufeland schon bei dem ersten Auftreten der Cholera auf europäischem Boden auf die Aehnlichkeit zwischen dieser Krankheit und der ältesten, uns bekannt gewordenen Schweifssucht, dem englischen Schweifse, aufmerksam geworden ist, und französische Beobachter, von dem so häufig und constant beobachteten zeitlichen Zusammentreffen von Schweifsfriesel und Cholera in der Epidemie geblendet, beide Krankheiten vom genetischen Standpunkte sogar identificiren, die Cholera als eine Art inneren Schweifsfriesels (»comme une sorte de suette interne« wie Dubun sich ausdrückt), resp. den Schweifsfriesel als eine Art »Hautcholera« erklären zu dürfen geglaubt, und für diese Annahme in jener zuletzt besprochenen Zwitterform von Cholera und Schweifsfriesel eine wesentliche Stütze gefunden haben.

Wir wissen zu wenig von dem diese Krankheiten bedingenden Krankheitsgifte, und von den den Krankheitsprozessen selbst zu Grunde liegenden physiologischen Vorgängen, als dafs wir von diesem, allein berechtigten Standpunkte aus ein sicheres Urtheil über das Verhältnifs derselben zu einander zu gewinnen vermöchten; wir haben vorläufig von dem objectiven Standpunkte der Geschichtsforschung die Thatsachen in ihrer zeitlichen und räumlichen Gestaltung zu einander zu erkennen und darzustellen versucht, wir haben an die Geschichte des englischen Schweifses, der letzten grofsen Volkskrankheit des Mittelalters anknüpfend, die Spuren dieser Krankheit im Verlaufe der nächsten Jahrhunderte bis auf die Gegenwart verfolgt, und wenn wir, an den Schlufs unserer Untersuchung gelangt, vor einer Reihe von Thatsachen stehen bleiben, deren eigenthümliches Verhalten zu einander wir vorläufig auch nur in seinen äufseren Umrissen zu erfassen vermögen, so haben wir, wie ich glaube, auch damit einen nicht unwesentlichen Schritt in unserer Erkenntnifs gethan: wir haben einen Blick in die grofsartigen Vorgänge geworfen, welche, tief in das Leben der Menschheit eingreifend, die wechselnden Gestaltungen desselben in den verschiedenen Perioden der historischen Entwickelung des Menschengeschlechtes bestimmen und regeln, und wenn wir den Schleier, der alle diese Vorgänge ihrem inneren Wesen nach vor unserem Auge verhüllt, auch nicht zu lüften vermögen, so wollen wir uns vorläufig mit der Erkenntnifs der Thatsachen begnügen, und unter diesen auch die uns scheinbar fern liegenden nicht unberücksichtigt lassen, da wir zur Kenntnifs des ganzen Lebens eben nur dann vorzudringen vermögen, wenn wir es in allen seinen Gestaltungen erkannt haben.

SCHRIFTEN-VERZEICHNISS[1].

Adelung (Wolffgang Heinrich) Kurtze historische Beschreibung der uralten u. s. w. Stadt Hamburg. Hamburg 1696. 4.

Agricolae (Georgii) De peste Libri tres. Basileae 1554. 8.

Aikin (John) Biographical Memoirs of medicine in Great Britain, from the revival of literature to the time of Harvey. London 1780. 8.

Allionii (Caroli) Tractatio de miliarium origine, progressu, natura et curatione. Augustae Taurinorum 1758. 8. [Deutsch. Mühlhausen 1785.]

[Andreae in Med. Zeitung des Vereins für Heilkunde in Preufsen. 1850. p. 29. 33.]

Angelus (Andreas, Struthiomontanus) Annales Marchiae Brandenburgicae, das ist: Ordentliches Verzeichnifs und Beschreibung der fürnemsten und gedenckwirdigsten Märckischen Jahrgeschichten u. s. w. Franckfurt a. O. 1598. fol.

Annales Berolino-Marchici, ab anno 965 ad annum 1740. Deutsche Handschrift. Berliner Königl. Bibl. Ms. boruss. Fol. 29.

Antwerpsch Chronykje, sedert den jare 1500 tot het jaar 1574, door F. G. V. Te Leiden 1743. 4.

[Arlin Mém. sur la Suette. Par. 1845.]

[Arvedi Cenni ed osservaz. med.-prat. sopra il morbo migliare. Venez. 1840.]

Astruc (Johann.) De morbis venereis Libri novem. II. Tomi. Lutetiae Parisiorum 1740. 4.

[Aufauvre in Hist. de la Soc. de Méd. de Paris. Tom. IV. Mém. p. 147.]

[de Augustinis Osservaz. intorno alle febbr. migl. etc. Milano s. a. (1756).]

Autenrieth (Hermann Friedrich) Ueber das Gift der Fische, mit vergleichender Berücksichtigung des Giftes von Muscheln, Käse, Gehirn, Fleisch, Fett und Würsten, so wie der sogenannten mechanischen Gifte. Tübingen 1833. 8.

Baccii (Andreae) De Thermis Libri VII. Patavii 1711. 4.

---

[1]) Es sind hier nur die vom Verfasser [und Herausgeber] selbst benutzten Werke angeführt.

Baco, s. Verulam.
[Badin et Sagot in Union méd. 1849. Octobr.]
Baker (Sir Richard) A Chronicle of the Kings of England, from the time of the Romans Government unto the death of King James. London 1665. fol.
Balaei (Joannis, Sudovolcae) Illustrium maioris Britanniae scriptorum, hoc est Angliae, Cambriae et Scotiae Summarium, ad annum d. 1548. Londini 1548. 4.
[Barailon in Hist. de la Soc. de Méd. de Paris. Tom. I. p. 225, Mém. 193. Tom. II. p. 198.]
[Baraldi Storia d'una cost. epid. delle febbr. migl. Modena 1781.]
[Barth (I) in Mém. de l'Acad. de Méd. Tom. XX. p. CXXII, (II) ibid. Tom. XXI. p. CIII.]
[Barthez in Gaz. méd. de Paris. 1839. No. 39.]
Bayer (Wencefslaus — von Elbogen, genannt Cubito) Richtiger rathschlag und bericht der ytzt regierenden Pestilentz, so man den Engelischen Schweyfs nennet. Leyptzigk, d. 4. September 1829. 8.
[Bazin in Gaz. méd. de Paris. 1832. p. 445.]
[Beck in Münch. ärztl. Jahrb. Bd. II. p. 295.]
Bell (George Hamilton) A Treatise on the diseases of the liver, and on bilious complaints etc. Edinburgh and London 1833. 8.
[Bellot An febr. putrid. Picardis Suette dicta sudorifera? Par. 1733.]
[Belpietro in Gaz. med. Lombarda. 1849. No. 16. 17.]
[Bertrand in Gaz. des hopit. 1854. p. 414.]
[Bida in Journ. de Méd. Ann. 1787. Vol. I. p. 7.]
[Bodenmüller (I) in Hufeland Journ. der Heilk. LXXXI. Heft 3. p. 8, (II) in Würtemb. med. Correspondenzbl. XI. p. 196.]
[Boinet in Bullet. de l'Acad. de Méd. de Paris. Tom. XV. p. 79.]
[Boncerf in Hautesierck Rec. d'observ. de Méd. Tom. II. p. 223.]
Bonn (M. Hermann) Lübecksche Chronica. s. l. 1634. 8.
[Borchard Hist. de l'épidémie de Suette etc. Bordeaux 1842.]
[Boucher (I) in Journ. de Méd. Tom. IX. p. 287, (II) ibid. Tom. XIX. p. 475, (III) ibid. Tom. XL. p. 286.]
[Bourbier in Mém. de l'Acad. de Méd. de Paris. Tom. IX. p. 57.]
[Bourgeois (I) in Gaz. méd. de Paris. 1840. No. 1, (II) in Arch. gén. de Méd. 1849. Novbr.]
[Bouteille in Journ. de Méd. Tom. LI. p. 259. 351. 403.]
[Boyer Méthod. à suivre dans le traitement de differ. malad. épid. etc. Par. 1761.]
[Boyer-Goubert in Gaz. des hopit. 1860. No. 80. p. 318.]
[Brieude in Hist. de la Soc. de Méd. de Paris. Tom. V. Mém. p. 321. 334.]
Brown (Robert) Vermischte botanische Schriften. Ins Deutsche übersetzt und mit Anmerkungen versehen von C. G. Nees von Esenbeck. Schmalkalden 1525. 2 Bde. 8.
[Bucquoy in Gaz. méd. de Paris. 1853. p. 450.]

[Burresi in Gazetta med. Toscana. 1856. No. 17.]

Burserii de Kanilfeld (Joann. Baptist.) Institutionum medicinae practicae, quas auditoribus suis praelegebat, Voll. IV. Recudi cur. J. F. C. Hecker. Berolini 1833. 12.

[Burtez De la suette miliaire. Strafsburg 1845.]

Caii (Johannis, Britanni) De Ephemera britannica Liber. Recudi cur. J. F. C. Hecker. Berolini 1833. 12.

Joannis Caii Britanni, De canibus britannicis Liber unus; De rariorum animalium et stirpium historia Liber unus; De libris propriis Liber unus; De pronunciatione graecae et latinae linguae, cum scriptione nova, Libellus. Ad optimorum exemplarium fidem recogniti a S. Jebb, M. D. Londini 1729. 8.

Caius (John) A Boke or Counseill against the Disease commonly called the Sweate or Sweatyng Sicknesse. Imprinted at London. A. D. 1552. 12. (Ist in Deutschland nicht vorhanden. Einen Abdruck des gröfsten Theiles dieser merkwürdigen Schrift hat Babington in seiner englischen Uebersetzung vom „schwarzen Tode" des Verf. geliefert.)

Campo (Antonio) Cremona, fedelissima citta et nobilissima colonia de Romani, rappresentata in disegno col suo contato et illustrata d'una breve historia etc. Milano 1645. 4.

[Cantieri in Sperimentale medico. 1861. No. 3. 4. 5.]

[Castricus (Jacobus) De sudore epidemiali quem anglicum vocunt ad medicos Gandenses epistola. Luteciae 1529.]

[Chabrely in Bullet. méd. de Bordeaux. 1841. Octbr.]

[Chalette in Bullett. de l'Acad. de Méd. de Paris. Tom. XXI. p. 112.]

[Chauvin ibid. Tom. XXII. p. 345.]

du Chesne (André) Histoire générale d'Angleterre d'Ecosse et d'Irlande. Paris 1614. fol.

Kurzgefafste Hamburgische Chronica u. s. w. Hamburg 1725. 8.

Chronici chronicorum politici Libri duo. Francoforti 1614. 8.

[Chronicon univers. Urspergense ed. a Conrado a Lichtenau. Argentor. 1609. fol.]

[Chronicon Clusinum. Selecta ex Henr. Bodonis Chr. Clus. in Leibnitz Script. rer. Brunsvicar. Vol. II. 366.]

[Chronicon ineditum Abbatiae Salisburgensis. Im Auszuge in der G.-H. Sammlung p. 410.]

Chronik von Erfurt, bis 1574. Handschrift. 4. Ohne Seitenzahlen. Durch die Güte des Herrn Regierungs- und Medicinalraths Dr. Fischer in Erfurt im Besitz des Verfassers.

[Clausse De la suette miliaire. Par. 1855.]

[Colson in Bullet. de l'Acad. de Méd. de Paris. Tom. XIV. p. 678.]

Mémoires de Messire Philippe de Comines, où l'on trouve l'histoire des Rois de France Louis XI. et Charles VIII. IV Vol. Paris 1747. 4.

Cordus (Euricius) Eyn Regiment, wie man sich vor der newen Plage, der Englisch schweifs genannt, bewaren, und so man damit ergriffen wird, darinn halten soll. Marpurg 1529. 4. Die zweite Auflage ist bald nach der ersten erschienen, und dieser in dem Exemplar der Königl. Bibl. zu Berlin angebunden.

Cramer (D. Daniel) Das grofse Pomrische Kirchen-Chronicon u. s. w. Alt-Stettin 1676. fol.

Curicke (Reinhold) Der Stadt Dantzigk historische Beschreibung. Amsterdam und Dantzigk 1688. fol.

Dalin (Olof) Svea Rikes Historia. 3 Delen. Stockholm 1747—60. 4.

[Dalmazzone in Repertor. med.-chir. di Torino. 1824. p. 97.]

Damiani (Tertii — Vissenaci Decicopolitani) Theoricae medicinae, totam rem miro compendio complectentes, non modo medicis aut chirurgis, verum et omnibus, quibus sanitatis divitiae cordi sunt, accommodae, atque adeo necessariae. His accessit Libellus περὶ τοῦ ἱδρωνούσου, tempore, quo hoc malum saeviret ab eodem concinnatus. Antwerpiae 1541. 4. (Bibliothek der Universität Jena.)

[Damilano Abhandl. über den Friesel. Aus dem Ital. Göttingen 1782.]

[Debrest (I) in Journ. de Méd. Tom. IV. p. 393, (II) ibid. Tom. XIX. p. 116.]

[Dechambre in Gaz. hebdomad. de Méd. 1855. No. 7.]

[Defrance in Journ. complém. de Méd. Tom. XLIII. p. 379.]

[Delisle in Gaz. méd. de Paris. 1832. p. 537.]

[Desmars in Journ. de Méd. Tom. X. p. 71.]

[Destrem in Gaz. des hopit. 1854. p. 419.]

Ditmari (Episcopi Mersepurgii) Chronici Libri VII nunc primum in lucem editi. Francofurti 1580. fol.

[Dubun de Peyrelongue (I) De l'épid.... durant l'été de 1821 etc. Par. 1824, (II) in Transact. méd. Tom. IX. p. 197.]

[Dumas in Gaz. des hopit. 1860. No. 71.]

[Duplessis Reflex. sur la nature .. de la maladie .. dans le Haute-Languedoc. Par. 1782.]

[Ebersberger im Med. Correspondenzbl. bairisch. Aerzte. 1847. p. 180.]

[Egbert, Sebast. in Dodonaei Prax. art. med. Amstelod. 1616. p. 69.]

[Egger Ueber die Miliaria in Baiern etc. München 1849.]

Erasmi (Desiderii, Roterodami) Epistolarum Libri XXXI et Melanchthonis Libri IV etc. Londini 1642. fol.

Erasmi (Desiderii) Roterodamensis Μωρίας ἐγκώμιον sive Stultitiae laus. Ed. Guil. Gottl. Becker. Basil. 1780. 8.

Fabyan (Robert) The new Chronicles of England and France, named by himself the Concordance of Historics. London 1811. 4.

Fallopii (Gabrielis) Opera quae adhuc extant omnia. Francofurti 1584. fol.

[Fantoni Histor. de febrib. miliar. Aug. Turin. 1747. p. 110.]

Fell (Joannes) Rerum Anglicarum Scriptores veteres. Oxon. 1684. fol.

Fernelii (Joannis, Ambiani) Universa medicina, tribus et viginti Libris absoluta. Lutetiae Parisiorum 1567. fol.

Foderé (Fr. Emm.) Leçons sur les épidémies et l'hygiène publique, faites à la faculté de médecine de Strasbourg. 4 Voll. Paris 1822—24. 8.

[Foderé Recherch. sur .. la fièvre connue sous le nom de miliaire. Paris 1828.]

Foresti (Petri, Alemariani) Observationum et curationum medicinalium, sive Medicinae theoricae et practicae Libri XXVIII. Francofurti a. M. 1614. fol.

[Foucart (I) De la suette miliaire. Par. 1854, (II) in Gaz. méd. de Paris. 1855. p. 64.]

Fracastorii (Hieronymi) Veronensis, Opera II. partt. Lugdun. 1591. 8.

Franck von Wörd Chronica, Zeytbuch und Geschychtbibel von anbegyn bifs inn difs gegenwertig 1531. jar. Strafsburg 1531. fol.

[François in Journ. génér. de Méd. Tom. LXXVII. p. 204.]

Koning Friderich den Forstis, Danmarckis, Norgis, Wendis oc Gothis Konning etc. Histori. Kiobenhafn 1597. 4.

[Fuchs in Hecker wissenschaftl. Annal. der Heilk. XXIX. p. 252.]

Fuhrmann (Matthias) Alt- und neues Wien, oder dieser Kayserl. und Ertz-Lands-fürstlichen Residentz-Stadt chronologisch- und historische Beschreibung. 2 Theile. Wien 1739. 8.

[Gaillard Considér. sur l'épid. de Suette. Poitiers 1845.]

[Galy in Bullet. de l'Acad. de Méd. de Paris. Tom. VII. p. 959.]

[Gastellier Essai sur la fièvre miliaire. Paris 1784.]

[Gattai in Gazetta med. Toscana. 1856. No. 29.]

[Gaultier de Claubry (I) in Mém. de l'Acad. de Méd. de Paris. Tom. XVI. p. 40, (II) ibid. Tom. XVII. Pièc. histor. p. CLXV, (III) ibid. Tom. XVIII. p. 69, (IV) ibid. Tom. XIX. p. 41.]

Gemma (Cornelius) De Naturae divinis characterismis, seu raris et admirandis spectaculis, causis, indiciis, proprietatibus rerum in partibus singulis universi. Libri II. Antverpiae 1575. 8.

[Genucil in Bullet. gén. de thérap. 1842. Octbr.]

[Gigon Essai sur la suette. Angoulême 1843.]

[Giltzheim (Rembertus) Underricht, wie man sich vor der schweissenden kranckheit weren und darynne halten soll. Nach dem Mscpt. von Lisch im Jahrb. des Vereins für Mecklenburgische Geschichte und Alterthumskunde. Jahrg. III. Schwerin 1838. p. 74 seqq. Veröffentlicht und abgedruckt in der G.-H. Sammlung p. 507.]

[Gläser Ueber die epidem. Krankheit ... 1801 zu Wittenberg. Wittenb. 1801.]

(Godwin) Rerum Anglicarum Henrico VIII. Eduardo VI. et Maria regnantibus Annales, nunc primum editi. Ex officina Nortoniana, 1616. fol.

Godwyn (Francis, Bishop of Hereford) Annals of England, containing the reigns of Henry VIII. Edward VI., Queen Maria. Englished, corrected and enlarged by Morgan Godwyn. London 1675. fol.

Grafton's Chronicle; or History of England, from the year 1189 to 1558. In two volumes. London 1809. 4.

Le Grand d'Aussy, Histoire de la vie privée des Français, depuis l'origine de la nation jusqu'à nos jours. 3 Voll. Paris 1782. 8.

Gratiolo (Andrea — di Salò) Discorso di peste, nel quale si contengono utilissime speculazioni intorno alla natura, cagioni, curazione della peste, con un catologo di tutte le pesti piu notabili dei tempi passati. Venezia 1546. 4.

Gratoroli (Guilielmi) Collectio. Der vollständige Titel dieser sonderbar zusammengewürfelten Sammlung ist: Clarissimi philosophi et medici Petri de Abano de Venenis eorumque remediis. Item Consilium de praeservatione a venenis D. Guilielmi Gratoroli. Item generosi Hermanni a Nuenare Comitis περὶ τοῦ ἱδροπυρετοῦ, id est sudatoria febri. Item Curatio sudoris anglici in Germania experta. Item Joachimi Schilleri de Peste britanica Commentariolus aureus. Omnia opera D. Guilielmi Gratoroli ex manu scriptis exemplaribus collata, aucta atque illustrata. 8. Sine loco et anno.

[Grünfelt in Revue méd. 1852. Septbr.]

Gruner (Christianus Gottfridus) Itinerarium Sudoris anglici ex actis designatum. Jenae 1805. 8.

Gruner (Christianus Gottfridus) Scriptorum de Sudore Anglico superstitum editio hactenus desiderata et adornata. Jenae (1805). 8.

Practica celeberrimi viri Antonii Guainerii Papiensis medicinae Doctoris etc. Lugduni 1517. 4.

[Guérin in Mém. de l'Acad. de Méd. de Paris. Tom. XVII. p. 1.]

Guicciardini (Francesco) Della Istoria d'Italia Libri XX. Venez. 1738. fol.

[Gundelfinger (Georg) Vonn der newen kranckheyt so forder jars in Engelland angefangen hat, und jetzo difs Jars Teutschland heymsucht. 1530.]

Haftitz (Peter) Microchronologicum Marchicum, das ist ein kurtz Zeitbüchlein u. s. w. Handschrift. Berliner Königl. Bibl. Ms. boruss. Fol. 23.

Hall's Chronicle; containing the History of England, during the reign of Henry IV. and the succeding monarchs, to the end of the reign of Henry VIII. London 1809. 4.

Haraei (Francisci) Annales ducum seu principum Brabantiae totiusque Belgii. Tomi III. Antverpiae 1623. fol.

Hartmann (Petrus Immanuel) De sudore unius lateris. Diss. Halae 1751. 4.

Hecker (Justus Friedrich Karl) Geschichte der Heilkunde, nach den Quellen bearbeitet. 2 Bände. Berlin, 1822. 29. 8.

Hecker (Just. Fred. Ch.) The black Death in the fourteenth century. Translated by B. G. Babington. London 1833. 8.

Hellwetter (Johann) Vor die Engelische kranckheyt, die Schweifssucht genandt, ein Regiment. Leiptzick.

Herbert of Cherbury (Lord Edward) The life and raigne of King Henry the eighth. London 1649. fol.

Hermanni Contracti Chronicon, ex inedito hucusque codice Augiensi etc. ed. Aemilian. Ussermann. 1790. 4. s. l.

Magni Hippocratis Coaca praesagia etc. Cum interpretatione et commentariis Jacobi Hollerii Stempani, nunc primum Desiderii Jacotii Vandoperani opera in lucem editis. Lugduni 1576. fol.

[Historia universitatis Viennensis. Tom. II. fol. 140.]

Holinshed's Chronicles of England, Scotland and Ireland. In six volumes. London 1808. 4.

Hollerii (Jacobi, Stempani) medici Parisiensis cel. De morbis internis Libri II. Lugduni 1578. 8.

Hosack (David) Essays on various subjects of medical science. III Voll. New-York 1824. 30. 8.

[Hourmann in Gaz. méd. de Paris. 1832. p. 271.]

Huitfeld (Arrild) Danmarckis Rigis Kronicke, fra Kong Dan den forste oc indtil Kong Knud den 6. Kiobenhaffn, T. I. 1650, T. II. 1652. fol.

[Hullin in Mém. de Méd. et de Chirurgie. Paris 1862.]

v. Humboldt (Friedrich Alexander) Versuche über die gereizte Muskel- und Nervenfaser, nebst Vermuthungen über den chemischen Procefs des Lebens in der Thier- und Pflanzenwelt. 2 Bde. Berlin 1797. 8.

Hume (David) The History of England, from the invasion of Julius Caesar to the revolution in 1688. In 8 Voll. London 1782. 8.

Hundt (Magnus, von Magdeburgk) Eyn kurtzes und sehr nutzbarlichs Regiment wider dye schwynde und erschreckliche kranckheit der Pestilentz aufs bewerten und geübten Ertzten tzusamen getragen, sampt einem kurtzen bericht der schweyfskranckheit. Meher eyn nutzlichs Regiment wider die weltleuftige und unsauber kranckheit der Frantzosen u. s. w. Leyptzigk, am 7. October 1529. 8.

[Jacquot in Gaz. méd. de Paris. 1854. p. 579.]

[Jägerschmid in Compt. rend. de la Soc. de Méd. de Toulouse. 1850. p. 44.]

[Jahn in Casper Wochenschr. für die ges. Heilk. 1834. p. 225.]

[Jemina in Bibliot. ital. 1816. Tom. IV. p. 149.]

Jordani (Thomae) Pestis phaenomena, seu de iis, quae circa febrem pestilentem apparent, exercitatio. Francofurti 1576. 8.

Jovii (Pauli, Novocomensis, Episcopi Nucerini) Historiarum sui temporis Tomi II. Basil. 1567. III Voll. 8.

Kegler (Casparus) Eyn nutzlichs und trostlichs Regiment wider dy Pestilentz und gifftigk pestilentzisch Feber die Schweyssucht genant, und sust mancherley gifftig und tödtlich kranckheit, u. s. w. Leyptzigk 1529. 8. (Ist die zweite Auflage. Eine andere ist von Kegler's Sohn, Melchior, vermehrt in Breslau, 1568 erschienen.)

[Kegler im Würtemb. med. Correspondenzbl. II. p. 164.]

[Kellermann in Oest. med. Jahrb. Neueste Folge. Bd. XXX. p. 21.]

Kircheri (Athanasii) Scrutinium physico-medicum contagiosae luis quae dicitur Pestis. Ed. Chr. Lange. Lipsiae 1671. 4.

Kirchring (Gottschalck) und Müller (Gottschalck) Compendium Chronicae Lubecensis, oder Auszug und historischer Kern Lübischer Chronicken; aus verschiedenen Authoribus, als Alb. Crantio, Herm.

Bonno, Chytreo, Reimaro Kock, Reckmann, Helmoldo, Rehbeen, Angelo, Petersen u. s. w. zusammengetragen. Hamb. 1678. 8.

Klemzen (Nicolaus) Vom Pommer-Lande und dessen Fürsten-Geschlecht-Beschreibung, in vier Büchern, nach einer alten Handschrift herausgegeben. Stralsund 1771. 4.

[Kock (Reimar) Chronika der vornehmsten Geschichten ... der Stadt Lübeck etc. Im Auszuge in der G.-H. Sammlung p. 443.]

[Kreyfsig Abhandl. über das Scharlachfieber etc. Leipzig 1802, auch in der Med.-chir. Ztg. 1801. No. 31 und in Hufeland Journ. XII. Heft 3. p. 43, Heft 4. p. 172.]

[Kröll (Sigismund) Regiment wider die schwere, Erschreckliche, in Deutscher Nation kurtz nicht erhört, Göttliche Epidemie, welche man itzund bei uns die Engelischen Schweyfssucht nent. s. l. e. a.]

Kronica der Preufsen. 1553. fol. Handschrift der Königl. Bibl. zu Berlin. Ms. boruss. Fol. 176.

[Lachaize in Bullet. de l'Acad. de Méd. de Paris. Tom. XIV. p. 1043.]

[Lefèbure in Mém. de l'Acad. de Méd. de Paris. Tom. XVII. p. LXXXVI.]

[Lejeune ibid. Tom. IX. p. 59.]

Lemnii (Levini, medici Zirizaei) De habitu et constitutione corporis, quam Graeci κρᾶσιν, triviales complexionem vocant, Libri II. Jenae 1587. 8.

[Leo (Joh.) História Prussiae. Amstelod. 1728. fol.]

[Lepecq de la Cloture Med. Topogr. der Normandie. Aus dem Franz. Stendal 1794.]

Lilie (George) Chronicon, sive brevis enumeratio regum et principum, in quos variante fortuna Britanniae imperium diversis temporibus translatum. Francofurti 1565. 4. Abgedr. bei Jo. Gualterus, Chronicon chronicorum politicum. Francof. 1614. 8., welche Ausgabe hier benutzt ist.

[Lindern in Commerc. litterar. Norimberg. 1735. VIII. 58, X. 74.]

[Loreau De la suette de Poitou. Poitiers 1846.]

[Luther (M.) Sämmtliche Schriften. 21 Thle. Herausgeg. von J. G. Walch. Halle 1749. Epist. 269. 723. 729. Abgedr. in der G.-H. Samml. p. 433.]

[Malouin in Hist. de l'Acad. des Scienc. 1747. p. 166.]

[Maraglio in Gaz. med. Lombarda. 1857. No. 44. 45.]

Marsolier (de) Histoire de Henry VII. d'Angleterre, surnommé le Sage, et le Salomon d'Angleterre. Paris 1700. 8.

[Martin-Solon in Bullet. de l'Acad. de Méd. de Paris. Tom. VIII. p. 1019, in Mém. de l'Acad. de Méd. de Paris. Tom. XIV. p. 89.]

[Masarei in Wiener med. Wochenschrift. 1860. p. 535.]

Massae (Nicolai, Veneti) Liber de Febre pestilentiali, ac de pestichiis, morbillis, variolis et apostematibus pestilentialibus, ac eorundem omnium curatione etc. Venetiis 1556. 4.

[Maugin Essai histor. et prat. sur la fièvre miliaire. Strafsb. 1834.]

[Mauz in Gräfe und Walther Journal der Chirurgie. Bd. XVII. p. 139.]

Menckenii (Joannis Burchardi) Scriptores rerum Germanicarum, praesertim Saxonicarum. III Voll. Lipsiae 1728—30. fol.

[Menière in Arch. gén. de Méd. 1832. Mai. p. 98.]
[Menis Saggio di topogr. e statist. med. della provincia di Brescia. II Voll. Bresc. 1837.]
[Meyserey Méthode .. de traiter plusieurs malad. épid. etc. Par. 1753.]
Mezeray (Comte de) Histoire de France. 3 Voll. Paris 1685. fol.
[Mignot in Bullet. méd. de Bordeaux. 1841. October.]
Moore (James) The History of the Smallpox. London 1815. 8.
[Moreau in Journ. univ. et hebdom. 1832. Octbr. 262.]
Mori (Thomae) Opera omnia. Francofurti a. M. et Lipsiae 1689. fol.
[Morineau in Revue méd. 1851. Juni 705, Juli 86, Septbr. 273.]
[Müller in Oest. med. Jahrb. 1841. I. 228.]
[Naudot in Journ. de Méd. 1785. Tom. II. p. 392.]
[Navier Diss. sur plusieurs maladies populaires. Par. 1753.]
[Nivet et Aguilhon Notice sur l'épid. de Cholera etc. Par. 1851.]
Omodei (Annibale) Del governo politico medico del morbo petechiale etc. Milano 1822. 8.
Osorii (Hieronymi, Lusitani, Silvensis, in Algarbiis Episcopi) De Rebus Emmanuelis, regis Lusitaniae gestis Libri XII. Coloniae Agrippinae 1576. 8.
Ozanam (J. A. F.) Histoire médicale générale et particulière des maladies épidémiques, contagieuses et epizootiques etc. 5 Voll. Paris 1817—23. 8. [Deuxième Edit. 4 Voll. Paris 1835.]
Paré (Ambroise) Oeuvres. 7ème edition. Paris 1614. fol.
[P. v. D. Histoire du Regne de Henry VII., Roi d'Angleterre. Bruxell. s. a.]
[Parrot Hist. de l'épid. de Suette etc. Par. 1843.]
Pasquier (Estienne) Les Recherches de la France. Paris 1565. fol.
le Petit (Jean François) La grande Chronique ancienne et moderne de Hollande, Zelande, West-Frise, Utrecht, Frise, Overyssel et Groeningue, jusqu'à la fin de l'an 1600. Dordrecht 1601. 2 Voll. fol.
Petri Martyris Anglerii Mediolanensis, De orbe novo Decades octo. Labore et industria Rich. Hakluyti, Oxoniens. Paris 1587. 8.
Pez (Hieronymus) Scriptores rerum Austriacarum veteres et genuini. II Voll. Lipsiae 1721. 25. fol.
Pfeufer (Karl) Beiträge zur Geschichte des Petechialtyphus. (Diss.) Bamberg 1831. 8.
[Pignacca in Gaz. med. di Milano. 1846. No. 52.]
[Pigné in Gaz. méd. de Paris. 1843. p. 247.]
Pilgram (Antonii) Calendarium chronologicum medii potissimum aevi monumentis accommodatum. Viennae 1781. 4.
[Pinard Diss. sur la fièvre miliaire. Rouen 1747.]
[Pindray in Journ. de Méd. de Bordeaux. 1841. Juli.]
Pingré, Cométographie ou Traité historique et théorique des Comètes. 2 Voll. Paris 1783—84. 4.
[de Pleigne in Journ. de Méd. Tom. XXIII. p. 336.]
[Podrecca in Spongia Comment. di Medicina. II. p. 129.]

[Poissonier Méd. éclairée par les scienc. physiq. Par. 1791. Tom. II. p. 47.]
[Pollini Letter. del morbo migliare. Veronese. Veron. 1831.]
Pomarius (M. Johannes) Chronika der Sachsen und Niedersachsen. Wittenbergk 1589. fol.
Pontani (Johannis Isaci) Historiae Gelricae Libri XIV. Hardervici Gelrorum 1639. fol.
[Pratbernon in Revue méd. 1838 Août. p. 194.]
[Pujol Oeuvres de Méd. pratique. Paris 1823. Tom. III. p. 261.]
[Quesnay L'art de guérir par la seignée etc. Par. 1750. p. 346.]
[Ramati in Omodei Annali univ. Vol. VII. p. 273, VIII. p. 34.]
de Rapin (Thoyras) Histoire d'Angleterre. 4 Tom. Basle 1746. fol.
[Ravin in Bullet. de l'Acad. de Méd. de Paris. Tom. XIV. p. 894.]
Rayer (P.) Traité théorique et pratique des maladies de la peau, fondé sur de nouvelles recherches d'anatomie et de physiologie pathologiques. 2 Voll. Paris 1826. 27. 8.
Rayer (P.) Histoire de l'épidémie de suette-miliaire, qui a regné en 1821 dans les Départemens de l'Oise et de Seine-et-Oise. Paris 1822. 8.
Ein Regiment der ihenen, so durch Gottes vorhengung inn die newe Schwitzende seuche plotzlich fallen. Wittemberg 1529. 8.
Regkman (Hans) Lübeckische Chronik. s. l. 1619. fol.
[Reibel in Gaz. méd. de Strafsburg. 1844. p. 62.]
Reusner (Hieronym., Nordlingens. Poliatr.) Diexodicarum exercitationum Liber de Scorbuto. Francofurti 1600. 8.
[Reveille-Pariset in Bull. de l'Acad. de Méd. de Paris. Tom. XIV. p. 1128.]
[Rhomming (Joh.) Ain kurtz regiment wie sich das gemain volck, so mit dem Englischen Schweyfs angriffen, halten soll. Landshut 1530.]
Richter (Georg August) Medicinische Geschichte der Belagerung und Einnahme der Festung Torgau, und Beschreibung der Epidemie, welche 1813 und 14 daselbst herrschte. Berlin 1814. 8.
[Robert (I) Lettre sur la fièvre miliaire. Par. 1839, (II) in Gaz. des hopit. 1857. No. 147.]
[Roedenbak in Sanitätsber. des Medicinal-Collegii für die Provinz Brandenburg für das Jahr 1838. p. 42.]
Rondeletii (Guilelmi) Methodus curandorum omnium morborum corporis humani, in tres Libros distincta. Eiusdem de dignoscendis morbis. De Febribus. De Morbo gallico. De Internis et Externis. De Pharmacopolarum officina. De Fucis. Francofurti a. M. 1592. 8.
[Rossoutrot Du Cholera .. dans l'arrondissement de Bayonne. Par. 1855.]
[Sallot in Mém. de l'Acad. de Méd. de Paris. Tom. XV. p. 33.]
[Salzmann Histor. purpur. miliar. alb. etc. Argentor. 1736.]
Sandoval (Don Fray Prudencio de) Historia de la vida y hechos del Emperador Carlos V. II. Part. En Pamplona 1618. 1614. fol.
Sauvages (Francisc. Boissier de) Nosologia methodica sistens morborum classes juxta Sydenhami mentem et botanicorum ordinem. Amstelodami 1768. 2 Voll. 4.

[Schahl et Hessert Precis histor. et prat. sur la fièvre miliaire. Strafsb. 1813.]

Schenck a Grafenberg (Joannis) Observationum medicarum, rararum. novarum, admirabilium et monstrosarum Libri VII. Francofurti 1600. 8.

DD. Schilleri (Joachimi — ab Herderen) physici, De peste brittannica Commentariolus vere aureus. Ad haec Alexandri Benedicti Veronensis etc. De observatione in pestilentia Libellus etc. Basileae 1531. 8.

[Schilldtel Regiment und ertzney widder die newe kranckheit der Engelendischen Schweyſssucht. Mitgetheilt von Seidenschnur in Janus l. c.]

Schmidt (Tobias) Chronica Cygnea, oder Beschreibung der Stadt Zwickau u. s. w. Zwickau 1656. 4.

Schneideri (Conradi Victoris) Libri de Catarrhis quinque et specialissimus. Wittebergae 1660—74. 4.

Schnurrer (Friedrich) Chronik der Seuchen. 2 Thle. Tübingen 1823. 25. 8.

[Schnurrer in Heidelberger klin. Annalen. Bd. VI. p. 90.]

Schwelin (Narcissus) Würtemberg. kleine Chronica. Stuttgart 1660. 8.

[Schweighäuser in Salzb. med.-chir. Ztg. Ergänzungsbd. XX. p. 193.]

Scriptorum de rebus Marchiae Brandenburgensis maxime celebrium, Nicolai Leuthingeri nec non Zachariae Garcaei etc. in unum volumen Collectio. Praefat. est Joh. Gottl. Krause. Francofurti et Lipsiae 1729. 4.

[Seitz Der Friesel etc. Erlangen 1845 und im Med. Correspondenzblatt bairischer Aerzte. 1845. p. 241. 257. 273.]

Sennert (Danielis) De Scorbuto Tractatus. Cui accesserunt eiusdem argumenti tractatus et epistolae: Bald. Ronssei, Jo. Echthii, Jo. Wieri, Jo. Langii, Sal. Alberti, Matth. Martini. Wittebergae 1624. 8.

Sette (Vincenzo) Memoria storico naturale sull' Arrossimento straordinario di alcune sostanze alimentose, osservato nella provincia di Padova l'anno 1819. Venezia 1824. 8.

(Short, Thomas) A general chronological History of the air, weather, seasons, meteors etc. in sundry places and different times; more particularly for the space of 250 years. In two voll. London 1749. 8.

Sigeberti Gemblacensis coenobitae Chronicon, ab anno 381 ad 1113. Paris. ap. H. Stephano. 1513. 4.

[Simonin Recherch. topogr. et méd. sur Nancy. Nancy 1854. p. 285.]

Sinner (Joseph Michael) Darstellung eines rhevmatischen Schweiſsfiebers, welches zu Ende des Novembers 1802 in dem churfürstlichwürzburgisbhen Städtchen Röttingen an der Tauber endemisch herrschte. Würzburg 1803. 8.

[Slaghert Chronicon Ribnitiense. Manuscript. Mitgetheilt von Lisch l. c.]

Sleidani (Joannis) De statu religionis et reipublicae Carolo quinto Caesare Commentarii. Ed. Jo. Gottl. Boehme et Christ. Carol. Am Ende. III Partt. Francofurti a. M. 1785—86. 8.

[Smeth Epistola ad ducem Henricum, manuscrpt. Mitgeth. von Lisch l. c.]

Spangenberg (Cyriacus) Mansfeldische Chronica. Eisleben 1572. fol.

Spangenberg (Cyriacus) Historia von der flechtenden Kranckheit der Pestilentz, wie die von anfang her umb unser Sünde willen inn der Welt gewütet hat, das ist, alle schwinde Pestilentzische sterben derer in Historien und Chroniken gedacht wird. 1552. 4. (Ohne Druckort und Seitenzahlen.)

[Speyer in Hufeland Journ. der pract. Heilk. Bd. LVII. Heft 5. p. 60.]

[Stahl in Bad. med. Annalen. Bd. XI.]

Staphorst (Nicolaus) Historia ecclesiae Hamburgensis diplomatica, d. i. Hamburgische Kirchengeschichte aus glaubwürdigen und mehrentheils noch ungedruckten Urkunden gesammlet. 2 Theile in 5 Bänden. Hamburg 1723—29. 4.

Stelzner (Michael Gottlieb) Versuch einer zuverlässigen Nachricht von dem kirchlichen und politischen Zustande der Stadt Hamburg. 4 Bände. Hamburg 1731. 8.

Stettler (Michael) Annales oder gründliche Beschreibung der fürnembsten geschichten und Thaten, welche sich in gantzer Helvetia u. s. w. verlauffen. 2 Theile. Bern 1627. fol.

[Steudel Geschichte einiger Frieselepidemien in Würtemberg. Efsling. 1831.]

[Stöber et Tourdes Topogr. et hist. méd. de Strafsbourg etc. Par. 1864.]

[Storti in Gaz. med. di Milano. 1845. No. 8.]

[Strype Hist. Memorials Ecclesiastical. London 1721. Tom. II. p. 217.]

Stow (John) The Annales of England, faithfully collected out of the most autenticall Authors, Records, and other Monuments of Antiquitie, from the first inhabitation untill this present yeere 1592. London 1592. 4.

Stumpff (Johann) Schweytzer Chronick, d. i. Beschreybunge Gemeiner löblicher Eydgenoschafft Stetten, Landen, Völcker und dero Chronickwirdigen Thaaten. Zürich 1606. fol.

[Taranget in Journ. de Méd. Tom. XCII. p. 241.]

[Tassani in Gaz. med. di Milano. 1847. p. 173.]

[Tauflieb in Bullet. gén. de thérap. 1849. Mai. 441.]

[Taufsig in Wien. med. Wochenschr. 1855. No. 7. 8. 34. 35 und Della febbre migliare etc. Rom 1859.]

[Tempesti in Gaz. med. Toscana. 1855. No. 27.]

[Tessier in Hist. de la Soc. de Méd. de Paris. Tom. II. Mém. p. 46.]

Thuani (Jacobi Augusti — de Thou) Historiarum sui temporis Volumina IV. Offenbachii et Ysemburgi 1609. fol.

[Tourrette in Bullet. de l'Acad. de Méd. de Paris. Tom. XIV. p. 948.]

[Turck in L'Expérience. 1842. Tom. X. p. 353.]

Valesii (Caroli) du Bourgdieu, Physici patria Burdegalensis, Commentarii de Peste et Exanthematibus[1]) ad Alexandrum VII. Pontificem O. M. Romae 1656. 4.

[1]) Er spricht nur von den Petechien, und zwar sehr oberflächlich.

Valleriolae (Francisci) Loci medicinae communes, tribus Libris digesti. Lugduni 1562. fol.

[Vandermonde in Journ. de Méd. Tom. XII. p. 355.]

Velschii (Georgii Hieronymi) Sylloge curationum et observationum medicinalium. Augustae Vindelicorum 1668. 4.

Vergilii (Polydori) Urbinatis Anglicae Historiae Libri XXVII. Basil. 1556. fol.

[Vergne in Revue méd.-chirurg. 1854. Septbr.]

[Verneuil in Gaz. méd. de Paris. 1849. No. 9 seq.]

Francis, Lord Verulam, Viscount St. Alban, The Historie of the Raigne of King Henry the seventh. London 1622. fol.

Villalba (Don Joaquin de) Epidemiologia española ó Historia cronológica de las pestes, contagios, epidemias y epizootias que han acaecido en España desde la venida de los Cartagineses hasta el año 1801 etc. II Tom. Madrid 1803. 8.

Wagenaar (Jan) Amsterdam in zyne opkomst, aanwas, geschiedenissen, voorregten, koophandel etc. beschreeven. Amsterdam 1760—65. 8 Bde. 8.

Webster (Noah) A brief History of epidemic and pestilential diseases, with the principal phenomena of the physical world, which precede and accompany them and observations deduced from the facts stated. 2 Voll. Hartford 1799. 8.

[Wedel (G. W.) Diss. med. de Sudore anglico. Jenae 1697. 4.]

Werlich (Engelbert) Chronica der weitberuempten Keyserlichen freyen und defs H. Reichs Statt Augspurg. (Nach Marx Welser.) Franckfurt a. M. 1595. fol.

Wintzenberger (Daniel, von Grim) Warhafftige Geschichte, und gedenckwirdiger Händel, so von dem 1500. Jar an, bis auff dis 1583. Jar ergangen, kurtz und richtig nach der Ordnung der Jare. Dresden 1583. 4.

Wild (Doktor Peters — von Ysni) tröstlicher Bericht, vonn der newen erstanden Kranckheyt, die schweyfssucht genant. An eyn Ersamen Rath und gemeyn diser löblichen Statt Wormbs. Getrukt zu Wormbs durch Hans Mechel, 1529. 8. (Im wörtlichen Auszuge in Baldinger's neuem Magazin für Aerzte, Bd. IV. St. 3. 1782. S. 277.)

Witichindi (monachi Corbeiensis) Annales. Ed. Reiner. Reineccii, Steinhemii. Francofurti a. M. 1577. fol.

Wood (Anton.) Historia et Antiquitates Universitatis Oxoniensis. II Tom. Oxon. 1674. fol.

Wurstisen (Christian) Bafsler Chroniek. Basel 1580. fol.

Berlin, Druck von Gustav Schade, Marienstr. 10.

FSC
www.fsc.org
MIX
Papier | Fördert gute Waldnutzung
FSC® C083411

Kolibri 360 GmbH
Ferdinand-Jühlke-Straße 7
99095 Erfurt, Deutschland
produktsicherheit@kolibri360.de